영상·응급 의료기기

Medical Devices for Medical Imaging & Emergency

공학박사 나 승 권 저

감 수

•윤 형 로•
공학박사/연세대학교 의공학부 교수

•황 락 훈•
공학박사/세명대학교 전기공학과 교수

•김 종 탁•
이학박사/상지영서대학교 의료시스템정보과 교수

•남 삼 극•
의학박사/삼육서울병원 의무원장

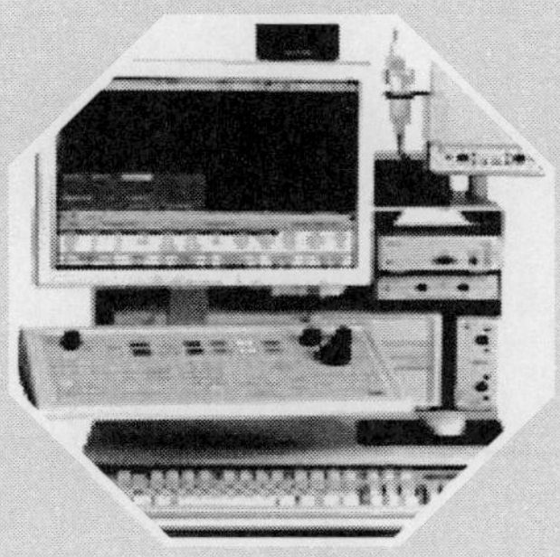

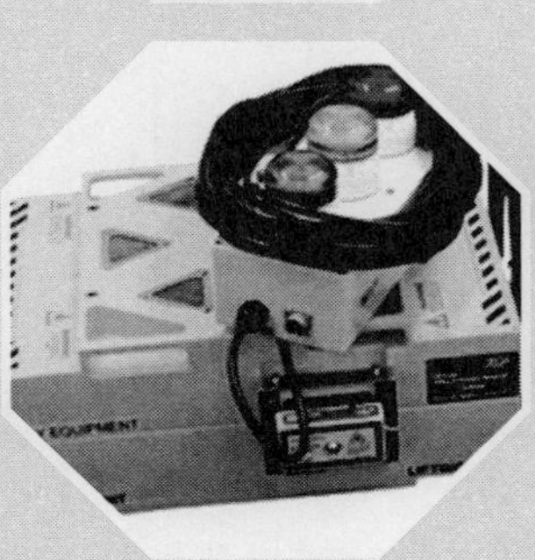

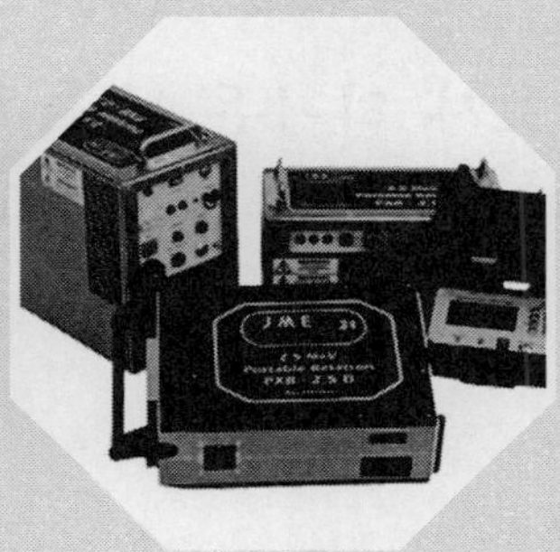

도서출판 상 학 당

欲爲大者 當爲人役

크고자 하거든 남을 섬기라

머 리 말

현대 의료보건산업이 활성화됨에 따라 의학분야에 이목이 집중되고 있다. 이와 같은 추세에 따라 근래에는 의료분야의 전문인력을 양성하고 있으며, 여러 대학에서 관련 학과의 신설, 증대를 계획하고 있다. 여기에 포함된 영상 관련 의료기기는 CT(컴퓨터 단층촬영), PET(양성자단층촬영), MRI(자기공명영상촬영) 등의 종류가 있으며, 그 중 MRI는 핵자기공명(Nuclear Magnetic Resonance : NMR)의 원리를 이용하여 물체 내부를 영상화하는 장치를 의미하고, 물분자를 이루고 있는 수소원자의 반응을 이용한다. 특히 생명공학 연구용이나 의료검진용으로 많이 사용하고 있다.

응급 의료기기는 심실세동제거기, 인공호흡기, 환자감시장치와 같은 기기들이 대표적이다. 영상 · 응급에 관련된 의료기기의 종류와 기본원리, 기기의 장점 및 특징, 기기의 구성 등을 세세하게 정리하여 놓았다. 그 외 영상의학 관련 해외 의료기기 및 기술, 중환자실 관련 의료기기 및 해외 의료기기에 대해서도 자세히 편찬되어 추가적인 학습 정보를 전달하고자 한다.

편찬을 위하여 원고정리와 국외의료기기자료와 기술을 제공하여 주신 메디저널 최병철 사장님께 진심으로 감사드린다. 영상 · 응급 관련 의료기기 교재를 위해 늦은 밤까지 고생하고 주말을 할애하여 자료의 수집과 정리 및 그래픽 작업을 도와준 의용공학과 재학생 및 졸업생들에게 고마운 마음을 전한다.

끝으로, 의료기기를 전공하는 이들에게 진정으로 학습에 도움이 되는 책이 되길 바라며 집필 중 많은 고심에도 불구하고 손길이 미치지 못한 부분은 계속적으로 보완할 것이다. 출판과정에 도움을 주신 도서출판 상학당의 남승우 사장님과 이 책에 관심과 애정을 주신 모든 분들께 감사의 말씀을 전한다.

공학박사 나승권

차 례

제 1 장 영상의학 관련 의료기기 9

01 방사선의 이용방법에 따른 분류 ······ 11
02 의료용 X-선 ······ 12
03 감마나이프 ······ 23
04 감마카메라 ······ 25
05 골밀도 측정기 ······ 30
06 광학영상기기 ······ 32
07 뇌자도 ······ 34
08 뇌전도 ······ 37
09 단일광자단층촬영 ······ 63
10 마이크로트론 ······ 67
11 방사선 영상증폭장치 ······ 71
12 베타트론 ······ 72
13 사이버 나이프 ······ 76
14 사이클로트론 ······ 78
15 선형 가속장치 ······ 81
16 섬광검출기(섬광계수기) ······ 86
17 싱크로사이클로트론 ······ 88
18 싱크로트론 ······ 91
19 원격장치 ^{60}CO(코발트) ······ 92
20 유방촬영 X-선 장비 ······ 98
21 자기공명영상 ······ 99
22 자동현상기 ······ 122
23 정전형 고전압 발생장치 ······ 124
24 초음파 영상진단기 ······ 125
25 의료용 필름 판독장치 ······ 126
26 핵의학장치 ······ 128
27 CR(Computed Radiography) ······ 133

28 CT(컴퓨터단층촬영) 136
29 DR 영상 시스템 156
30 양전자단층촬영장치 164
31 PET-CT 167
32 X-선 테이블 169
33 디지털 X-선 촬영장치 172
34 X-선 치료장치 179

제 2 장 영상의학 관련 해외의료기기 187

01 3D 심장수술용 로봇 189
02 디지털 방사선 촬영 시스템 190
03 True Beam 방사선 치료기 191
04 쌍방향 디지털 라이트박스 192
05 양성자 치료 시스템-프로테우스 원 194
06 태아관찰 3D 초음파 195
07 휴대용 X-선 196
08 X-선 테이블 197

제 3 장 영상의학 관련 해외의료기기 기술 199

01 휴대폰 영상진단 시스템-오시릭스 201
02 뇌자도 기술 202
03 BNCT용 액체리튬 개발 204
04 심혈관동맥 3차원 영상 소프트웨어 개발 206
05 초고휘도 감마선 207
06 의료용 로봇 209
07 다발성 경화증 상태진단 213
08 체렌코프 복사를 이용한 새로운 영상진단기법 215
09 초소형 X-선 장비 217
10 뇌암 치료 효과상승 218
11 MRI 신호를 향상시키는 새로운 기술개발 220

제 4 장 응급 · 중환자실 관련 의료기기 223

01 심실세동제거기 ······ 225
02 인공호흡기 ······ 242
03 의료용 석션기 ······ 260
04 태아감시장치 ······ 265
05 환자감시장치 ······ 266

제 5 장 응급 · 중환자실 관련 해외의료기기 303

01 산소포화도측정기 ······ 305
02 신생아용 인공호흡기 ······ 306
03 심장제세동기 ······ 307
04 심폐소생술 시행장치 ······ 308
05 심폐소생술용 벨트 ······ 309
06 응급 산소공급장치 ······ 310
07 타미아신 주입장치 ······ 311
08 활동감지 시스템 ······ 312
09 휴대용 인공호흡기 ······ 313

부 록 315

Ⅰ. 임상과별 분류와 특징 ······ 317
Ⅱ. 의학용어 ······ 351

참고문헌 / 372
찾아보기 / 374

제 1 장

영상의학 관련 의료기기

01 방사선의 이용방법에 따른 분류
02 의료용 X-선
03 감마나이프
04 감마카메라
05 골밀도 측정기
06 광학영상기기
07 뇌자도
08 뇌전도
09 단일광자단층촬영
10 마이크로트론
11 방사선 영상증폭장치
12 베타트론
13 사이버 나이프
14 사이클로트론
15 선형 가속장치
16 섬광검출기(섬광계수기)
17 싱크로사이클로트론
18 싱크로트론
19 원격장치 ^{60}CO(코발트)
20 유방촬영 X-선 장비
21 자기공명영상
22 자동현상기
23 정전형 고전압 발생장치
24 초음파 영상진단기
25 의료용 필름 판독장치
26 핵의학장치
27 CR(Computed Radiography)
28 CT(컴퓨터단층촬영)
29 DR 영상 시스템
30 양전자단층촬영장치
31 PET-CT
32 X-선 테이블
33 디지털 X-선 촬영장치
34 X-선 치료장치

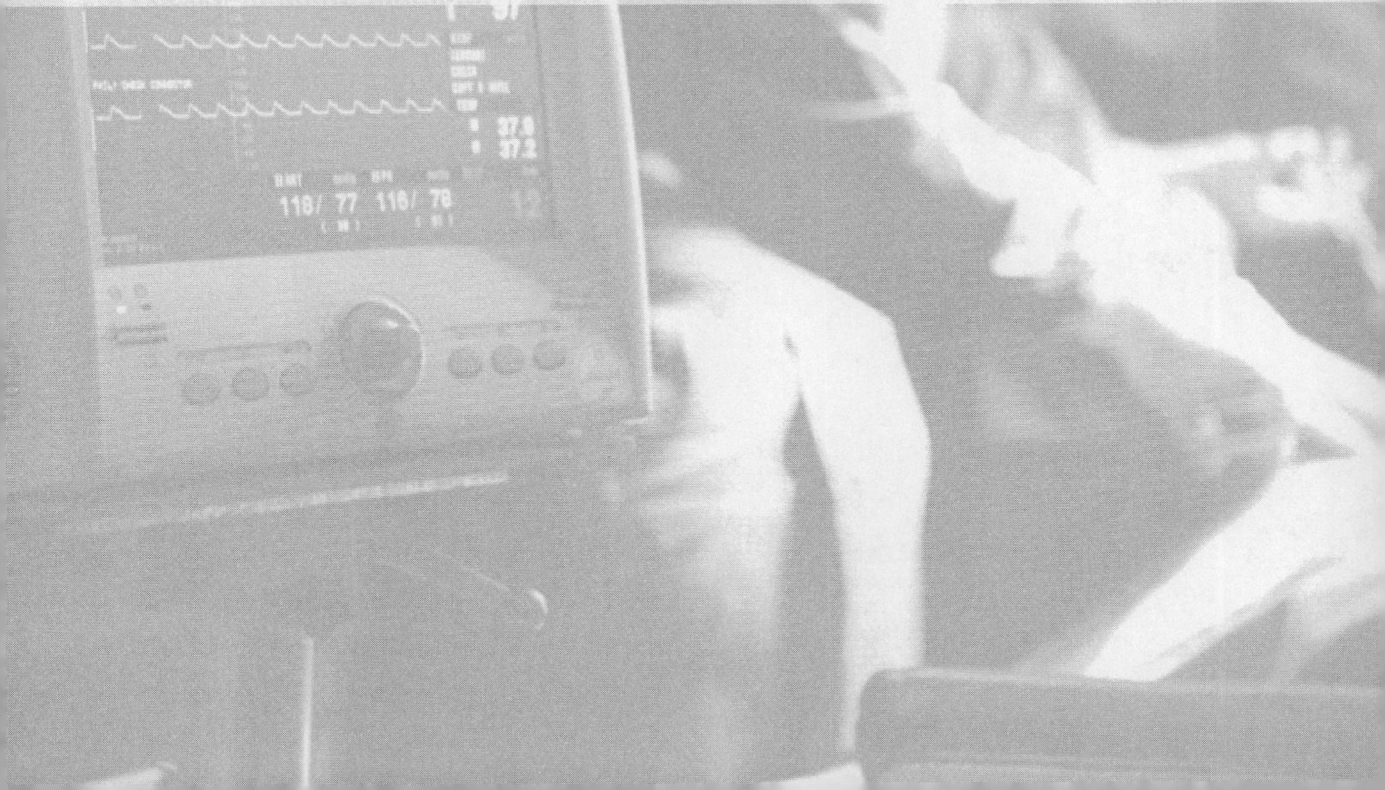

01 방사선의 이용방법에 따른 분류

방사선의 이용방법에 따라 외조사 치료장치, 근접조사 치료장치, 정위적 방사선 수술장치로 나뉜다. 외조사 치료장치는 다시 저에너지 X-선 치료장치, 방사성동위원소 원격치료장치, 고에너지 치료장치로 나뉘며, 근접조사 치료장치는 접촉요법장치, 원격후장전법으로 나뉜다. 마지막으로 정위적 방사선 수술장치는 감마나이프, X-나이프 방사선기법, 광전자방사선기법으로 나뉜다(그림 1-1).

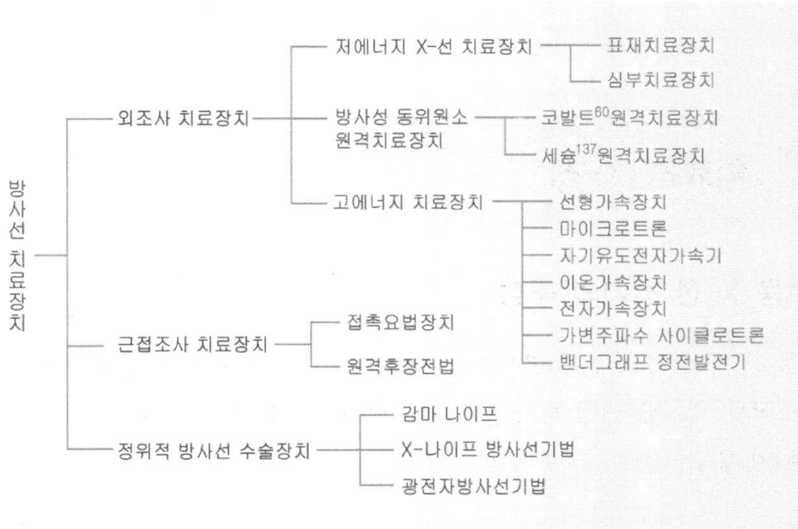

그림 1-1 ● 방사선 치료장치의 분류

1. 외조사 치료장치

환자의 외부에서 고에너지의 X-선이나 전자선이 조사되어 환자의 피부를 통과해서 몸 내부에 있는 종양까지 도달하여 치료하는 방법이다.

① 외부 방사선 치료장치는 ^{60}Co(코발트) 등의 방사성동위원소를 이용한 방사성동위원소 원격치료장치, 10~500[kV]의 X-선 치료장치, 입자를 가속시켜 방사선을 방사시켜 치료하는 입자가속장치 등으로 나눌 수 있다.

② 체외조사는 주로 ^{60}Co(코발트) 원격치료기와 선형가속기(직선가속장치, linac)를 이용하고, 강내 조사에 있어서는 원격 후 부하장치를 이용하며 온열치료기의 이용이 늘고 있는 추세이다.

2. 근접조사 치료장치

방사성 물질을 작은 관에 넣어서 몸 속의 종양 근처에 설치하거나 종양에 삽입하여 환자의 몸 안에 주입시켜 치료하는 방법이다.

3. 정위적 방사선 수술장치

정위적 고정기구를 이용하여 환자의 움직임을 최소화하고 표적 부위를 방사선 빔을 이용하여 한 번에 고선량의 방사선을 조사하면서 표적 밖의 부위는 피해를 극소화시키는 치료방법이다.

02 의료용 X-선

1. 의료용 X-선 장치의 구성

의료용 X-선 장치는 X-선을 발생시키는 발생장치, 발생된 X-선을 진단 또는 치료를 위해 필요한 보조장치, 영상을 관찰 또는 기록을 위한 X-선 영상장치, X-선을 제어하기 위한 제어장치로 구성되어 있다.

(1) X-선 발생장치

X-선 전원장치, X-선 고전압장치와 부속품의 조합으로 구성되어 있다. 고전압생장치, 고압변압기(X-선관), 저압변압기(필라멘트), 정류장치(교류 → 직류)이다.

(2) 보조장치

X-선을 사용해서 진단 또는 치료하기 위하여 사용하는 X-선 투시촬영대, 촬영대, X-선관과 테이블을 지지하는 장치, X-선 치료대 등이다.

(3) X-선 영상장치

의료용 X-선 영상장치는 X-선 진단을 위하여 인체 부분의 X-선 영상을 관찰 또는 기록하는 장치이다.

(4) 제어장치(Operator Console)

X-선 발생부 및 제어부로 구성되며 X-선 발생부(X-선관과 고전압 발생장치)를 하나의 구조로 하고 제어부를 분리한 장치와 X-선 발생부 및 제어부를 하나의 구조로 된 장치로 두 종류의 방식이 있다.

1) X-선의 정격

장치의 정격은 그 장치에 대해 지정된 여러 가지 조건하에서 장치가 사용할 수 있는 한도이다. 사용한도는 출력으로 나타내는 것을 정격출력이라 한다.

2) 지정조건

정격출력을 발생시키기 위한 전원주파수, 회전속도, 전압주파수 등이며 이것들을 정격속도, 정격전압, 정격주파수라고 하며 사용한도와 지정조건이 함께 표시된다.

3) X-선 장치의 정격

허용치를 포함하지 않은 값이며 허용치를 포함할 때는 공칭이라 한다.

4) 장시간 정격

투시를 하는 경우의 정격으로 5분 이상 연속하여 X-선관에 부하할 수 있는 최고 관전압값 및 그 관전압에서의 최대 관전류값으로 표시된다.

5) 관전압[kV]

X-선 방출 중에 X-선관의 음극과 양극에 가해지고 있는 전압이며 최대값을 쓴다.

6) 관전압 측정

X-선 강도와 투과력을 결정하며 환자의 피폭 및 화소 등에 영향을 주며 측정기는 접속형 및 비접속형 측정기를 이용한다.

7) X-선관 장치

X-선관의 주요 성능지표로 관전압, 관전류, 초점 크기가 있다.

8) X-선 장비

X-선 튜브와 고전압 발전기(Generator) 조절 패널로 구성이 된다.

9) X-선

튜브 내에 음극은 가열된 필라멘트를 포함하고 있으며 이곳에서 전자를 생산한다.

① 전자는 고전압 전위를 횡단하면서 가속화하여 반대쪽 양극에 있는 텅스텐 표적에 부딪힌다.

② 순간 표적에서는 전자기(Electro-Magenetic) 에너지 형태의 X-선이 방사되고 유리로 된 창을 통해 X-선이 밖으로 나오게 된다.

10) X-선의 파장

전압(V)과 시간에 따른 전류(MAS)의 양에 의해 결정이 된다(열전자방출법).

11) 관전류

X-선 조사 중에 X-선관을 흐르는 양극전류로서 관전류는 평균치[mA]로 표시한다.

① X-선관에서 발생하는 X-선량을 결정한다.

② X-선관의 필라멘트에 인가할 수 있는 최대 전류이며 주로 [mA]단위로 표시한다.

③ 관전류가 크면 필라멘트에서 더 많은 전자가 방출되고 따라서 저자극에 충돌하는 전자의 수도 증가하여 방출되는 X-선량이 증가한다.

12) 관전류량

관전류량은 영상에 있어 농도의 주 조절인자이며, 관전류 및 관전류량을 정확하게 측정하고 성능을 유지시키는 것은 X-선 사진의 농도를 일정하게 유지하여 재촬영의 횟수를 감소시키며 환자의 피폭선량을 경감하는 데 목적을 둔다.

13) 노출시간(Exposure Time)

X-선 촬영 시 촬영부위에 따라 시간을 조절한다.

14) 초점 크기

전자가 저지축에 충돌하는 점의 크기이다. 초점 크기가 작을수록 공간해상도가 좋은 선명한 영상을 얻을 수 있다.

15) 열용량(Heat Unit, HU)

관전압, 관전류, 그리고 시간의 곱으로 표현된다. 열용량보다 과도하게 X-선관을 사용하면 X-선관이 파열될 수도 있다.

16) 관련 기기

X-선 장치와 관련하여 직접·간접적으로 진단 또는 치료에 쓰이는 모든 기기를 총칭한다. X-선 촬영 시 촬영부위에 따라 시간을 조절한다.

2. 변압기식 X-선 장치

변압기에 의해 고전압을 발생시켜 X-선관에 인가시키는 X-선 장치이다. 정류방식에 따라 자기방식, 단상파 방식, 3상 전파 6피크 방식, 3상 전파 12피크 정류방식 등이 있다.

(1) 자기방식

X-선관이 2극관이므로 음극에 대하여 양극이 양(+)의 반주기에서만 전류가 흐르고 이때 X-선이 발생한다. 자기방식은 정류기를 사용하지 않으며, 장치가 소형, 소용량이 되어 휴대용 장치에 쓰인다.

(2) 단상파 방식

반파 정류회로 또는 자기 정류회로는 교류의 반주기 동안만 사용되므로 전기적 손실이 있을 뿐 아니라 변압기 능률면에서도 좋은 결과를 얻지 못한다. 따라서 단상파 방식은 양과 음의 전압을 같은 방향으로 유도하여 사용하고, Graetz 결선식 회로라고도 한다.

(3) 3상 6피크 방식

일반적으로 1차측은 Δ(델타)결선, 2차측은 Y(스타)결선으로 구성되어 있다. 출력전압이 접지전위에 대해 양(+), 음(—)이 비대칭이 되기에 현재는 사용하지 않는다. 3상 6피크 방식은 그림 1-2와 같다.

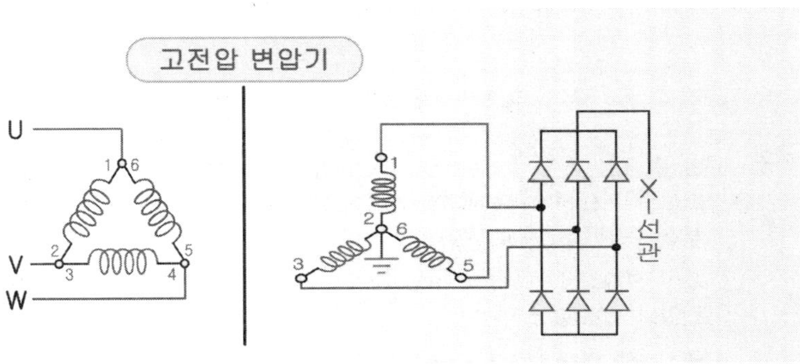

그림 1-2 ◦ 3상 6피크 방식

(4) 3상 12피크 방식

1차측은 Δ(델타)결선, 2차측은 Y(스타)－Δ(델타)결선의 직렬로 접속하면 Y(스타)결선과 Δ(델타)결선의 정류 출력전압의 위상차는 30[°]가 되고 정류 출력파형은 12피크가 된다.

① 3상 장치는 거의 연속적으로 X-선을 발생시킬 수 있기에 동일한 관전압, 관전류, 부하시간의 단상장치와 비교하면 그 출력이 크다.

② 3상 12피크 방식은 그림 1-3과 같다.

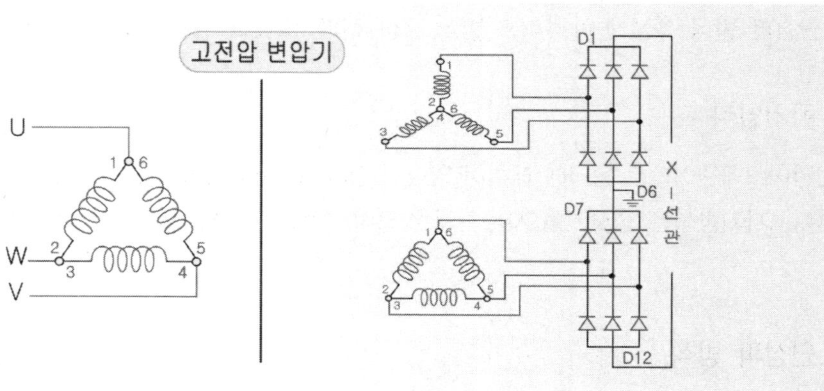

그림 1-3 • 3상 12피크 방식

3. 변압기식 X-선 고전압장치

용도, 전원의 종류, 공칭 최고 관전압 및 공칭 최대 관전류에 따라 구분한다.

① 장치의 형태와 명칭에 표시된 T는 3상 전원, R은 촬영, F는 투시를 나타내고 있다.

② RF는 투시, 촬영 겸용이다.

③ TRF는 3상 교류전원을 사용한 촬영투시 겸용을, IRF는 인버터식 투시, 촬영 겸용이다.

④ 표 1-1은 변압기식 X-선 장치의 구성을 나타낸다.

표 1-1 • 변압기식 X-선 장치의 구성

장치의 구성	변압기식 X-선 장치의 설명
단권변압기	자동변압기(Auto Transformer) : 전원전압, 관전압을 조정하고 X-선관 필라멘트 가열회로 등 보조회로의 전원으로 사용한다.
전원전압 조정기	라인 전압조정기(Line Voltage Regulator) : X-선 장치에 가해지는 전원전압이 항상 동일한 전압이 되도록 조정한다.
고압변압기	권선비에 의해 1차 전압의 변화에 맞는 관전압을 유도한다.

X-선 관전류조정기	X-선 필라멘트 가열변압기의 1차 전압을 변화시킴으로써 관전류를 조정한다. 즉 1차측에 직렬로 연결된 가변저항에 의한 전압변화로 필라멘트가 열전류를 변화시켜 열전자량 발생을 촉진한다.
X-선 관전압조정기	튜브 전압조정기(Tube Voltage Regulator) : 단권변압기의 탭을 조정하여 고전압변압기의 1차 전압을 조정함으로써 관전압을 변화시킨다(X-선 관전압은 일반적으로 20~150[kV]의 범위를 1~2[kV]단계로 조정한다).
타이머	설정한 시간에 대한 X-선 조사신호를 발생하도록 임의의 시간을 선택한다.
전자개폐기	타이머로부터의 신호에 의하여 주회로의 개폐가 행해진다.
정류기	고압변압기에서 유도된 2차 교류전압을 정류하여 일정 방향의 전류가 X-선관에 흐르도록 한다.
안정회로	기타의 보조회로가 설치되어 있다.
지시계기	관전류계, 관전압계, 전원전압계 등이 설치되어 있다.

4. 콘덴서식 X-선 장치

고전압 콘덴서를 미리 충전하여 두고 X-선관을 통하여 전하를 방전시켜 X-선을 발생시키는 방법으로 촬영용 콘덴서의 용량이 2000[μF] 이하로 X-선 조사의 개폐를 고전압 쪽에 유도한다. 이러한 콘덴서식 X-선 장치는 전원변동의 영향을 받지 않으며, 소용량 전원으로 대전류 단시간 촬영을 할 수 있기 때문에 흉부 X-선 진단검진용이나 원내이동용 X-선 장치 등에 널리 이용되고 있다.

(1) 고전압 전기회로

단시간 정격의 최고 관전압의 1.1배의 전압에 15분간 견디어야 하며 관전압 및 관전류의 조정범위 및 조정단계는 제조회사에서 정한 규격에 준하며, 관전압 백분율 평균오차는 ±10[%]이어야 한다. 또한 관전류 백분율 평균오차는 ±15[%]이어야 하며 무부하시의 전원전압의 변동은 정격표준 전원전압의 10[%]를 넘어서는 안 된다.

(2) 콘덴서의 잔류전하 방전장치

잔류전하가 5초 이내에 50[V] 이하가 되고, 또한 방전을 지속하는 구조이어야 한다.

① 잔류전하 방전장치와는 별도로 충·방전 완료 후 전원설비와 끊어진 상태에 있어서 잔류전하가 150분 이내에 자동적으로 50[V] 이하로 되는 방전저항을 갖추어야 한다.

② 관전압이 적어도 X-선 조사개시부터 최고 정격 관전압 30[%] 이내에 상당하는 관전압만이 강하되었을 때 절단해야 하는 것이다.

(3) 콘덴서식 X-선 고전압장치

용도, 공칭 최고 관전압, 공칭 촬영용 용량으로 구분하고, 그 표준이 되는 구분을 표시한다.

(4) 고전압 충전

코크로프트 월턴 장치(Cockcroft Walton Accelerator)* 충전회로 방식이 사용되고 있는데 X-선의 조사와 차단은 3극 X-선관의 그리드 전압을 제어하여 이루어진다.

① 3극 X-선관의 그리드와 음극 간을 거의 단락상태로 하면 X-선관에는 관전류가 흐르게 되어 X-선이 방사되는 것이다.

② 그리드를 음극에 대하여 마이너스로 함으로써 X-선의 차단은 이루어지는데 이러한 그리드(Grid)** 제어회로는 X-선관 필라멘트와 같은 전위로 되기 때문에 고전압절연을 해야 한다.

(5) 암류 X-선 누설선량

최고 정격 관전압을 얻은 값으로 충전한 상태에 있어서 조사조절장치를 전개하고, 조사개폐기 및 촬영용 타이머를 동작시키지 않은 상태에서 이용선 중 접촉할 수 있는 표면으로부터 5[cm]의 거리에서 1시간당 암류 X-선 누설선량이 5.16×10^{-7}[C/kg](2[mR／h])을 초과해서는 안 된다.

5. 인버터식 X-선 장치

인버터(Inverter)식은 소형으로 고정밀도, 고재현성의 X-선 고전압장치의 사용이 가능한 단상 전원으로 12피크형 X-선 고전압장치의 동등 이상의 X-선 출력을 갖는 것이 특징이다.

① 방식은 최대 조사시간 또는 시간당 전류량[mA/s]을 제한하여야 하며 기본원리는 단상 또는 3상의 상용전원전압을 정류하여 직류전압으로 변환하고, 이 직류전압을 인버터 회로에 의하여 상용전원보다도 고주파수의 교류로 변환해 고전압 변환기로 전압을 높인 후 정류하여 직류의 고전압을 X-선관에 인가하는 전력변환 방식을 이용한다.

② 인버터식 X-선 장치의 관전압, 관전류 조정범위, 조정단계는 제조회사에서 정한 규격에 준하며, 관전압은 백분율 평균오차는 ±10[%], 관전류 백분율 평균오차는 ±15[%]이어야 한다.

③ X-선 장치의 실용화에 의해 1차측 제어의 X-선 장치로서 처음으로 전원에서 X-선관에 이르

---

* 코크로프트 월턴 장치(Cockcroft Walton Accelerator) : 고전압을 발생하도록 만들기 위해 변압기와 여러 개의 축전기와 정류기를 조합시켜 놓은 장치이다.

** 그리드(Grid) : 격자모양 또는 그물모양 전극으로서 전자관의 두 극 사이에 설치되어 있다. 그리드는 전기장을 조절하여 전위가 낮으면 전자흐름은 틈 사이로 빠지고, 전위가 높아지면 일부는 그리드를 통하여 전류가 흐른다.

기까지 완전하게 전자제어가 행해졌다.

[참고]

인버터식 X-선 고전압장치 전원의 종류, 용도 공칭 최고정격 관전압 및 공칭 최대 관전류 또는 관전류량[mAs]에 의하여 구분하고, X-선 조사 중에 직류전력을 교류전력으로 변환해서 필요한 고전압을 얻는 고전압 장치로서 그 종류는 변압기형과 에너지 축적형이 있다.

6. X-선 명암 흡수 영상

X-선 영상은 보통 인체조직을 포함한 여러 가지 물질들의 X-선 복사 흡수 방식을 드러낸다. 많이 흡수되는 영역은 흰색이며 적게 흡수되는 부분은 까맣다. 그러나 중간정도의 복사흡수력이 있는 부분에 의해 생기는 흐릿함 때문에 더 상세한 묘사는 되지 않는다.

① 스위스 폴셰러 연구소(Paul Scherrer Institute)의 프란츠 페이퍼(Franz Pfeiffer)가 이끄는 연구팀이 추가비용이 거의 들지 않으면서 훨씬 더 깨끗한 사진을 만드는 방법을 생각해냈다. 덴마크 닐스보어 연구소(Niels Bohr Institute)의 연구자들도 참여했다. 이 팀은 암시야 현미경법(Dark-Field Microscopy)이라는 기술을 사용했는데, 이 기술은 보통 생물학자들이 광학현미경으로 세포를 더 깨끗하게 관찰하기 위해 사용한다. 암시야 현미경법은 산란광만을 이용함으로써 영상의 명암대비를 향상시킨다. 페이퍼와 동료들은 같은 원리가 X-선 영상에도 적용될 수 있다는 것을 입증했다. 이 기술은 물체를 통과하는 보통의 X-선은 무시하는 대신 물체에서 산란되는 X-선만을 수집한다. 연구팀은 이것을 가능하게 하는 실리콘 필터 한 세트를 개발했다.

② 물체를 직접 관통하는 X-선은 무시될 수 있고 산란으로 인해 아주 작은 각도로 구부러지는 X-선은 수집될 수 있다. 이 과정에는 4개의 독립된 영상을 찍는 것이 필요하다. 각 영상은 필터 3개를 아주 약간씩 다르게 배열해서 찍는다. 그러면 소프트웨어로 각 사진들을 비교하여 최종적인 고명암 대비 사진을 만든다. 비록 이 과정에서 전체적으로는 환자가 더 많은 복사량에 노출되지만 어떤 경우에는 이것도 정당화될 수 있다고 페이퍼는 말한다.

③ 최종 영상은 보통은 볼 수 없는 물리적 세부사항을 드러낸다(예 연조직과 뼈는 X-선을 산란하는 능력이 크게 차이나기 때문에, 의사가 골절 후 생긴 작은 뼈조각이나 연골조직을 찾는데 암시야 기술이 도움을 줄 수 있다. 물고기와 닭날개를 X-선으로 조사한 결과는 어느 정도로 상세하게 드러나는지를 보여준다(그림 1-4)).

또한 이 기술을 다른 방법으로는 동일하게 보이는 물질들도 구별하는 것이 가능하다. 이것은 보안검색에 유용할 것이다(예 어떤 종류의 치즈는 플라스틱 폭발물과 비슷하게 X-선을 흡수하지만 산란은 서로 다르다).

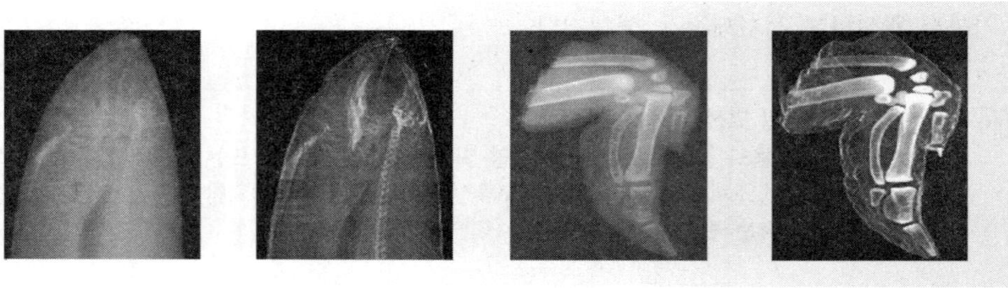

(a) 물고기의 흡수 X-선 영상 (b) 물고기의 산란 X-선 영상 (c) 닭날개의 전통적인 X-선 영상 (d) 닭날개의 새로운 방법으로 만든 영상

그림 1-4 ● X-선 영상

④ 새로운 방법을 이용하면 식별이 쉽다(그림 1-5). 최근에는 플라스틱 무기도 검출할 수 있는 테라헤르츠파를 이용한 보안 검색장치도 개발되고 있지만, 기존 X-선 장비를 약간 변경하는 것이 더욱 저렴할 것이다.

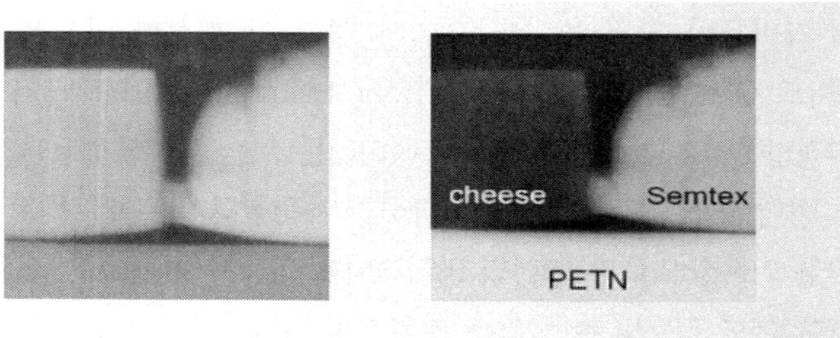

그림 1-5 ● 셈텍스(Semten)와 치즈의 산란

㉠ 이번 기술과 유사하게 여러 장의 영상으로 하나의 고품질 X-선 영상을 얻는 기술이 미국 연구팀에 의해 개발되었다.

㉡ 저조사량의 X-선 복사로 15장의 저해상도 영상을 찍은 뒤, 초분해능 기술을 적용하여 원 영상보다 4배나 더 해상도가 높은 영상을 만드는 방식이었다.

㉢ 미국 팀의 기술은 흡수를 기반으로 하지만 이번 기술은 산란이라는 다른 관점에서 물체를 조사한다는 점에서 뚜렷한 차이가 있다. 이것은 두 기술의 적절한 조화를 기대하게 만든다.

7. X-선 슈퍼해상도

(1) 슈퍼해상도

여러 개의 흐릿한 영상을 결합시켜 선명한 영상을 만드는 소프트웨어 덕분에 보다 안전한

X-선 촬영이나 자동으로 사진을 선명하게 만드는 디지털 카메라가 가능해질 것이다.

① 소프트웨어는 다수의 저해상도 영상들을 이용하여 하나의 고해상도 영상을 만드는데 슈퍼해상도라는 기술이다.

② 법의학 과학자들과 천문학자들은 이미 슈퍼해상도를 이용하여 흐릿해진 보안영상과 천문영상들로부터 선명한 영상을 만들고 있다.

③ 더 나은 품질의 X-선 영상을 얻는 가장 손쉬운 방법은 복사량을 크게 하는 것이지만 이것은 환자에게 위험을 안겨준다.

(2) 정렬 알고리즘

저조사량의 X-선 복사로 15장의 영상을 찍은 뒤, 초분해기술을 적용하여 원 영상보다 4배나 더 해상도가 높은 하나의 영상으로 만들었다.

① 동일한 품질을 영상을 만들기 위해서는 보통 15번의 저해상도 노출을 합친 조사량보다 3배나 더 많은 X-선 복사를 비추어야 한다.

② 모조 가슴에 대한 시험으로 기판 내에 심어진 세미한 형상들의 해상도가 크게 향상되었음이 확인되었으며, 동일한 양의 복사로 찍을 때 일반적으로 가능한 것보다 더 선명한 사진이 만들어졌다. 슈퍼해상도에는 매번 카메라를 약간 이동시켜 여러 개의 저해상도 영상들을 찍는 것이 필요하다.

③ 각각의 저 품질 영상에서 동일한 형상들이 서로 다르게 흐릿해지는 방식을 분석하면 흐림효과(Blurring Effect)를 수학적으로 되돌려 고해상도 영상을 만드는 것이 가능하다.

④ 실제로는 대부분의 정렬 알고리즘들은 충분히 정확하지 않거나 계산이 너무 힘들다. 그 때문에 아직 디지털 카메라에는 광범위하게 이용되지 못했다.

(3) 저해상도 프레임 알고리즘

파르시우와 동료들은 고해상도에 관련된 두 가지 주요 단계를 한 번에 수행하는 더 효과적인

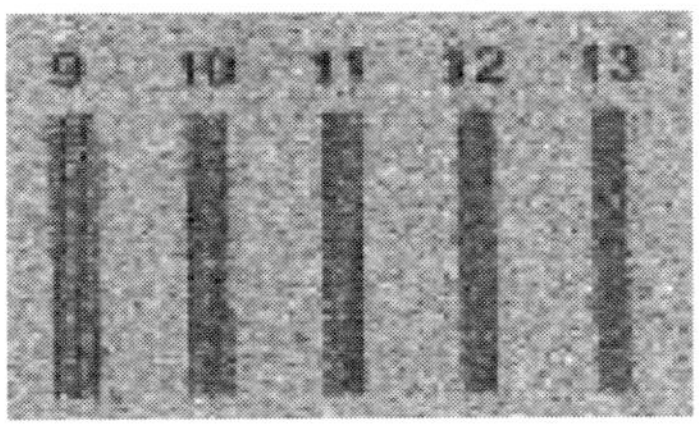

(a) 초선명 X-선 작업 전

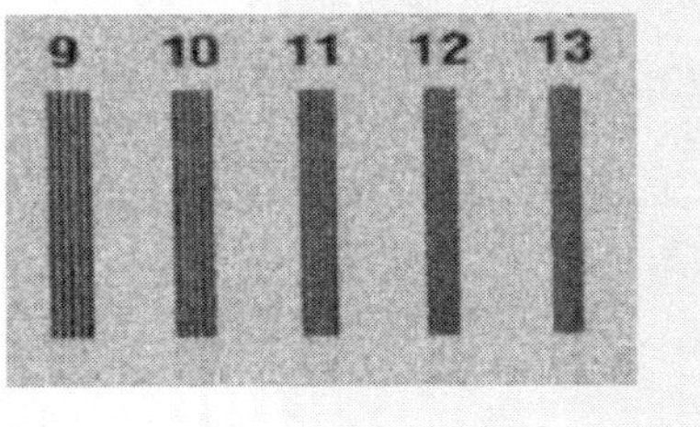

(b) 초선명 X-선 작업 후

그림 1-6 ◦ 초선명 X-선 작업 전·후

알고리즘을 고안했다(그림 1-6). 한 번에 두 영상을 비교하는 대신 모든 저해상도 프레임을 한 번에 비교하여 최종 영상을 만든다. 그 결과는 더욱 정확하며 심지어는 큰 X-선 영상조차도 무리한 계산 없이 처리할 수 있다.

(4) 특정 카메라 감지기 알고리즘

영국 임페리얼칼리지런던(Imperial College London)의 피에르 리우기 드라코티(Pier Liugi Dragotti)와 로익 바불라즈(Loic Baboulaz)도 같은 문제를 연구하고 있다.

① 접근방식은 특정 카메라의 렌즈가 감지기로 영상을 투영시키는 방식을 모델링하는 것이다.

② 사진에 있는 형상들을 확인하는데 도움이 되며 따라서 형상들은 더욱 정확하게 배치될 수 있다. "카메라의 하드웨어적 한계를 극복하여 원 장면에 관한 핵심 정보들을 복구하는 것이 가능하다"고 드라고티는 말한다(예 마치 흐릿하지 않았던 것처럼 영상의 가장자리를 분해하는 것이 가능해진다고 그는 말한다). 이 결과는 비디오에 나타나 있다.

③ 이 기술을 이용하기 위해서는 먼저 특정 카메라의 렌즈를 분석해야 하지만 이것은 몇 가지 조정영상으로 가능하다. 드라고티와 바불라즈는 조정과정을 생략하는 방법에 관해서도 연구하고 있다.

(5) 발전 과제

X-선은 물질연구에 대단히 유용한 도구이며 의료진단 등의 목적으로도 널리 사용되고 있지만 인체에 해롭다는 단점이 있다.

① 최근에는 광음향단층촬영, 초음파 광학단층촬영과 같은 비침습 의료영상기술들이 개발되고 있지만 실용화에는 아직 많은 시간이 걸릴 것이다.

② 이번에 개발된 기술은 X-선의 침습성이라는 하드웨어적 제한을 줄여주는 기술로 활용될 수 있으며, 가격 등의 문제로 역시 광학해상도가 제한되는 디지털 카메라와 같은 소비자 광학제품들의 하드웨어적 한계를 일부 극복하는 방편으로 활용될 수 있을 것이다.

03 감마나이프

감마나이프(Gamma Knife)는 **선천성 뇌동정맥기형, 뇌하수체종양, 수막종, 전이성 뇌종양 등의 뇌질환 환자를 뇌조직을 손상 없이 비침습적 치료를 목적으로 사용하는 첨단기기이다.** 감마선과 나이프의 합성어로 201개의 ^{60}Co(코발트) 밀봉소선원(Small Shielded Source)*과 센트럴바디라고 하는 반구형 차폐(Shielding)**로 구성되어 있으며, 이것과 연결된 좁은 원통형의 구멍에는 콜리메이터(Collimator)***가 장착된 헬멧을 통하여 뇌 속에 있는 병소에 방사선을 조사(照射)하여 치료하는 장치이다(그림 1-7).

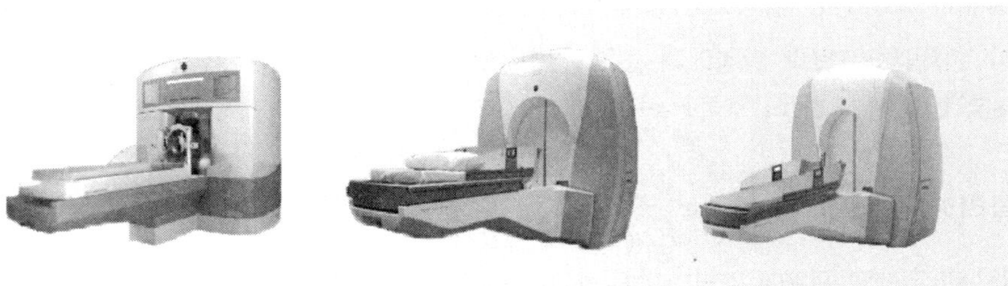

그림 1-7 • 감마나이프

1. 감마나이프의 구성

감마나이프는 201개의 ^{60}Co(코발트)선원을 내장하고 있는 **조사부**와 방사선원에서 조사되는 방사선을 두개 내의 목표물까지 유도해주는 반구형태의 **콜리메터**(Collimator) **헬멧 4종류**, 환자가 치료를 받는 **환자테이블** 그리고 **조정장치로 구성**되어 있으며, 목표물의 위치를 3차원 공간 내에서 확인할 수 있는 정위적 기구와 목표물에 조사되는 방사선량을 설정하는 **치료계획 시스템이 포함**된다(그림 1-8).

* **밀봉소선원**(Small Shielded Source) : 방사성동위원소를 외부로 유출되지 않도록 밀봉하여 사용하는 RI의 조사용 기구이다.

** **차폐**(Shielding) : 기기에서 나오는 방사선량을 인체에 견딜 수 있을 정도로 조절하는 장치이다.

*** **콜리메이터**(Collimator) : 기기에서 나오는 방사선을 방향 및 확산을 조절하여 인체의 특정 부위만 통과하도록 만든 것이다.

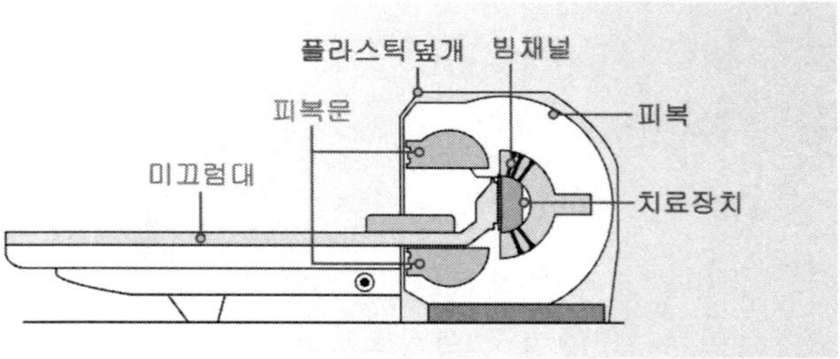

그림 1-8 ◦ 감마나이프의 구조도

(1) 조사부

감마나이프의 주요부분인 조사부는 외경이 약 170[cm]인 반구형이며 두께는 약 40[cm], 무게는 18[t] 정도이다. 밀봉소선원에서 발생된 방사선이 한 곳으로 집중되도록 설계되어 있으며 ^{60}CO(코발트)선원과 콜리메터 헬멧 연결부인 센트럴바디, 치료시 조이용기입구를 개폐하는 차폐문으로 이루어져 있다.

(2) 콜리메터 헬멧

201개의 홀이 헬멧 전체에 걸쳐 일정하게 분포되어 있으며 이것을 환자의 머리에 씌워 치료한다.

① 6[cm] 두께를 가진 텅스텐합금으로 되어 있으며, 외부반경은 22.5[cm]이고 내부는 16.5[cm] 정도의 반경으로 되어 있다.

② 각 선원에서 발생된 방사선은 센트럴바디를 거쳐 헬멧에 분포되어 있는 콜리메터를 통하여 병소에 집중적으로 조사하게 된다.

(3) 환자 테이블

방사선 치료용 테이블과 비슷하며 헬멧을 고정하고 있다. 환자를 조이용기 내로 이동할 때 테이블은 전후로 이동 가능하다.

(4) 조정장치

결정된 조사시간을 셋업하여 치료하고 제어하는데 이용된다. 응급상황에 대처하기 위한 장치도 포함되어 있다.

2. 선형 감마나이프 조사법

직접 고전압을 걸어주지 않고 비교적 낮은 전압으로 하전입자를 직선형으로 가속하는 장치이다(Linear Accelerator : LINAC). 감마나이프와 비슷한 원리이지만 상대적으로 치료시간이 길다. 치료 시 기존의 선형 가속기보다 높은 정확도를 유지할 수 있게 되었다(그림 1-9).

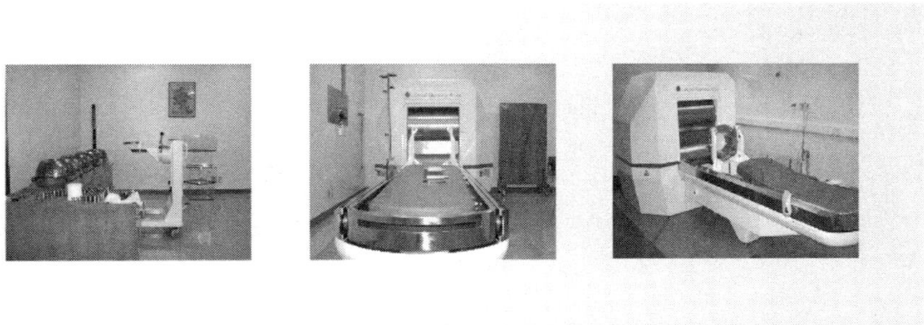

그림 1-9 ◦ 감마나이프의 실제도

04 감마카메라

감마카메라(Scintillation Camera) 또는 섬광카메라는 발명자의 이름을 빌어 앵거 카메라(Anger Camera)라고도 한다. 이 장치는 1958년 미국의 Donner 연구소에서 H. Anger에 의해 최초로 고안되었다. 감마카메라는 인체 내에서 체외로 방출되는 감마선을 감지하기 위해 스캔 부위 전체를 동시에 촬영할 수 있도록 다수의 섬광검출기를 2차원적으로 배열한 형태를 가진다(그림 1-10).

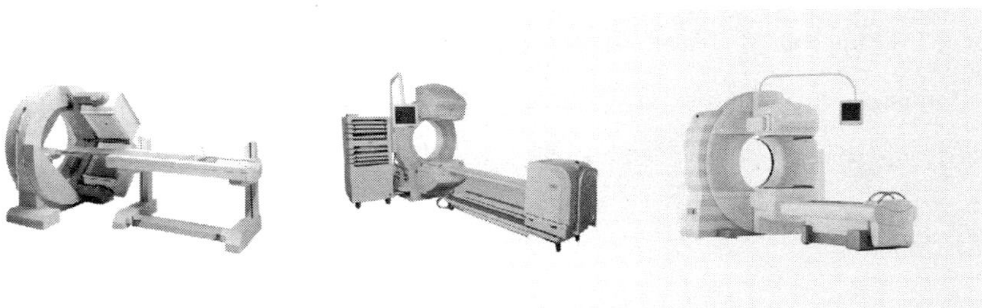

그림 1-10 ◦ 감마카메라

감마카메라는 섬광검출기가 2차원적으로 배열되어 있기 때문에 2차원 영상을 얻기 위한 기계적인 주사(Scanning) 동작이 필요하지 않아 고속의 촬영이 가능하며, 인체 장기의 동적인 검사에도 사용할 수 있다. 즉 일정 시간 또는 일정 계수농도를 정하여 일시에 스캔상을 얻을 수 있다.

1. 감마카메라 구성

조준기, NaI 결정과 광전자증배관, 파고분석기, 영상기록장치와 영상표시장치, 컴퓨터 시스템으로 구성되어 있다.

(1) 조준기

섬광카메라의 분해능력과 민감도를 결정하는 중요한 인자이다.

(2) NaI 결정과 광전자증배관

NaI* 결정의 목적은 γ광자를 중단하여 그것의 에너지를 가시광선으로 바꾸는 것이고, 광전자증배관**은 가시광선을 전기적인 신호로 변화시켜주는 장치이다.

(3) 파고분석기

섬광카메라 부품 중에서 우리가 원하는 에너지에 해당하는 광자만 계수할 수 있도록 하는 장치이다. 선 원점으로부터 검출기로 직접 방사되는 주광은 산란된 광자나 배후 광자들로부터 구별되어야 한다.

(4) 영상기록장치와 영상표시장치

표준 음극선관(Cathode Ray Tube : CRT)에서 파고분석기와 마이크로프로세서를 지나 전압파형들이 음극선관에 도달하게 되면 관속의 음극(Cathode)에서 전자가 방출된다. 또한 잔상 음극선관(Persistence Cathode Ray Tube)에서는 섬광카메라로부터 일시적인 광점(Light Dot)들이 표시화면에 비교적 장시간 동안 스캔상을 형성할 수 있도록 광점을 축적한다.

* 아이오딘화-나트륨(NaI) : 수산화나트륨의 따뜻한 수용액에 요오드를 넣어 만든 용액이다.

** 광전자증배관(光電子增倍管) : 빛전류를 증폭하는 장치이다.

(5) 컴퓨터 시스템

사용자가 접근할 수 있는 부분과 컴퓨터의 기종에 따라 사전에 정해져 있는 부분이 있다. **핵의학 목적으로** 사용되는 컴퓨터에서의 **소프트웨어는 통상 전자의 사용자 접근이 가능한 것이다.** 자기기계부는 **입력부**(Input), **기록부**(Memory), **출력부**(Output) 부분으로 구별된다(그림 1-11).

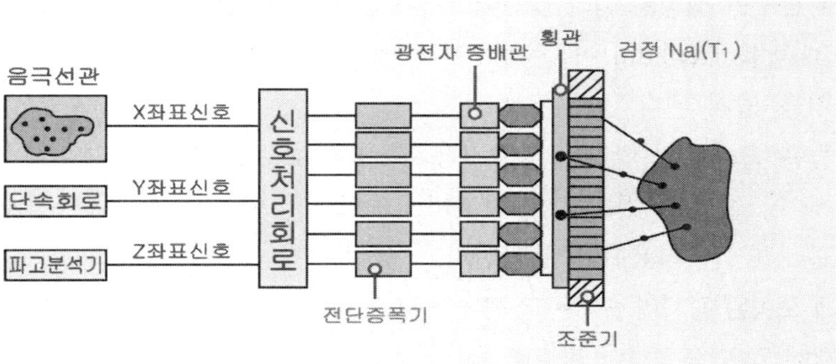

그림 1-11 ● 감마카메라 구성

2. 감마카메라의 단결정*

감마선은 에너지가 매우 높아 감마선을 전기적인 신호로 직접 변환하기가 어렵다. 그래서 일반적으로 **감마선을 감지하기 위해 섬광결정체를 사용**한다. NaI(T1) 결정의 **목적은 γ 광자를 중단하여 얻는 에너지를 가시광선으로 바꾸는 것**이다. 감마선을 감지하는 결정은 탈륨**이 미량 섞인 NaI(T1) 결정은 원판모양이며 직경이 약 10~25[inch](50[cm]) 정도이며 두께는 1/4 내지 1[inch] 정도이다.

(1) 감마카메라의 단결정 원리

감마선의 에너지가 큰 경우에는 두꺼운 섬광결정체를 작은 경우에는 얇은 섬광결정체를 사용한다.

① **감마선의 에너지가 클수록 감마선 센서에 반응하지 않고 결정 안에서 상호작용 없이 통과하거나 광전효과*** 또는 콤프톤 산란**** 등의 상호작용**을 일으킬 수 있다.

---

* **단결정**(單結晶) : 어떠한 고체 분포하는 원자이온 분자가 고르고 규칙적으로 연결된 것이다.

** **탈륨**(Thallium) : 주기율표 13족에 속하는 금속원소(원소기호는 Ti. 원자번호 81, 원자 204.3833)이다.

*** **광전효과**(Photoelectric Effect) : 물질의 표면에서 전자가 튀어나오는 현상으로 금속 등 물질에 일정한 진동수 이상의 빛을 비추었을 때 나타나는 현상이다.

**** **콤프톤 산란**(Compton scattering) : 감마선이 원자의 최외각 전자에 일부 에너지를 공급하여 전자를 튀어나가게 한 뒤 자신도 일부의 에너지를 가지고 산란하는 현상이다.

② 상호작용에 의해 전자들은 다른 전자들에게 에너지를 전달하거나 또는 가시광선을 내는 광자를 발생시키고 자신의 에너지를 잃게 된다.

(2) 감마카메라의 단결정 과정

실온에서 순수한 결정은 감마선의 에너지가 큰 경우에 해당되어 열을 발생시키게 된다.

① 소량의 탈륨(Thallium)이 존재하면 약 3[eV]*의 에너지를 갖는 광자를 내면서 자신의 에너지를 잃게 된다.

② 광자들은 고에너지 광자의 상호작용 후 몇 [μsec]도 안 되는 사이에 나타나며 섬광을 형성하여, 결정에 전달된 에너지의 1000[eV], 약 20~30개의 광자들이 발생한다. NaI(Tl) 결정을 자유롭게 통과한다.

③ 섬광에 포함된 광자의 숫자는 결정에 전달된 원래의 광자에너지에 비례한다. 광자는 광전자증배관에 많이 도달하면 할수록 좋다.

(3) 광전자증배관

광전자증배관(Photomultiplier Tube)은 가시광선을 전기적인 신호로 변화시켜주는 장치이다.

① 광전자증배관에 입사된 가시광선광자는 광전자증배관의 입력창에 광전자를 형성한 다음 광전자증배관을 지나면서 증폭된다. 전자의 수가 증폭되어 많아지며 광전자증배관의 출력창에 이르면 감지가 가능한 수준의 전류를 형성한다.

② 광전자증배관을 이용하면 매우 미약한 광자신호를 높은 감도로 감지할 수 있다. 섬광결정체 뒤에 보통 수십 개 정도의 광전자증배관이 일정한 간격으로 이차원적으로 배열되어 있다.

③ 수십 개 정도의 광전자증배관 신호를 단순히 조합하여 영상을 구성하면 낮은 해상도를 가진다는 문제점이 있다.

(4) 영상의 해상도

감마카메라에서는 영상의 해상도를 향상시키기 위해 위치감지회로를 사용한다.

① 감마선 한 개가 섬광결정체에 도달하면 수십 내지 수백 개 정도의 광자로 변환되어 섬광결정체를 통과하여 인접해 있는 광전자증배관창에 도달한다.

* eV(Electron Volt) : 전기를 띤 입자의 움직임을 나타내는 에너지의 단위이다.

② 섬광결정체에서 방출되는 광자는 여러 방향으로 퍼지기 때문에 감마선이 한 개만 들어오더라도 그 주위에 있는 몇 개 정도의 광전자증배관이 동시에 신호를 내게 된다.
③ 광전자증배관의 출력은 광전자증배관이 감마선이 들어온 위치에 가까울수록 크기 때문에 광전자증배관의 출력은 상대적인 크기정보를 활용하여 감마선이 들어온 위치를 계산해 낼 수 있는데 이 계산을 담당하는 회로를 위치감지회로라 한다.
④ 감마선 광자가 들어올 때마다 위치감지회로는 감마선이 발생한 위치를 계산해 내고 이 위치에 대응하는 화소값을 1씩 증가해가면 동위원소의 분포를 나타내는 투영영상을 얻을 수 있다. 감마카메라로 얻은 영상은 인체 내 동위원소의 분포를 투영한 상이다.
⑤ 3차원 구조의 인체 내부에 확산된 방사성동위원소의 분포를 2차원 평면상에 투영한 것이다. 인체 내부구조에 매우 익숙한 전문의들조차 감마카메라 영상을 판독하는데 어려움이 있는데 이를 해결하기 위한 단층촬영장치가 개발되었다.

(5) 감마카메라의 예민도

감마카메라의 예민도와 해상력은 NaI 결정의 두께와 광전자증배관의 증배율에 좌우된다.
① NaI(Tl)가 두꺼울수록 포획된 감마선에 의한 광자생성도가 우수하며 적은 양의 감마선에 대하여 예민하게 반응한다.
② NaI의 두께는 보통 0.5[Inch] 정도로 광전자증배관의 크기를 작게 하고 그 수를 최대한 늘려서 해상력이 우수한 스캔상을 얻을 수 있다.
③ 최근에는 원형배열이 아닌 직각배열의 섬광 개발로 우수한 스캔상과 전신 스캔 검사가 쉽다. NaI 결정도 여러 개를 사용하는 다중결정 감마카메라의 개발로 예민도가 향상되었다.

3. 조준기

방사성동위원소에서 방출되는 감마선은 무작위한 방향으로 나아간다. 따라서 인체 외부에 설치된 감마선 센서로 검출한 감마선이 어느 방향에서 나왔는지를 판별하는 것이 불가능하다. 감마선 센서로 검출한 감마선이 어느 방향에서 나왔는지를 알아야만 영상이 가능해 진다.

따라서 조준기(Collimator)는 일종의 필터로서 스캔부위에서 방출되는 감마선을 기하학적으로 제한하여 필요한 부위에서 방출되는 감마선만이 NaI(Tl)와 반응하도록 한 기구이며, 검사목적과 방사성동위원소의 에너지에 따라 선택한다. NaI(T1) 섬광체* 위에는 다수의 광전자증배관이 광학적으로 배치되어 있다.

* 섬광체 : 빛, 방사선 등의 조사로 형광을 내는 물질인 형광체의 하나로 신틸레이터(Scintilator)라고도 한다.

(1) 시준기

사각형 기둥모양을 가지고 있는데 납과 같이 감마선을 잘 흡수하는 고밀도의 금속체로 만들어진다.

① 시준기를 통해 섬광결정체가 보는 시야각(FOV) 내에서 방출되는 감마선만이 이 섬광결정체에 도달하게 된다.

② 시준기는 형상에 따라 수렴형(Converging), 발산형(Diverging), 그리고 바늘구멍형(Pinhole)으로 분류한다.

(2) 섬광조영법

광전자증배관에서는 입사방사선의 에너지에 비례한 펄스 신호를 발생시키는데, 감마선이 입사한 위치에 가까운 광전자증배관은 큰 신호로 출력하지만 입사한 위치가 멀어지면 출력이 작아진다(응답함수). 이 신호의 대소의 비로 감마선 입사위치를 구할 수 있다.

① 입사위치에 따른 X-Y 좌표신호가 만들어지며 이에 대응하여 모니터상의 위치에서 휘점이 만들어진다.

② 휘점의 분포를 광학적으로 기록한 것이 섬광조영법(Scintigraphy)이다.

(3) 감마카메라의 시각화

감마카메라를 사용하여 직접 생체 방사성동위원소 분포상을 기록할 수 있으므로 정태 상뿐만 아니라 경시적 변화도 시각화할 수 있어 장기의 동태 관찰로 생리적 기능진단이 가능하게 된다. 또한 디지털화로 컴퓨터와 조합 처리됨으로써 영상의 질과 신뢰성이 향상되면서 새로운 기능검사 방법도 다양하게 개발되고 있다.

05 골밀도 측정기

최근 국내에서 사용되기 시작한 방사선 골밀도 측정기는 측정시간이 짧고 정밀도가 좋으며 분석이 자동화로 임상에 많이 이용되고 있고, 정량적 컴퓨터 골밀도 측정기는 수질골만을 선택하여 측정할 수 있는 장점이 있으나 방사선 노출이 많고 측정시간이 많이 걸리는 단점이 있다.

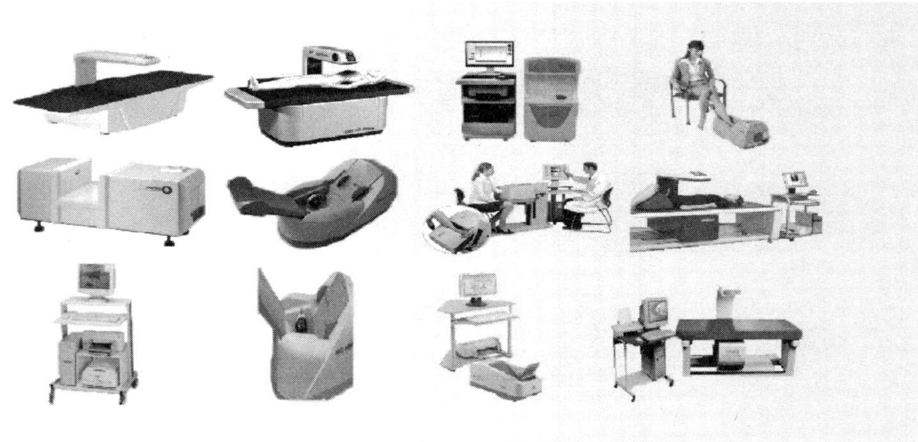

그림 1-12 ● 골밀도 측정기

그렇기 때문에 최근에는 방사선 노출을 줄이고 정밀도를 높인 PQCT(Peripheral Quantitative Computed Tomography)가 개발되어 많이 이용되고 있다. 이는 뼈 또는 인접조직에 X-선을 투과시켜 영상을 취득하고 뼈의 밀도를 산출할 수 있는 장치이다.

X-선을 이용해 골다공증검사와 어린이 성장판 검사를 병행할 수 있고 환자에 노출되는 방사선량이 적고, 초저조도 센서를 사용함으로써 고감도, 고선명 이미지를 제공해준다(그림 1-12).

시스템 구성은 케이스, X-선을 발생시키는 X-선관, 신호변환장치인 X-선 검출기, 전원을 공급하는 고압발생기로 되어 있다. 장비 본체의 작동 및 제어, 영상처리, 밀도계산 등은 컴퓨터에 설치된 소프트웨어를 이용한다.

(1) 단광자 골밀도 측정기

말단 골격을 주로 측정하며 방사선 노출이 적고 정확도와 정밀도가 좋다. 최근에 개발된 직선상 주사법(Rectilinear Scanning)은 발달원위 전완(Distal Forearm)의 측정이 가능하여 수질골(Trabecular Bone)의 많은 부위도 측정할 수 있다.

(2) 양광자 골밀도 측정기

요추와 고관절부위를 주로 측정하며 전신 골량 및 연부 체조직의 측정이 가능하다. 측정시간이 많이 걸리는 단점이 있으나 방사선 노출이 적고 정밀도와 정확도가 매우 좋다(그림 1-13).

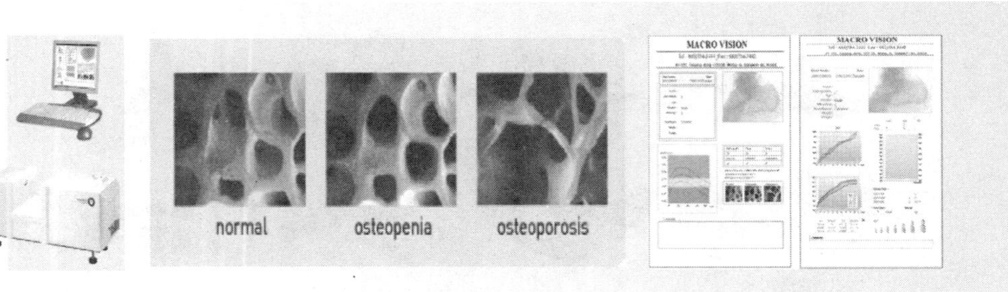

그림 1-13 • 골밀도 측정기 측정표

06 광학영상기기

높은 민감도를 갖는 검출기 개발 기술의 발전으로 인하여 생체 내부에서 나오는 매우 약한 세기의 빛을 검출과 분석을 할 수 있다. 광학 생체영상은 전자기파를 이용하는 영상기법 중에 자외선, 가시광선, 적외선의 빛을 이용하여 대상 물체(세포, 조직, 기관, 개체)의 물리적, 화학적 특성을 영상신호로 분석하는 방법이다. 생체조직이 가지는 물리, 화학적 특성에 의해 빛과 다양한 상호 작용(산란, 라만 산란(Raman Scattering)*, 흡수, 형광, 비선형 광학현상 등)을 하게 되는데 이를 측정, 영상화함으로써 생체조직의 물리, 화학적 특성을 비침습적으로 분석하게 된다.

1. 광학영상기기 활용도

광학영상기기를 활용하여 광학영상기기 이점과 DR 시스템으로 활용이 가능하며, FCR 방식으로 차세대의 유망기술로 인식될 수가 있다. 또한 CCD 카메라와 결합하여 미래에 급격히 발전될 수 있을 것이다.

(1) 광학영상기기 이점

광학 생체영상은 X-선이나 감마선과 같은 고에너지의 전자기파를 이용하는 기타 영상방법들에 비해 물질을 이온화시키지 않을 정도의 낮은 에너지 광원을 이용하고 다루기 쉽고, 안

* 라만 산란(Raman Scattering) : 기체, 액체, 고체의 분자에 의해 빛이 산란할 때 분자와 간섭하여 파장이 변화함으로써 생기는 것을 말한다.

전하기 때문에 의 · 생명 분야에서 그 활용도가 매우 크며 X-선 영상을 디지털화 하면 영상처리 기법을 적용할 수 있으며, 또 컴퓨터 네트워크를 통해 쉽게 전송시킬 수 있는 이점 등이 있다.

(2) DR

DR(Digital Radiography)* 시스템은 현재 각국에서 여러 가지 방식으로 개발하였다. 영상진단 분야에 컴퓨터 기술의 도입으로 많은 디지털 영상을 접하고 있으며, 모든 기술동향이 디지털화되고 있으며 DR은 CT(Computed Tomography), MRI(Magnetic Resonance Imaging), DSA(Digital Subtraction Angiography)** 등 모든 디지털 방사선 영상이지만, 단순 X-선 촬영을 디지털화한 것으로 한계화시키면서 박막 트랜지스터(Thin Film Transistor : TFT)*** 등을 이용한 평판형 검출기 방식의 단순촬영만을 DR로 좁게 이야기하는데 매우 좁은 의미로서의 DR은 CR과 비슷한 의미로 사용하기도 하며 DR 시스템의 종류로는 X-선 정보를 검출하는 방식에 의해 DR 기술이 결정된다.

(3) FCR

FCR(Fractional Prickle Coralcalcium Regentron) 방식의 셀레늄(Selenium)을 이용한 DR과 박막 트랜지스터(Thin Film Transistor : TFT) 방식의 평판형 검출기(Direct Radiography)가 개발되어 차세대 DR의 유망기술로 인식되고 있다.

(4) CCD 카메라

형광판과 CCD 카메라(Charge Coupled Device camera : CCD camera)****가 결합한 간접형 DR도 사용되고 있다. DR도 X-선 검출기술의 발전에 따라 가까운 미래에 급격히 변화할 것으로 보인다.

---

* DR(Digital Radiography) : 조사된 X-선 에너지를 흡수하여 물리적 반응의 결과로 전기적 신호를 발생시켜 위치정보와 함께 읽어들여 완성된 하나의 방사선 영상을 구성하는 것이다.

** DSA(Digital Subtraction Angiography) : 방사선 약품인 조영제를 주입 전과 주입 후의 X-선상을 카메라로 촬영하여 디지털화한 후에 뼈나 연부조직을 제거하여 조영된 혈관상만을 추출하는 장치이다.

*** 박막 트랜지스터(Thin Film Transistor : TFT) : 전계효과 트랜지스터의 일종으로 박막상의 반도체에 흐르는 전류를 전계를 가해서 제어하는 트랜지스터이다.

**** CCD 카메라(Charge Coupled Device camera : CCD camera) : 전하결합소자(CCD)를 사용하여 영상을 전기신호로 변환하여 디지털 데이터로 플래시 메모리 등의 기억매체에 저장하는 디지털 카메라이다.

2. 디지털 방사선 촬영기술

디지털 데이터가 필름 생성 없이 직접 의료 영상저장전송 시스템(Picture Archiving Communication System : PACS)로 전송되고, PACS 환경에서 판독과 저장관리가 이루어져야 하며, 기존의 X-선 촬영장치에서 X-선의 영상정보를 필름장치로 기록하고 재생하는 것에 비하여 X-선의 영상정보를 디지털화된 전기신호로 변환하여 이를 테이프나 디스크 등 전자기록매체에 기록하고, CRT(Cathode Ray Tube) 모니터에 화면으로 재생시켜 판독하게 하는 장치로 영상증배관에 기초한 디지털 방사선 촬영기술이라고 한다.

① 기존 아날로그 타입의 X-선 장비들에 비해 우수한 영상을 제공하며, X-선 촬영영상을 컴퓨터 데이터로 바꿔 모니터상에서 직접 진단, 편집이 가능하기 때문에 한 번의 촬영으로 다양하고 정확한 정보를 얻을 수 있다.

② DR은 인체를 투과한 X-선의 강약에 따른 정보를 전기신호로 변환시킨 후, 아날로그-디지털 변환과정을 거쳐 픽셀(Pixel)의 그레이 스케일(Gray Scale) 값을 얻는다.

③ 획득한 초기 상태의 자료를 컴퓨터 영상처리과정을 거쳐 불균일성이나 노이즈(Noise)를 제거하고 다시 아날로그(Anologue) 신호로 변환하며 영상화하게 된다.

07 뇌자도

뇌자도(Magnetoencephalography : MEG)는 사람이 생각하거나 움직일 때 뇌신경세포에서 발생하는 전류에 의한 자기장을 검출하여 영상으로 표시하는 것으로 1000분의 1초 단위로 움직임을 포착하여 뇌 속 1~5[mm] 정도의 작은 부위도 영상으로 나타낼 수 있을 정도로 공간적 해상력이 뛰어나다.

뇌신경세포에서의 전기적 활동을 수[mm]의 공간분해능과 수[ms]의 시간분해능으로 직접 관찰할 수 있다는 점에서 다른 뇌기능 영상진단법과는 구분되는 특징을 가진다(그림 1-14).

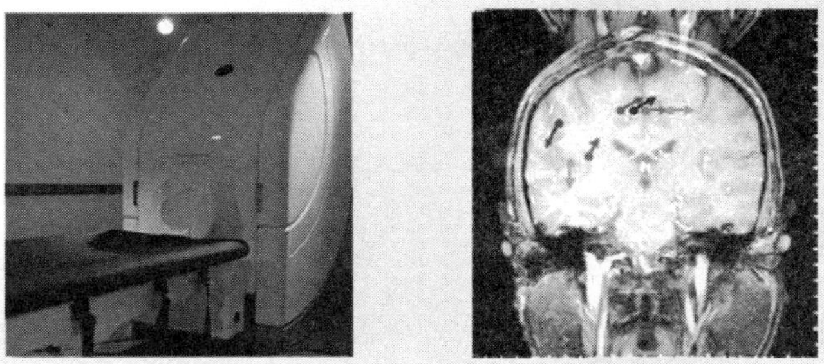

(a) 뇌자도 측정장치 (b) 뇌자도 판독화면

그림 1-14 ∙ 뇌자도 측정장치 및 판독화면

1. 뇌자도 측정원리 및 구조

뇌는 중추신경계 중 형태적, 기능적으로 가장 고차의 통합을 실행하는 부분이기 때문에 각각의 신체기관에서 발생되는 자극이나 흥분을 전기신호로 전달하는 신경세포체인 뉴런을 통하여 전달하게 되며 이 과정에서 뉴런은 전기신호를 생성하고 상위 세포에 전달하며 미세한 전류가 발생된다. 이 때 뇌 주위에 미세자기장이 분포된다.

① 뇌자도 검사기(MEG)는 이 과정에서 생성되는 미세한 자기장의 변화를 고감도 자기장 측정 센서(스퀴드, SQUID)로 검출하여 단기간의 뇌기능 활동도를 실시간으로 동영상화 하여 보여주는 기기이다.

② 뇌자도 검사기의 기본구조는 스퀴드 센서이다. 미세 자기장을 측정하는 스퀴드 센서는 극저온 상태인 8K(-269[℃])에서 동작하며 5~1000×10^{-15}[Tesla]의 극소량의 자기장을 검출하는데 사용된다. 이 경우 자기적 차폐실 안에서 검사를 하게 된다.

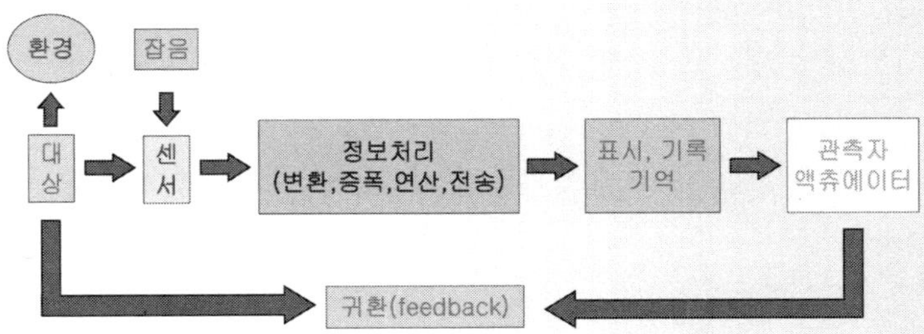

그림 1-15 ∙ 뇌자도 시스템 구성

③ 인체에 무해한 자극을 주면서 약물이나 다른 자기 장비를 사용하지 않으므로 인체에 안전한 검사이다. 검사환경 자체의 왜곡률이 상당히 낮아 고해상도의 매핑(Mapping)* 결과를 기대할 수 있다(그림 1-15).

2. 뇌자도 활용

뇌자도(MEG) 기술은 10여년 전 헬멧형 뇌자도 시스템이 병원에 본격적으로 투입되면서 수술 전 대뇌피질의 기능조사, 간질발생부위의 국소화, 정신분열진단 등 임상에 널리 활용되고 있고, 최근에는 감각/지각, 주의/기억/학습, 정서/사회인지 등 고차 뇌기능과 관련된 연구에도 활용되기 시작하였다.

① 뇌종양 환자의 수술 전 매핑에 사용되어 효율적인 수술계획을 수립하며 수술 후에도 재발유무를 분별하는데 사용된다. 또한 간질환자의 뇌파를 분석하고 형상화시켜 구조적 설명이 가능하게 되었다.

② 신경과학 및 정신과학 분야에서 뇌자계로 얻은 신경활동의 정보는 뇌수술시의 리스크 관리, 외부자극에 의한 뇌신경활동을 보여주는 생리학적 기능영상을 제공하며, 해부학적 영상을 보여주는 MRI 및 CT 영상과 함께 사용하면 진단의 정확도를 높일 수 있다.

3. 뇌자도 발전

기존의 검사방법에서는 피검자가 방사선 혹은 강한 자기장에 노출되며 그에 따라 얻어지는 결과물 역시 정지된 사진만 얻게 되었다.

① 두개골을 통하는 전류 때문에 감쇠와 왜곡의 가능성이 제기되면서 측정정밀도가 떨어졌다.

② 뇌자도 검사기를 사용하게 되면서 자기신호는 전류와는 달리 전달과정에서 손실률이 적으므로 정밀도의 향상을 가져왔으며, 뇌의 전기적 활동을 정지된 영상이 아닌 실시간영상으로 얻게 되어 의학의 발전에 기여하였다.

③ 뇌자도 검사기의 등장으로 뇌연구에 날개를 달게 되었고 이로 인해 뇌질환의 조기 발견 확률이 증가하였다.

④ 신경과학 연구의 강력한 도구로 급부상하였으며 뇌신경과학 전반에 걸쳐 다양한 연구가 진행 중이다.

* 매핑(Mapping) : 컴퓨터에서 2차원의 이미지를 3차원의 이미지로 옮겨 표현하는 것이다.

08 뇌전도

뇌전도(Electroencephalogram : EEG)는 뇌신경 세포의 전기활동을 그래프로 기록한 것으로 다양하게 변화하는 뇌의 활동상태를 확인할 수 있으며 생리적으로 수면파 각성상태, 간질 등의 진단에 매우 유용하게 사용된다.

인간의 뇌는 무게가 1200~1500[g]밖에 되지 않지만 약 25조개 이상의 다극신경원과 중추신경계에서 한 신경원을 다른 신경원으로 연결시키는 셀 수 없을 정도로 많은 신경섬유로 구성된 우주에서 가장 복잡한 구조물이라고 볼 수 있다.

1. 뇌파의 발생기전

뇌파는 세포들의 전기적 활동에 의해 전류를 발생하는데 이 때 뇌표면에 전류가 유도되는데 이 원리를 이용하여 뇌파를 측정하여 사람 상태를 파악한다.

(1) 전류의 발생원리

뇌의 전기적 활동의 근원은 흥분 뉴런의 세포막을 투과해 지나가는 이온들에 의해 발생하는 전류이다.

① 신경조직은 전도성 매질에 둘러싸여 있기 때문에 뉴런에서 발생한 전류는 머리 표면에까지 그 흐름이 미세하게 이어지게 된다.

② 미세한 전위(10[mV])가 머리표면에 발생(대뇌피질의 신경세포에서 발생하는 시냅스(Synapse)* 전위가 모여서 일어남)하게 되는데 두피상에서 측정되는 뇌파의 전위변동은 수~수백[μV]로 매우 낮은 전위를 갖고 있다.

③ 일반적으로 두피상에서 전극을 접착하여 이 미세한 전위를 증폭하여 기록하는 의료기기가 뇌전도이다(그림 1-16).

* 시냅스(Synapse) : 뉴런(축삭돌기와 수상돌기로 구성)의 한 부분인 축삭돌기와 다른 뉴런의 수상돌기 사이에서 연접하는 부분이다.

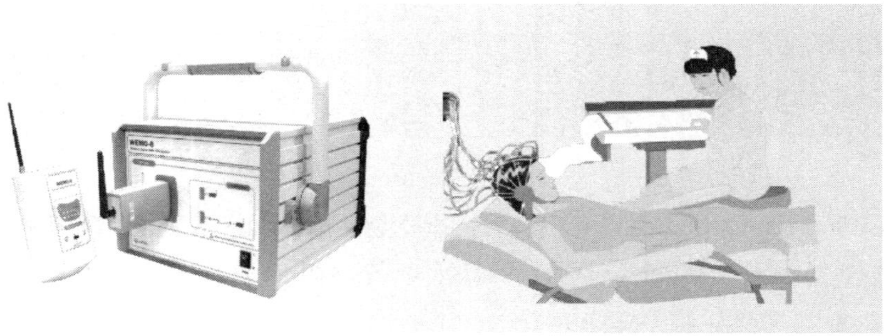

(a) 뇌전도 측정기 (b) 뇌파 측정모습

그림 1-16 • 뇌전도 측정기 및 뇌파 측정모습

(2) 뇌 파

뇌파의 임상적 평가를 위해서는 최소 12개의 다양한 전기연합 통로에서 측정기록이 필요하며, 뇌에서 발생되는 전류는 뇌표면으로부터 유도되고, 뇌파는 뇌의 기능적 변화를 나타낸다.

① 뇌파 단일 검사만으로 일부 진단이 가능한 것은 경련성 질환이며, 여러 가지 원인에 의한 의식장애 유무나 심각 정도, 두부외상, 뇌종양, 뇌염 그리고 뇌사 등에 있어서 유용하다.

② 뇌파는 어떤 증상이 있어도 정상 뇌파가 나올 수 있으며, 가끔은 정상인에게도 이상이 있는 것으로 뇌파가 기록될 수도 있기 때문에 뇌파의 판독소견과 임상소견이 일치하지 않을 수도 있다.

③ 뇌파상의 변화요인으로는 개인차, 연령, 의식상태의 변화, 정신활동, 지각자극, 신체의 생화학적 변화, 뇌 내 병적 과정 혹은 질환상태 등을 들 수 있다.

2. 상행성 망상체 부활계

상행성 망상체(Reticular formation)* 부활계(Acending Reticular Activating System : ARAS)는 그림 1-17처럼 혈압, 혈관운동, 반사 등에 의한 말초신경 흥분이 척수를 타고 뇌간 망상체를 통해 시상으로 보내져 대뇌피질로 전달되는 경로를 의미한다. 특히 뇌간 망상체에서 보내는 흥분 정도에 따라 뇌의 흥분과 의식에 영향을 주기 때문에 각성과 수면에 관계된 뇌파는 모두 이 뇌간 망상체의 작용에 의한 것이며, 뇌간 망상체는 대뇌피질에 직접적인 영향을 줄 수도 있으며 시상에 영향을 주어 뇌파 리듬을 조절하는 신경전달 망상로의 중요한 역할을 수행한다.

* 망상체(Reticular Formation) : 연수의 아래 경계면에서 중뇌의 윗 경계면까지 뇌간의 중심부를 차지하고 있으며 많은 핵으로 이루어져 있다.

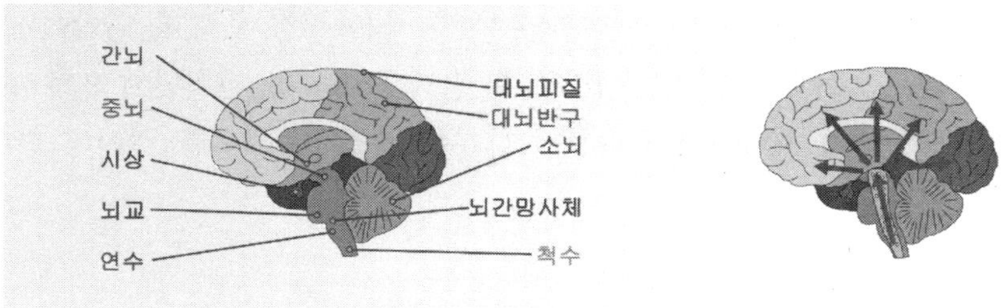

그림 1-17 ◦ 상행성 망상체 부활계

3. 뇌파의 종류

뇌파의 종류는 델타(δ)파, 세타(θ)파, 알파(α)파, 베타(β)파, 감마(γ)파로 나누어지는데, 정상적인 성인의 뇌파 파형은 대체로 정현곡선(사인파)에 가까운 파동으로 나타나며 주파수(0.5~100[kHz])와 의식수준에 따라 분류할 수 있다. 뇌파는 진동 주파수의 범위에 따라 일반적으로 델타파(0.2~3.99[Hz]), 세타파(4~7.99[Hz]), 알파파(8~12.99[Hz]), 베타파(13~29.9[Hz]), 감마파(30~50[Hz])로 구분한다(그림 1-18).

(1) 델타(δ)파 : 100~200[μV]

0.5~4[Hz] 사이의 낮은 주파수 영역에서의 불규칙한 모든 파형들을 포함하고 있는 서파이며 꿈을 꾸지 않는 숙면과정에서 전형적으로 나타나는 신호로 주로 정상인의 깊은 수면이나 신생아의 경우 두드러지게 나타나게 된다.

① 만약 깨어있는 사람에게서 델타파가 평균범위보다 매우 많이 나타나면 이상 판정이 가능하며 대뇌피질 부위의 악성 종양 또는 마취, 혼수상태와 관련된 질병일 수도 있다.

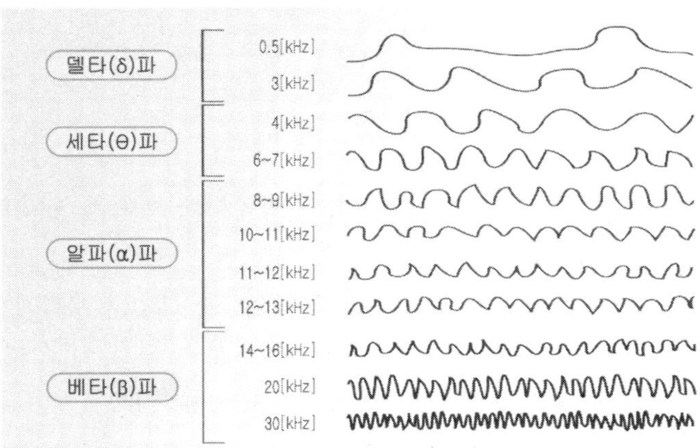

그림 1-18 ◦ 주파수별 정상뇌파의 종류

② 건강한 정상인의 경우 델타파가 두드러지는 이유로 뇌파측정 시 눈을 깜박이거나 몸을 심하게 움직이는 경우에 발생하며, 이러한 눈 움직임이나 몸 움직임에 의해 발생하는 잡음의 주파수 영역이 델타파와 비슷하기 때문에 측정 시 주의를 하여야 한다.

(2) 세타(δ)파 : 10~50[μV]

3~8[Hz] 사이의 주파수 영역에서의 신호이다. 알파파를 기준으로 느린 주파수이므로 서파에 속하며, 몸과 마음이 다소 몽롱한 상태나 졸림과 깨어 있음의 중간상태를 의미한다.

① 세타파는 가벼운 수면과정이나 강한 환경 자극에 의해 반응한다.

② 정서적 안정 또는 수면으로 이어지는 과정에서 주로 나타나는 신호로 성인보다는 어린이에게서 더 많은 분포를 한다.

(3) 알파(α)파 : 10~150[μV]

8~13[Hz] 사이의 주파수 영역으로 조용하면서도 안정된 뇌파상태를 갖고 있으며 깨어 있는 정상인에게서 나타나는 신호이다. 알파파는 가벼운 이완 내지는 이완된 각성과 관련이 있다.

① 긴장이완과 같은 편안한 상태에서 주로 나타나며, 안정되고 편안한 상태일수록 진폭이 증가하게 된다.

② 일반적으로 규칙적이며 연속적인 파동의 형태로 나타나며, 두정부와 후두부에서 가장 크게 기록되고 전두부에 가장 작게 나타나는 특성이 있다. 특히 눈을 감고 진정한 상태에 있을 때 안정된 알파파가 나타나며, 눈을 뜨고 물체를 주시하거나 정신적으로 흥분하게 되면 알파파는 억제되는 특성이 있다.

③ 일반적으로 알파파는 뇌의 발달과 밀접한 관계가 있으며, 유아기에는 4~6[Hz]에서 측정되나 이후 나이가 들수록 주파수 대역도 증가하여 20세 전후에 성인의 값에 이르게 된다.

(4) 베타(β)파 : 5~20[μV]

뇌파상의 스펙트럼에서 14~30[Hz] 사이의 주파수 영역의 신호이며, 알파파를 기준으로 빠른 주파수이므로 속파라고도 한다.

① 긴장, 흥분상태 등 활동할 때 발생하는 파로 일상생활 중 대부분 사람에게서 나타난다.

② 눈을 뜨고, 걷고, 흥분하고, 외부세계에 초점을 맞추고 있는 순간 우리의 뇌를 지배하고 있는 파이기 때문에 활동뇌파 또는 스트레스파라고도 한다.

③ 특정한 항정신성약제 효과의 결과로 생길 수도 있으며 또는 REM 수면상태에서 나타난다.

④ 집중력이 과도하거나 스트레스를 높게 받는 정신활동을 하는 동안은 알파파보다 더 파형이 불규칙한 고베타파(20[kHz] 이상)가 높게 나타난다.

⑤ 베타파는 주로 머리의 중심부인 두골의 정점부위와 정면부위에서 검출된다.

(5) 감마(γ)파

31~70[Hz]의 주파수 영역의 신호로 높은 불안과 흥분시, 강한 집중시 잘 나타나게 된다. 감마파 상태에서는 온갖 생각들이 머리 속에 떠오르는 활발한 신경활동으로 인해 머리가 화끈하게 달아오르고 괴로움에 몸을 떨기까지 하는데, 이런 상태가 자주 발생하고 지속되는 정신병자의 경우 고래고래 소리를 지르거나 난동을 부릴 때 나타나는 파이다(표 1-2).

표 1-2 ◦ 각 주파수별 뇌파의 상태

주파수	뇌파 종류	의식 차원	속 도	정신과 신체의 상태
30[kHz] 이상	감마파	외적 의식	속파	불안, 흥분상태이다.
14~30[kHz]	베타파			평상시의 뇌파, 업무와 육체활동과 같은 외계와 대응하여 긴장상태에서 일을 처리하고 있는 상태이다.
12~13[kHz]	빠른 알파파	내적 의식	기본파	주위 집중과 약간의 긴장상태이다.
10~12[kHz]	중간 알파파			공부능률상태, 정신통일상태, 기억력과 집중력최대상태, 스트레스 해소상태이다.
8~9[kHz]	느린 알파파			완전히 긴장이 이완된 명상상태이다.
4~8[kHz]	세타파	내적 의식	서파	졸음, 얕은 수면, 최면상태, 초능력상태이다.
0.5~4[kHz]	델타파	무의식		젖먹이 때 아기, 성인의 깊은 수면, 혼수상태이다.

[참고] 일반적으로 뇌파가 정상이라고 하는 것은 뇌파가 정상적인 패턴을 가졌기 때문이 아니라 비정상의 패턴이 없기 때문이며, 또한 뇌의 구조나 기능이 비정상적이라 해서 항상 비정상 뇌파만을 만들지 않기 때문에 정상 뇌파가 항상 뇌에 병변이 없다는 것은 아니다.

4. 심신과 연령에 따른 뇌파의 형태

뇌파는 측정하는 사람의 상태에 따라서 똑같이 측정을 하더라고 전혀 다른 결과값이 나타난다. 또한 연령에 따라서도 뇌파가 다르게 나타난다.

(1) 인간의 상태에 따른 뇌파의 형태

몸과 마음의 상태가 편안하고 이완된 상태일수록 진폭이 크고 주파수가 긴 뇌파(서파)의 파형이 나타나며 각성과 흥분상태가 될수록 진폭이 작고 주파수가 짧은 뇌파(속파)가 나타난다. 일반적으로 서파의 경우 진폭이 높고 속파의 경우 진폭이 낮은 특징을 가지고 있다. 상태에 따른 뇌파의 형태는 그림 1-19와 같다.

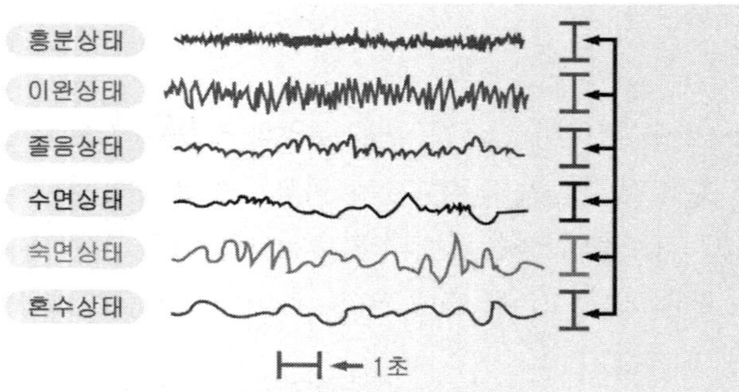

그림 1-19 ● 상태에 따른 뇌파의 형태

(2) 연령에 의한 뇌파 변화

뇌파는 뇌의 발달 정도와 특히 연령에 따른 변화가 심한데 뇌파기록과 같이 나이가 어린 유아기일수록 진폭이 매우 크며 주파수가 느리고, 율동성이 고르지 않지만 성인이 될수록 서파가 감소하고 율동성이 향상된다(그림 1-20).

1) 신생아기(1개월까지)

수면과 각성의 구분이 뚜렷하지 않기 때문에 뇌파 이외 수면다원검사 등을 통해 기록을 얻어야 하며 주파수 0.5~3[kHz]의 진폭이 작은 불규칙한 델타파가 나타난다. 때때로 고진폭의 불규칙한 델타파, 세타파의 서파가 나타나기도 한다.

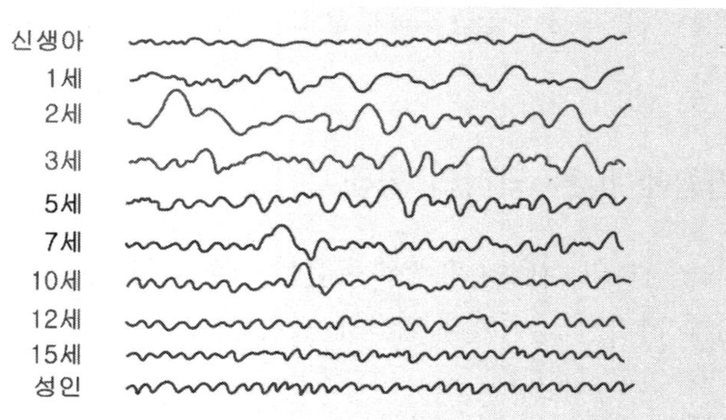

그림 1-20 ● 연령에 따른 뇌파 변화

2) 소아기(생후 2～3개월)

전반적으로 2~3[kHz]의 저진폭의 델타 서파가 불규칙하게 나타나며 때때로 4~6[kHz]의 율동파가 출현하기도 하는데 이것은 뇌의 발달상태를 측정하는 지표가 된다.

3) 영아기(1～12개월)

6개월이 지난 후부터는 델타파보다 5~7[kHz] 정도의 세타파가 단독으로 출현을 시작하고 10월에서 12월이 경과하면 성인과 같은 알파파가 약간 연속적으로 나타나지만 전체적으로는 3[kHz] 이하의 서파가 지배한다.

4) 유아기(1～5세)

2~3세 이후 델타파의 출현이 현저히 적어지며 좌 · 우 대칭적인 동기성이 증가한다. 3세 이후부터는 후두부에서 알파파가 고진폭으로 출현하며 5~6세가 되면 알파파의 활동이 전체에서 우세한 출현을 시작한다.

5) 아동기(6～9세)

6세 이후부터는 후두부에서 우세하게 나타나는 8~9[Hz]의 알파파가 전체 뇌파의 기초율동파가 된다. 서파 성분 중에 세타파 성분이 점점 사라지면서 성인 뇌파와 유사해진다.

6) 아동기 후기에서 사춘기(10～15세)

10세를 기점으로 성인 뇌파의 형태를 띠기 시작하며(후두부 우세 9~10[kHz]의 알파파) 때때로 전두부, 두정부, 중심부, 측두부 지점에서 5~7[Hz]의 저진폭의 세타파가 혼입되기도 한다.

7) 성인(20세 이후)

18세까지는 전두부와 그 이외의 부위에서 약간의 세타파가 출현하지만 20세 이후가 되면 대략적인 성인뇌파 형태로 굳어진다. 즉 서파 성분은 감소하며 속파 성분이 증가하게 된다. 하지만 65세 이상의 연령에서는 율동성이 고른 저진폭의 서파 성분이 증가한다.

㉠ 후두부에 있어서 율동성 기초파의 주파수와 연령과의 관계는 같은 연령이라도 주파수 차이가 있고 개인차가 크다.

5. 뇌파를 해석하는 요소들

뇌파는 파의 일종의 하나이기 때문에 파의 특징인 주파수, 진폭, 위상차와 함께 음성파와 양성파를 알고 있어야 한다. 또 한 파의 또 다른 특징인 기초율동과 함께 뇌파 출현양식 등을 알고 있어야 해석이 가능하다.

(1) 주파수

주기는 하나의 파형이 진행될 때까지의 시간을 나타내는 것으로 1초 동안 반복되는 파의 수를 의미하고 단위는 [Hz](헤르츠)이다(식 1-1).

$$f = \frac{1}{T} \text{ (}T\text{는 주기)} \tag{1-1}$$

임상에서 취급되는 뇌파의 주파수는 0.5~수백 [kHz]까지이며, 뇌파에서 주파수(Frequency)가 높은 파형은 진폭이 작고 주파수가 낮은 파형은 진폭이 큰 특징이 있다.

(2) 진 폭

파형의 계곡과 계곡 사이를 연결한 일직선상과 산으로부터의 수직거리가 그림 1-21와 같이 진폭(Amplitude)이 된다(또는 산과 산 사이를 연결한 일직선상과 계곡으로부터의 수직거리).
임상에서 취급되는 뇌파의 활동전위는 [μA]급 전위이다.

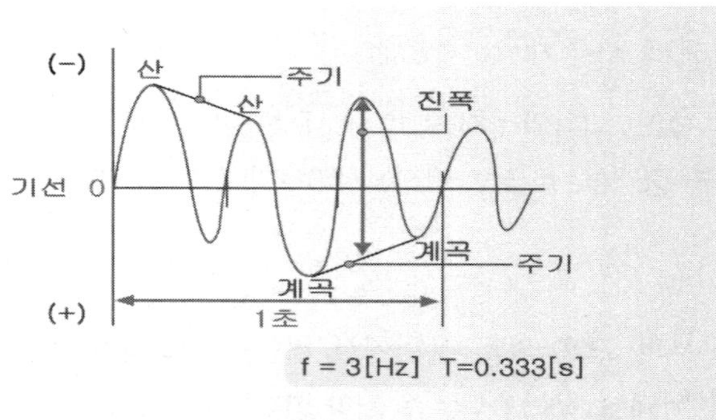

그림 1-21 ◦ 주기와 주파수 진폭의 의미

(3) 위상차

같은 주파수 성분을 갖는 파형 A, B가 시간 축에 지나는 지점이 얼마만큼 간격 차이가 나는지를 알아보는 것이다(그림 1-22).

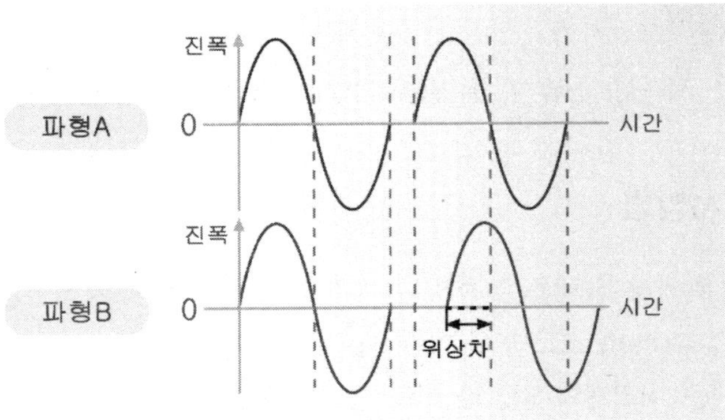

그림 1-22 • 파형의 위상차

(4) 음성파와 양성파

증폭기의 입력단자로서 그림 1-23과 같이 입력되는 두 지점의 전극을 그리드 1(Grid 1), 그리드 2(Grid 2)라 한다. 이때 출력되는 파형은 기선에서 상향으로 그려지는 것은 음성파, 하향으로 그려지는 것은 양성파라고 한다.

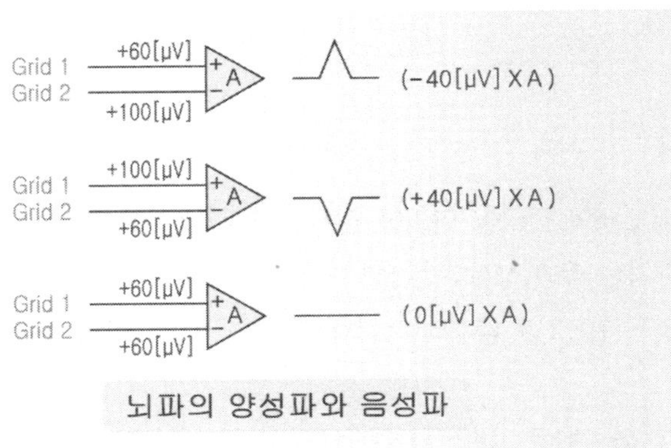

그림 1-23 • Grid 입력에 따른 출력파형

(5) 기초율동

율동은 진폭에 관계없이 일정한 주기를 가지고 반복되는 파로 이루어진 활동이며, 눈을 감고 안정을 취하고 있는 상태에서 기록시 가장 많이 출현하는 뇌파활동을 기초율동(배경활동)이라 한다. 보통 성인의 기초율동파는 각성과 안정, 폐안시의 대부분을 차지하는 후두부 우세의 알파파이며 여기에 전두부 우세의 베타파가 섞여 나타나는 것이 기본적인 모습이다.

(6) 뇌파 출현양식

뇌파 출현양식은 지속성, 산발성, 돌발성, 단발성, 율동성, 간헐성 등의 특징을 갖는다.

6. 뇌파의 검사방법

파를 측정하기 위해서 전극을 부착하는 머리의 각 부위를 구분하는데 **전두부**(Frontal), **중심부**(Central), **두정부**(Parietal), **후두부**(Occipital), **측두부**(Temporal), **전두극**(Frontal Polar) 등이 쓰이는데 이는 **머리뼈의 명칭과** 거의 동일하다(그림 1-24).

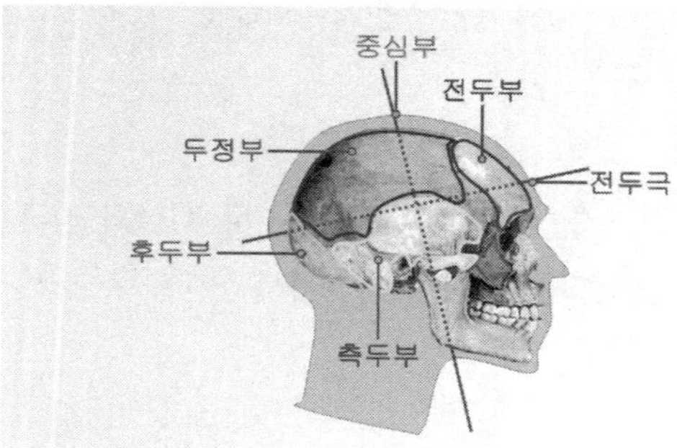

그림 1-24 ● 머리의 각 부위명

(1) 전극의 부착

뇌파의 검사는 **양도체의 전극을** 머리에 접착 고정하여 머리표면으로부터 미세한 전위를 측정하는 **원리이며** 전극위치는 두피상에 광범위하게 부착될 수 있도록 해야 한다. 가장 **보편적으로 쓰이는 전극위치방법은** 1952년 국제뇌파학회에서 제시한 **연합표준배치법으로 10-20 전극법이**다(표 1-3).

① **전극을 상·하, 좌·우로 10[%]와 20[%]의 비율로 분할하여** 부착한다. 그림 1-25는 부착하는 방법을 자세히 나타내었다.

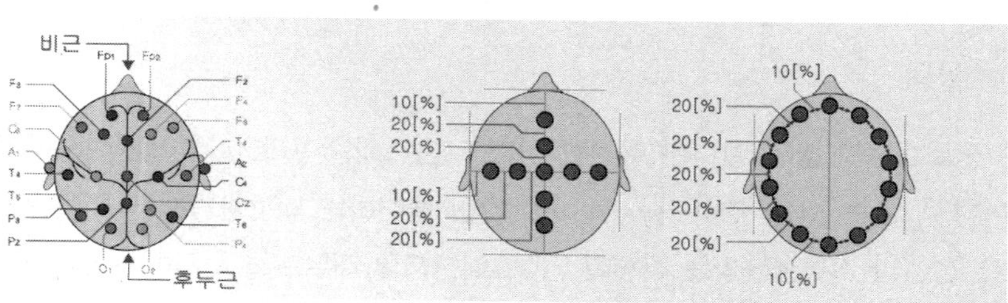

(a) 10-20법에 의한 전극부위 (b) 10-20법에 의한 전극부위의 위치선정

그림 1-25 ● 10-20 전극 부착법

표 1-3 ◦ 10–20법에 의한 전극배치법

표준전극명칭	구전극 명칭	전극위치의 부위명칭
Fp_1, Fp_2	LFp, RFp	좌우 전두극(전두전부)
F_3, F_4	LF, RF	좌우 전두부(전두중후부)
C_3, C_4	LC, RC	좌우 중심부(중심야, 중심회부)
P_3, P_4	LP, RP	좌우 두정부
O_1, O_2	LO, RO	좌우 후두부
F_7, F_8	LaT, RaT	좌우 측두전부(전측두부)
T_3, T_4	LmT, RmT	좌우 측두중부(중측두부)
T_5, T_6	LpT, RpT	좌우 측두후부(후측두부)
Fz	MF	정중 전두부
Cz	MC	정중 중심부(두개정, 두정점)
Pz	MP	정중 두정부
A_1, A_2	LE, RE	좌우 귓불

② 활성전극 19개와 비활성전극 2개로 총 21개의 전극을 사용하며 비활성전극은 귓불이나 비근(코부위)을 이용한 전극으로 다른 활성부위에 비해 상대적으로 전위변동이 작은 부위이기 때문에 단극유도의 기준전극으로 사용한다. 각 명칭은 비근과 후두극을 중심으로 대칭적이며 왼쪽은 홀수번호로 오른쪽은 짝수번호로 지정한다.

(2) 단극유도와 쌍극유도

뇌파기록시에는 단극유도로 먼저 측정한 후 다시 쌍극유도를 측정하는 순서를 지키는 것이 바람직하며 1회 측정시 2가지를 병행하여 측정해야 한다. 그림 1-26은 단극유도와 쌍극유도를 나타낸 것이다.

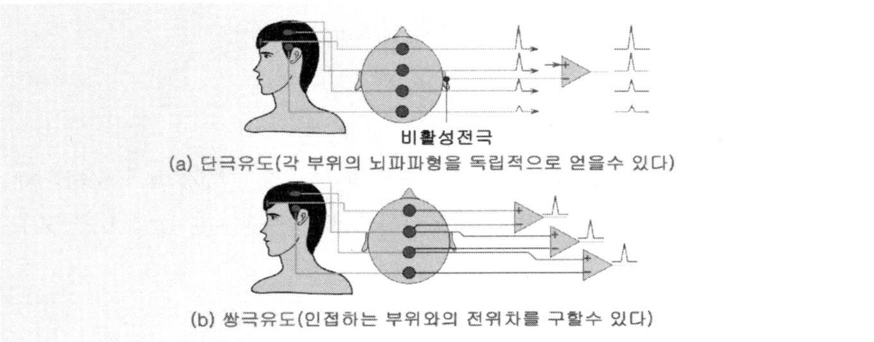

그림 1-26 ◦ 단극유도와 쌍극유도

1) 단극유도

기준전극(비활성전극)과 활성전극 사이의 전위차를 구하는 것으로 기준전극은 귀나 코 부위에, 활성전극은 조사하고 싶은 위치의 기록전극에 연결하는데 비교적 광범위한 정보를 얻을 수 있으며, 다른 부위에서의 뇌파 진폭과 비교하여 이상 뇌파의 발생부위를 찾는 방식이다.

2) 단극유도의 특징

① 대뇌피질 하부와 심부의 이상을 쉽게 발견할 수 있다.
② 활성전극에 의한 전위변동을 절대치에 가깝게 기록 가능하다.
③ 뇌 전체적인 부위별 위상관계 및 진폭크기를 비교하기가 쉽다.
④ 서파에서의 최대 진폭을 추적하여 대략적인 초점부위(질병발생부위)를 찾기 쉽다.
⑤ 각 부위별 간에 미세한 국소적 전위차와 정확한 초점을 확인하기 어렵다.

3) 쌍극유도

쌍극유도 한 쌍의 각 활성전극 간의 전위차를 측정하는 방식으로 기준전극을 사용하지 않고 두피상에 2개의 활성전극 G1과 G2를 증폭기로 입력하여 전위차를 기록한다. 활동전극이 인접하는 부위의 국재성(국소성, 국한성)의 이상을 알아보는 데 적합하다.

4) 쌍극유도의 특징

① 위상역전 형태의 파형측정 시 이상뇌파의 발생부위를 쉽게 찾을 수 있다.
② 대칭부위 및 근접부위와의 미세한 전위차에 대한 비교가 가능하고 파형의 왜곡이 발생하기 쉽다.
③ 미세한 두 신호의 전위차를 매우 크게 증폭하는 차동증폭기의 특성상 두피 부착 전극 간의 거리의 비가 약간이라도 맞지 않으면 정확한 기록을 얻을 수 없다.
④ 단극유도와 같이 기준전위에 대한 비교가 아니라 두 개의 활성전위에 대한 차 비교이기 때문에 최대 진폭을 통해 질병 발생부위를 결정하기 어렵다.

(3) 뇌파의 출력방식

각 전극들에 대해 독립적으로 기준 출력하는 방식과 시간의 순서에 따른 출력방식(시간상 빠른 뇌파가 상단부에 나타나게 된다)으로 구분한다. 뇌파의 출력은 그림 1-27과 같이 구분할 수 있다.

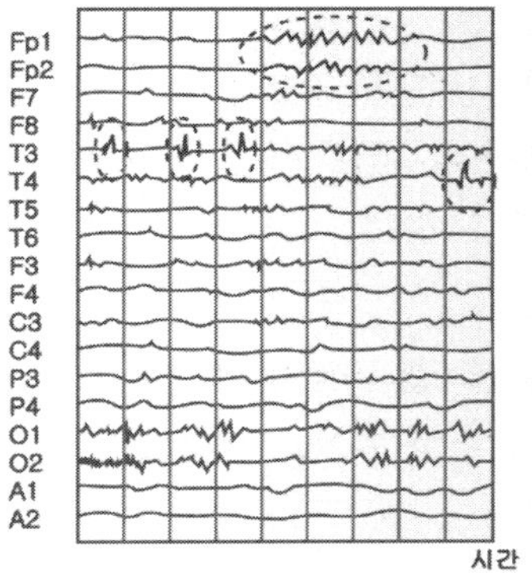

(a) 전극기준 출력방식

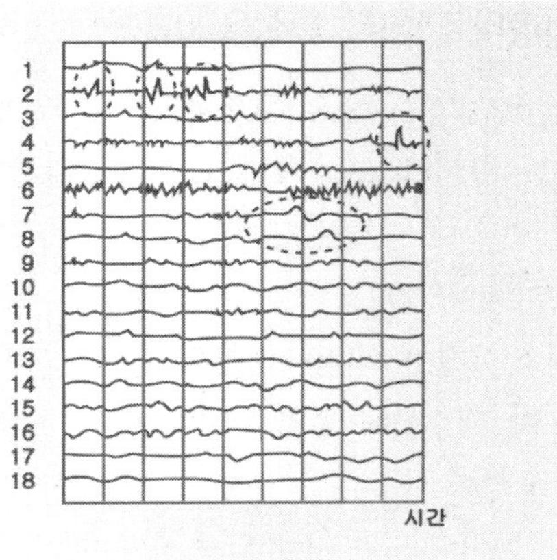

(b) 시간기준 출력방식

그림 1-27 ● 전극기준 출력방식과 시간기준 출력방식

7. 뇌파를 통한 진단

뇌파를 측정하여 이 측정값을 진단하기 위해서는 정상적인 뇌파를 기준으로 하고 뇌파의 대칭적인 특성을 이용할 수 있어야 한다.

(1) 정상적인 뇌파를 기준으로 진단

안정, 각성, 폐안상태의 뇌파는 후두부 우세의 알파파와 전두부 우세의 베타파가 대부분을 차지한다. 정상뇌파의 알파파 주파수 범위는 8~13[Hz] 사이에 있다. 일반적으로 알파파보다 늦은 파동이 일어나는 경우가 드물기 때문에 일반적으로 후두부에서 진폭이 높으면서 율동성이 좋은 알파파가 나타나며, 알파파 율동은 1~2[s] 간격으로 점점 증가하고 점점 감소하는 현상을 보인다.

① 전두, 중심 전측두에는 후두보다 작은 알파파가 나타나며 20[μV] 이하의 베타파 혼입이 많게 나타난다. 주파수가 작은 8[Hz] 전후의 알파파(광범위성 알파파)가 후두부 우세가 아닌 전두부 또는 광범위하게 전체 유도부위에서 지속해서 나타날 때는 뇌의 전반적인 경도의 기능저하와 두부외상 후유증 또는 고혈압, 뇌동맥경화 등을 의심할 수 있다.

② 베타파와 같은 속파는 전두부, 중심부, 측두부에서 많이 측정된다. 30[μV]를 초과하는 진폭이 높은 속파가 출현하거나 현저한 좌 · 우차를 보일 때는 이상소견으로 진단된다.

③ 정상인의 경우 안정과 각성 시에 델타파가 나타나거나 반복 출현하는 세타파가 나타나면 이상소견으로 진단된다.

④ 베타파의 주파수가 8[Hz] 부근에서 파동치는 경우도 이상 소견으로 진단된다. 비정상적으로 높은 진폭이나 낮은 진폭의 파도 이상 소견으로 진단된다.

(2) 뇌파의 대칭적 특성을 이용한 진단

뇌파의 대칭적 특성을 이용한 진단을 하기 위해서는 단극유도와 함께 쌍극유도할 때의 특징을 알고 있어야 하며 간혹 뇌파의 대칭적 특성으로 인해 간질도 나타나기도 한다.

1) 단극유도시

뇌에서 발생하는 뇌파는 대칭적으로 동상의 가까운 형태를 가져야 한다. 따라서 단극유도시 Q1과 Q2같이 대칭상에 놓인 두 전극의 신호는 서로 비슷한 크기와 동위상(Same-phase)*의 모양(후두부의 경우 주파수는 10[%], 진폭은 50[%] 이내의 차는 정상으로 인정한다)이 정상으로 측정되어야 한다. 두 신호의 측정값이 큰 차이(좌 · 우차)를 보일 경우 뇌의 이상을 의심할 수 있다(그림 1-28).

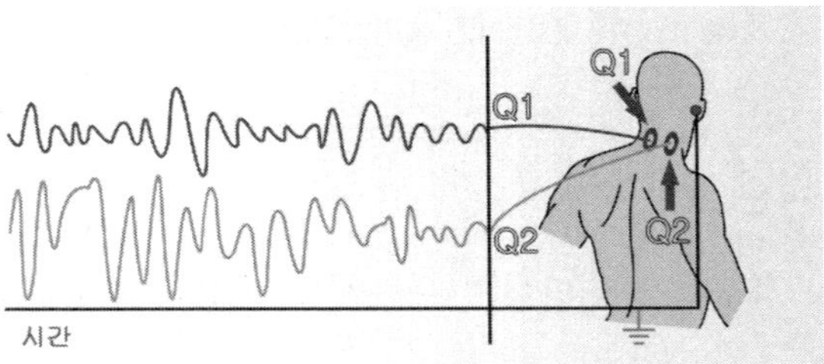

그림 1-28 ◦ 대칭위치에 대한 단극유도에서의 좌우차

2) 쌍극유도시

Fp1과 Fp2와 같이 대칭 위치에 있는 전극의 쌍극유도는 뇌의 대칭적인 형태 때문에 동상(비슷한 크기의 전위와 위상)의 성질을 갖는 두 신호가 나오게 된다.

① 차동증폭기의 특성상(서로의 전위차를 증폭하기 때문에 동상의 입력에 대해선 이론상 0에 가까운 값이 나온다)

② 전위가 작은 신호가 출력되어야 하는데 그렇지 못할 경우 뇌의 장애를 의심할 수 있는 단서가 된다(그림 1-29).

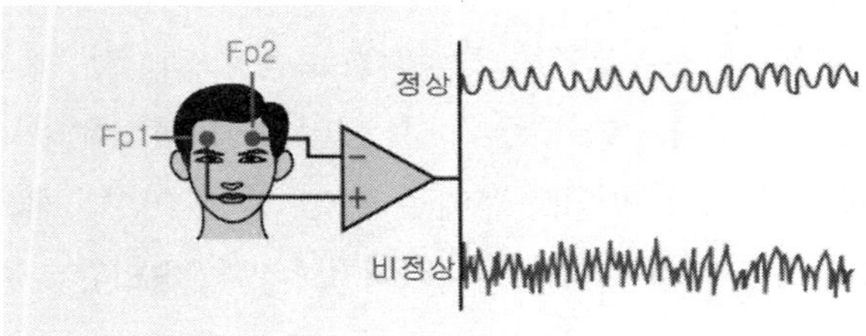

그림 1-29 ◦ 대칭위치에 대한 쌍극유도 특성

* 동위상(Same-phase) : 2개의 위상이 같은 것을 의미한다.

3) 간 질

가장 대표적인 뇌의 이상 장애현상 중 하나로서 신경세포의 일부가 짧은 시간 동안 과도한 전기를 발생시킴으로써 일어나는 반복적인 신경계의 발작 증상으로 뇌파 측정시 배경활동파와는 구별되는 극파와 예파 그리고 예파의 서파를 동반한 극서파복합 모양의 간질 특정파가 나타난다(그림 1-30).

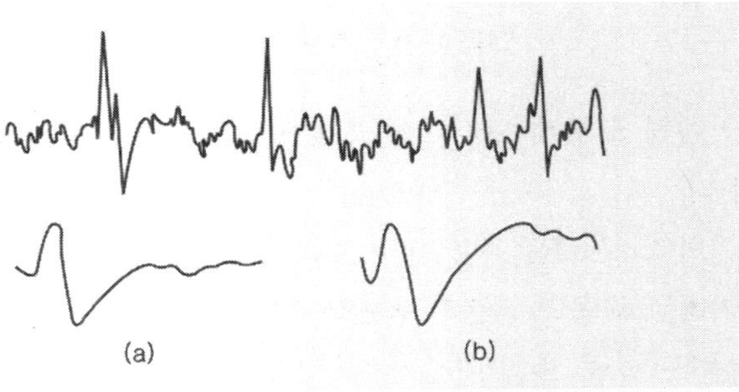

그림 1-30 ◦ 간질에 대한 파형

발작은 대뇌 전체에서 동시에 시작되며 임상적으로는 신체 좌 · 우 모든 부위에서 일시에 시작되고 의식소실을 동반하며 뇌파검사에서는 양쪽 대뇌에서 전반적으로 간질파가 나타나는데 발작의 증상은 다음과 같다.

㉠ 의식의 일시적인 상실 또는 혼탁과 생체의 변화가 나타난다.

㉡ 보통 명백한 원인이 없이 일어난다.

㉢ 증상의 정도는 눈꺼풀을 가볍게 깜박이는 것부터 전신을 격심하게 떠는 것까지 다양하다.

① 간질의 종류 및 증상

㉠ 강직간대 발작(대발작) : 가장 흔한 형태의 발작으로 환자는 아무런 전조증상을 느끼지 못하고 갑자기 의식을 잃고 쓰러지며 전신의 근육에 경련이 일어난다.

ⓐ 소리를 지르거나 신음을 하고 입술에서는 침이 나오고 얼굴은 처음에는 푸르다가 창백해지는 증상을 보인다.

ⓑ 혀를 깨무는 수도 있으며 경련 중에 소변을 보는 경우도 있다.

ⓒ 경련시간은 일반적으로 수분 정도 지속된다.

ⓓ 처음에는 몸이 뻣뻣해지는 강직기를 거치며 이후에는 몸을 떠는 간대기로 넘어가고 몸을 떠는 간격이 점차 벌어지면서 간질을 마치게 된다.

ⓔ 발작이 끝나면 사지의 힘이 빠지게 된 후 몇 시간 동안 깊이 잠자는 경우가 많고 잠에서 깨더라도 두통을 호소하는 경우도 많다(그림 1-31).

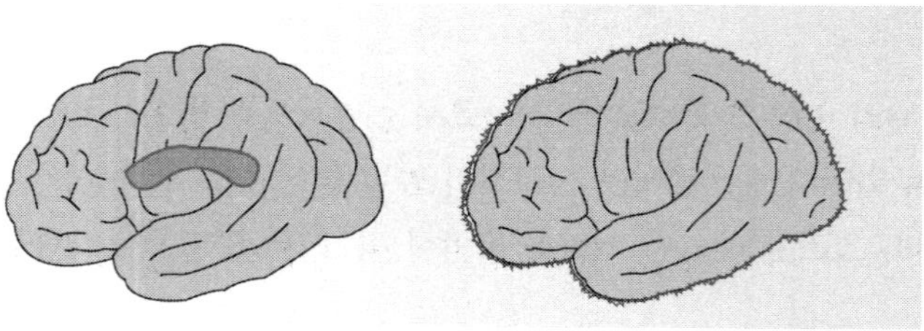

(a) 부분발작 뇌모습 (b) 전신발작 뇌모습

그림 1–31 ● 부분 · 전신발작 뇌모습

㉡ 소발작 : 성인에게 드물게 나타나는 현상이며 5~7세에서 주로 발생하며 보통 사춘기가 되면 사라진다.

ⓐ 수초 동안의 의식소실을 나타내며 보통 눈을 깜박이거나 멍하게 앞을 응시하는 모습을 보이며 가벼운 근육의 경련이 동반되기도 한다.

ⓑ 증상이 심하면 하루 수십 차례 발생하기도 하며 특별히 3[Hz] 극서파 복합이 나타난다.

㉢ 근간대성 발작 : 의식의 변화는 별로 없으며 깜짝 놀란 듯이 전신의 근육이 순간적으로 수축하는 증상이다. 몸 오므리는 동작이 확연히 눈에 띄는데 정상인들의 경우도 이와 비슷한 동작들이 무의식중에 나타나기 때문에 전문적인 감별이 필요하다.

㉣ 실조성 발작 : 몸의 수축하는 발작과 정반대로 깜짝 놀라며 힘이 빠지는 듯한 발작이다. 신체의 근긴장이 갑자기 소실되기 때문에 급작스럽게 쓰러지게 되는 증상으로 외상을 입을 가능성이 매우 높다.

㉤ 전조 : 타인에게 관찰되지 않는 발작, 즉 환자 본인만이 느끼는 발작 증상이다. 공포감, 배 속에서 괴상한 느낌과 구역질이 나며 눈앞이 깜깜해지고 어지러운 느낌, 이상한 소리가 들리고, 섬광이 보이는 등 환자에 따라 한 가지 혹은 복합적으로 나타나며 신체적으로는 몸 쪽 팔, 얼굴, 다리가 저린 느낌이나 부분 경련으로 나타나기도 한다.

[참고]

의료상식

보통 발작시 발작 자체를 정지시키는 것은 불가능하다. 소발작인 경우 특별한 간호가 필요하지 않지만 대발작인 경우는 다음과 같이 응급 대처해야 한다.

① 바닥에 눕히고 기구나 기타 딱딱한 물건 또는 위험한 기계 등에서 멀리 떨어지게 한다.

② 혀를 깨물거나 질식이 안 되도록 고개를 돌려주며 넥타이 같은 것은 느슨하게 풀어 준다.

㊞ 환자를 움직이지 못하게 손, 발을 꽉 잡거나 주물러 주는 것은 오히려 해로운 영향을 줄 수 있기 때문에 가급적 환자의 움직임을 자유롭게 방치해야 한다.

② 이상파형(또는 돌발파형) : 뇌파는 뇌기능의 일부를 표시하는 것이기 때문에 사고 · 감정 · 의지 등은 뇌파만으로는 정확히 판단하기는 어렵다. 다만 뇌 전체의 활동상태, 즉

눈을 뜨고 있는가, 잠을 자고 있는가 등의 단순한 의식수준 정도는 뇌파를 통해 상당히 정확하게 측정된다.

㉠ 정상뇌파 이외의 것은 어떤 의미에서 볼 때 이상뇌파라고 할 수 있으나 정상뇌파가 개인차가 있고 많고 다양하여 이상뇌파의 출현이 항상 비정상을 의미하진 않는다. 따라서 이상뇌파를 진단하기 전 환자의 신체적 상태나 의식상태, 연령, 인공산물에 대한 충분한 고려가 선행되어야 한다. 그러나 임상적으로 뇌의 이상을 판별할 수 있는 일정한 범위로 이상뇌파를 한정시킬 수 있다.

㉡ 뇌의 기능에 이상이 생길 때 그것에 대응하여 이상뇌파가 나타나게 되는데 특히 극파라고 하는 이상파형은 간질의 진단과 치료에 핵심적인 역할을 한다. 그림 1-32는 전형적인 이상뇌파들의 형태를 보여주고 있다.

ⓐ 극파 : 진폭 크기와 상관없이 파의 폭, 즉 지속시간이 30~80[msec](주기 1/12초) 이하이면서 갑자기 솟아오르는 뾰족하고 날카로운 돌발파이다. 극파는 배경활동과는 뚜렷하게 구별되며 간질환자 진단할 때 음성(상향)극파는 매우 중요한 단서가 된다.

ⓑ 예파 : 진폭에 관계없이 지속시간이 80[msec] 이상(1/5~1/12초 사이)인 예리하고 날카로운 파이다.

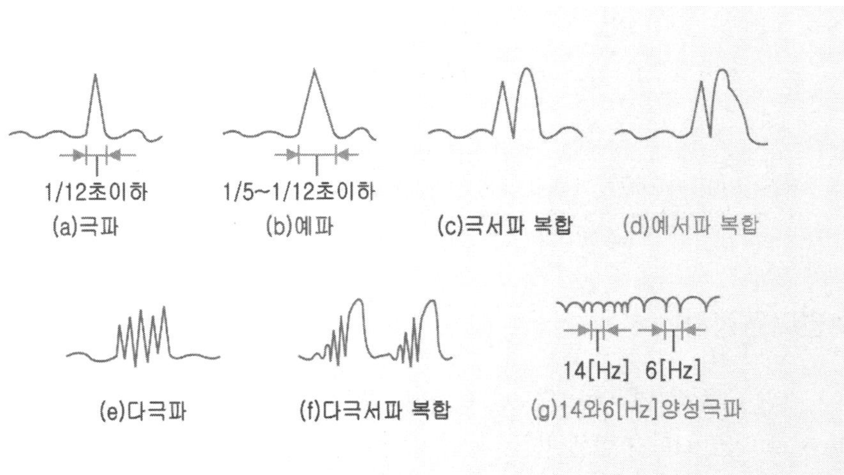

그림 1-32 ■ 돌발파의 종류

ⓒ 극서파복합 : 극파와 연속하여 바로 서파가 출현하는 것으로 진폭은 수십~수백[μV] 정도로 매우 크다. 극파에서 서파까지의 주파수가 3[Hz]인 파형을 3[Hz] 극서파복합이라 하는데 이는 간질의 소발작시 자주 출현된다.

ⓓ 예서파복합 : 예파에 뒤이어 서파가 연속해서 출현하는 파이며 주파수가 1.5~

2.5[kHz] 범위인 예서복합파형은 레녹스가스토증후군(Lennox Gastaut Syndrome)* 에서 자주 출현한다.

ⓔ 다극파 : 몇 개의 극파가 상접해 무리지어 수 개 이상의 군을 이루며 나타나는 극파이며 난치성 간질의 경련 시 발생하는 대표적인 이상파이다.

ⓕ 다극서파복합 : 극서파복합파에서 극파가 한 개가 아닌 여러 개의 극파로 이루어진 파형을 다극서파복합이라 한다. 근간대성 발작시 자주 출현된다.

ⓖ 14[Hz]와 6[Hz]의 양성극파 : 14[Hz] 또는 6[Hz]의 주파수를 갖는 리듬의 양성(하향)의 극파가 각 주파수별로 단독 또는 연발하여 나타나는 것으로 자주 발생되는 지점은 후두부와 후측부이다. 양성극파의 출현은 대뇌, 번연계, 뇌단부 등의 상해를 의심할 수 있다.

ⓗ 서파군발 : 배경활동과는 확연히 구분되는 고진폭의 서파가 연속해서 출현하는 형태로 1초 전후부터 수초까지의 지속시간을 갖는다.

ⓘ 평탄뇌파 : 광범위한 뇌의 괴사를 나타내거나 뇌의 전기적 활동이 없는 것으로 임상적으로는 뇌사상태임을 의미한다.

ⓙ 3상성파 : 대사성 질환에 의한 의식장애시 나타나기 쉽고 간성혼수 전기에 자주 출현한다.

ⓚ 다형성 델타 활동 : 0.5～2.5[Hz]의 불규칙한 델타파가 측정되며 피질부에 있는 병변이 심하게 괴사되고 있는 상태에서 발생된다.

[참고] 비정상 뇌파 역시 항상 대뇌의 비정상을 나타내는 것은 아니다. 몇 가지 특정한 뇌파 이상이 정상인의 경우에도 관찰될 수 있기 때문이다.

8. 수면다원검사

수면에 대한 과학적 연구는 1929년 독일의 신경학자 H. 베르거가 인간의 뇌에서는 각성시와 수면시에 서로 다른 뇌파가 발생한다는 것을 발견한 것을 시점으로 시작되었으며, 1957년 W.C. Dement와 N. Kleitman에 의해 수면이 급속안구운동(Rapid Eye Movement : REM)수면과 비급속안구수면운동(Non Rapid Eye Movement : NREM)으로 이루어진다는 사실이 밝혀지면서 수면의 본질에 대한 연구가 본격적으로 시작되었다.

* 레녹스가스토 증후군(Lennox Gastaut Syndrome) : 간질의 한 종류로서 약물로 조절하기가 힘들다.

(1) 수면단계

전형적인 성인의 수면시의 뇌파의 변화는 각성하고 있으면서 눈을 감고 있을 때는 10[Hz] 전후의 알파파가 출현하다가 졸음이 오게 되면 알파파는 없어지고 진폭이 작은 4~6[Hz]의 서파와 가는 속파가 나타난다.

① 진폭이 큰 예파와 14[Hz] 정도의 빠른 방추파가 나타나게 되며 수면이 더 깊이 진행되면 방추파 외에 진폭이 큰 3[Hz] 정도의 서파가 나타난다. 더욱 수면이 깊어지면 방추파가 감소하여 거의 서파만이 출현된다.

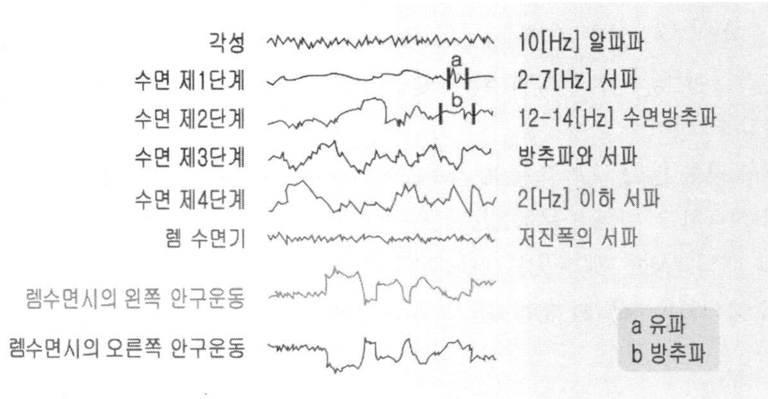

그림 1-33 ∙ 수면단계의 순서와 렘수면시의 안구운동

② 수면 중에는 의식이 없으며 주위 환경변화에 대하여 반응이 활발하지 못하나 다시 각성상태로 깨어나면 의식은 회복되는데 이런 점이 바로 혼수상태, 마취상태와 수면의 차이점이다.

③ 수면 중에는 혈압, 심박동수, 기초신진대사율이 떨어지며 혈관이 확장되기 때문에 많은 혈류량으로 인한 체온의 손실이 발생한다(그림 1-33).

1) 각성기

후두부 우세의 알파파가 뇌파의 전체적인 우세를 나타나며 진폭이 점점 증가하다가 다시 감소하는 현상을 보인다. 베타파는 수면 1단계 전까지 지속된다.

2) 렘수면기

저진폭의 세타파 우세의 서파들이 50[%] 이상 고빈도로 출현한다. 수면이 깊어질수록 진폭이 작고 빠른 리듬의 뇌파가 측정되는데, 이 단계에서 빠른 안구운동이 일어나기 때문에 렘수면이라고 한다(그림 1-34).

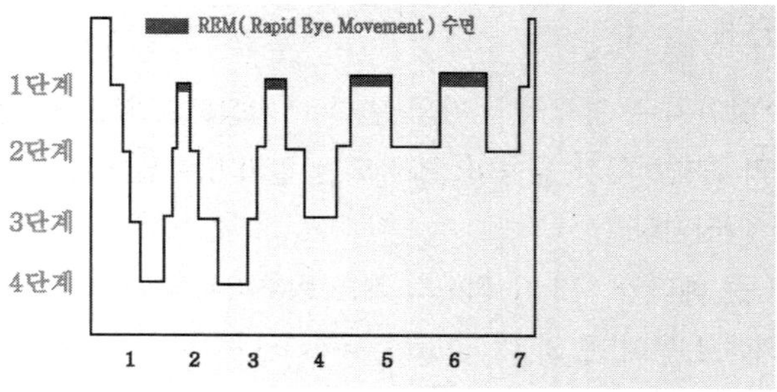

그림 1-34 • 단계별 렘수면

① 수면 중이면서도 이 시기의 뇌파의 형태는 깨어 있을 때와 유사하며, 서파 수면시보다 더 큰 자극이 있어야 각성이 되는 깊은 수면상태이기 때문에 모순 수면기 또는 역설적 수면기라고도 한다.

② 렘수면시 꿈을 많이 꾸기 때문에 꿈수면이라 하며 뇌파의 변화와 함께 체온, 맥박, 호흡 및 혈압이 상승하고 위장의 운동성은 감소하여 남성에게는 음경 발기가 나타나기도 한다. 이 시기에 대뇌에서는 깨어 있을 때보다 더 많은 양의 산소를 사용한다.

③ 안구의 움직임은 활발한 활동성을 갖지만 신체 다른 부위의 근긴장은 크게 저하된 상태가 된다.

표 1-4 • 수면심도의 분류

국제분류	수면단계	뇌파 파형의 특징	구 분
각성단계 stage W	각성기	알파파가 50[%] 이상 차지, 진폭의 저하 시작한다.	안정/각성
수면 1단계 stage 1	입면기 (졸음기)~ 경수면 초기	• 알파파의 소실(50[%] 이하로 감소)한다. • 느린 측면안구운동이 발생한다. • 저진폭의 세타파가 출현(잔물결파기)한다. • 두정부, 중심부에서 좌·우 대칭적으로 돌발적인 예파가 출현(두정예파기)한다. • 2~3상성의 진폭(50~100[μV])이 높은 서파가 출현(유파기)한다.	비렘수면 (서파수면)
수면 2단계 stage 2	경수면기	• 유파, 방추파 혼합기이다. • 지속시간 0.5초 이상되는 방추파가 출현(12~14[Hz])한다. • 2~3상성의 서파인 K-복합파가 출현한다.	
수면 3단계 stage 3	중등도 수면기	방추파와 고진폭 서파가 혼재하며 2[Hz] 이하의 서파가 20~50[%]를 차지한다.	
수면 4단계 stage 4	심수면기	방추파가 사라지며 2[Hz] 이하의 서파가 50[%] 이상 차지한다.	
렘수면기 stage REM	모순 수면기	• 저진폭의 서파가 절반 이상을 차지한다. • 급속 안구운동 출현, 뇌 대사활동이 증가한다. • 외부의 자극에 대한 각성 역치가 높아진다.	렘수면

④ 렘수면 기간은 약 20분간 지속되며 약 90분 정도마다 다시 반복되는데 아침이 가까워질수록 그 지속시간이 길어진다.
⑤ 저진폭의 세타파 우세의 서파들이 50[%] 이상 고빈도로 출현한다(표 1-4).

3) 비렘수면기

렘수면기를 제외한 모든 수면단계를 비렘수면기(Non Rapid Eye Movement : NREM)라 하며 이 기간 중에는 안구의 뚜렷한 운동은 나타나지 않는다. 이 시기에서는 느린 주파수의 서파가 우세하게 나타나므로 서파수면기라고도 하며 뇌파의 활력징후가 감소한다. 비렘수면기는 다음과 같이 4단계로 구분할 수 있다.

① 수면 제1단계(입면기 또는 졸음기) : 느린 안구운동이 발생하며 느린 알파파 우세에서 2～7[Hz]의 서파들이 출현되는 시기이다. 서파들 중 가장 우세한 것은 잔물결 같은 모양의 저진폭 세타파이기 때문에 이때 높은 진폭의 파형이 출현하면 측두엽 간질에 대한 이상소견을 가질 수 있다.
② 수면 제2단계 : 유파와 0.5초 이상의 지속시간을 갖는 수면방추파가 출현한다. 수면의 깊이가 더욱 깊어지면 12～14[Hz]의 수면 방추파가 양쪽 좌우반구와 두정부 근처에서 우세하게 출현한다.
③ 수면 제3단계 : 방추파와 서파의 혼합시기로 고진폭의 느린 서파들이 서서히 출현하는 시기이다. 방추파는 출현하거나 출현하지 않을 수도 있다.
④ 수면 제4단계 : 방추파가 사라지며 높은 진폭이면서 느린 서파들이 아주 잦게 출현되는 시기이다. 2[Hz] 이하의 서파들이 약 50[%] 이상 출현하는 시기이며 K-복합파와 서파들이 혼재해서 나타난다.

9. 뇌전도의 구성

전기적 신호를 입력받는 부분인 **입력부**, 출력을 적당한 수준까지 올리기 위한 **전치증폭부**, 신호원 이외의 잡음을 제거하기 위한 **필터 부분** 그리고 기록을 하기 위해 신호를 증폭하는 증폭부분으로 구성되어 있다.

(1) 입력부

두피 위에 부착된 전극으로부터 미세한 뇌파의 전위변동을 유도하는 부분이다(그림 1-35).

1) 전극 접속기

접촉저항치, 즉 두피와 전극 간의 임피던스는 낮을수록 좋다.

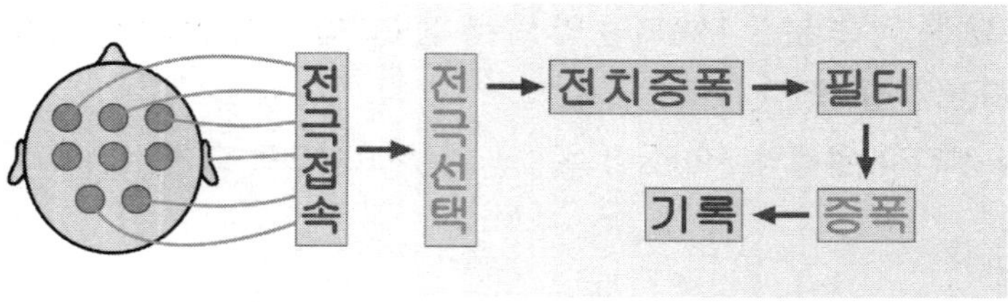

그림 1-35 • 반적인 뇌전도의 구성

2) 전극 선택기

G1 < G2일 때 진폭이 상향(음성파)으로 측정된다. 두피상의 전극이 활성전극이 되며 귓불의 전극은 기준전극이 된다.

(2) 전치증폭부

입력으로 부족한 신호 레벨을 적당한 수준까지 끌어 올리기 위한 부분으로 수신기의 감도를 높이기 위해 사용되며 저잡음 특성이 요구된다.

1) 전치증폭기

생체신호의 증폭도와 동상성분(교류잡음)의 증폭도와의 비율을 판별비라고 하는데 동상성분 억제 정도(동상신호 제거비)를 나타낸다. 판별비가 높을수록 동상성분에 의한 전체 뇌파에 차지하는 교류장해 정도는 작아진다.

① 차동증폭기로 구성, 교류잡음, 동상성분을 억제한다.
② 뇌파신호는 역상, 증대 기록된다.

2) 필터부

뇌파의 주파수 성분 0.1~100[Hz] 범위이기 때문에 뇌파 증폭기는 0.1~100[kHz]의 주파수 성분에 대해서만 응답을 가져야 한다. 즉 뇌파진단의 목적이 되는 주파수 이외의 성분은 필터를 통해 차단시켜야 하는데 필터의 원리는 주증폭기, 고역통과필터, 저역통과필터, 대역통과필터로 나누어 설명할 수 있다.

① 주증폭기 : 필터로 여과된 두피의 전위신호에 대한 전류의 크기는 임상뇌파기록에서와 같은 표면전극 사용시 신호의 진폭은 25~100[μV] 범위이기 때문에 실제 기록부의 갈바노미터(Galvanometer)*를 움직이기에는 그 크기가 작다.

* 갈바노미터(Galvanometer) : 직류 또는 교류의 미소전류의 검출에 사용되는 장치이고 일반적으로 직류용 검류계를 의미한다.

㉠ 전류를 충분히 크게 증폭할 수 있는 비교적 높은 이득을 가진 증폭기가 요구된다.

㉡ 뇌전도에 사용되는 전극은 심전도에 사용되는 전극보다 작아서 신호원 임피던스가 약간 높으므로 뇌파 증폭기에서는 높은 입력 임피던스가 필수적이다.

② 고역통과필터(High Pass Filter : HPF) : 실제로 매우 제한된 용도로 사용되는 필터로 매칭 구조 등에서 저주파 발진을 최소화하기 위해서 사용되며 뇌파 측정시 저주파, 즉 1[Hz] 이하의 직류성분을 제거하기 위해 식 (1-2)를 사용한다(그림 1-36).

$$f_H = \frac{1}{2\pi R_1 C_1} \tag{1-2}$$

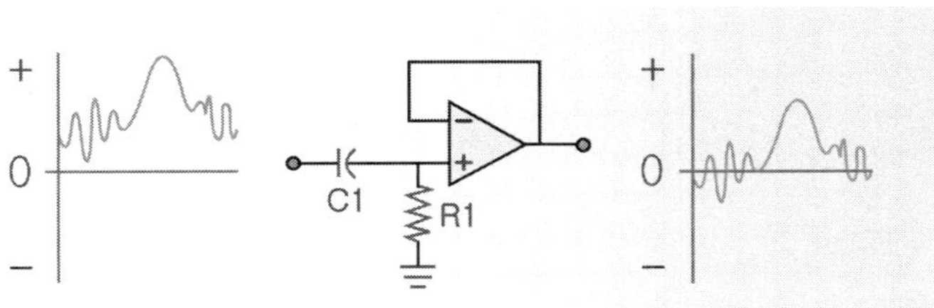

그림 1-36 ◦ 고역통과필터

③ 저역통과필터(Low Pass Filter : LPF) : 주로 고주파의 잡음신호를 걸러내어 저주파의 필요한 신호만을 골라낼 때 많이 사용되는 필터 구조로 뇌파에서는 60[Hz] 이상의 주파수 성분을 차단시키는 역할을 하며 식 (1-3)과 같다(그림 1-37).

$$f_L = \frac{1}{2\pi R_2 C_2} \tag{1-3}$$

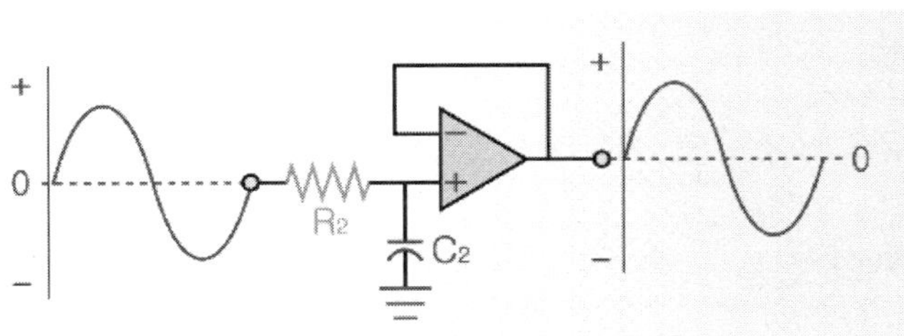

그림 1-37 ◦ 저역통과필터(Low Pass Filter : LPF)

④ 대역통과필터(Band Pass Filter : BPF) : 원하는 주파수 대역만 정확하게 골라낼 때 사용하는 것으로 송신과 수신시 정확한 주파수 대역만 보내고자 할 때 사용된다. 즉, 시스템마다 사용하는 주파수를 국한시켜 주는 역할을 한다(그림 1-38).

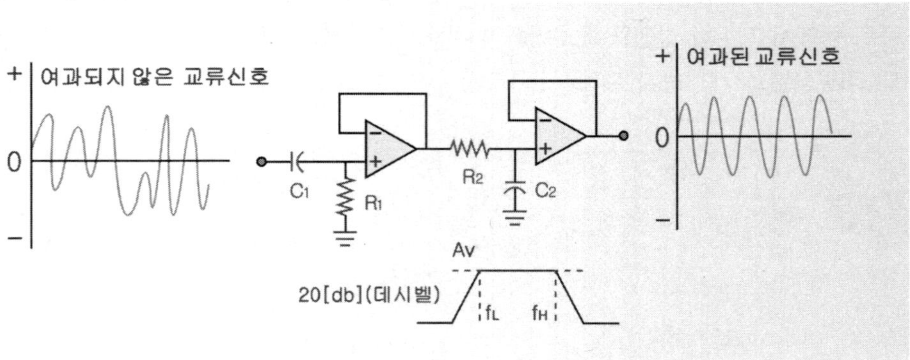

그림 1-38 ● 대역통과필터

3) 동상신호 제거비

교류에 의한 잡음이 차동증폭기의 입력단자로 스며들 때 차동증폭기에 의해 제거되지 못한 동상의 잡음신호가 출력에 영향을 줄 경우 그 영향의 크기 정도를 구분하여 나타내는 것이다.

10. 뇌전도 검사시 주의사항

뇌전도 검사시 인공산물을 조심해야 하는데, 인공산물은 뇌파를 기록할 때 측정하려고 하는 뇌파의 전위성분 이외 다른 외부 또는 내부 신호가 혼입되거나 간섭되어 파형의 왜곡을 발생시키는 원인, 즉 잡음(전위신호) 등을 총칭하는 것이다. 뇌파 측정시 인공산물이 되는 원인은 다음 같다.

(1) 교류의 혼입

누설전류, 전자유도, 정전유도, 고주파 변조잡음 등의 원인이다.

(2) 뇌파계 자체의 잡음

기계노후 또는 고장, 유도 코드의 불량 등 기계 자체의 결함에 의해 잡음이 발생된다.

(3) 심전도와 근전도, 맥파의 혼입

① 심전도의 QRS파(QRS-complex)* 중 극파의 형태를 갖는 R파가 출현하여 뇌파의 극파와 혼동시킬 수 있다.

② 불안 등으로 인한 극도의 긴장감으로 이를 꼭 깨물고 있을 때 측두근이 수축되는데 이로 인해 발생되는 전위변동으로 인해 뇌파의 극파와 혼동할 수 있다.

③ 전극이 전측두부 동맥혈관에 가깝게 부착되면 전극이 동맥의 활동에 의해 움직임을 갖게 되는데 이러한 움직임이 전극과 두피간의 임피던스를 증가시켜 기선을 동요시킬 수 있다.

(4) 금속성 의치**

금속성 의치(Denture)를 한 상태에서 환자가 입을 다물면 아랫니와 윗니가 서로 부딪히게 되는데 이때 높은 진폭의 극파성 잡음이 뇌파에 섞일 수 있다. 이때는 의치를 제거하거나 입을 가볍게 벌리게 한다.

(5) 안구운동, 호흡운동, 발한

발한으로 인해 땀을 흘리게 되면 피부의 전기저항이 변동을 하게 되어 느린 기선의 동요가 발생될 수 있다.

① 호흡을 하기 위한 몸의 움직임이 분극전압을 변동시킬 수 있다. 주의할 것은 호흡에 의해 가장 많은 움직임을 갖는 복부에는 유도선을 놓지 말아야 한다.

② 환자가 눈을 뜨거나 감을 때 또는 눈을 깜빡이는 안구운동에 의해 전두부에서 톱니 모양의 파가 발생하는데 이로 인해 율동성을 가진 낮은 진폭이 혼입이 일어날 수 있다.

[참고] **뇌전도 검사시 주의사항**

① 피검자에게 긴장이나 불안감 등의 정신적인 스트레스를 주지 않도록 한다.

② 올바른 부위에 전극을 장착한다.

③ 머리 기름 등을 바르지 않으며 이마와 귓불 등을 깨끗이 닦아 전극의 접촉저항을 작게 하며, 뇌전도는 교류장해로부터 차폐가 필요하다.

④ 기계적 진동이 장치에 전달되지 않도록 해야 한다.

⑤ 측정 전 뇌전도의 감도, 시상수, 내부잡음, 위상특성, 기록펜 압력 및 위치, 댐핑 등과 같은 항목을 확인, 조정을 하여야 한다.

⑥ 고압 송전선, 모터, X-선 장치, 변전소 등의 가까이에서는 뇌전도 검사를 피한다.

* QRS파(QRS-complex) : 심장의 심실근의 탈분극과정시 생기는 파이며, P파에 이어지는 최초의 하향파를 Q파, 최초의 상향파를 R파, R파 다음에 하향파를 S파라 한다.

** 의치(Denture) : 자연치아를 대신하여 인공적으로 대치하는 치아이다.

11. 자가발전 무선 뇌파계 시스템

유비쿼터스((Ubiquitous))* 세상이 도래함에 따라 지능화된 각종 소형 전기전자, 정보통신기기들이 개발되고 있고 이들 기기들은 스포츠, 의료, 방범, 사무 등 광범위한 범위에서 사용되고 있다. 이러한 첨단기기들은 궁극적으로 동력을 얻어야 작동된다는 공통점을 갖고 있다. 최근에는 외부로부터 에너지원을 얻는 자가발전형 제품들이 많이 개발되고 있다. 최근 자가발전형 뇌파계 개발은 지속적으로 발전하는 이 분야의 동향과 전망을 보여주고 있다.

(1) 뇌파계 시스템

Holst 센터가 가입되어 있는 미소전자공학센터는 뇌의 손상 후 뇌파를 모니터링하기 위해 사용되는 새로운 EEG(뇌파계) 시스템을 개발하였다.

① 이 EEG 시스템은 무선의 2-Chennel 시스템으로 몸의 열과 상시적인 빛을 활용한 하이브리드 전력공급에 의해 배터리가 필요 없는 시스템이다. 이 하이브리드 전력공급원은 사람의 몸에서 발산되는 열을 이용한 열전기 발전체와 실리콘 광전지를 결합한 것이다.

② 전체적인 시스템은 입을 수도 있고 헤드폰과 같이 생긴 장치에 결합해서 사용할 수도 있는데 이 시스템은 평균적으로 실내에서는 1[mW] 이상 제공할 수 있으며, 이 정도의 용량은 원하는 작업량에 필요한 전원의 충분한 양이다.

③ 일반적으로 몸의 열을 이용한 열전기 발전체는 주위 온도가 몸의 온도범위 내에 있을 경우 생성되는 전력이 저하되는 것을 보여준다.

④ 특별히 실외에서는 하이브리드 시스템의 광전지가 이러한 에너지 저하를 상쇄시켜주고, 연속적인 전력발생을 보장해준다. 더욱이 광전지는 라디에이터(Radiator)**로서의 역할을 하기 때문에 열전기 발전체의 효율성을 높여준다.

(2) 장 점

기존의 Holst 센터에서 개발한 뇌파계와 비교했을 때 하이브리드 시스템은 크기와 무게를 줄였다. 기존의 시스템은 이마에 위치한 열전기발전체에 의해서만 발전되었다. 새롭게 개발된 하이브리드 시스템은 완전히 자가운영이 되며, 유지관리가 필요하지 않고, 낮은 열이 머리에서 흐른다는 등이 장점으로 향후 환자의 독립성을 증대시켜주고 삶의 질을 향상시켜줄 것이다.

---

* 유비쿼터스(Ubiquitous) : '언제 어디서나 존재한다'는 뜻의 라틴어로 사용자가 컴퓨터나 네트워크 및 장소를 상관없이 자유롭게 네트워크에 접속할 수 있는 정보통신환경이다.

** 라디에이터(Radiator) : 발생된 열을 공기 중에 방열하는 열교환기 일종이다.

(3) 활용분야

시스템의 주요 기능은 양 뇌의 불균형을 감지하거나 뇌의 외상을 검사하고, 뇌의 활동을 모니터링하는 것이다.

① 시스템은 Holst 센터 Human++ 프로그램의 건강관리, 라이프스타일 그리고 스포츠 응용 분야 등에 대한 연구개발의 실증적 결과물에 해당한다.

② 추후 연구과제는 미세공작기를 이용하여 생산비용을 절감하는 것뿐만 아니라 몸 곳곳에 적용될 수 있는 여러 시스템 요소의 전력소비를 보다 절감시키는 것이다.

(4) 구 성

열전기 발전체는 소규모의 상용 서모파일(Thermo - pile)* 로 만들어진 6개의 열전기 부품으로 구성되어 있다.

① 머리의 왼쪽과 오른쪽에 각각 두 개의 방열기는 외관 면적 4×8[cm^2]의 고효율 규소 광전지로 만들어져 있다.

② 열전도 빗형태의 구조는(소위 열분로) 열전기 발전체 위에 사람의 머리카락에 의해 발생되는 서모파일과 피부 사이에서의 열장벽을 제거하는데 적용된다.

09 단일광자단층촬영

핵의학 영상법은 다양한 생화학적, 기능적 상태를 볼 수 있도록 해주는 방사성 추적자를 환자에게 투여한 후 이들의 분포를 영상화함으로써 생체의 생화학적 변화나 기능상의 문제를 평가하는 영상진단법이다. 이 가운데 단일광자단층촬영(SPECT)은 평면 영상에 더해 단층 영상을 얻음으로써 병소를 정확히 평가할 수 있는 방법이다. 목적에 따라 해당하는 방사성 의약품을 환자에게 투여한 후 감마카메라를 인체 주위로 회전시키며 여러 방향의 2차원 투사상(Projection)** 을 얻고, 이를 사이노그램 형태로 변환한 후 이에 영상 재구성 기법을 적용하면 CT와 마찬가지로 체내 단층영상(Tomogram)을 얻을 수 있다(그림 1-39).

* 서모파일(Themo-pile) : 다른 종류의 금속선의 양끝을 결합하여 온도차에 의해 기전력을 발생시키는 장치인 열전쌍을 직렬로 여러 개 연결하여 온도차에 의한 기전력을 증폭하여 발생시키는 것이다.

** 투사상(Projection) : 물체를 투사하는 것. 다른 뜻으로 투사된 영상이다.

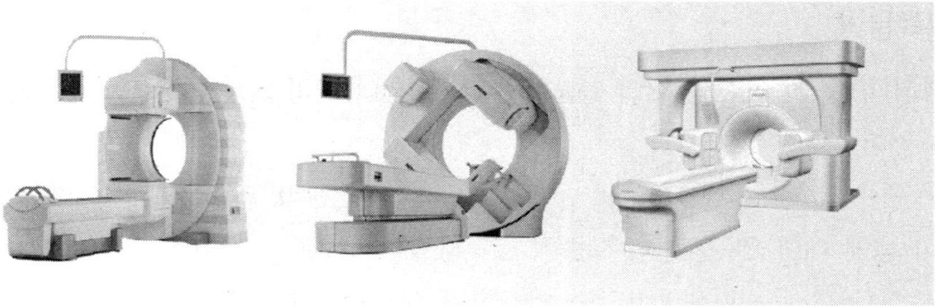

그림 1-39 ● 단일광자단층촬영

[참고]

> **사이노그램(Sinogram)***
> 한 방향에서 획득한 투사 데이터를 주사방향에 따라 순차적으로 배열한 것으로 각 행이 갖는 화소값들은 해당 프로파일의 해당 위치에서의 크기(Amplitude)와 같다.

1. 단일광자단층촬영의 종류

현재 임상적으로 널리 이용되고 있는 단일광자단층촬영(Single Photon Emission Computed Tomography : SPECT) 검사법은 뇌관류, 단일광자단층촬영 그리고 뼈, 신장, 부갑상선 등으로 나뉜다.

(1) 뇌관류 단일광자단층촬영

혈류에 비례해 뇌조직에 섭취되는 방사성 의약품을 이용하여 뇌조직으로 공급되는 혈류량을 직접 평가하는 영상법이다.

① 뇌경색이나 모야모야병(Moyamoya disease)**과 같은 뇌혈관 질환이 있을 때 발생하는 일부분 뇌 관류의 이상을 평가하는 데 주로 이용된다.

② 간질, 치매 등과 같은 신경학적 질환이나 여러 정신과적 질환 등에서 뇌기능 이상과 동반되는 관류의 변화를 평가하기 위해서도 이용된다(그림 1-40).

---

* 사이노그램(Sinogram) : 여러 각도로 X-선 사진을 찍어서 얻는 그래프를 시각화한 것이다.

** 모야모야병(Moyamoya Disease) : 뇌혈관의 폐쇄성 질환의 일종으로 혈관의 모양이 담배연기처럼 모락모락 피어오르는 모습처럼 새겨서 붙여진 이름이며 다른 이름으로는 양측 내경동맥 형성부전이라고도 한다.

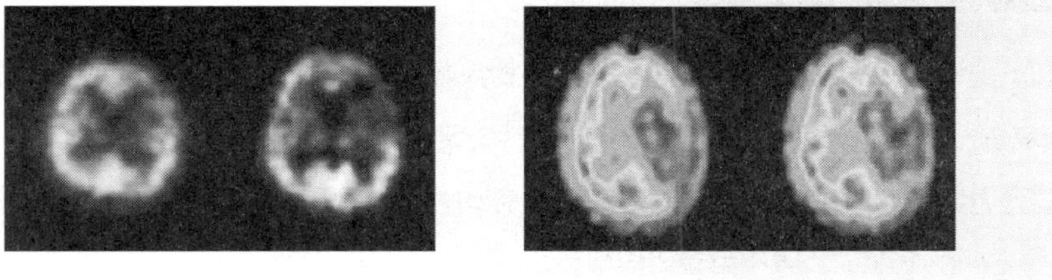

그림 1-40 ◉ 뇌관류 SPECT 영상

(2) 심근관류 단일광자단층촬영

협심증, 심근경색과 같은 심혈관질환은 심장에 혈류를 공급하는 관상동맥이 좁아지거나 막히는 것이 원인이다.

① 혈관문제의 결과로서 발생하는 심장근육의 혈류감소를 직접 영상화하여 보여주는 방법이 심근관류 단일광자단층촬영이다.

② 관상동맥질환의 진단, 예후와 위험도 평가, 심근경색의 진단 및 심근의 생존능력평가, 관상동맥중재술(Percutaneous Coronary Intervention : PCI)이나 관상동맥우회로이식술(Coronary Artery Bypass Graft : CABG)의 효과 평가 등에 다양하게 이용된다(그림 1-41).

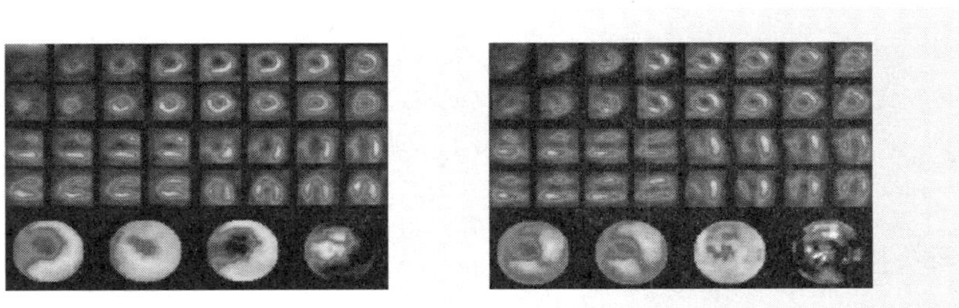

그림 1-41 ◉ 심근관류 SPECT 영상

(3) 기타 단일광자단층촬영

뼈 단일광자단층촬영, 신장 단일광자단층촬영, 부갑상선 단일광자단층촬영, 방사선 옥소 단일광자단층촬영 등이 있다.

2. 검사방법

단일광자단층촬영은 뇌와 심근관류, 기타로 나뉘어 측정할 수 있다. 측정은 세 분류로 나누는 이유는 검사방법이 다르기 때문이다.

(1) 뇌관류 단일광자단층촬영

혈류에 비례하여 뇌에 섭취되는 Tc-99m-HMPAO(또는 ECD)라는 방사성 의약품을 안정상태에서 투여하고, 뇌의 섭취를 SPECT 카메라를 이용해 촬영한다.

① 뇌혈관질환의 초기에 나타나는 뇌혈류 예비량의 감소를 평가하기 위해 부하검사를 실시할 수 있는데, 이때는 아세타졸아미드라는 부하약제를 이용한다.

② 아세타졸아미드 부하는 안정 시 검사 도중 부하약제를 천천히 주입하고, 이어 1차 검사 종료시점에서 동일한 방사성 의약품을 다시 투여하고 2차 검사를 실시한다.

(2) 심근관류 단일광자단층촬영

혈류에 비례하여 심근에 집적되는 Tc-99m-MIBI, 테트로포스민, Tl-201 등의 방사성 의약품을 투여한 후 단일광자단층촬영장비를 이용하여 심근의 섭취를 촬영한다. 먼저 안정된 상태에서 방사성 의약품을 투여하고 안정기 영상을 얻는다.

① 아데노신을 투여하여 부하상태를 유도한 후 방사성 의약품을 다시 투여하고 부하기 영상을 얻는다.

② MIBI 또는 테트로포스민을 이용하는 경우, 주사 후 촬영까지 90분 이상을 기다려야 하며 대개 촬영 전 지방식(우유, 치즈, 계란 등)을 먹어 담낭 수축을 유도한다.

③ 각 병원마다 부하 및 촬영법이 다를 수 있으므로 해당 병원의 안내를 따른다.

④ 심근의 생존능력 평가를 위해 심근관류 단일광자단층촬영을 시행하는 경우 24시간 지연 영상촬영을 위해 주사 다음 날 추가로 촬영을 하기도 한다.

(3) 기타 단일광자단층촬영

각 검사 및 병원별로 검사법이 약간씩 다르므로 검사 전 안내를 받도록 한다.

3. 진 단

뇌관류를 검사한 후 진단하는 것과 심근관류을 측정한 후 진단은 부위가 다르기 때문에 각가 다르게 해야 한다.

(1) 뇌관류 단일광자단층촬영

뇌혈관질환에 의해 혈류가 감소한 부분은 방사성 의약품의 섭취가 감소하며, 아세타졸아미드 부하에 의해 이러한 혈류량 감소를 더욱 뚜렷이 볼 수 있다. 간질이나 치매, 기타 신경과적, 정신과적 질환에서는 개별 질환별로 특이적인 뇌관류 양상을 통해 질환을 진단한다.

(2) 심근관류 단일광자단층촬영

심혈관질환에 의해 혈류가 감소한 부분은 방사성 의약품의 섭취가 감소하며, 아데노신 부하에 의해 이러한 혈류량 감소를 더욱 뚜렷이 볼 수 있다.

① 심근경색이 있는 부분은 관류 결손으로 나타난다.

② 게이트 영상법은 심장의 움직임을 동영상으로 볼 수 있는 방법인데, 이를 이용하면 심근의 여러 기능 지표(심근운동, 심근 두꺼워짐, 좌심실 용적, 구혈률 등)들을 정량적으로 구할 수 있다.

4. 부작용

기본적으로 검사에 사용하는 방사성 의약품에 의한 부작용은 거의 없다.

① 부하를 시행하는 경우, 아세타졸아미드는 일시적으로 가슴이 답답하거나 머리가 빼근한 느낌 등을 유발할 수 있다.

② 아데노신은 흉통, 두통, 호흡곤란, 복통, 어지러움, 구토감 등을 일시적으로 경험할 수 있으며, 심한 관상동맥질환이 있는 환자의 경우는 드물게(0.1[%] 미만) 심근경색이 일어날 수도 있다.

③ 방사성 의약품을 이용하는 검사로서 소량의 방사선 피폭이 있으며(10[mSv] 전후) 이는 일반적인 CT 촬영과 비슷한 정도이다.

10 마이크로트론

선형 가속장치와 사이클로트론(Cyclotron)[*]의 원리를 합한 형태로 전자를 가속시켜서 에너지를 얻는다. 마이크로트론(Microtron)은 전자 가속효율이 뛰어나고 비교적 쉽게 임의의 높은 강도의 전자선[**] 에너지를 발생시킬 수 있어서 방사선 치료상 특별한 선량률[***] 효과를 지니고 있다(그림 1-42).

---

* 사이클로트론(Cyclotron) : 입자가 자기장 속에서 회전할 때 그 주기가 입자의 속도에 관계하지 않고 일정하다는 법칙을 이용하여 주기적으로 가속하는 것이다.

** 전자선(Electron Beam) : 일정한 에너지를 가지고 전자기적 성질을 가진 입자의 흐름이다.

*** 선량(線量)률 : 물질이나 생물체가 받은 방사선의 양과 방사선속의 물리적인 세기 이 둘을 합친 에너지이다.

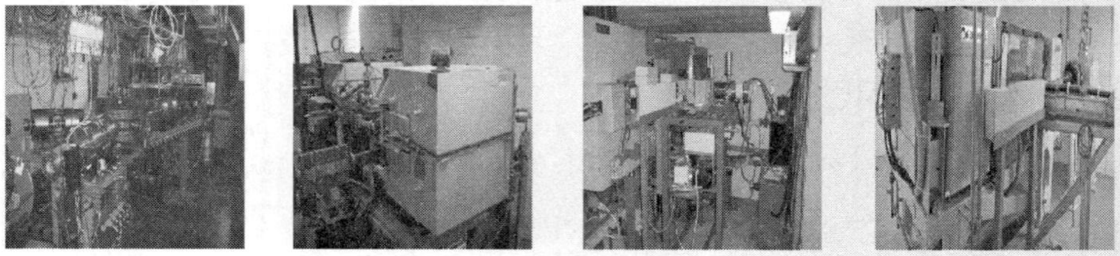

그림 1-42 ◦ 마이크로트론(전자레이저)

1. 전자 레이저의 장점

마이크로파에서부터 자외선에 이르기까지 출력광의 종류를 다양하게 조절할 수 있을 뿐 아니라 지속적으로 발전이 가능하다. 또한 원래의 전자빔의 펄스적인 특성과 결부되어 PS(Pico Second)[*] 정도의 펄스 길이를 갖는 출력광도 만들 수 있기 때문에 초정밀 시간 분해능이 요구되는 매우 빠른 작업에 이용될 수 있다.

2. 전자 레이저의 응용분야

매우 광범위하지만 크게 나누면 물리 분야, 광화학 분야, 의료분야, 원자력 분야 그리고 군사 분야 등에 다양하게 이용되고 있다. 현대 사회에 들어 자유전자 레이저의 개발방향은 과학기술과 첨단산업의 요구에 발맞춰 X-선에 도전하는 최단파장의 실현과 평균출력이 10[kW]가 넘는 고출력 빔의 생성, 그리고 시간분해능을 증대시키기 위한 FS(Femto Second)[**] 정도의 레이저 펄스를 만들어 내는데 모든 노력을 하고 있다.

3. 마이크로트론의 원리

전자총[***]에서 발생된 전자를 클라이스트론 또는 마그네트론에서 발생된 고주파에 실어 공진공동(Resonance Cavity)[****]에 도달시키면 자계의 힘을 받아 가속된 전자가 원형의 직류자장용 진공관 내를 물결파가 퍼져나가는 형태로 회전 가속하면서 필요한 에너지를 얻게 된다.

---

[*] PS(Pico Second) : 초고속에 사용되는 단위로 10^{-12}초이다.

[**] FS(Femto Second) : 시간의 단위로 10^{-15}초이다.

[***] 전자총(Electron gun) : 전자류를 가늘게 빔 모양으로 만들기 위한 발생장치이다.

[****] 공진 공동(resonant Avity) : 빈 공간 안에 특정한 주파수로 전기적으로 공진시킨 것이다.

① 가속이 되풀이되면서 가속전자의 에너지가 점점 높아지게 되고 회전반경도 점차 커지게 된다.

② 원형의 전자석을 2개로 나눠 분리시키고 그 사이에 정재파형 가속관을 삽입시킨 레이스 트랙 마이크로트론 가속원리도 있다.

4. 마이크로트론의 발전과정

마이크로트론은 전자 레이저 발진실험이 성공한 이래 35년간 발전을 하였다. 1950년 이전에는 기초과학의 바탕 위에서 진공공학과 전자광학의 진보에 따라 발전을 하였으며, 1950년에는 항공공학과 핵공학이 발달에 의해 전자빔을 사용을 바탕으로 발전하였으며 1960년 이후에는 전자빔을 이용한 화학반응 공업이 발전하면서 같이 발전하였다.

(1) 전자 레이저의 유래

1975년 미국 스탠퍼드 대학 연구실에서 처음으로 자유전자 레이저 발진실험이 성공한 이래, 입자 가속기의 발전과 더불어 지난 35년간 발전을 거듭하여 현재 전 세계적으로 50여개의 자유전자 레이저가 가동 중에 있거나, 건설 중에 있어 자유전자 레이저의 발전은 기본적으로 전자빔을 제공하는 가속기에 의존하고 있으므로, 가속기의 발전과 함께 반데그라프 가속기(Vandegraaff Accelerator)*와 같은 정전형 가속기에서 선형 가속기, 최근에는 방사광을 이용하기 위한 저장 링에서 제공된 전자빔을 이용한 자유전자 레이저까지 다양하게 이루어지고 있다.

(2) 1950년 이전

마이크로트론의 경우 전자빔의 역사에 깃들여 있을 정도로 근현대 물리학에 선구자적 발전에 큰 비중을 차지하고 있다.

① 전자빔 기술의 발달은 그 자체가 특수 분야로서 광범위한 기초과학의 바탕 위에서 진공공학과 전자광학의 진보에 따라 발전되어 왔다.

② 1905년에 티타늄 같은 내열성 물질을 녹이는데 전자빔을 이용하여 성공적으로 실험하였으나 이 기술의 공업적 수요는 없었다. 다만 수많은 시도들 중 여러 문제를 해결하기 위해 열원으로서 전자빔이 사용되었다.

③ 1920년 중반에 전자 광학적인 측면에서 동역학적 실험이 수행되었다.

---

* 반데그라프 가속기(Vandegraaff Accelerator) : 전자에 고전압을 걸어 여기서 나오는 전기장을 이용하는 방법이다.

④ 1930년 초에 진공공학 발전이 병행되어 전자빔 발생기와 전자빔 가이드를 다루는 방법이 알려졌다.

⑤ 1938년 자석 렌즈 시스템을 이용하여 집속된 빔으로 작은 구멍을 뚫기도 하고 금속을 증발시켰다. 그러나 공업에 적용하기에는 충분치 못했고 더욱이 진공 시스템 기술이 뒷받침되지 못하였다.

(3) 1950년

마이크로 범위의 드릴링과 머시닝을 위한 기구로 빔이 기술적으로 가능하다는 논문을 발표하였다.

① 항공공학과 핵공학이 발달되면서 새로운 분야, 새로운 물질을 위한 기술적 장치가 요구되어 재래식 장치 및 불안전한 기술 등이 정리되는 과정에서 자극을 받아 1950년 중반 기술적인 목적으로 전자빔이 사용되어졌다.

② 1952년 전자빔에 의한 폴리에틸렌의 가교가 발명되면서 가교반응의 공업화는 대단히 유망하게 되었고, 초기 연구용으로서 가속 에너지는 충분하지만 빔 전류가 겨우 1[mA]이던 것을 1957~1961년을 전후하여 여러 연구소들은 전자빔 용융장비와 기술이 발달되었다.

③ 새로운 기술은 고효율 진공 시스템이 가능해 안전해졌다.

(4) 1960년 이후

제너럴 일렉트릭사의 진공 변압기형, HVE(High Voltage Electronic)사의 절연 코아 변압기형 등 콕로프트형 가속기가 개발되었고 어느 가속기이든 빔 전류가 6~20[mA]로 되어 전자빔을 이용한 화학반응공업이 발전되기 시작하였다.

① 1965년 이후부터 모든 기술들이 성숙기에 접어들어 마이크로 전자공학으로 열이 나지 않는 빔 가속기들이 개발되면서 공업적으로 적용되었다.

② 플라스틱과 코팅의 방사처리는 완성된 기술로 발달되었다.

③ 1965~1975년 10년간은 전자빔 기술과 장비의 자동화가 이루어져 많은 분야에 응용되었다.

④ 1968년 도막의 순간경화를 위해 300[kV], 30~100[mA]의 출력을 가진 변압기 정류형의 대정류장치가 미국 포드사의 포드시스템, 마쓰시다 전기의 하이패트론 등에 의해 개발되었고, 1972년은 500~750[kV], 100[mA] 전원이 개발되면서 각종 플라스틱 개질에 이용되었고, 1975년경에는 1[MV] 이상에서 50~100[mA] 출력장치로 보다 두꺼운 물질의 개질과 중합, 가교반응, 반도체, 자외선 경화 등에 이용되었고 최근에는 3[MV] 이상의 장치가 공업화에 이용되고 있다.

5. 마이크로트론의 구성

마이크로트론은 가속하는 장치인 가속기 본체, 전자선속을 이동시키는 유도관과 보조적으로 필요한 회전지지장치 및 조사헤드, 제어부 등으로 구성되어 있다.

(1) 가속기 본체

전자를 고주파에 실어 회전자계를 이용하여 반복 회전시켜서 가속하는 장치이다.

(2) 유도관

본체에서 발생된 전자선속을 2~3개로 나누어진 치료장치에 보내주는 관으로써 편향전자석을 이용해 손실 없이 보내지게 된다.

(3) 회전지지장치 및 조사 헤드

조사 헤드와 회전지지장치는 선형 가속기와 기본적으로 같으며, 마이크로트론은 1대의 본체에 2~3대의 치료장치를 연결할 수 있기 때문에 환자의 치료가 끝남과 동시에 다른 치료장치에서 미리 준비하고 있던 환자를 바로 치료할 수 있다.

(4) 제어부

치료장치를 제어할 수 있도록 2~3개의 컨트롤박스로 구성되어 있으며 기능은 선형 가속장치와 비슷하다.

11 방사선 영상증폭장치

방사선 영상증폭장치(C-Arm)는 수술실에서 사용하는 장치이며 주로 정형외과 · 신경외과에서 사용한다. X-선을 이용하여 인체를 투과하고 그 투과한 이미지를 영상으로 볼 수 있는 장치이다(그림 1-43). 관혈적 수술시에도 사용하지만 비관혈적 수술, 즉 수술 메스로 절개를 하지 않고 하는 수술시에 많이 사용된다. 그 해상도의 정도에 따라 정확한 수술을 할 수 있다.

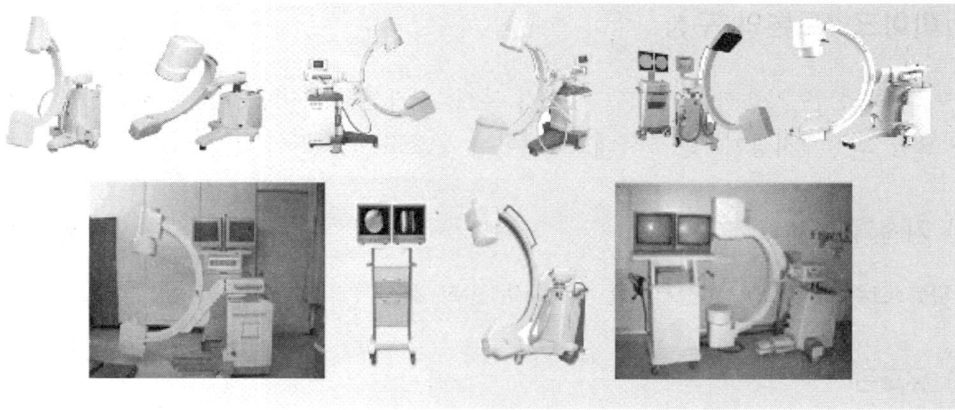

그림 1-43 ◦ 방사선 영상증폭장치(C-ARM)

방사선 영상증폭장치(C-arm)의 장점은 TV 모니터를 통해 수술하는 장면을 순간순간 보고 싶을 때 연속적으로 진행과정을 볼 수 있어 정확성과 시간단축을 할 수 있으며, 피부절개 극소화(출혈감소), 합병증 최소화, 마취시간 단축 등이 있다.

단점은 X-ray를 사용하기 때문에 방사선에 노출이 된다.

12 베타트론

원형궤도상에서 전자(베타 입자)를 고속으로 가속시키는 장치로 가속기 작동의 상세한 원리를 유도한 미국의 물리학자 도널드 W. 커스트의 지휘 아래 일리노이대학교에서 1940년 처음으로 성공적인 베타트론(Betatram)이 제작되어 베타트론의 시발점이 되어 본격적인 연구에 돌입했다. 구조는 원형고리 모양의 진공의 관 주위에 전자석을 감싼 형태로 되어 있다. 전자석에 흐르는 교류전류는 주기적으로 방향이 반전하는 자기장을 만든다. 전류주기의 1/4 동안 전자가 가속되는 궤도 내에서는 자기장의 방향 · 세기 · 변화율 등이 전자를 어떤 한 방향으로만 가속되도록 필요한 값들을 유지시킨다(그림 1-44).

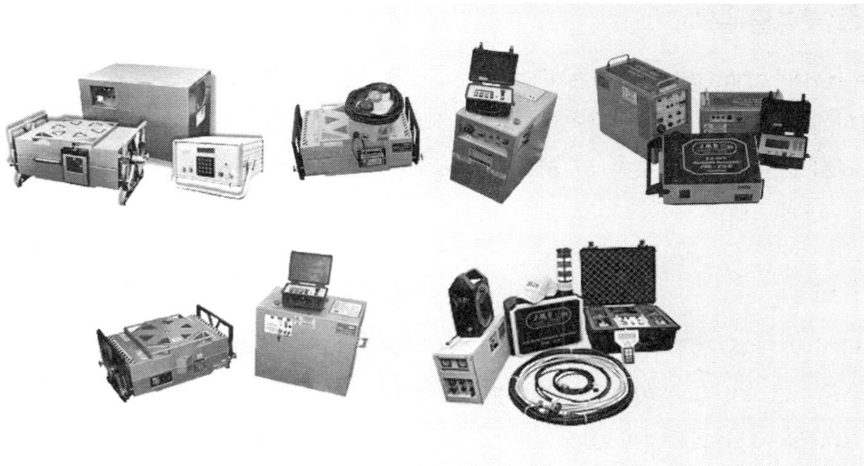

그림 1-44 ● 베타트론

1. 전자의 가속

전자의 가속은 두 종류의 힘에 의해 이루어진다. 하나는 전자의 운동방향과 같은 방향의 힘이고 다른 하나의 방향은 전자의 운동방향과 수직으로 작용하는 힘이다.

1) 전자의 운동방향으로 작용하는 힘

원형궤도 안의 자기장이 시간에 따라 점점 강해질 때 궤도를 따라서 유도되는 전기장에 의한 것이다.

2) 전자의 수직방향으로 작용하는 힘

전자의 궤도에 존재하는 자기장을 통해 전자가 운동함으로써 발생한다. 만일 궤도 내부의 자기장의 평균이 궤도에서의 자기장의 2배와 같으면 궤도의 반지름이 일정하게 유지된다.

3) 1/4주기

주기가 시작될 때 전자들은 베타트론으로 투사되며, 궤도를 따라 수십만 회를 공전하면서 에너지를 얻는다(20[MeV]의 베타트론에서 1회전당 약 100[eV]의 에너지를 얻고 가속되는 동안 약 20만 바퀴를 돌게 됨). 1/4주기가 끝날 때 전자들은 X-선을 발생시키거나 다른 현상들을 일으킬 목적으로 설치된 표적으로 편향된다.

4) 싱크로트론 복사

베타트론(Betatram)이 방출하는 에너지는 실질적으로 휜 경로를 지나는 전자가 복사하는 전자기 에너지에 의해 제한된다. 싱크로트론 복사라고 하는 이러한 복사는 전자의 속력이 증가할수록 급격히 증가한다. 규모가 큰 베타트론에서는 에너지가 340[MeV] 이상인 전자빔이 연구 목적으로 방출된다.

5) 기 타

고에너지 베타트론에서는 중량 문제가 심각한데 340[MeV] 출력의 베타트론에 설치된 전자석의 무게는 약 330[t]에 이른다. 약 20[MeV]의 베타트론 전자빔이 발생시키는 X-선은 산업용·의학용 방사선 사진법에 널리 이용된다.

2. 베타트론의 조건

베타트론은 교류전자기석 자기극 간의 자기력선속 변화로 발생하는 전기장을 이용해서 전자를 가속하는 장치로 교류전자기석 자기극 간의 자기력선속 변화로 발생하는 전기장을 이용해서 전자를 가속하는 장치이다.

① 교류전자기석 자기극 사이의 도넛 모양의 가속관 내에서 전자는 자기장 세기와 전자의 에너지로 정해지는 반지름인 원주상을 회전한다.

② 교류전류에 의해 자석이 겹치게 되어서 전자의 원 운동 궤도 안쪽의 전 자기력선속이 변화되고 자기유도에 의해 전자궤도를 따라서 전기장이 발생한다.

③ 전자는 이 전기장으로 가속되어 가속으로 생긴 전자 에너지의 상승과 자기장이 강해지는 비율의 균형이 이루어져 자기장 변화에 관계없이 전자가 일정한 반지름의 원주상을 원운동하여 이 조건이 계속 필요하다.

3. 중앙부 자기장

베타트론은 자극 중앙부의 자극 간격을 주변부 간격보다 좁혀서 중앙부 자기장을 바깥둘레 부분보다 강하게 하는 조건을 만족하도록 설계된다. 이 형태의 가속기는 1928년 독일의 R. 비데뢰가 고안했으나 가속의 안전성이 문제로 되어서 본격적인 베타트론은 40년 미국의 D.W. 커스트가 처음으로 실현시켰다. 전자는 질량이 작기 때문에 저에너지로서 상대론적 효과가 문제된다. 그러므로 전자의 가속에 사이클로트론은 적합하지 않고 베타트론이 적합하다. 비교적 간단한 구조이며 소형으로 설계되어 있으므로 의료용·공업용 등 X-선원으로 많이 이용된다.

① 의료용 베타트론 : 베타트론에서 발생되는 방사선은 종양(피부종양)에 대한 치료의 목적으로 조사된다. 주로 6~40[MeV]인 전자선이 사용된다.

㉠ 1회량은 3[Gy]로서 수십회 나누어 총량 50[Gy] 정도를 조사한다(Gy, 그레이. 흡수선량의 단위이다).

㉡ 전자선은 에너지에 따라 일정한 깊이까지만 도달하기 때문에 병소보다 깊은 정상부위는 조사되지 않는 장점이 있다.

㉢ 최근에는 선형 가속기의 이용이 높아지고 있다.

② 자기장 베타트론 : 전자기유도에 의해 자기장인 베타트론을 사용하는 사례도 있다. 그것은 바로 렌츠의 법칙과 패러데이의 법칙을 이용하여 베타트론의 원리를 이용하는 경우이다.

㉠ 렌츠의 법칙과 패러데이의 법칙의 자체유도를 활용할 경우 원인이 되는 전류의 변화를 방해하는 방향으로 유도기전력이 나타난다.

㉡ 고정된 자석의 자극 사이에 코일을 회전시켜서 유도전류를 얻을 경우에는 유도전류에 의한 자기장의 작용에 의해 코일의 회전이 방해된다.

㉢ 코일의 회전을 계속시켜 유도전류를 얻으려고 하여 외부에서 역학적인 일을 계속 줄 필요가 있다.

[참고] 발전기에는 보통 수력 또는 증기력에 의해 역학적 에너지가 공급된다.

㉠ 변화하는 자기장 내에서 전자기유도라는 현상이 발생하는 것은 공간의 어떤 점에서의 자기장이 변화해 그 점에 전기장이 유기되고 그 곳에 도체회로가 있다면, 그 도체 내의 전하가 전기장의 작용을 받아 움직이기 시작하는 현상이다.

㉡ 변화하는 자기장 내에 존재하는 것이 회로가 아니고 하전입자인 경우에도 전기장에 의한 힘이 작용하여 입자는 운동을 시작한다.

㉢ 베타트론은 이 원리에 의해 만들어진 가속장치로서 급격히 변화하는 자기장에 의해 전자를 가속하여 높은 에너지를 부여하는 장치이다.

4. 베타트론의 원리

교류자장에 의해 원형 가속진공관 내에서 전자를 일정하게 회전시키면서 가속하는 원리를 이용한다. 즉 전자총에서 발생시킨 전자를 원형 가속관 내에 주입하면 전자는 원형 가속관 주변에 설치된 교류변압기에 의해 발생된 자계의 수직방향으로 힘을 받아 회전운동을 하게 되고 시간당 변화하는 자속에 의해 발생된 전계의 작용으로 가속된다.

5. 베타트론의 구성

의료용으로 이용되는 베타트론(Betatron) 치료장치는 전자를 회전시키거나 입사 또는 출력을 위한 전원을 공급하는 전원부로 구성된다.

① 가속관 : 가속관 내의 전자의 집속과 회전 유지를 위한 전자석, 가속관이 도넛 형태를 이루고 있는 도넛관으로 구성된다.

② 기타 : 조사야 내 선속의 평탄도와 선속을 제어하는 조사 헤드부와 전자총에서 전자를 도넛관 내로 입사시키거나 X-선 혹은 전자선을 발생시키기 위한 펄스 발생장치, 지지장치 및 조정 제어장치로 구성되어 있다.

13 사이버 나이프

1990년에 개발, 사이버 나이프는 전통적인 방사선 치료보다 더 정확하게 명확하게 정의된 치료 사이트에 방사선요법으로 종양이 위치한 장기 부분에 투과가 가능한 장치이다. 시스템의 두 가지 주요 구성요소는 작은 선형 입자가속기 형태로 되어 있는 로봇이라 할 수 있다.

방사선 소스가 로봇에 장착되어 방사선 치료는 즉각적인 재배치 가능한 방향과 각도가 다양한 범위에서 진행이 된다. X-선 투과에 따라 사이버 나이프는 정확하게 표적 종양 및 기타 질병을 치료할 수 있도록 도와준다. 방사선 치료는 현재 양성 및 악성종양의 종류뿐만 아니라 다른 의료 질병을 치료하도록 사이버 나이프를 사용한다.

1. 사이버 나이프 로봇 시스템

전립선, 폐, 뇌, 척추, 간, 췌장 및 신장을 포함하여 어디서나 볼 수 있는 사람의 신체에 모든 장기의 종양이나 종양과 무관한 치료를 위해 수술하는 비침습(체내에 침투하지 않음)대안으로 불릴 정도로 외과수술처럼 절개나 개복할 필요도 없이 방사선 형태의 레이저 빔 형태로 치료가 가능하도록 설계되어 있다. 매우 극도의 정확성과 종양 발생확률이 높은 환자에게도 방사선의 광선을 통해 체내에 레이저 빔이 침투하여 종양을 제거하여 방사선 치료에 획을 그을 만큼 각광을 받고 있으며, 전 세계 환자에게 새로운 희망을 제공하는 신기술이 취합되어 있다(그림 1-45).

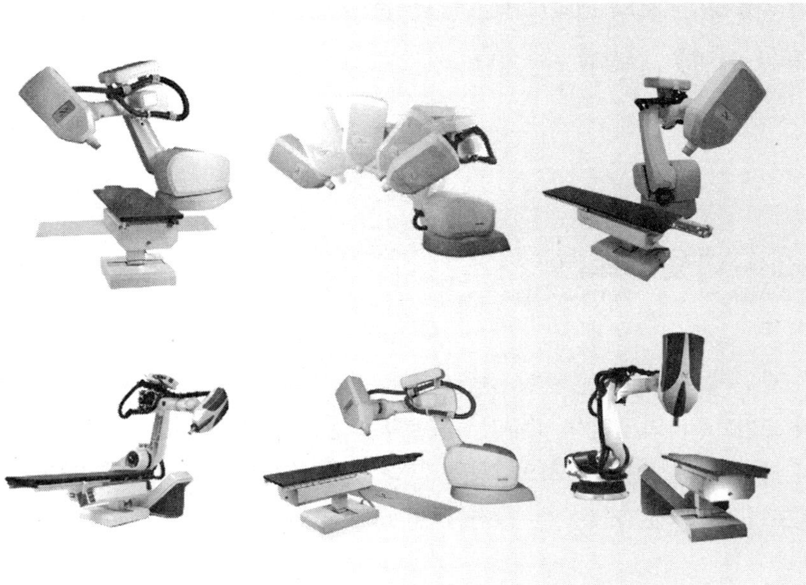

그림 1-45 ■ 사이버 나이프

2. 사이버 나이프 이용

(1) 과거 사이버 나이프의 활용

과거에 척추, 종양 등 여러 가지 암을 치료하는 데 사용하였으나, 이 시스템은 종래의 치료 향상에 비해 환자 생존 결과여부를 결정하지 못했지만 종양제거에 더 정확성을 제공하였다. 그러나 사이버 나이프 장치가 외과수술의 치료를 하는 것보단 치료가 가능한 것인지에 대해서가 관건이었다. 정상조직에 적은 부수적인 피해와 함께 짧은 기간에 방사선의 높은 선량을 전달할 수 있어서 치료에 각광을 받는다.

(2) 오늘날 사이버 나이프와 비교

오늘날 사이버 나이프는 정확한 타깃팅(투과할 수 있는 신체부위)을 필요로 하지 않고 사이버 나이프의 고주파 장치가 수술장비 중에서 유일하다. 기존 시스템은 정확한 방사선 투과를 보정하기 위해 알루미늄이나 티타늄 혹은 정밀 수술이나 치료 후 신체 내 교정하고 있는 나사가 박혀 있는 환자의 두개골 프레임의 연결에 의존 비교함으로써 사이버 나이프의 프레임이 없는 시스템은 이미지도 X-선 이전에 로봇 치료 침대에 정확한 상관관계와 특정 환자를 분별할 수 있도록 단층촬영 스캔을 활용하여 신속하고 정확한 치료과정을 용이하게 할 수 있도록 진행되며, 이것은 시간이 지나면서 한 몇 주 동안 방사선 선량을 분배의 가능성을 비교한 다음 분류작업은 종양세포가 결함 복구 메커니즘과 함께 종양이 제거되거나 사멸되는지 관찰한 다음 사이버 나이프의 효력을 검증할 수 있다.

14 사이클로트론

전자석의 중간에 두 개의 반원형 전극으로 되어 있는 Dee라고 불리는 가속관에 일정하고 강한 자장과 교번고주파의 전장을 바꾸어 줌으로써 이온 원으로부터 나온 하전입자는 균일한 자계 B(전극에서 만들어진 자속밀도)의 힘을 받아서 궤도반경을 따라 회전운동시키면서 15~50[MeV] 정도의 에너지로 가속하는 장치이다(그림 1-46).

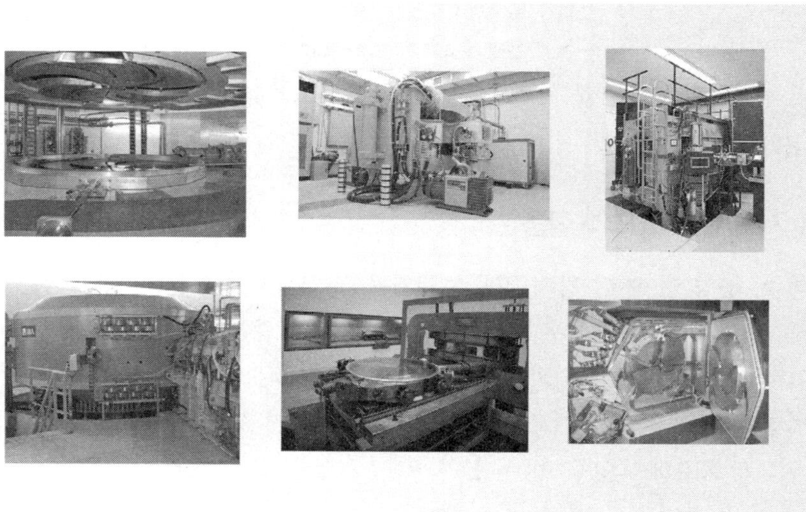

그림 1-46 ◦ 사이클로트론

1. 사이클로트론 장치

하전입자를 가속시키는 Dee라는 가속관과 고압고주파를 제공하는 고주파 발진기, 전극의 중심부에 위치하여 하전입자를 발생시키는 이온 소스, 발생된 하전입자를 회전운동시키기 위해 강한 자장을 일으키는 전자석 코일과 전자석 철심, 그리고 발생된 소스를 외측으로 편향시키기 위한 디플렉터(Deflector) 등으로 구성되어 있다.

2. 사이클로트론의 주파수

균일한 (일정한 크기와 방향을 갖는) 자기장 속에서 자기장의 수직방향으로 이동하는 전하를 갖는 입자(하전입자)의 주파수이다.

① 전하를 갖는 입자는 항상 원운동을 하므로 사이클로트론 주파수를 정의할 수 있다.
② 사이클로트론(Cyclotron)은 높은 주파수와 교류전압(전위차)을 이용하여 하전입자를 가속시킨다.
③ 수직방향의 자기장은 입자들이 거의 원형의 나선운동을 하여 계속 가속될 수 있게 한다.
④ 최초의 사이클로트론은 어니스트 로런스에 의해 캘리포니아 대학교 버클리에 만들어져서 1932년에 가동되기 시작했다.

3. 의료용 사이클로트론

동일한 자기장에서 전자나 양성자 같은 하전입자의 원운동주기는 입자의 질량에 비례하고, 전하와 자기장의 세기에 반비례하는 원리를 이용한 입자가속기의 사이클로트론은 의료용으로 사용되는 것이다.

① 사이클로트론 공명장치의 경우 N극과 S극 사이의 진공상자 속에 D자형의 두 전극을 서로 마주보게 했으므로 입자는 그 틈새를 지날 때 가속이 된다.
② 빠른 중성자선, 양성자선, α선 등의 방사선이 이 장치에서 발생한다.
③ 빠른 중성자선은 수소원자핵을 사이클로트론으로 가속해서 뽑아낸 것이다.
④ α선은 헬륨원자핵을 사이클로트론으로 가속해서 뽑아낸 것이다.
⑤ 방사선들은 각종 종양을 검사 및 치료하는 데 쓰인다.
⑥ 빠른 중성자선은 여성성기암, 골육종*, 두경부암**, 악성흑색종***, 폐암, 연조직육종**** 등에 사용되고 있다.
⑦ 빠른 중성자선 발생장치로서 이밖에 뉴트론제너레이터(Neutron generator)*****라는 장치가 오늘날 현재 개발 중에 있지만, 빠른 중성자선을 포함해 양성자선 α선 등은 아직 연구개발 단계에 있다.

* 골육종(Osteosarcoma) : 뼈에 흔하게 발견되는 원발성 악성 종양이다.
** 두경부암(Head and Neck Cancer) : 코, 입, 목 등 얼굴에 생기는 암이다.
*** 악성흑색종(Malignant Melanoma) : 멜라닌 세포의 악성화로 생기는 종양이다.
**** 연조직육종(Liposarcoma) : 지방으로의 분화를 나타내는 육종이며 지방육종이다.
***** 뉴트론제너레이터 : 중성자 발생장치이다.

4. 최초의 입자가속기

로렌스(Ernest Lawrence)가 1929년에 발명한 사이클로트론(Cyclotron)은 최초의 입자가속기(Particle Accelerator)이다.

① '사이클로(Cyclo)'은 회전을 의미하여 '트론(Tron)'은 전자(電子, Electron)의 축약이다.
② 사이클로트론은 자기장으로 구심력을 만들어 하전입자를 원운동시키고 전기장을 이용하여 하전입자가 가속되게 한다.
③ 자기장이 구심력을 만드는 원리는 로렌츠 힘(Lorentz Force)이다.

5. 방사성동위원소의 생성

원자로 다음으로 방사성동위원소를 만드는 방법으로 사이클로트론을 사용하는 방법이 있는데, 사이클로트론은 진공으로 된 통의 양쪽에 큰 전자석이 놓여 있고 내부에는 속이 빈 전극에 고주파 전압이 걸려있는 형태를 하고 있다.

① 전극의 모양이 D자 모양으로 생겨서 디즈라고 한다.
② 사이클로트론의 가운데 부분에 수소, 헬륨 등의 가스를 넣으면서 고전압을 걸어주면 전자를 잃어버려 양전하를 띤 원자핵이 생성되고 이는 가운데서부터 바깥쪽으로 회전운동을 하며, 자석과 전기에 의하여 가속이 되고 결국 사이클로트론 밖으로 튀어 나오게 된다.
③ 적당한 물질을 두면 가속된 원자핵이 충돌하면서 방사성동위원소가 만들어진다.
④ 가속된 원자핵, 즉 양전기를 띤 입자가 다른 원자핵 속에 들어가게 되므로 양성자가 과다한 방사성동위원소가 만들어진다.

6. 중성자를 이용한 암치료 장비

중성자처럼 전기적으로 중성인 입자들은 자기력을 받지 않으므로 사이클로트론으로 직접 가속시킬 수 없다.

① 고에너지 중성자는 중양성 자살을 베릴륨(Beryllium, Be)* 표적에 때려 만든다.
② 병원에서 빠른 중성자를 이용하여 암치료에 사용하는 장비에 쓰인다.
③ 사이클로트론의 보급이 본격적으로 되기 시작한 것은 양전자단층촬영이 보급되면서부터 PET는 핵의학의 최첨단 영상분야로서 이를 하려면 양전자 방출 핵종으로 표지된 방사성 의약품이 있어야 한다.

---

* 베릴륨(Beryllium, Be) : 주기율표 제2족에 속하는 알칼리 금속의 하나이다.

15 선형 가속장치

방사선 치료의 표준장비로서 제 2차 세계대전 중 마이크로웨이브의 발전에 힘입어 1950년 스탠포드병원에 처음 설치된 이후 계속적인 개발이 진행되어 왔다. 일명 직선가속장치라고 하는 이 장치는 균등조사에 효과가 있으며, 투과력이 높고 표면선량이 적으며 부작용도 적기 때문에 가장 이상적인 치료효과가 있는 것으로 알려져 있다. X-선 및 전자선의 출력이 가능하며 다양한 에너지 높은 선량률, 빔모양을 조정할 수 있다. 일반적으로 치료용으로 이용되는 X-선 에너지의 범위는 4~15[MV], 전자선은 6~20[MeV]이다.

최근에는 컴퓨터로 제어되는 최신형 선형 가속기가 개발되고 첨단 보조장치들이 개발되어 부작용 없이 완치율을 높일 수 있는 3차원 입체 조형치료가 가능하게 되었다. 입자선형 가속기(Linear Accelerator)는 양자 등 무거운 입자를 가속하는 선형 양자가속장치와 전자를 가속하는 선형 전자가속장치가 있다.

1. 선형 양자가속장치 이용

대형 사이클로트론(Cyclotron) 입사기로 이용되고 속중성자(106[eV], 2만[km/s]), 양자, 중간자를 발생시키는 가속기로 주로 이용된다.

2. 선형 전자가속장치 역할

의료분야에서 이용되고 있는 직선가속장치(Linac)*는 전부 선형 전자가속장치이다. 직선가속장치는 에너지가 다양한 전자선이나 X-선을 발생할 수 있으므로 체외조사 암치료에 있어서 중요한 역할을 하고 있다(그림 1-47).

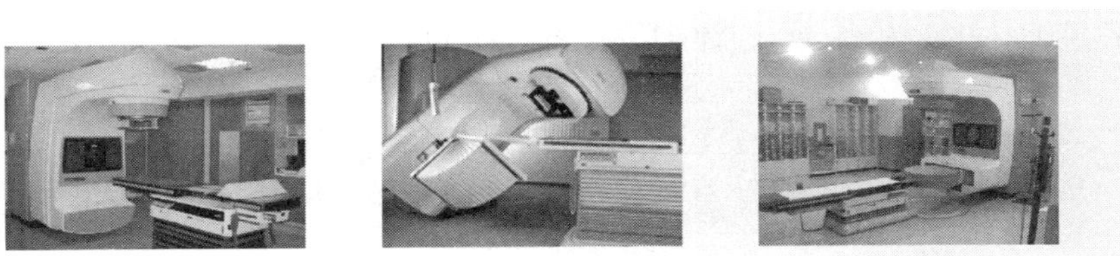

그림 1-47 ◦ 선형 입자가속기(Linac)

* 직선가속장치(Linac) : 방사선 치료장치의 일종으로 같은 뜻으로 선형 가속기라고 한다.

3. 선형 가속장치의 작동원리

전자총에서 발생된 전자를 고전자파에 실어 가속하는 장치로서 이때 고전자파는 마그네트론(Magnetron)* 또는 속도변조관(Klystron)**에서 발생되어 도파관(Waveguide)***을 통해 가속관에서 공급된다. 전자는 6~45[MeV]의 에너지를 얻어 타깃에 충돌하여 X-선을 발생시킨다.

[참고]

마그네트론과 클라이스트론의 차이점
① 마그네트론은 단지 마이크로 펄스파를 만드는 것이다.
② 클라이스트론은 마이크로 펄스파를 만들어 증폭시키는 역할을 겸한다.
③ 마그네트론과 클라이스트론의 차이점 때문에 마그네트론은 저에너지 직선가속장치에 클라이스트론은 고에너지 직선가속장치에 부착되는 장치이다.

4. 선형 가속장치의 구성

현재 이용되고 있는 선형 가속장치는 고주파 발진부와 가속부, 조사헤드부, 회전지지장치, 조사제어장치, 치료대로 구성되어 있다(그림 1-48).

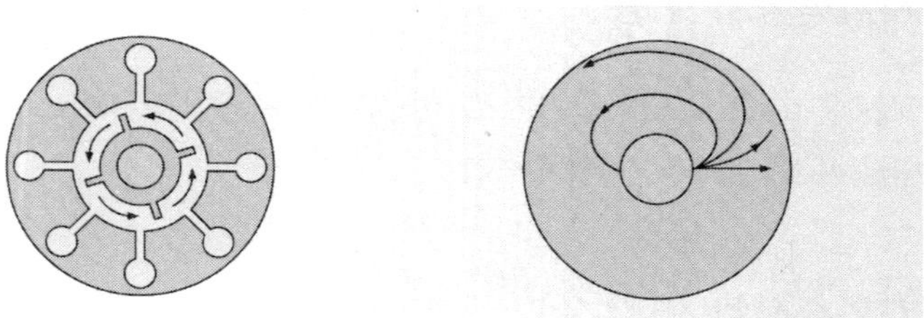

(a) 전자관의 양극　　　(b) 전자의 궤도

그림 1-48 ● 마그네트론

(1) 고주파 발진부

전자를 가속시키기 위한 3000[MHz] 전후의 고주파를 발생시키는 장치이다.

* 마그네트론(Magnetron) : 자기장 속에서 극초단파를 발진하는 2극 진공관이다.

** 속도변조관(Klystron) : 마이크로파용 진공관의 일종으로 전자속도를 변화시켜 공동에 흡수하여 증폭, 발진을 시키는 것이며 클라이스트론이라고도 한다.

*** 도파관(Waveguide) : 높은 주파수의 전기 에너지나 신호를 전송하기 위한 전송로로 사용하는 도체로 만든 속이 빈 도관이다.

(2) 마그네트론

고주파를 발생시키는 것으로 약 3000[MHz]의 고주파를 발생시킨다. 이들 고주파는 도파관을 따라 가속관으로 들어가게 된다. 구조는 원통형으로 되어 있으며 중심에 음극이 있고 그 주변으로 몇 개의 발진구멍을 갖추고 있는 양극으로 둘러싸여 있다.

1) 장 점

마그네트론은 클라이스트론에 비해 구조가 간단하고 소형이며 조작이 간단하고 가격이 저렴하여 실용적이다.

2) 단 점

클라이스트론에 비해 주파수나 출력의 안전성이 나쁘고 수명이 짧다.

(3) 클라이스트론

고주파 증폭기라고 할 수 있으며 구조로는 기본적으로 2개의 구멍이 있으며 이때 음극에 의해 발생된 전자는 양극에 의해 가속되어 4~5단계의 집군 전극(Buncher)*을 통과하면서 마이크로파와 같이 밀도가 변조되고, 밀도가 변조된 전자군을 공진전자파로 전환시켜 5~7[MW]의 대출력을 가진 고주파를 얻은 다음 이것을 도파관을 통해 가속관에 보내어 전자총에서 발생된 전자를 실어 가속시켜 에너지를 얻게 된다(그림 1-49).

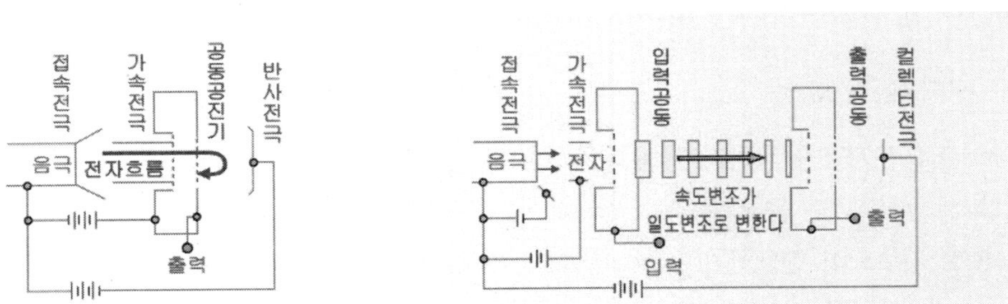

(a) 반사형 클라이스트론　　(b) 직진형 클라이스트론

그림 1-49 ● 클라이스트론

1) 장 점

주파수의 안정화는 저출력 부분에서 별도로 행하고 있기 때문에 마그네트론에 비해 수명이 길고, 발진주파수가 안정되어 X-선과 전자선을 발생시킬 수 있는 이중선질장치에 유리하며 안

* 집군 전극(Buncher) : 집군을 시키는 전극으로서 보통은 클라이스트론의 제1공동을 지칭한다.

정된 대출력의 마이크로파를 얻을 수 있다.

2) 단 점

마그네트론 장비와 비교했을 때 가격이 비싸다.

(4) 도파관

마그네트론 또는 클라이스트론에서 발생된 마이크로파를 구리로 만든 금속관 내부를 통해 가속관으로 전달하는 금속관이다.

(5) 펄스 전원

전자총에서 전자를 발생시킬 경우나 마그네트론 또는 클라이스트론이 마이크로파를 발생시키는데 필요한 대출력의 펄스를 만들어주는 전원, 즉 펄스 변조기라고 한다. PFN(Pulse Forming Network)에 전기에너지를 모아 순간적으로 스위치를 동작시켜 에너지를 방출하여 구형 펄스를 발생시키는 원리이다.

(6) 선형 가속장치의 가속부

고에너지 전자선 및 X-선을 발생시키기 위해서는 전자를 진공상태의 관에서 가속시켜야 얻을 수 있다. 이를 위한 장치들을 선형 가속기의 가속부라고 한다. 전자총, 가속관, 정재파형 가속관, 진행파형 가속관, 이온펌프, 편향부, 본체 냉각부로 구성되어 있다.

1) 전자총(Electron Gun)

가속관에 전자를 공급하기 위해 이용하는 것으로 2극 진공관 방식과 3극 진공관 방식이 있다. 두 가지 방식 모두 음극과 양극 사이에 10~70[kV]의 전압을 인가하면 음극에서 방출열전자가 양극으로 가속되어 진행하게 되어 전자가 가속관에 입사한다.

2) 가속관(Accelerating Tube)

전자총에서 발생된 전자를 클라이스트론 또는 마그네트론에서 발생된 마이크로파의 위상속도와 같게 하여 전자를 실은 다음 가속시켜 높은 에너지를 얻게 하는 장치이다. 가속관 벽면의 에너지 손실을 최소화하기 위해서 구리를 이용한다. 전 분자를 가속시키기 위한 가속관의 종류로는 정재파형과 진행파형이 있다.

① 정재파형 가속관 : 가속관의 종단부에는 전파를 반사시키도록 종단되어 있으며 이 때문에 입사한 전파는 전부 같은 위상에서 반사되어 가속으로 작용하게 된다. 따라서 위상속도가

변화하지만 에너지는 변화하지 않는다.

② 진행파형 가속관 : 전자총에서 가속관으로 들어온 전자는 동시에 공급된 고주파 위에 실려 같이 진행하기 때문에 고주파 위상의 진행방향과 일치하여 전자를 가속시키는 형태이다. 전자 입사부에서는 전자의 속도가 가속을 받아 변화하기 때문에 전자의 속도와 고주파의 위상속도를 일치하도록 연속적으로 변화시켜 주어야 한다. 이를 위해 유용원판 간격 및 구멍 크기가 다른 집군 전극부와 간격이나 구멍의 크기가 일정한 레귤러부로 구성되어 있다.

3) 이온펌프

가속관 내는 방전이나 전자와 공기의 충돌로 인한 빔의 손실이 생기지 않도록 약 10^{-8} [torr], [mmHg] 고진공도를 유지할 필요가 있어 전원이 꺼져도 항상 이온펌프를 작동시킨다.

4) 편향부

가속관을 통하여 가속된 전자류는 편향 마그네트에 의해 편향시켜 Ti(티타늄)으로 된 얇은 판막에 투과시킨 다음 공기 중으로 내보냄으로써 진공을 유지한다.

5) 본체 냉각부

가속관 본체 온도가 약간만 변화하여도 마이크로파 위상변화가 상당하기 때문에 가속관의 외벽에 냉각수를 흘려서 온도변화를 ±0.5[°] 이내로 제어하고 있다.

[참고] **조사 헤드의 구성**

① 조사 헤드는 고에너지의 전자선과 X-선을 선별적으로 발생시키는 타깃으로 구성된다.
② 전자빔을 통로에 삽입하여 산란 또는 확산시켜 균등한 선량 분포의 조사야로 이용하기 위한 산란박으로 구성된다.
③ X-선을 조사야 전체에 균등하게 조사하는 선속평탄 여과판으로 구성된다.
④ 조사되는 X-선의 전량을 측정하여 수치를 알려주는 이온선량계로 구성된다.
⑤ 치료에 이용하는 1차선 조사야를 결정해주는 콜리메터로 구성된다.
⑥ 조사야와 선원중심을 맞춰주는 빛 조사장치인 조사야 표시장치 등으로 구성되어 있다.

(7) 선형 가속장치의 조사 헤드부

조사 헤드는 납 또는 텅스텐과 납의 합금으로 된 물질로 이루어져 있어 이용선추 외의 불필요한 방사선을 이용선추의 1/1000 이하로 차폐한다.

(8) 회전지지장치(Gantry)

조사 헤드부를 지지하고 있으며 360[°] 회전이 가능하기 때문에 고정조사 및 운동조사를 할 수 있다. 선속저지체가 부착되어 있어 회전축의 균형유지와 방어벽의 보조역할을 하고 있다.

(9) 조정제어기

조정실에 설치되어 있는 장치로서 선형 가속장치에서 발생되는 X-선 또는 전자선을 선택, 조정하여 이용할 수 있고 에너지와 조사야 선량을 선택할 수 있다. 또한 선량률 및 조사선량, 갠트리 각도, 회전조사 등을 조정할 수 있다.

16 섬광검출기(섬광계수기)

섬광체(Scintillator)에 방사선이 조사되면 빛을 내는 현상을 이용하여 방사선을 계측해서 시료의 정량적 계측이나 또는 출력 펄스를 파고분석으로 입사된 방사선 에너지를 측정하는 검출기이다. 섬광계수기라고도 한다. 현재 핵의학에서 많이 사용되고 있는 섬광체는 감마(γ)선에 검출효율이 좋은 NaI(Tl) 결정이다. 섬광체에 방사선이 조사되면 흡수 에너지에 비례하여 섬광을 발한다. 이 섬광은 미약하므로 이것을 광전자증배관의 광전음극에서 전자로 변환해서 2차 전자 방출전극으로 증배하고 양극에서 수집한다. 이 결과로 증배된 전자수에 비례한 출력으로서 전기적 펄스를 형성한다.

섬광검출기(Scintillation Detector)는 광전자증배관과 Nal(TL)결정으로 구성되어 있으며, 섬광검출기는 알루미늄으로 싸여 공기, 수분, 빛으로부터 차단되어 있다. 그리고 결정의 전면부에 구멍이 있는데 이는 계수기 속에 시료를 향하여 계수하도록 되어 있다. 그리고 소형의 원판형 Nal(TL)결정과 광전자증배관과 전기신호 검출을 위한 몇 개의 단자가 있다.

표 1-5에서는 검출 시스템의 구성요소의 역할을 나타내었다.

표 1-5 ◦ 검출 시스템의 구성요소와 역할

구성요소	역 할
고전압원(HV)	광전자증배관에 고전압을 인가한다.
전치증폭기(Pre-Amp : 전단증폭기)	출력 펄스의 성형한다.
증폭기(Amp)	출력 펄스의 크기별로 분류한다.
다채널분석기(MCA)	잡음 또는 자연방사선을 선별한다.
파고선별기(Discriminator)	출력 펄스를 계수한다.
계수기(Counter)	출력 펄스를 증폭 및 성형한다.

1. 섬광검출기 구성

NaI(Tl) 결정과 광전자증배관으로 구성된 섬광검출기는 공기, 수분 및 빛으로부터 차단되도록 알루미늄으로 싸여 있으며, 결정의 전면부에 구멍이 있어 계수기 속에서 시료를 향하여 계수하도록 되어 있다(그림 1-50).

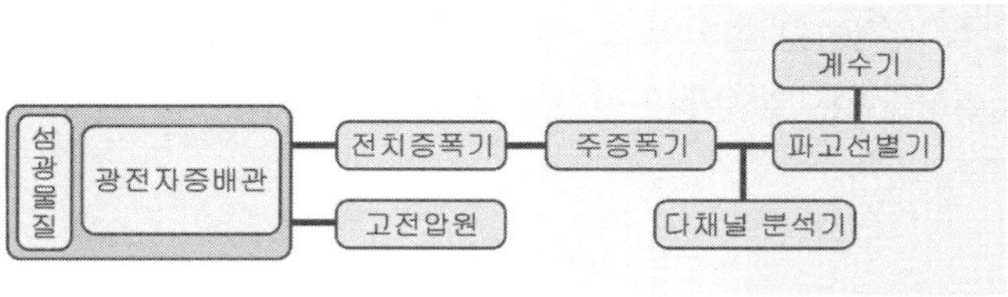

그림 1-50 ∘ 섬광검출기의 구성도

2. 섬광계수기 원리

여러 가지 종류의 형광물질로 구성된 섬광체에 방사선이 조사되면 흡수 에너지에 비례하여 순간적으로 빛을 발생시킨다. 섬광체와 광전자증배관은 광학적으로 결합되어 있기 때문에 섬광체의 발광은 광전자증배관에서 전자흐름으로 변환된다. 광전자증배관의 출력전압은 비교적 작기 때문에 전치증폭기와 광전자증배관 같이 접어 배치하여 하나의 용기에 넣어 조사자(Probe)를 형성한다.

전치증폭기의 출력을 주증폭기에 연결하여 증폭하고 파형조형을 한 뒤에 파고분석기로 들어간다. 파고분석기는 여러 종류의 파고 펄스 전압으로부터 특정의 파고 전압 펄스만을 선택하여 계수기 또는 계수율계에서 지시하거나 레코더(Recorder)로서 기록할 수 있다.

섬광계수기에는 감마선량을 측정하는 감마계수기(Gamma Counter)와 베타선량을 측정하는 베타계수기(Beta Counter)가 있다. 섬광계수법은 그림 1-51과 같다.

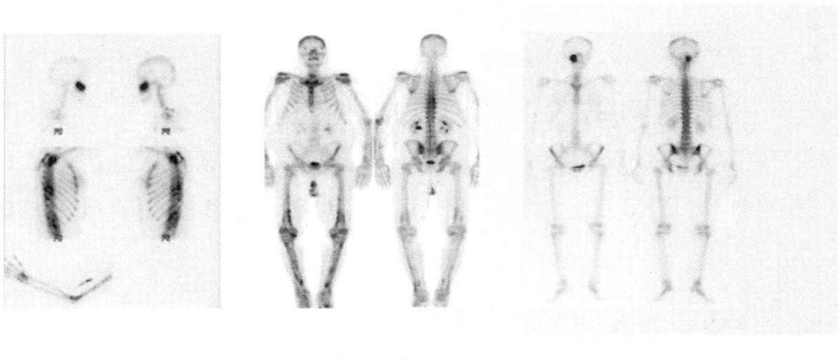

그림 1-51 ∘ 섬광계수법

섬광계수기는 섬광을 검출하는 **섬광검출기**, 전기신호를 증폭시키는 **신호증폭기**, 특정파형을 분석하는 **파고분석기**, 측정결과를 기록할 수 있는 **기록장치**로 구성되어 있다.

(1) 신호증폭기

신호증폭기(Amplifier)는 검출기의 후방에 있어 **광전자증배관에서 나오는 미약한 전기신호를 계수기에서 받아 인식이 가능할 정도의 크기로 증폭**시킨다. 이 **증폭된 신호**는 증폭기를 통과하면 **전압파형**(Voltage Pulse)**으로 변환**된다. 이 변환된 파형의 수는 **검출기에서 검출된 감마선의 수에 비례**한다.

(2) 파고분석기

신호의 크기를 감마선의 에너지에 따라 변화되는데 **파고분석기에서는 특정신호만을 선택**한다. 파고분석기(Pulse Hight Analyzer : PHA)는 **하한선별**(Lower Level Discrimination : LLD)**과 상한선별**(Upperr Level Discrimination : ULD)**로 구성되어 하한 및 상한선별 구간* 내에 존재하는 신호성분만을 추출**한다.

(3) 기록장치

감마계수기에서는 측정결과 대부분이 전용 컴퓨터가 부착되어 있어 **방사면역측정법**(radioimmunoassay : RIA)**의 **표준곡선으로 산출**된다.

17 싱크로사이클로트론

싱크로사이클로트론(Synchrocyclotron)은 사이클로트론보다 발전된 **원형 가속기로 고리모양의 큰 튜브와 자석으로 이루어져 있고, 대전 입자가 튜브로 들어와 한 번 회전할 때마다 가속된다. 사이클로트론과 같은 원리지만** 하전입자의 에너지가 높게 되면 질량이 증가해서 입자의 속도가 변화하여 사이클로트론의 주기가 성립되지 않게 된다. 따라서 **속도에 맞춰 주파수를**

---

* **하한 및 상한선별 구간** : 하한 및 상한선별 구간을 통과폭 또는 선별영역이라고 한다.

** **방사면역측정법**(Radioimmunoassay : RIA) : 방사성동위원소의 항원항체 반응원리를 이용하는데 혈액, 체액, 소변 등을 이용한다.

변경시켜 입자를 가속하는 장치이다.

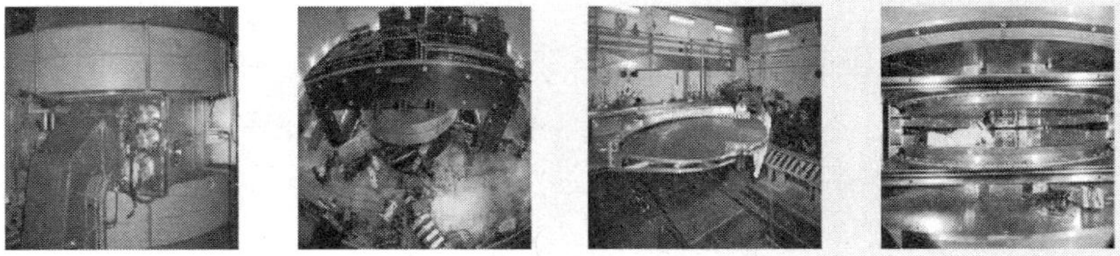

그림 1-52 ◦ 싱크로사이클로트론

① 사이클로트론과 차이점은 하전입자의 회전주기에 위상이 좀 더 안정적이며 출력전류가 펄스 형태로 약 1/100 정도밖에 되지 않으며 높은 가속전압이 필요하지 않다.
② 상당히 높은 에너지(약 500～800[MeV])까지 가속할 수 있다(그림 1-52).

1. 싱크로사이클로트론의 역사

1930년대 미국의 물리학자 어니스트 로렌스와 스탠리 리빙스턴이 개발한 입자가속기이다. 자석의 양극 사이에 있는 진공실 안에 D전극이라 하는 반원형 전극 2개가 약간의 틈새를 두고 마주보게 설치되어 있다.

① 고주파 발진기를 이용하여 이 틈새 안에 극성이 반복해서 변하는 전기장을 만들어준다. 장치 가운데에 있는 틈새에 가속할 입자가 생기면 전기장이 이들을 D전극 중 한 곳으로 움직이게 하며, 자기장은 이 입자들이 반원형 경로를 따라 움직이도록 이끈다.
② 입자가 다시 틈새로 돌아오면 전기장의 방향이 바뀌어 맞은편 D전극으로 가속해 들어간다.
③ 입자들이 틈새를 건널 때마다 속력과 궤도 반지름이 증가하지만, 입자의 질량과 자기장의 세기가 변하지 않는 한 정해진 발진기의 주파수에 맞은 속도로 틈을 건너게 된다. 이러한 방식의 사이클로트론은 양성자를 2.5×10^{7}[eV](전자볼트) 이상으로는 가속시킬 수 없다. 이러한 한계가 생기는 이유는 입자의 속력이 광속에 가까워지면 상대성이론에 따라 질량이 커져서 궤도 주파수가 줄어들기 때문에 입자가 틈을 건널 때 전기장의 방향이 알맞게 바뀌지 않아 입자를 감속시키기 때문이다. 이를 극복하려면 D전극에 가해준 전압의 주파수를 입자의 궤도 주파수에 알맞도록 조절해주어야 한다. 이러한 기능을 갖춘 장치를 싱크로사이클로트론(Synchrocyclotron)이라 하며 입자를 10^{9}[eV]까지 가속시킬 수 있다.

2. 싱크로사이클로트론의 특징

사이클로트론과 구조가 같으며 사이클로트론은 에너지가 높아지면 입자의 질량이 증가하게 되며 이때 원형궤도를 회전하는 입자의 속도가 변화하게 되는데 이 속도에 따라서 주파수가 변조되면서 입자를 가속하는 장치이며, 등시성 사이클로트론은 출력전류가 펄스 형태이고 사이클로트론에 비해서 1/100값이다. 하전입자의 회전위상이 안정적이며 가속전압이 높지 않고, 양자를 500~800[MeV]까지의 높은 에너지로 가속이 가능하다.

① 싱크로사이클로트론은 에너지를 상당히 높게 올릴 수 있지만 자계가 필요로 하는 공간이 크기 때문에 더욱 더 고에너지로 할 경우에는 좁은 도넛 형태인 진공 환상관내를 일정반경으로 회전하고 있는 싱크로트론이 자장공간이 적어 경제적이다.

② 싱크로트론(Synchrotron)은 사이클로트론(Cyclotron)이나 싱크로사이클트론과는 달리 일정궤도로 가속을 행하고 있는 것이다. 따라서 양자 등 중하전입자는 가속 중에 속도가 대폭으로 변화한다. 그래서 입자궤도를 일정하게 유지하기 위해서는 입자의 에너지에 맞춰서 자장을 강하게 하는 동시에 가속주파수도 변화시키고 있다.

③ 싱크로트론의 가속은 궤도반경을 일정하게 유지하기 위해서 베타트론(Betatron)처럼 에너지의 증가에 따라 자장을 강하게 해주는 것을 제외하면 싱크로사이클로트론의 원리와 동일원리로 가속한다.

3. 싱크로사이클로트론의 구성

사이클로트론은 원형의 빔궤도면에 수직으로 균일한 자기장을 만드는 전자석, 그 중심에 놓여 있는 이온원(Ion Source), 원을 둘로 나눈 형태로 그 사이에 가속간극(加速間隙)이 있는 반원형의 전극(보통 Dee라고 한다) 등으로 구성된다.

① 이온원에서 발생된 하전입자는 반원형의 전극 사이(가속간극)로 나올 때마다 고주파전압에 의한 가속을 받아 원운동의 반지름을 나선모양으로 점차로 크게 하면서 가속되어 간다. 이때 입자의 질량 및 전하를 자속밀도라 하며 원운동의 각주파수(角周波數, 각진동수)는 MKSA 단위계가 된다. 한편, 전자는 질량이 작기 때문에 낮은 에너지에서 속도가 빛의 속도에 가까워져 상대론적 효과에 의한 질량증가를 무시할 수 없게 된다. 이 때문에 전자는 사이클로트론의 원리에 의한 가속에는 적당하지 않다.

② 사이클로트론의 원리에 의한 가속의 한계는 양성자에 대해 약 2000만[eV]이다. 이 이상의 에너지로 가속하기 위해서는 상대론적 효과에 의한 질량증가를 고려한 싱크로사이클로트론, AVF사이클로트론 등이 이용된다.

18 싱크로트론

싱크로트론(Synchrotron)은 사이클로트론의 문제점을 해결하기 위해 설계된 것으로 시간에 따라 자기장과 전기전동기의 진동수가 변하여 원운동을 하는 대전입자의 반지름을 일정하게 유지하게 하는 입자가속기이다.

① 가속장치는 증가하는 자장을 이용하여 하전입자를 일정한 원형궤도 위로 회전시키고 그 도중에 고주파를 걸어 가속하는 장치로서 싱크로트론의 종류로 전자 싱크로트론과 양자 싱크로트론이 있다.

② 일정한 궤도반경을 유지하기 위해서는 에너지가 증가함에 따라 자장을 강하게 해줘야 하며 이로 인해 싱크로사이클로트론(Synchrocyclotron)에 비해 자장공간이 적어 경제적이다(그림 1-53).

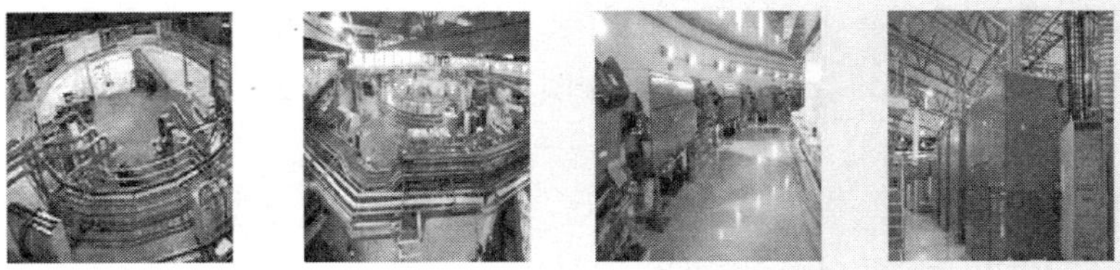

그림 1-53 • 싱크로트론

③ 싱크로트론의 역사 : 균일한 자기장 속에서 입자(전형적인 것으로 양성자) 및 복합입자 이온(중양성자 · α 입자 · 수소분자이온 등)을 가속하는 입자가속기이다.

㉠ 1930년 미국 캘리포니아 대학의 E. O. 로렌스와 M. S. 리빙스턴에 의해 고안되었다.

㉡ 균일한 자기장 속에 있는 하전입자의 원운동의 주기는 입자의 질량에 비례하고 전하와 자기장의 세기에 반비례한다.

㉢ 입자의 에너지가 낮고 입자의 속도가 빛의 속도보다 충분히 작아 질량이 정지질량과 똑같이 일정하게 보이는 비상대론적 근사에서는 원운동의 주기는 입자의 에너지에 관계없이 일정하다.

㉣ 사이클로트론은 이러한 원리를 이용하여 균일한 자기장 속에서 원운동을 하는 하전입자를, 원운동의 회전의 주파수와 같은 일정한 주파수의 고주파전압에 의해 반복해서 가속함으로써 고에너지의 하전입자빔을 얻기 위한 가속기이다.

19 원격장치 ^{60}Co(코발트)

원격의료장치는 자택에 있는 아프거나 나이 많은 환자를 감시하는 장치이다. 이를 통해 환자는 자신의 집에서 마음 놓고 쉴 수도 있고, 제공되는 의료서비스의 질도 병원에서와 다르지 않다. 원격의료는 혈압수치, 심박수와 같은 중요 정보를 의사에게 전달한다.

컴퓨터는 해당 정보를 수신하고 수치가 허용치 이하로 떨어질 경우 의사나 간호사에게 알린다. 최근에는 원격의료 시스템을 통한 약물관리의 개선과 함께 전문인력의 감소로 인해 원격치료장치의 중요성이 커지고 있다.

(1) 원격의료 시스템을 통한 약물관리의 개선

장치를 제대로 설치하고 나면 의사나 간호사가 환자에게 필요한 복용량을 원격으로 적절하게 조절할 수 있다. 나아가 환자가 직접 병원에 있는 것처럼 즉석에서 구명 약물을 관리할 수 있다. 그렇다면 원격의료에 필요한 장비로는 무엇이 있는지 알아본다면 단순하고도 복잡한 장비의 원격의료장비는 다음 두 가지 범주에 해당한다. 단순한 장비 또는 복잡한 장비이다.

1) 단순한 장비

"넘어졌는데 일어날 수가 없어요."라는 광고에서 다루었던 상품과 유사한 것이다. 이는 버튼을 한 번 누름으로써 환자와 적절한 관계자 간의 통신을 전송하는 단순한 무선 수신기이다. 단순한 장비에는 관혈적인 부분이 없으며 가격이 이를 반영한다. 이 장비는 단순히 의료전문가와 환자 간의 통신을 지원할 뿐이다.

2) 복잡한 원격의료장치

약물관리 또는 환자와 의료전문가 간의 시청각 통신을 제공하여 고가에 해당하지만 입원비용과 견주면 그다지 차이가 없다.

① 원격의료 유형은 지속적인 주의와 약물치료를 요하지만 집에서 편안하게 쉬고 싶은 환자에게 가장 큰 혜택을 제공하거나 복잡한 시스템의 경우 환자에게 이식하거나 연결해야 할 수도 있다.

② 모든 원격의료 장비는 설치업체에서 제공하며 다른 경로에서 이를 찾기란 일반적으로 어렵다.

(2) 의료전문인력의 감소

전반적으로 원격의료 장비는 의료업계에 유용한 제품으로 주목받고 있다. 이 장치의 사용으로 환자 한 명의 상태확인을 위해 필요한 인력이 증가할 것이라는 우려도 일부 있었지만 이 기술은 정반대의 결과를 가져왔다. 간호사 한 명이 동시에 여러 환자의 상태를 추적할 수 있어 환자에게 질 좋은 의료서비스가 제공되며, 의사는 다른 이들을 진료할 수 있는 여유를 갖게 되면서 수년간 의료전문인력이 줄어드는 추세이기 때문에 세계 각지의 병원에게 원격의료장치를 통한 환자감시는 큰 의미를 지닐 정도이다.

(3) 원격의료의 발전성

원격치료로 적격 여부를 심의하기 위해 줄기세포 관련 치료의 경우 원격치료를 위한 조치일 수 있는데, 현재 정부는 U(유비쿼터스) 헬스의 민간참여를 활성화하기 위해 의사와 환자간 원격진료 및 의약품 배달판매 허용, 의료사고 책임주체 명확화 등을 내용으로 하는 종합계획을 수립하기로 하면서 이를 위해 U 헬스 원천기술개발, 표준 및 인증제 도입, 질병 원격 모니터링 · 조기진단 · 건강관리 등 전략분야의 상용화 모델 발굴을 지원하기로 하면서 한편 줄기세포 등 새로운 의료기술의 개발 및 상용화를 위해 병원 중심의 R & D 투자지원이 이뤄진다.

① 전문 아웃소싱 서비스 활성화를 통한 신약 개발기간을 단축하고 바이오 · 의료기기 투자를 지원해 나가기로 하면서 원격의료의 새로운 장이 열리게 되었다.

[참고]

휴대형 심전도장치

① 집에서 휴대전화를 이용해 본인의 심장상태를 진단받을 수 있는 시스템이 국내에서 선보이면서 휴대전화를 이용해 24시간 심장환자의 심전도를 모니터링하는 모더스 ECG를 공개하면서 이 시스템의 경우 환자가 휴대하고 있는 심전도장치를 휴대전화에 연결해 의사에게 자신의 심전도를 실시간으로 전송하고, 상담받는 원격진료 시스템으로 휴대형 심전도장치와 3G 휴대전화 서버로 구성되어 있어서, 3G의 특성에 의해 현지는 물론 해외에서도 자동으로 데이터 전달망이 구성되어 환자가 해외여행 중문제가 발생하더라도 한국 내의 주치의로부터 상담을 받아 필요한 조치를 받을 수 있다.

② 시스템을 개발하거나 병원에 도입한 목적이 있다면 심장환자의 대부분이 평생진료를 필요로 하고 있기 때문이고, 수요증가로 인해 오히려 심장환자는 수술치료를 받더라도 재발이나 합병증이 급작스럽게 발생할 수 있어 철저한 추적관찰이 필요하기 때문에 이 시스템 개발목적에 정의를 두고 있다.

③ 만에 하나 심장환자에게 응급상황이 발생하면 빠른 진단과 즉각적인 조치가 중요하지만, 이 시스템을 이용하면 원격으로 심장상태를 보다 정확하게 진단 및 언제, 어디서나 심장전문의의 도움을 받을 수 있으니 일석이조의 효과를 톡톡히 보고 있다.

② 노령화 시대를 대비한 첨단 의료서비스로서 효과적인 만성질환 관리를 통해 국민보건향상과 의료비용절감을 도모할 수 있을 뿐 아니라, 수출상품화를 통해 막대한 경제적 부가가치

를 창출할 수 있는 차세대 성장동력으로서 주목받고 있는데, 무엇보다도 오늘날 이 시점에는 개인별 유전체 정보와 바이오센서를 기반으로 하는 맞춤의료, 원격의료 시대가 될 것이라고 전망하고 원격의료 시스템 개발이 본격화되기를 기대할 만큼 가치가 무궁무진할 것이다.

(4) ^{60}Co(코발트)의 이용 현황

방사성동위원소인 ^{60}Co(코발트)에서 발생하는 감마선을 이용하는 장치로써 평균에너지는 1.25[MeV]로 선형 가속기의 4[MV]의 X-선의 평균에너지와 비슷하다. 이 장치는 단순히 선원의 개폐를 이용하여 치료가 이루어지므로 이용이 편리하고 고장이 적다. 평균에너지가 낮아 심부 종양치료에 적절하지 않고 동위원소의 교체비용이 많이 들기 때문에 점차 이용이 감소하고 있다(그림 1-54).

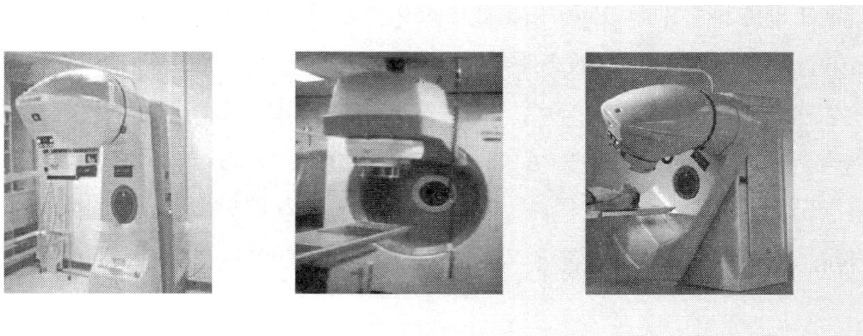

그림 1-54 ◦ 원격치료장치 ^{60}Co(코발트)

(5) ^{60}Co(코발트)의 역사

원격치료장치 ^{60}Co(코발트^{60})는 1940년대 후반에 원자력공학에 대한 연구가 활발하게 진행되는 가운데 방사성동위원소에 핵반응을 일으켜 높은 에너지의 감마선을 방출하는 ^{60}Co이라는 새로운 방사성동위원소를 생산하게 되었다.

① 의학용 ^{60}Co 장치는 1951년 캐나다에서 세계 최초로 설치하였으며, 실제로 임상에 적용된 외부조사용 ^{60}Co 원격치료장치는 만들어져서 ^{60}Co은 Co의 인공방사성원소이다.

② ^{60}Co은 반감기 5.27년으로 β붕괴하여 안정한 니켈의 동위원소 니켈 60이 된다. 동시에 1.17 및 1.33[MeV]의 강한 γ선을 방출하므로 γ선원으로 널리 사용된다. 의료에서도 라듐을 대신하여 실험의학, 암연구 등에 이용된다.

③ ^{60}Co원격치료장치는 고정조사 및 운동조사를 할 수 있는 장치로 중요한 구성요소는 선원, 조사용기, 회전지지장치, 제어장치, 치료용 테이블 등이다.

④ 코발트 원격치료장치의 경우 독일의 물리학자인 뢴트겐의 의해 창시되어 방사선 투광과 투사에 의해 고안되어 코발트에 의한 원격치료장치에 시발점이 되어 노벨물리학상을 수상한 영예까지 안겨주기도 했다. 나중에 가서 유럽뿐만이 아닌 북미대륙까지 이런 기술과 기기들이 보급되어 방사선 투과에 따른 신체 내부의 뼈구조를 알아보는데 획기적으로 필요한 원료로 쓰이기도 했다.

(6) ^{60}Co(코발트)의 장점

^{60}Co는 반감기가 길고, 에너지도 1[MeV] 이상으로 강하여 더구나 금속이기 때문에 가공도 하기 쉽다. 따라서 방사선 치료의 방사선원으로서 많이 사용된다. 널리 사용되고 있는 것은 원격조사장치의 선원이어서 회전조사의 운동조사를 행하는 경우에는 고압 케이블이나 냉각파이프가 연결되지 않기 때문에 편리하다.

(7) ^{60}Co(코발트) 방사선

가장 널리 사용되고 있는 원격조사기는 코발트 원격장치로서 이를 사용하는 조사법을 코발트 원격조사법 또는 테레코발트요법이라고 한다.

① 외부조사법에 의해 직선가속장치이나 ^{60}Co 원격치료장치 등을 사용하여 체외에서 방사선을 병소에 조사하는 방법이다. 그리고 방사선요법을 이용하여 코발트가 쓰이기 때문에 방사선의 생물학적 작용을 이용하여 치유하는 방법이다.

② 방사선 치료는 국소요법으로 조사된 범위에서의 암치유를 기대한 것이다. 암세포에는 미분화암 · 폐소세포암 · 편평상피암과 같이 방사선에 대해 감수성이 높은 것도 있고, 또 선암처럼 감수성이 낮은 것도 있지만 방사선요법은 어느 것에 대해서도 실시되고 있다.

[참고] 방사선에는 전자기파(광자선)와 입자선이 있다. 암치료에 쓰이는 전자기파에는 X-선이 있으며, X-선 발생장치에는 선형 가속기가 있고 코발트 원격조사장치가 많이 쓰이고 있다.

(8) ^{60}Co(코발트) 원격조사장치의 치료법

장치들은 일반적으로 체외조사장치로 쓰이고 있으나 체강 내에 방사선원을 삽입하여 조사하는 체강내 조사방법도 있다. 자궁강 · 질에 쓰이고 있는 라듐관 · ^{60}Co관 등이 그 예이다. 이것들을 조작할 때는 의사 · 간호사 등이 피폭을 피하기 위해 텔레비전모니터로 원격조작하는 방법을 택한다.

1) 밀봉소선원 치료

며칠 동안 체내에 삽입할 수 있는 라듐침 · 이리듐침 · 세슘침 · 금천자침을 사용한 요법이다. 최근 도입된 요오드 천자침은 영구 자입도 가능해지고 있다.

① 밀봉소선원 치료는 다른 요법보다 선량분포를 더욱 미세하게 조작할 수 있으므로, 외부조사만으로는 충분한 치료효과를 얻기 어려운 암에 대하여 뛰어난 효과를 기대할 수 있어 애프터로딩 기술도 개발되고 있다.

② 새로운 방사선요법으로서 입자선치료에는 빠른 중성자선이 이용되고 가속장치로서 사이클로트론이 많이 쓰이고 있다. 이러한 시설에 의해 치료기술의 안정성과 더불어 치료효과도 향상되고 있다.

2) 기타 치료

입자선치료에는 하전 입자선인 양성자선을 이용한 요법도 있다.

① 양성자선은 조사된 에너지에 따라 정해진 심도에 정확하게 도달하는 특징이 있으므로, 조사부위는 칼로 벤 듯한 날카로운 모양이 된다.

② 중이온입자선치료, π-중간자선치료 등이 있으며, 앞으로 새로운 발전이 기대되고 있듯이 코발트의 경우 방사선치료나 투과목적으로 쓰이는 원료이기 때문에 방사선에 관한 지식과 이론에 대해 알면 더 쉽게 이해하고 수렴할 수 있을 것이다.

(9) ^{60}Co(코발트)를 이용하는 수술

방사선 수술의 경우 횟수가 많은 경우도 있고 적을 수도 있어 방사선 수술은 1회의 시술로 소조사면, 고선량, 집중적인 조사를 통해 작은 종양을 치료하는 방사선 치료방법이라서 이는 고선량을 받는 부위는 작은 부피에 한정적이나 낮은 선량을 받는 부위는 상대적으로 커지기 때문에 매우 정확하게 표적을 지정하고 빔을 전달하는 과정이 필요하다.

① 특별한 환자 좌표계(정위적 좌표계)를 사용하기 위해 고정장치와 두부 프레임을 사용하게 되는데 이를 정위적 방사선 수술이라고 한다.

② 기준 마커가 포함된 두부 프레임을 장착한 채로 CT/MRI/혈관조영촬영을 한 후 그 정보를 이용하여 촬영 시 상태 그대로 방사선 치료장치를 이용하여 방사선 수술을 시행하는 것이다.

1) 치료계획 수립

각 조사면의 크기, 좌표계 (위치), 상대적 가중치 등을 결정하며, 병소에 선량이 집중될 수 있도록 한다.

2) 방사선 수술방법

다수의 방사성동위원소 선원을 이용하는 방법과 개조된 선형 가속기를 이용하는 방법이 있다. 동위원소를 이용하는 방법은 감마나이프가 대표적으로서 201개의 $^{60}C_O$(코발트) 선원이 배치된 반구 형태의 장치를 이용한다.

① 선형 가속기를 이용하는 방법으로는 일반 의료용 선형 가속기에 콜리메이터가 지름 4~40[mm]의 원형 조사면이 되도록 개조된 콘을 삽입하여 치료를 시행하거나 최근에는 보다 정확한 입체조형화를 위해 작은 MLC(Mandelbrot Locally Connected)를 이용하는 경우도 있다. 또한 선형 가속기를 이용한 방법 중에 이에 방사선 수술목적으로 특화된 사이버 나이프나 노발리스와 같은 장비도 있다.

② 정위적 프레임을 이용하여 3차원 환자 좌표계를 설정하거나 환자 내부에 마커를 삽입하여 표적을 확인하게 된다.

③ 최근에는 분할방사선 수술도 시도되고 있으며 이를 위해 비침습적 환자 고정장치/프레임의 개발이 이루어지고 있어서 또한, 두부 이외의 병소에 대하여 방사선 수술시도도 이루어지고 있고 세기변조 치료, 로봇 기반의 선량 전달, 최적화 알고리즘 등이 개발되고 있다.

④ 방사선 수술의 효율을 높이기 위해선 병소위치 확인, 처방 선량의 선택, 병소의 체적, 고선량을 받는 정상조직의 체적을 정확하게 파악하는 것이 중요하다.

(10) 원격치료장치 $^{60}C_O$(코발트)의 구성

$^{60}C_O$ 원격치료장치는 고정조사 및 운동조사를 할 수 있는 장치로 중요한 구성요소로는 선원, 조이용기, 회전지지장치, 제어장치, 치료용 테이블이 있다.

1) $^{60}C_O$(코발트)선원

$^{60}C_O$선원은 보통 원자로에서 안정된 동위원소인 ^{59}Co에 중성자를 충돌시켜서 얻는다. ^{60}Co가 붕괴하여 ^{60}Ni로 되면서 β입자와 1.17[MeV] 및 1.33[MeV]의 γ선을 방출하여 β입자는 선원자체와 선원용기에 흡수되고 평균에너지 1.25[MeV]인 γ선만을 치료에 이용하게 된다.

① 장점 : 거의 단일한 γ선의 에너지를 방출하고 비방사능이 높아서 γ선의 출력이 크며 제조와 구입이 용이할 뿐만 아니라 금속상태이므로 자석으로 조작할 수 있기 때문에 보편적으로 우수하여 현재 많이 이용되고 있다.

② 단점 : 반감기가 5.26년으로 짧아서 선원의 교환이 번거롭고 누설선량이 크다.

2) $^{60}C_O$(코발트) 원격치료장치의 조이용기

조이용기는 소스헤드(Source Head)라고도 하며 방사선의 방어목적으로 많이 사용한다. 현재 원격치료장치의 소형화로 인해 납용기보다 텅스텐 합금을 주로 많이 사용하고 있다.

① 선원용기와 방사선을 조사하거나 차단하기 위해 선원을 개폐하는 개폐장치로 구성된다.
② 방사선의 조사면적인 조사야의 크기를 결정하기 위한 조리개의 역할을 하는 콜리메터로 구성된다.
③ 광원을 방사선선원과 기하학적으로 일치시켜 치료 전에 방사선의 조사야를 확인할 수 있는 조사야 표시장치로 구성된다.

3) ^{60}Co(코발트) 원격치료장치의 회전지지장치

회전지지장치는 약 1[t]의 무게를 가지는 조이용기를 지지하며 360[°]회전이 가능하여 여러 각도로 다양한 방법으로 치료할 수 있으며 특히 회전조사를 할 수 있도록 설치되어 있다.

4) ^{60}Co(코발트) 원격치료장치의 제어장치

제어장치는 선원의 개폐와 치료방법 및 치료조건을 제어하는 장치로서 선원을 개폐하는 전원 스위치, 방사선 조사시간을 제어할 수 있는 타이머, 갠트리의 회전 및 방향설정을 하는 장치와 치료실 문의 개폐를 알려주는 표시 램프 등으로 구성되어 있다.

5) ^{60}Co(코발트) 원격치료장치의 치료테이블

치료테이블은 선원과의 거리조정을 위해 높낮이를 조절하며 조사야의 중심을 맞출 수 있도록 되어 있다.

20 유방촬영 X-선 장비

유방촬영 X-선 장비(Mammography)는 유방에 발생하는 악성종양 및 일반 질병을 초기에 감별 진단하기 위하여 종양의 크기와 모양, 표피의 두께, 유선의 확장, 섬유화 등을 정밀하게 진단할 수 있도록 한 의료기기이다.

유방촬영 X-선 장비 촬영방법은 유방촬영을 위해서 유방을 촬영기 중앙에 올리고 부드럽고, 균등하게 압박해야 하는데 이는 유방조직의 두께를 얇게 하여 산란선을 감소시켜 대조도를 증가시키고, 움직임에 대한 음영의 흐려짐을 막을 수 있으며, 유방의 두께를 일정하게 하여 균일한 필름 농도를 제공한다. 또한 방사선 노출시간이 짧아지므로 방사선 조사량을 줄일 수 있으며 겹쳐지는 유방구조들을 분리시켜 혼동되는 영상을 명확히 하기 위함이다.

유방질환을 진단하기 위해서는 0.1[mm] 크기의 작은 병변도 사진으로 판별할 수 있는 유방촬영용 X-선 장비가 이용된다. 또한 정확한 사진을 얻기 위해 유방촬영 때에는 유방을 압박하여 두께를 줄여서 촬영하는 압박촬영을 하게 된다(그림 1-55).

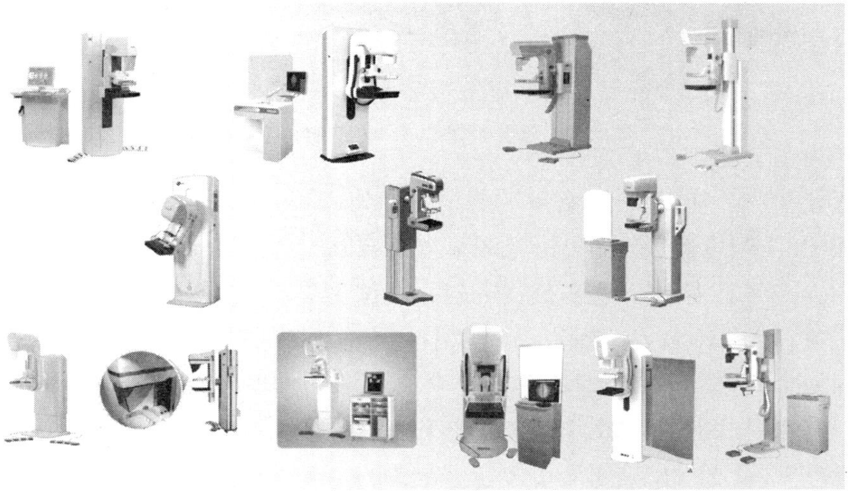

그림 1-55 • 유방촬영 X-선 장비

21 자기공명영상

자장을 발생하는 커다란 자석통 속에 인체를 들어가게 한 후 고주파를 발생시켜 신체부위에 있는 수소원자핵을 공명시켜 각 조직에서 나오는 신호의 차이를 측정하여 컴퓨터를 통해 재구성하여 영상화하는 기술이다. 자석으로 구성된 장치에서 인체에 고주파를 쏘아 인체에서 메아리와 같은 신호가 발산되면 이를 되받아서 디지털 정보로 변환하여 영상화하는 것이다(그림 1-56). 자기공명영상(Magnetic Resonance Imaging : MRI)은 1973년 폴로버터(Paul C. Lauterbur)에 의해 처음 자기공명분광법(Nuclear Magnetic Resonanc : NMR)을 단층촬영에 적용할 수 있다.

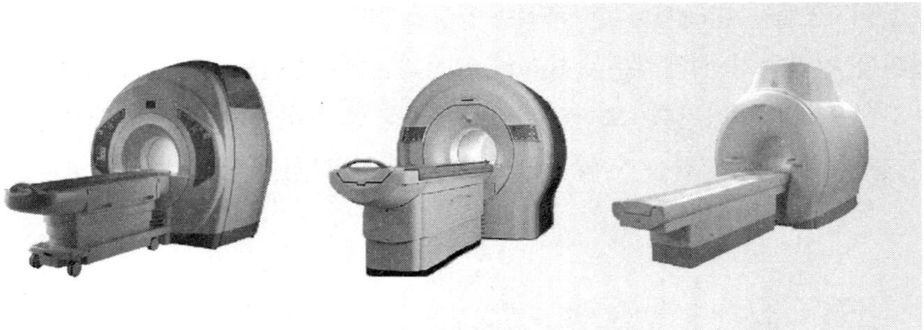

그림 1-56 ▪ 자기공명영상

① 자기공명영상 시스템은 기존의 다른 진단영상 시스템과 마찬가지로 어느 특정한 물리적인 양 하나만을 영상화하는 장치로 인식되었으나, 자기공명영상은 인체 내의 여러 가지 화학적인 특성(스핀격자완화시간, 스핀스핀완화시간, 화학적 천이 등), 혈류속도, 확산계수(Diffusion Coefficient) 등 여러 가지 물리적인 양을 보여줄 수 있다.

② 인체 내부조직을 비관혈적으로 관찰할 수 있고 조직생리학적 정보를 제공하고 있는 현대 진단의학 분야에서 X-ray, CT와 함께 질환 감별에 매우 중요한 위치를 차지하고 있다.

③ 인체의 70[%] 이상을 차지하고 있는 물성분 가운데 수소의 자기 모멘트 성질을 이용 주위 조직상태에 따라 변하는 물분자의 자기공명학적 성질(NMR, 핵자기공명현상)과 그 농도를 반영하는 자기공명 신호크기의 공간적 분포를 영상화한 것으로 X-ray 진단장비와는 달리 인체의 연부조직을 세밀히 관찰하는 데 그 능력을 보여주고 있다.

1. 자기공명영상의 장점

자기공명영상은 X-선을 이용한 검사인 단순 X-선 촬영이나 CT(컴퓨터단층촬영)와는 달리 비전리 방사선인 고주파를 이용하는 검사이며, 인체에는 사실상 해가 없다는 것이 장점이다.

① 인체에 해가 없는 자기장과 비전리 방사선인 라디오 고주파를 이용해 조영제 없이도 CT(컴퓨터단층촬영)에 비해 체내 연부조직의 대조도가 뛰어나며 수소원자핵을 함유한 조직의 생화학적 특성에 관한 정보를 얻을 수 있다.

② 인체를 단면으로 보여준다는 점에서는 CT와 유사하지만 CT에서는 인체를 가로로 자른 모양인 횡단면 영상이 위주가 되지만, 자기공명영상은 환자의 자세 변화 없이 원하는 방향에 따라 인체에 대해 횡축 방향, 세로축 방향, 사선 방향 등의 영상을 자유롭게 얻을 수 있다는 장점도 있다. 그리고 측정원리상 넓은 임상응용 확장성과 조직의 병리학적 상태에 대한 고민감성이 좋다.

③ 현재 질환 종류에 따른 다양한 인체조직의 생리학적 정보와 변화되는 물분자의 자기공

명학적 성질을 관찰할 수 있는 새로운 자기공명영상 측정방법이 지속적으로 개발되고 있으며, 자기공명영상기기의 시스템 성능도 점차 향상되고 있다.

2. 자기공명영상촬영

(1) 자기공명영상촬영의 종류

자기공명영상은 뇌 자기공명영상, 척추 자기공명영상, 근골격계 자기공명영상, 심장 자기공명영상, 간 자기공명영상, 부인과 자기공명영상, 비뇨생식계 자기공명영상, 태아 자기공명영상 등이 있다.

① 검사가 시작되면 시끄러운 기계 소리가 몇 분 간격으로 들리는데, 평소와 같이 안정된 마음으로 가만히 누워 있으면 된다.

② 검사 중에는 시끄러운 소리가 발생하며 이때 움직이면 안 된다(그림 1-57).

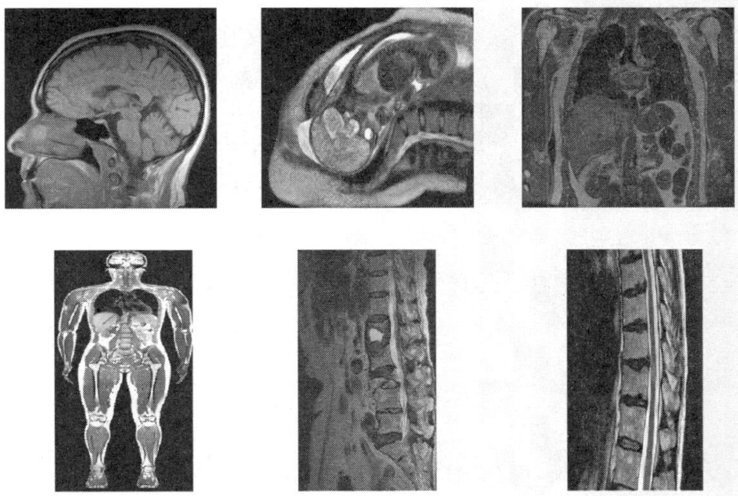

그림 1-57 • MRI 사진

(2) 자기공명영상촬영 방법

자기공명영상촬영시 MRI실의 검사대에 약 20~40분 정도 가만히 누워있게 되며, 헤드폰을 착용하고 밴드를 이용하여 고정한다.

① 자기공명영상촬영시 밀폐된 공간에서 원통형 검사대에 들어가서 수십 분 동안 가만히 있게 되므로 폐쇄로 인한 불안감과 소음으로 인한 불편함을 동시에 느끼게 된다.

② 헤드폰을 착용하면 기계 소음이 줄어들게 되고 기계를 작동하는 사람과 대화를 할 수 있다.
③ 촬영 중에 검사를 중단하고 싶으면 미리 제공된 버튼을 누르면 된다.

(3) 자기공명영상촬영의 유의점

일부의 환자는 폐쇄공포증과 유사한 경험을 하게 될 수 있다. 이 때는 여러 가지 방법이 사용될 수가 있다.

① MRI 촬영기기에 따라서는 조용하고 부드러운 음악이나 영상이 제공되기도 하며, 과도하게 불안감을 느끼거나 MRI 촬영을 견디기 힘든 사람들에게 진정제가 투여되기도 한다.
② 일부 병원에는 원통형 MRI 외에 전면이 개방되어 있는 개방형 MRI가 있어 편안하게 검사를 받을 수 있다.
③ MRI 촬영 동안 진정제가 투여되었다면 MRI 검사 이후에도 어지러움, 졸음이 지속될 수 있기 때문에 당일 운전이나 기계조작은 피하는 것이 좋으며 보호자를 동반하는 것이 추천된다.

3. 자기공명영상의 원리

핵자기공명(NMR) 현상을 보이는 원소로는 H(수소), C(탄소), Na(나트륨), P(인) 등이 있는데, 현재 자기공명영상(Magnetic Resonance Imaging : MRI)의 영상화에 생체조직에 가장 많이 포함되어 있고, 영상화에 있어서 감도가 높기 때문에 수소원자핵이 주로 이용되고 있다. 인체 내에서 수소원자는 물분자와 지방분자에 주로 함유되어 있으며 그 외 기타 분자에 소량 함유되어 있다.

(1) 인(P)

인(P)원자는 수소원자에 비해 매우 적은 양이 인체에 있어 신호의 크기가 미약하지만 인(P)원자는 생체 내 대사활동에 중요한 역할을 하므로 자기공명영상, 혹은 자기공명분광법의 대상이 되기도 한다.

(2) 수소원자핵의 스핀 운동

수소원자핵은 양의 전하를 가지고 있으므로 스핀 운동에 의해 자기 모멘트(Magnetic Moment)를 가진다. 즉 수소원자핵을 미세한 자석으로 볼 수 있는 것이다.

① 수소원자핵들이 무수히 있을 때 수소원자핵의 자기 모멘트는 일정한 규칙이 없이 무작위한 방향으로 놓이게 된다. 따라서 수소원자핵들의 자기 모멘트는 서로 상쇄되어 외부에서 수

소원자핵들의 집합을 보면 자성이 없는 것으로 보인다. 그러나 이들 수소원자들이 정자장(Static Magnetic Filed)*안에 놓이게 되면 일부 원자들은 정자장과 같은 방향으로 그리고 나머지는 반대방향으로 정렬하게 된다.

② 정자장과 같은 방향으로 정렬한 원자핵은 낮은 에너지 준위에 있으며 반대방향으로 정렬한 원자핵은 높은 준위에 있게 된다.

③ 높은 준위에 있는 원자핵의 수보다 낮은 준위에 있는 원자핵의 수가 극소량 더 많다. 따라서 수소원자핵의 집합은 정자장 내에서 매우 미약하지만 자성을 띠게 된다. 이러한 현상을 상자성(Paramagnetism)이라 하며 외부자계에 의해 형성된 자성을 자화(Magnetization)라 한다. 그러나 수소원자핵 집합이 띠는 자화의 크기는 매우 미약해서 일반적인 상황에서는 느낄 수 없다.

(3) 핵자기공명

열적인 평형상태에서는 높은 에너지 준위와 낮은 에너지 준위 사이를 천이하는 핵들의 수가 서로 같아 이들 에너지 준위에 있는 원자핵 수의 차는 일정한 값을 유지하게 된다.

① 평형상태를 유지하고 있는 원자핵에 에너지 준위차만큼의 에너지를 갖는 전자파를 원자핵에 인가하면 낮은 에너지 준위에 있는 원자핵들 중 일부는 높은 에너지 준위로 천이하게 되는데 이를 핵자기공명(Nuclear Magnetic Resonance : NMR)이라고 한다. 이 전자파는 수십에서 수백[MHz] 정도의 고주파(Radio Frequency : RF)대역의 주파수를 갖는다.

② 핵자기공명 현상은 홀수의 양자와 중성자를 갖는 원자핵과 그 주위를 자전하며 궤도운동을 하는 음전하를 가진 전자로 되어 있어 자전하는 회전운동과 자기 모멘트를 가지고 있어 미세 자석과 같은 성질을 지니고 있다. 이들 원자핵은 외부자장이 없는 상태에서는 회전축이 제멋대로 배열되어 있으나, 정자기장 H_0 아래에서는 자기장의 방향을 축으로 하여 주파수 ν(뉴)로 회전운동을 시작한다. 이를 세차운동(Larmor Precession)이라 하며, ν(뉴)를 세차 주파수(Larmor Frequency)라 한다. ν와 H_0사이의 식 (1-4)는 자기공명 조건식이라 한다.

$$2\pi\nu = rH_0 \quad \omega = rH_0 \qquad (1\text{-}4)$$

여기서 r은 물질의 자기 모멘트에 의해 결정되는 핵종 고유상수이다. 라머 주파수는 원자핵에 따른 특정 수치를 가지며 외부 자장강도에 비례하여 변화한다.

* 정자장(Static Magnetic Filed) : 시간이 지나도 변하지 않는 자기장으로 정자기장이라고도 한다.

③ 일반적으로 정자장의 세기는 테슬라(Tesla)단위로 나타내는데, 임상병원에서는 0.3~3.0[T]의 정자계가 연구환경에서는 10[T]까지의 정자장이 사용된다. 식 (1-4)에 따라 라머 세차운동을 하는 원자핵에 자기장 H_0의 방향과 직각인 방향으로, 라머 주파수와 동일한 주파수인 ν(Resonance Frequency)공진주파수의 고주파를 가하면 원자핵은 고주파 에너지를 흡수하여 높은 에너지 상태로 된다(공명흡수). 이것이 자기공명이다. 이 현상을 이용하면 각종 원자핵의 자기 모멘트 크기를 정밀 측정할 수 있으며, 자기 모멘트의 크기를 알고 있는 원자핵을 써서 물질에 대해 자기공명을 관측하면 이들 물질 내부의 미시적인 성질을 알 수 있다(그림 1-58).

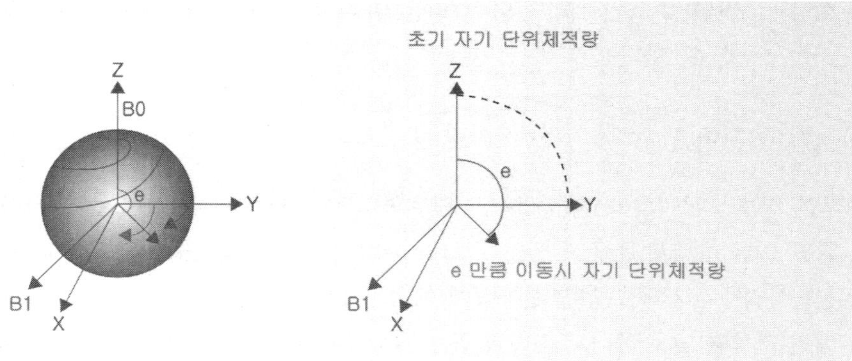

그림 1-58 ◦ 외부 자기장의 영향에 의한 세차운동

(4) 자유유도감쇠

수소원자의 Gyromagnetic Ratio는 42.58[MHz/Tesla]이다. 이에 따라 3[T]의 자계에서 수소원자의 핵자기 공명주파수는 127.7[MHz]가 된다.

① 전자파의 인가가 중지되면 높은 에너지 준위에 있는 원자핵이 낮은 에너지 준위로 전이되면서 열적인 평형상태로 돌아가며, 이때 외부에 설치된 고주파 코일(RF Coil)에 전기신호가 유도되는데 이를 자유유도감쇠(Free Induction Decay : FID) 신호라 한다.

② 자유유도감쇠 신호를 감지하고 컴퓨터로 처리하여 영상을 만들게 되는 것이다.

(5) 핵자기공명 신호

핵자기공명 현상이 일어나 수소원자핵이 높은 에너지 준위로 천이하면 자화 벡터는 수평면에 눕게 된다. 자화 벡터가 수평면에 눕는 순간 전계가 유도된다. 즉 고주파 코일에 전압신호가 발생하는 신호가 핵자기공명 신호인 것이다.

4. 원자핵의 이완

공명상태에서 고주파 펄스를 끊으면 고에너지 상태의 원자핵들은 흡수하였던 고주파 에너지를 다시 방출하면서 원래의 상태로 돌아가는 것을 이완(Relaxation)이라고 한다. 이때 방출하는 고주파 에너지가 MR 신호이며 시간이 지남에 따라 자유유도감쇠작용으로 사라지고 이것은 T1, T2 이완 현상에 의한다.

(1) T1 이완

자기장 내에 있는 원자핵들은 자기장이 없을 때와는 다른 에너지 상태를 갖게 되며, 그들이 갖고 있는 자기 모멘트는 가해 준 자기장의 방향과 일치하려는 성질을 갖는다. 이렇게 일치해서 생긴 자화를 평형자화라고 하며, 평형을 이룬 상태에서 90[°] RF 펄스를 가하게 되면 자기장 방향(Z방향)과 수직인 면(X~Y평면)으로 평형자화가 회전하고, 자기장 방향에는 평균자화는 존재하지 않는다.

① RF 펄스를 끊고 시간이 지나면 원래의 평형상태로 되돌아가게 된다. 이 과정을 T1 이완(Spin-lattice Relaxation, Longitudinal Relaxation)이라 한다.

② 자기장 방향으로 재자화되면서 처음 상태의 63[%]의 순자화가 형성될 때까지 걸리는 시간을 T1 이완시간이라 한다. 모든 수소가 같은 T1을 갖는 것은 아니다.

③ T1 이완에 영향을 주는 요소로는 물질의 물리적·화학적 상태, 자기장의 세기, 온도, 측정조건 등이 있다.

④ 물분자 내에 있는 수소의 T1은 지방분자 내의 수소의 T1에 비해 길다. MRI에서는 T1 이완으로 인하여 RF 펄스를 빨리 회복하여 가할 수 없게 되어 영상시간이 길어지나, T1은 중요한 영상대비 정보를 주는 주요 변수이다(그림 1-59).

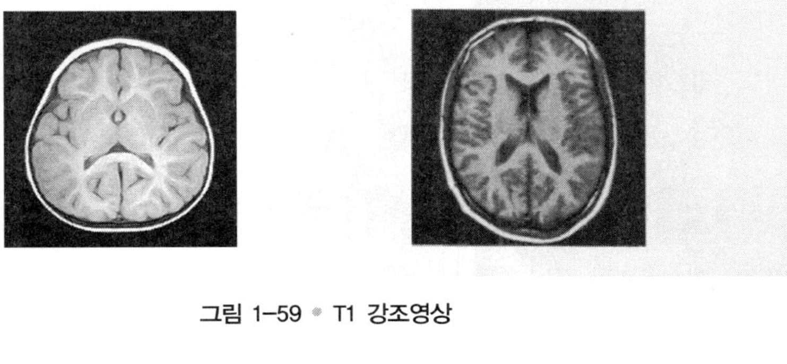

그림 1-59 ∘ T1 강조영상

(2) T2 이완

수소원자핵이 핵자기공명현상에 의해 고주파 코일에 자유유도감쇠(Free Induction Decay : FID)*신호를 유도한다. 그런데 이 FID 신호(X~Y평면의 순자화)가 영위상화(Dephasing)** 에 의해 처음의 37[%]까지 감소하는 데 걸리는 시간을 T2 이완시간 또는 횡완화시간이라 한다. 흡수한 공명에너지를 스핀간의 상호작용으로 에너지를 방출하는데 T2는 스핀의 존재상태에 의존하므로 물질의 종류나 상태에 따라 다르다. 하지만 같은 물질의 T2값은 정자장 강도에 영향을 받지 않는다(그림 1-60).

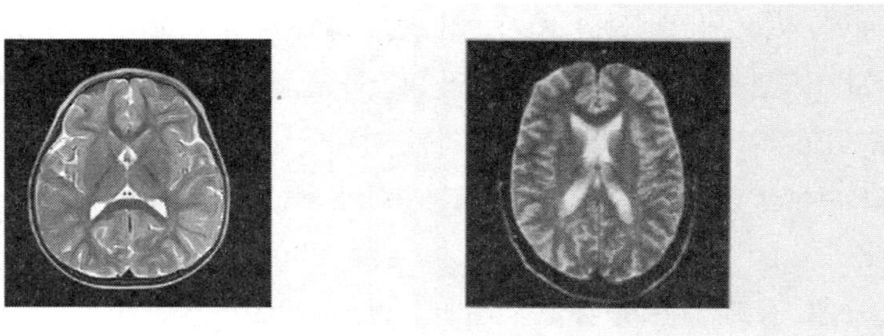

그림 1-60 ● T2 강조영상

(3) MR 펄스 시퀀스

순 자기 모멘트의 방향이 원래의 방향에 대해서 어느 정도의 각도로 회전하는가는 각을 가해 주는 RF 펄스의 시간에 비례한다. 그리고 한 번의 RF 펄스의 신호로는 영상이 이루어지지 않는다. 따라서 RF 펄스를 적당히 나열하여 여러 번 가해줌으로써 정보축적의 효율을 증대시키거나, MR 영상의 T1, T2 효과가 차지하는 부분을 강조시킬 수 있으며 포화회복법, 반전회복법, 스핀 에코법, 페스트 스핀 에코법, 그레이디언트 에코법이 있다.

1) 포화회복법

90[°C] RF 펄스를 일정 시간간격으로 반복하여 발사하고 그 직후에 자유유도감쇠(Free Induction Decay : FID) 신호를 포착하는 방법이다.

2) 반전회복법

먼저 180[°] RF 펄스를 가해 전체 자기장을 반대방향으로 반전시킨 다음, 일정시간 후에 90[°]

---

* 자유유도감쇠(FID) : 자유진동이 에너지 손실을 갖는 경우이다.

** 영위상화(Dephasing) : 위상이 있는 신호를 0으로 바꿔 주는 것을 의미한다.

펄스를 가하여 이로부터 FID 신호를 얻는 방법이다. 반전회복법의 장 · 단점은 다음과 같다.

① 장점 : 포화회복법에 비해 이완시간의 동적 영역을 두 배로 늘려 T1 효과를 극대화시킬 수 있다.

② 단점 : 시간이 많이 걸린다.

3) 스핀 에코법

자유유도감쇠신호는 고주파 펄스를 인가한 직후부터 나오기 때문에 이 신호를 온전하게 수집하는데 어려움이 있다.

① 첫 번째 90[°] RF 펄스를 가한 후 일정시간이 지난 후에 첫 번째 고주파 펄스의 두 배의 크기로 180[°] 펄스를 주면 에코 신호가 나타나는데 이 에코 신호를 포착하는 방법으로 90[°] 펄스를 준 직후에는 평균 자화가 X~Y평면에 눕게 되고 시간이 경과하면서 스핀이 동위상 상태를 잃어버리면서 일정시간(τ) 후에는 다시 원자핵들이 출발점에 나란히 서게 된다.

② 이것을 재초점화라고 하며 이때 강한 에코 신호가 나타나게 되는 것이다(그림 1-61).

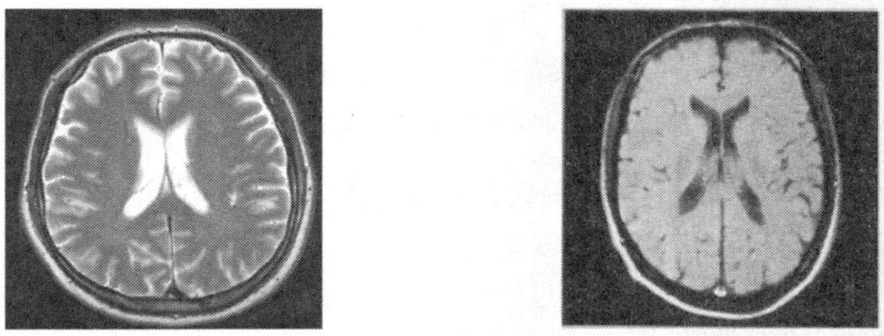

그림 1–61 ◦ 스핀 음영강조영상

4) 페스트 스핀 에코법

스핀 에코 영상보다 빠른 시간에 영상을 얻을 수 있다.

① 자기공명영상신호(Echo Train)를 16으로 하면 각 펄스마다 위상부호단계(Phase Encoding Step)를 얻을 수 있기 때문에 16번의 데이터를 얻게 되어 스핀 에코법보다 1/16 정도의 시간 감소를 가져온다.

② 스캔 시간을 줄일 수 있으나 신호 대 잡음비를 향상시키기 위해 신호 수집수를 증가시켜야 하고 해상력을 향상시키기 위해 매트릭스 크기를 증가해야 하는 단점이 있다.

5) 경사자계 에코법

180[℃] 고주파 대신에 자장기울기(Gradient)를 반전시키면 스핀 에코를 얻을 수 있는데 이

방식을 경사자계 에코법(Gradient Echo)이라고 한다. 이 방식은 수평면 자기화는 적게 일어나나 빨리 회복할 수 있으므로 시간당 신호는 더 많이 얻을 수 있다.

[참고]

TR(Repetition Time)

① 일반적으로 자기공명영상을 얻기 위해 수소원자핵을 여러 번 여기시켜야 하는데 이때 여기시키는 90[°C] 펄스 사이의 간격을 TR(Repetition Time)이라 한다.

② TR이 짧을수록 T1 효과가 강조된 영상을 얻게 되고, TR이 길수록 회전음영 강조영상을 얻게 된다.

(4) 분광영상법

자기공명영상법은 자기공명분광법에서 비롯된 것이기 때문에 자기공명영상법과 자기공명분광법의 결합은 자연스러운 것이다.

① 자기공명영상법은 인체 내 수소원자핵의 밀도를 영상화한 것으로 수소원자핵의 화학적인 분광특성을 고려하지 않고 있다. 반면 자기공명분광법은 원자핵의 공간적인 밀도분포에 관한 정보에 구애되지 않고 시료의 화학적인 분광정보를 얻는다.

② 자기공명분광법에서는 공간적으로 균일한 시료를 고주파 코일에 삽입하고 신호를 수집하기 때문에 시료에서 발생되는 신호는 원자핵의 화학적 천이에 관한 정보를 담고 있어 신호를 수집한 뒤 이를 푸리에 변환하면 분광정보를 얻을 수 있다.

③ 자기공명분광영상법에서 영상법으로는 신호원의 공간적인 정보를 분해하고 분광법으로는 분광정보를 분해하여 3차원의 공간정보에 1차원의 분광정보를 더한 4차원 영상을 얻는 것이라 할 수 있다.

④ 분광영상법을 이용하면 원자핵의 공간적인 분포뿐만 아니라 그 원자핵의 분광정보까지도 동시에 알 수가 있어서 진단의 정확도를 높일 수가 있다.

⑤ 분광영상법(Spetroscopic Imaging)으로 보는 원자핵은 수소와 인이다. 인은 인체의 신진대사와 관련된 원소이기 때문에 인의 분광을 얻는 것은 진단에 중요한 정보를 제공한다.

⑥ 해부학적 이상을 전혀 동반하지 않은 질병으로 인한 대사상태의 변화와 대사물질의 구성 및 양을 In Vivo 상태에서 비침습적인 방법으로 측정할 수가 있다.

⑦ 간단하게는 체적선택기법을 이용하여 원하는 부위에서 발생하는 자기공명신호의 분광정보를 분석할 수도 있고 또는 4차원 분광영상법을 이용하여 영상과 분광측정을 동시에 시행할 수도 있다.

(5) 고속 영상기법

자기공명영상 촬영시간은 개발초기 단계에서는 수십분 정도로 X-선, CT, 초음파 스캐너 등의 촬영시간보다 매우 길었으나, 지속적인 기술개발결과 현재에는 1초 이내에 여러 장의 영상을 얻을 수 있는 수준까지 발전하였다.

① 촬영시간의 단축은 여러 가지 기술개발의 복합적인 산물이지만 그 중에서도 경사자장 시스템의 혁신적인 기술개발과 영상기법개발이 큰 역할을 하였다.

② 2차원 자기공명영상을 만드는데 걸리는 시간은 일반적인 자기공명영상법에서 식 (1-5)이다.

$$\text{자기공명영상법} = T_R \times N_p \times N_{avg} \quad (1\text{-}5)$$

T_R : 반복시간, N_p : 영상부호와 경사자장 스텝수

N_{avg} : 신호 대 잡음비를 개선하기 위해 같은 영상신호를 반복해서 수집하는 반복횟수

그러므로 촬영시간을 줄일 수 있는 가장 간단한 방법은 T_R, N_p, N_{avg}를 줄이는 것이다. 하지만 N_{avg}를 1로 하더라도 T_R을 줄이면 형상의 대조도가 달라지고 N_p를 줄이면 영상의 해상도가 나빠지기 때문에 이들을 줄이는 데에는 한계가 있다. 이러한 문제를 해결하기 위해 FSE, EPI, SENSE 기법이 있다.

1) FSE

FSE(Fast Spin Echo)는 일반적으로 많이 쓰이는 Multiple Spin Echo Sequence를 고속영상법으로 변환시킨 것이다. 180[°] 고주파 펄스에 의해서 만들어지는 모든 스핀 에코 신호 앞에 위상부호와 경사자장을 가하여 공간주파수 영역을 주사하게 되면, 한 T_R(반복시간) 동안에 나오는 스핀 에코의 수에 반비례하여 촬영시간이 줄어들게 된다.

[참고] 한 번의 스핀여기로 8개의 스핀 에코를 받는다면 촬영시간을 8배 줄일 수 있다. 그러나 한 T_R(반복시간)에 수집하는 스핀 에코수가 늘어나면 촬영대상체의 움직임에 의해 크게 영향을 받는 등의 단점을 가지고 있다.

2) EPI

EPI(Echo Planar Imaging)는 핵스핀을 여기하기 위한 고주파 펄스를 단 한 번 가하고 영향을 구성하는데 필요한 공간주파수 정보를 모두 얻는 방법으로 현재 가장 빠른 영상법이며 촬영시

간을 100[msec] 이내로 할 수 있어 뇌기능 영상 고속촬영이 필요한 부분에서 사용된다.

3) SENSE

고주파 코일을 여러 개 사용해 동시에 MRI 신호를 수집할 수 있다. 이 경우 고주파 코일의 감도분포가 서로 다른 점을 이용해 촬영시간을 줄일 수 있는데 이 방법을 SENSE 기법이라 한다. 고주파 코일을 N개 사용한다면 촬영시간을 N배 줄일 수 있다. 물론 특수한 영상처리기법을 이용해 영상을 재구성해야 한다.

(6) 기능적 영상법

1) 기능적 영상법의 원리

인체 내 혈액은 산소포화도에 따라 자화율이 약간 변한다. 노벨상 수상자인 J. Pouling은 액체상태 혈액의 자기적인 성질에 관하여 연구하였다. 이 연구결과에 따르면 산소와 결합한 산화 헤모글로빈은 반자성 성질을, 산소를 잃은 환원 헤모글로빈은 상자성 성질을 갖는 것으로 규명되었다.

① 자기공명영상으로 촬영하는 조직들은 반자성 성질을 갖는데 반자성 조직주위에 상자성 성질을 갖는 물질이 있으면 자화율의 불균일성에 의해 자장강도의 불균일성이 야기된다.

② 혈액에 존재하는 상자성의 환원 헤모글로빈은 반자성 성질을 갖는 주변 조직들과 인접했을 때 자화율 차이에 의하여 자장의 불균일성을 야기한다. 이 자장의 불균일성은 자기공명신호의 크기에 영향을 줄 수 있다.

2) 인체기능 영상법의 작용

뇌에서 활동을 하는 부분은 활동을 하지 않는 부위에 비해 산소를 더 많이 쓴다. 따라서 그 부위에는 혈액공급량이 일시적으로 증가하며 그 부위의 자성이 일시적으로 바뀌는 것을 의미한다. 이 자성변화에 의해 활동부위의 MRI 신호크기는 2~4[%] 정도 바뀌게 된다.

① 뇌가 정해진 틀에 따라 활동하게 하면서, 즉 뇌에 적절한 자극을 주면서 MRI 영상을 계속 얻으면 활동이 없는 부위의 화소값은 일정한 값을 가지고, 활동이 있는 부위는 화소값이 바뀌게 된다.

② 화소값이 뇌자극 패턴에 따라 변하는 부위를 통계적인 방법으로 찾아 도시하는 것을 기능적 영상이라 한다.

③ 통계적 처리방법으로 SPM(Statistical Parameter Mapping) 방법이 많이 쓰인다.

(7) 영상의 구성

MRI에서 영상구성 기법은 2차원적인 방법이나 3차원적인 방법 등이 개발되어 있다. 그 중에서 목적 단면을 먼저 선택하고 푸리에 변환법으로 영상을 구성하는 방식이 가장 일반적으로 사용되고 있다.

1) 경사자계 코일

자기공명영상은 기본적으로 수소밀도분포를 영상화하는 것이라 할 수 있다. 수소밀도가 높은 곳에서는 신호가 크게 나오기 때문이다. 자장이 균일하다면 수소원자의 공간적 위치에 상관없이 모든 수소원자는 같은 공명주파수를 가진다.

① 일반적으로 고주파 코일은 한 개 사용되며, 고주파의 파장은 사람의 크기보다 길기 때문에 고주파 코일에 수신된 핵자기 공명신호로부터 수소원자의 위치를 구별할 수 없다.

② 수소원자의 위치를 구별하기 위해서는 수소원자의 공명주파수 혹은 위상을 위치에 따라 다르게 하는 것이 필요하다. 이를 위해 경사자계 코일(Gradient Coil)을 사용한다.

③ 경사자계 코일은 X방향, Y방향, Z방향이 사용된다.

2) 경사자계 종류

위치에 따라 공명주파수를 바꾸어주는 것을 주파수 인코딩 경사자계, 그리고 위상을 바뀌어 주는 것을 위상 인코딩 경사자계라고 한다.

① MRI에서 원하는 단면 내에서만 신호가 나오게 하기 위해 수소원자핵에 고주파를 인가할 때 경사자계를 동시에 인가한다.

② 이 경사자계를 단면선택 경사자계라 하고, 이때 고주파 펄스의 모양은 주파수 영역에서 사각형 모양이나 가우시안 모양을 갖도록 설계된다.

③ 고주파 펄스의 모양은 싱크(Sinc)함수가 많이 쓰인다.

3) MRI의 경사자계

2차원 단면에서만 MRI 신호가 나오게 하면서 주파수 인코딩 경사자계와 위상 인코딩 경사자계를 인가하여 MRI 신호를 수집하면 MRI 신호는 수소밀도분포의 2차원 푸리에 변환이 된다. 그래서 MRI 신호는 K영역(혹은 공간주파수영역)에서 수집한다고 한다.

① MRI 신호를 2차원 역푸리에 변환을 하면 수소밀도분포를 나타내는 영상을 얻을 수 있다.

② 단면영상을 얻기 위한 신호는 2차원 신호인데 고주파 코일이 수신하는 신호는 1차원 신호이므로 MRI 신호를 여러 번 받아야 한다.

③ MRI 신호를 받을 때마다 주파수 인코딩 경사자계는 같은 모양으로 하지만 위상 인코딩 경사

자계는 모양이 바뀐다.

4) 라머 주파수

어떤 원자핵을 자기공명하기 위해서 라머 주파수*와 일치하는 고주파를 가하고 또 라머 주파수는 정자장의 세기와 비례하여 변화한다. 만일 정자장(외부자장)의 세기가 인체 전 부분에서 모두 같을 경우에 수소원자핵의 라머 주파수로 수소원자핵을 공명시키면 인체 모든 부분의 수소원자핵이 공명되어 단면상이 얻어지지 않는다.

① 그레이디언트 코일(Gradient Coil)을 이용하여 외부자장의 세기를 다르게 일정간격으로 기울기를 만들어 자장세기에 따른 라머 주파수에 변화를 준다. 여기서 단면(Z)의 수소원자핵 라머 주파수에 해당하는 공명주파수를 가하면 해당 단면의 수소원자핵만이 공명을 일으키게 된다. 이렇게 일정 방향으로 자장의 기울기(Gradient)를 만들어 줌으로써 단면상은 선택된다(그림 1-62).

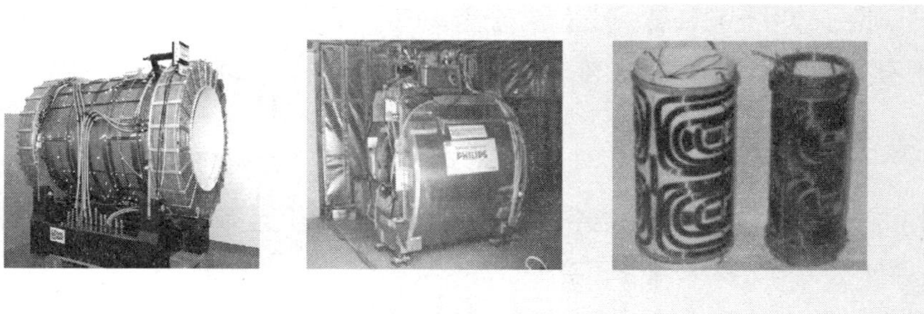

그림 1-62 ● 그레이디언트 코일

② Z방향의 단면이 선택되면 그 단면 내 각 픽셀들의 위상은 모두 같으므로 각 픽셀에서 나오는 신호(MR 신호)는 모두 같게 나온다.

③ 이의 공간적 분해를 위해 또 다른 그레이디언트 코일을 이용하여 X방향과 Y방향으로 자장의 기울기를 두어 세기를 달리하면 단면의 각 픽셀에서 나오는 신호는 각각 위상과 주파수가 다르게 된다.

④ 이 신호를 푸리에 변환의 과정으로 처리하면 각 픽셀에서 나오는 신호강도를 분리할 수 있게 되어 공간적으로 나타낼 수 있게 된다.

5) 자기공명영상신호의 크기

자기공명영상신호의 크기는 수소밀도에만 관계되는 것이 아니다. 자기공명신호의 크기는

* 라머 주파수 : 공명 주파수의 에너지를 흡수하는 현상이며, 자기공명이라고 한다.

스핀 격자 완화시간, 스핀-스핀 완화시간과도 관계가 있다.

① 자기공명영상신호의 크기는 식 (1-6)과 같다.

$$M = M_0\,(1 - e^{-T_R/T_1})\,e^{-T_E/T_2} \tag{1-6}$$

M_0 : Equilibrium Magnetization　　T_R : Repetition Time

T_E : Echo Time　　T_1 : Spin-lattice Relaxation Time

T_2 : Spin-spin Relaxation Time

② 자기공명영상의 대조비는 크게 스핀 밀도, 스핀 격자 완화시간, 스핀-스핀 완화시간에 의해 결정된다.

6) 스핀 밀도 강조영상

스핀 밀도 강조영상은 스핀 밀도에 비례하는 M_0 영상을 얻는 것이다. $T_R \gg T_1$, $T_E \ll T_2$의 조건으로 영상을 얻는다.

① T_1 강조영상은 $T_R \sim T_1$, $T_E \ll T_2$의 조건으로 영상은 식 (1-7)과 같다.

$$M;\ M_0\,(1 - e^{-T_R/T_1}) \tag{1-7}$$

② T_2 강조영상은 $T_R \gg T_1$, $T_E \sim T_2$의 조건으로 영상은 식 (1-8)과 같다.

$$M;\ M_0\,e^{-T_E/T_2} \tag{1-8}$$

7) 영상 파라미터

펄스 연쇄(Pulse Sequence)에 추가하여 여러 파라미터들을 스캔 전에 설정하게 된다. 선택단면의 두께, 단면 사이의 간격시야, FOV(Field of View), NEX, 매트릭스 크기, 대역폭, TR, TE 등이 있다. 부가적으로 반전시간, 포화 펄스 등을 선택할 수 있다.

① 단면두께 : 단면의 두께는 영상의 화질과 해상력에 영향을 준다. 두께가 증가하면 신호 대 잡음비의 증가로 영상관찰은 수월하나 너무 큰 단면두께는 임상정보제공에 있어 적당하지 않다.

② NEX(Number of Excitation) : 스핀의 여기 횟수를 의미하는데 각 복셀(Voxel)로부터

신호를 얻는 횟수이다. 신호수집을 1회만 하면 잡음에 의해 신호가 변경될 수 있지만, 신호수집의 횟수가 증가하면 잡음을 최소화할 수 있다. 신호 대 잡음비는 NEX의 제곱근에 비례한다.

③ 매트릭스 크기(Matrix Size) : 위상 부호화수를 좌우하는 매트릭스 크기의 선택은 검사기간, 신호 대 잡음비 해상력을 결정하는 데 매우 중요하다. 매트릭스의 크기를 고정시키고 시야(Field Of View : FOV)를 크게 하면 픽셀의 크기가 증가되어 해상력은 저하되나 반대로 시야를 작게 하면 해상력은 증가한다.

④ 대역폭(Bandwidth) : 대역폭을 조절하면 잡음을 줄이면서 신호 대 잡음비는 증가시킬 수 있다. 넓은 대역폭은 복셀에서 나오는 신호 외에 잡음까지 포함하지만 좁은 대역폭을 사용하면 수신되는 잡음을 줄일 수 있다.

⑤ TR(Repetition Time) : 다음 펄스가 적용되기 전까지 시간의 길이를 의미한다. TR이 길수록 종축 자기화의 회복이 더 많아지게 되기 때문에 다음 펄스가 적용되었을 때 횡축으로 이동이 더욱 커지게 된다.

⑥ 반사시간(Time Echo, Echo Time : TE) : RF 펄스가 모이는 시간을 결정한다. 즉 고주파 펄스를 인가하고 난 뒤 핵자기공명신호를 수집하기까지 걸리는 시간이다. 횡축자기화의 붕괴는 RF 펄스가 멈추면서 시작되므로 TE가 길수록 신호를 만드는 횡축자기화 성분이 M_{xy} 면에 조금밖에 남지 않게 된다. 그래서 TE가 짧을수록 신호 대 잡음비는 높아지고 TE가 길수록 신호가 작아져 신호 대 잡음비가 낮아진다.

5. 자기공명 영상 시스템

MRI에 필요한 장비들은 MRI의 원리로부터 생각할 수 있다. MRI 시스템의 기본구성은 그림 1-63과 같다.

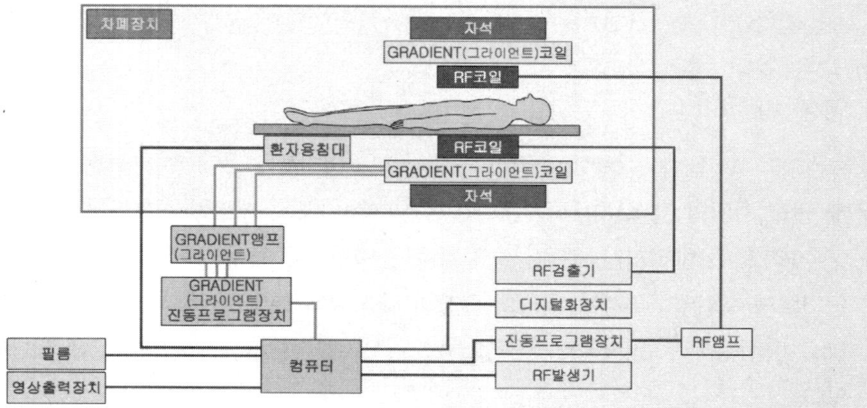

그림 1-63 • MRI 시스템의 기본구성

(1) 정자장 발생장치

MRI의 시스템의 기본성능을 결정하는 것으로서 높은 자장 균일성과 자장이 시간적으로 안정되고, 누설자장 및 소비전력이 작아야 하는 특성을 요구한다. 정자장 발생에는 영구자석, 상전도 자석, 초전도 자석 방식이 있다. 최근에 가장 많이 사용되고 있는 것은 초전도 자석이다.

1) 영구자석 방식

영구자석은 자성체를 이용해 만든 강자성 물질로 일단 자기 에너지가 주어지면 영구히 자속을 발생하는 자석이다. 일단 만들어지면 자계가 영구적으로 생기므로 따라서 전기를 사용하지 않아 가동운영비가 적게 드는 장점이 있으나, 자장강도가 0.3[T](Tesla) 정도로 제한되며 자석의 시간적 안정도가 떨어지는 단점이 있다. 주로 소형 병원에서 쓰인다. 자석의 재질로는 희토류 자석이 많이 쓰이고 Sm-Co(사마리움(Samarium)* – 코발트), Nd-Fe-B(네오디뮴(Neodymium)** – 철 – 붕소) 등의 합금이 사용된다(그림 1-64).

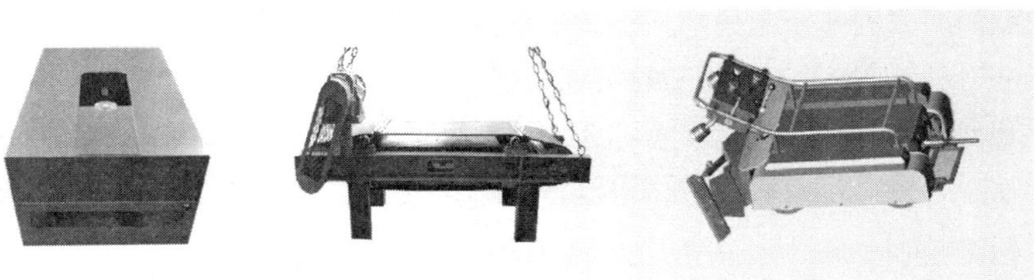

그림 1-64 • 영구자석 방식

2) 상전도 자석 방식

코일에 전류를 가하여 자장을 만든 전자석에 의한 방식이 상전도 자석 방식이다. 코일의 전기저항으로 고자장 형성에 따른 전력소모가 크고 열발생에 따른 냉각 시스템이 필요하다. 전류에 의한 전자석이므로 일정 자장유지에 따른 안정화 전원이 요구된다. 이러한 이유와 포화자기장 등으로 상전도 방식은 0.002~0.4[T](Tesla)의 범위 내에서 장치가 만들어지고 있다(그림 1-65).

3) 초전도 자석 방식

초전도(Super Conductive)는 전기저항이 0이 되는 상태이다. 따라서 전기저항이 없기 때문에 발열에 의한 전기손실이 없다. 그러므로 초전도 현상이 일어나는 물질로 고리를 만들어 전류를

---

* 사마리움(Samarium) : 주기율표 란타넘족에 속하며 원소기호는 Sm, 원자번호 62, 원자량은 150.4이다.

** 네오디뮴(Neodymium) : 주기율표 란타넘족에 속하며 원소기호는 Nd, 원자번호 60, 원자량 144.24이며 네오딤(Neodym)이라고도 한다.

흘리면 소모 없이 영구 자기장을 만들어 낼 수 있다. 영구 자기장이 만들어지는 만큼 보통의 전자석과는 달리 강력한 자기장을 만들어 내는 것이 가능하다.

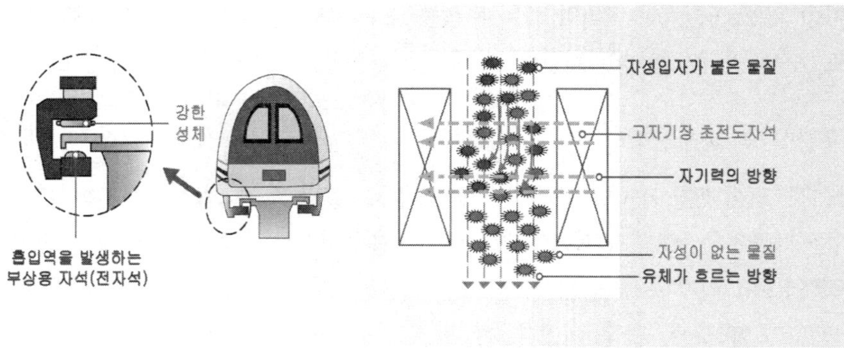

(a) 상전도 자석 방식 (b) 초전도 자석 방식

그림 1–65 ● 상전도와 초전도 자석 방식

① 퀜칭현상 : 초전도 현상은 절대온도에 가까운 극저온에서 일어난다. 따라서 초전도 물질을 냉각하기 위해 값비싼 헬륨액체를 냉각재로 사용하고 있다.

㉠ 현재 극저온이 필요 없는 신초전도 물질이 잇달아 발견되면서 최고온도도 올라가고 있으며 초전도상태를 유지하기 위해서는 초전도 현상이 일어나는 임계온도 이하가 되어야 한다.

㉡ 임계온도보다 낮은 온도에서도 초전도체를 흐르는 전류의 크기나 주위의 자기장의 강도가 어느 한계를 초월하면 초전도 상태가 무너져 보통의 상전도 상태로 옮겨가 버린다. 이 한계치를 임계전류밀도, 임계자기장이라고 한다.

㉢ 임계조건이 무너지면 초전도체는 초전도성을 상실하고 상전도 상태가 되는데 이 현상을 퀜칭(Quenching)이라 한다.

㉣ 퀜칭(Quenching)이 발생하면 상전도 상태의 전기저항으로 대량의 열이 발생하고, 초전도체를 용해시키거나 값비싼 냉각재를 증발시키는 손실이 발생하므로 초전도 자석의 설계나 설치에 있어서는 충분한 대책이 강구되어야 한다.

② 저온 유지장치 : MRI용 초전도 코일 재료로는 Nb-Ti(니오븀-티타늄) 합금이나 Nb3SN(니오븀 주석) 화합물 등이 있다.

㉠ 액체헬륨 내에 초전도 코일이 들어가고, 그 바깥쪽은 진공상태에 있으며 또 액체질소에 둘러싸여 있는 보온구조이다. 이 저온 용기를 일반적으로 저온 유지장치(Cryostat)라 한다.

㉡ 액체질소가 사용되는 이유는 고가의 액체헬륨이 증발되는 것을 방지하고 냉각상태를 보

호하기 위해서다.

③ 누설자장 : 초전도 자석은 자장이 세고(0.5~3.0[T]), 자장의 공간균일도가 좋으며, 자장의 시간적 안정성이 뛰어나 가장 많이 이용되고 있다.

㉠ 초전도 자석은 영상을 얻고자 하는 부위에 원하는 자장을 만들어주지만, 초전도 자석 주변에 원하지 않는 누설자장를 함께 형성한다. 이 누설자장은 심박보조장치 등과 같은 의료기구의 오동작을 유발할 수 있기 때문에 누설자장이 적절한 수준으로(일반적 5[Gauss] 이하) 감쇠되는 공간까지를 확보해야 하므로 자기공명영상 시스템의 설치공간은 다른 진단영상 시스템에 비해 매우 커야 하는 문제점이 있다.

㉡ 최근에는 이 누설자장을 효과적으로 줄일 수 있는 자장차폐기술이 개발되어서 공명영상 시스템의 설치공간도 획기적으로 감축되었다.

㉢ 왜곡이 없는 단층영상을 얻기 위해서는 영상을 하고자 하는 부위에서 정자장이 매우 균일해야 한다.

㉣ 보통 자기공명영상 시스템에서 쓰는 자석들은 보통 직경 30[cm] 구 안에서 수십 [ppm] 이하의 자장균일도를 갖는다.

④ 초전도 자석 방식의 장점 : 높은 자장을 발생시킬 수 있어 영상의 고해상도, 짧은 스캔시간 등의 장점을 가진다. 초전도 자석 방식은 분광학(Spectroscopy), 현미경(Microscopy) 검사 등에 많이 쓰인다.

⑤ 초전도 자석 방식의 단점 : 주기적으로 고가의 액체질소와 액체 헬륨을 공급해야 하므로 운영비가 많이 든다.

(2) 라디오주파수 코일

라디오주파수(Radio Frequency : RF) 코일은 자기공명영상에서 원자핵 스핀을 여기하고 여기된 스핀이 평형상태로 회귀하면서 발생하는 고주파의 발신과 생체에서의 MR 신호를 수신하기 위한 코일이다.

① 자기공명영상의 신호 대 잡음비를 좌우하므로, 잡음이 적은 영상을 얻기 위해서는 고감도의 고주파 코일이 필수적이다.

㉠ 고주파의 발신과 수신은 시간적으로 엇갈리기 때문에 하나의 코일로 발신과 수신을 겸용하는 방식(Single Type, 단일형)과 별개로 설치하는 방식(Cross Type)이 있는데, 주로 별개로 설치하는 방식이 많이 쓰이고 있다.

㉡ 최근에는 위상배열형(Pulsed Array) 고주파 코일이 개발되어서 고주파 코일의 감도가 크게 향상되었다.

② MRI에서의 라디오주파수 코일은 크게 홀-볼륨 코일(Whole-Volume Coil)과 서피스 코일(Surface Coil)이 있다.

㉠ 서피스 코일은 등뼈(Spine), 목(Neck), 가슴(Breast), 하지(Extremity), 눈구멍(Orbit)용 등에 이용된다.

㉡ 홀-볼륨 코일은 커다란 검사부위에서 여기된 MR 신호를 받아들이는 것으로 코일 안에 환자가 들어가기 때문에 원통형에 가까운 구조로 되어 있다.

㉢ 코일의 형태는 솔레노이드형(수직자장방식)과 안장모양형(Saddle-Shaped, 수평자장방식) 코일이 있다.

㉣ 라디오주파수 코일은 정자기장과 직교하는 자장을 만들어야 하므로 정자기장 방향에 따라 선택된다.

㉤ 표면 코일(Surface Coil)은 일종의 수신 안테나로서 검사하고자 하는 관심부위에 인접해 사용할 수 있게 한 코일이다.

㉥ 인체의 작은 단면을 영상화할 수 있으며, 월등한 신호강도를 발생시키므로 분해능을 증가시킬 수 있다(그림 1-66).

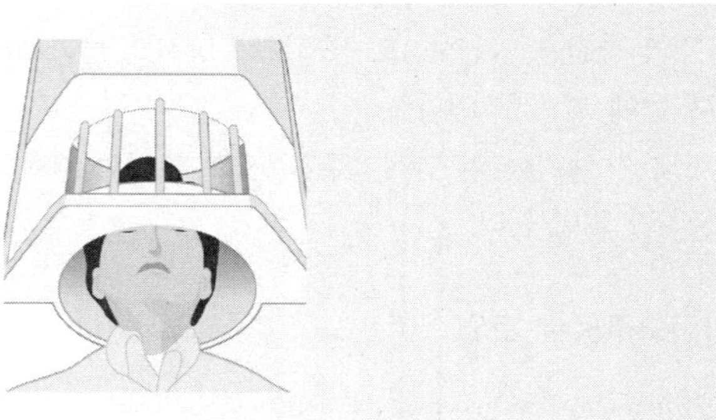

그림 1-66 • RF Coil

(3) 심 코일과 경사자계 코일

1) 심(Shim) 코일

양질의 자기공명영상을 얻기 위해서는 매우 좋은 자장의 균일도가 요구된다. 정자기장 내부에 놓여 정자기장의 비균질성을 부분적으로 수정하기 위해 낮은 자장을 만들어 내어 더욱 균일하게 만드는 시밍(Shimming, 틈새를 막는 나무[금속]조각) 작용을 하기 위한 코일이다.

① 시밍은 심 코일을 이용한 방법 외에 정자기장 내부나 냉각장치 외부에 철편을 설치하여 이루어질 수도 있다.

② 시밍 코일은 열 개 정도로 구성되는데 각각의 코일에 흐르는 전류의 양을 조절하여 자장의 균일도를 높일 수 있다.

2) 경사자계(Gradient) 코일

정자장은 공간적으로 매우 균일하기 때문에 이상적인 경우를 가정하면 영상하고자 하는 부위 모든 점에서의 자장강도는 같다고 할 수 있다. 즉 모든 점에서 원자핵 스핀의 에너지 준위차가 같기 때문에 원자핵이 평형상태로 회귀되면서 유도되는 전자파의 주파수도 모든 점에서 같게 된다.

① 자기공명영상을 구성하기 위해서는 공간적인 정보를 구분하는 방법이 필요한데 이를 위해 경사자계 코일이 쓰인다.
② 경사자계 코일은 정자장 자석 내의 심 코일 내부에 X, Y, Z축을 따라 나란히 설치되어 전류를 흐르게 한다.
③ 자장 경사자계는 영상을 구성하는 데에 위치를 정해 주며 단면 선택(Slice Selection), 주파수 부호화(Frequency Encoding), 위상 부호화(Phase Encoding)의 기능을 가지고 있다.
④ 경사자계 코일은 3개의 그레이디언트 증폭기(Gradient Amplifier)가 설치되어 작동시켜 주며, 자장기울기의 크기와 변화율은 컴퓨터의 제어로 정확하게 조절된다.

[참고] X-방향의 경사자계를 만들어 정자장에 더해주게 되면 X-방향으로의 자계강도가 선형적으로 증가하게 되므로, X-방향으로 다른 위치에 놓인 원자핵들은 서로 다른 주파수의 FID 신호를 유도하게 된다.

(4) 경사자계 코일 구동기

경사자계 코일에 펄스형 전류를 인가해주는 장치이다. 경사자계 코일에는 보통 수백[A] 정도의 전류가 인가되므로 경사자계 코일 구동기는 고전력 회로로 구성된다. 경사자계 코일과 경사자계 코일 구동기의 성능을 함축해 나타내는 지표로 경사자장 강도가 쓰이며 단위는 [mT/m]가 주로 쓰인다. 일반적인 MRI 시스템의 경우 경사자장 강도는 30~60[mT/m] 정도이다.

(5) 스펙트로미터

스펙트로미터(Spectrometer)는 MRI를 가동하기 위해 필요한 고주파 펄스, 경사자계 펄스 파형을 합성하고 수신한 자기공명신호를 처리하여 영상을 구성하는 주제어장치이다.

(6) 콘 솔

콘솔은 촬영 소프트웨어를 돌리고 재구성된 영상을 도시하고 분석하기 위한 장치이다.

6. MRI의 장 · 단점

MRI는 주로 중추신경계, 두경부, 척주와 척수 등 신경계통의 환자에게 이용되며 실제 이용범위는 넓다.

(1) 장 점

① MRI는 X-선처럼 이온화 방사선이 아니므로 인체에 무해하다.
② 3차원 영상화가 가능하며 컴퓨터단층촬영(CT)에 비해 대조도와 해상도가 더 뛰어나다.
③ 횡단면 촬영만이 가능한 컴퓨터단층촬영과는 달리 관상면과 시상면도 촬영할 수 있다.
④ 필요한 각도의 영상을 검사자가 선택하여 촬영할 수 있다.

(2) 단 점

① 검사료가 비싸며 촬영시간이 오래 걸린다.
② 검사공간이 협소하여 혼자 들어가야 하므로 중환자나 폐쇄공포증이 심한 환자(어린아이는 상관없음)는 촬영할 수 없다. 그러므로 통제실에서 원격으로 감시하는 것이 필수적이다.
③ 마취약이나 상기도 폐쇄에 의한 손상의 위험이 존재한다.
④ 자기장에 의해 금속 부품에 유도되는 전류에 의한 화상의 위험이 존재한다.
⑤ 전자장비와 간섭할 수 있어 환자가 검사를 받는 동안은 전통적인 전자감지기를 사용할 수 없다.

(3) OFSETH 프로젝트를 통한 문제점의 해결책

1) 문제점 인식

ICT Results 사이트에 실린 기사에는 EU가 투자한 이 OFSETH 프로젝트가 광학감지기와 광섬유를 이용한 해결책을 찾고 있다고 설명되어 있다.

① 금속 부품이 없는 광학감지기는 빛 펄스의 형태로 정보를 전송하며 자기장의 영향을 받지 않는다.
② OFSETH 프로젝트는 광학 감시 시스템이 통합된 착용형 직물을 개발하고 있다.
③ 협력기관들은 호흡, 심장 박동속도 및 혈액산소 수준을 감시할 1~5세 사이의 어린이에게 적합한 시스템에 관한 연구에 집중하고 있다.
④ "광섬유의 광유도 특성은 주변 환경에 따라 바뀔 수 있다. 광섬유에 적용되는 제약사항들을 측정하거나 광섬유에 전송되는 신호특성의 변화를 분석함으로써 많은 변수들을 측정

하는 것이 가능하다."라고 이번 프로젝트에 참여하고 있는 벨기에 몬스(Mons) 기반의 독립연구센터 멀티텔(Multitel)의 프랑스와즈 나르보노(Francois Narbonneau)는 설명한다.

2) 해결책

해결책으로는 가슴이나 복부 둘레에 위치한 탄력붕대를 감아 호흡속도를 감시하거나 의복에 감지기를 달아서 감지하는 의복감지기가 있다.

① 탄력붕대 감지기 : 연구진은 호흡을 감시하기 위해서 가슴이나 복부 둘레에 위치한 탄력붕대 속에 플라스틱 광섬유를 누벼 넣었다. 이 붕대는 환자가 호흡하는 동안 늘어나고 수축하며 두 가지 종류의 감지기가 광섬유의 변형을 감지하여 호흡속도를 감시한다.

㉠ 연구팀은 혈액 속에 얼마나 많은 산소가 존재하는지를 측정하기 위해 빨간빛과 적외선의 흡수량을 비교하는 비침습 혈액산소감지기도 설계했다. 이 감지기는 골무에 꼭 맞으며 피부에서 반사된 빛을 검출하고 맥박도 측정한다.

㉡ 비록 다른 비전자적인 장치들도 생명유지에 필요한 기능들을 측정하는데 사용될 수 있지만 그러한 장치들은 부담스럽고 비싸다. 그리고 광학기술이 MRI 감시용으로 이미 쓰이고 있지만, 환자들은 병원의 여러 장소를 옮겨 다니면서 2~3가지의 서로 다른 시스템으로 바꿔 검사해야 한다.

② 의복감지기 : OFSETH로 개발된 이 시스템은 환자가 입고 있는 의복 속에 감지기들을 통합시켜 그러한 변화의 필요성을 제거한다.

㉠ 플라스틱 광섬유는 직물 속에 누벼질 수 있기 때문에 그러한 분야에 특히 적합하다. 가장 큰 혁신은 의료분야를 위해 제조과정에서 직물 속에 내장된 광섬유 감지기를 사용하는 것이다.

㉡ 핵심적인 아이디어는 환자가 병원에 도착할 때부터 떠날 때까지 감시 시스템을 바꾸거나 끊지 않고서 환자를 감시할 수 있는 의복을 제공하는 것이다.라고 나르보노는 말한다. 모든 하드웨어 부품들은 이미 준비되어 있으며 다음 연구는 시작품 의복에 부품들을 통합한 뒤 임상시험에 시험하는 것이다. 10개 협력기관들은 건강관리, 광학 감지 및 직물기술에 관한 자신들의 전문기술을 제공하여 이 프로젝트를 실현시켰다.

㉢ 이미 연구팀은 유아들의 돌발적인 요람사를 막기 위해 집에서 사용할 수 있는 유아복을 만드는데 똑같은 감지기를 사용할 계획이다. OFSETH는 EU의 6차 연구프레임워크의 후원을 받는 '고성능' 직물을 개발하기 위한 클러스터 프로젝트인 SFIT의 일부이다.

7. MRI 영상의 예

유럽 연구팀이 건강관리를 위한 직물내재형 광섬유감지(Optical Fiber Sensing Embedded in Textiles for Healthcare : OFSETH) 프로젝트로 개발한 새로운 광학감지기 덕분에 어린이나 마취가 필요한 환자들에게 자기공명검사가 더욱 안전해질 전망이다.

자기공명영상법(MRI)은 인체의 상세한 내부영상을 얻는 강력한 비침습적 수단이다. X-선과는 달리 MRI는 이온화 방사선을 사용하지 않고 강력한 자기장으로 인체 내부를 조사한다. MRI는 진단과 치료에 필수적인 보조기구로 자리를 잡았다(그림 1-67).

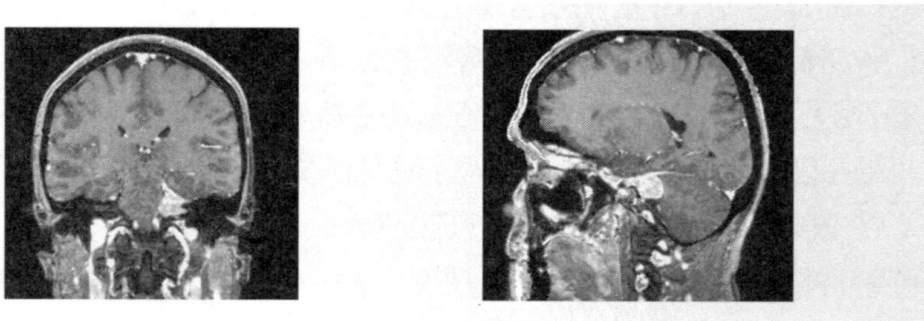

그림 1-67 • 머리의 관상면, 시상면 MRI 사진

22 자동현상기

감광재료를 자동적으로 현상처리하는 기계로 자동현상기(Processors)는 수작업에 비해 한꺼번에 다량의 감광재료를 현상처리할 수 있기 때문에 처리시간도 단축할 수 있고, 현상결과도 수작업과 다를 바가 없다.

① 암실이 비좁은 경우나 현상필름이 적은 경우에는 드럼식 · 튜브식 · 수평식 같은 롤러반송 방식의 자동현상기가 적합하다.

② 최근에는 자동현상기의 자동제어 및 예측시스템이 발달하여 사이즈가 큰 감광재료라도 대량으로 효율적인 처리를 할 수 있게 되었고, 사진의 시각적 효과도 다양하게 꾀할 수 있으며 경제적 이득도 크다.

③ 자동현상기는 취급량이 많은 현상 · 프린트 실험실, 광고 · 사진스튜디오, 신문사의 사진부, 건축 · 공업의 제도, 원도를 제판 · 복사하는 회사, 측량 · 지도를 제작하는 회사, 영화사의 촬영 · 편집부등에 주로 이용하고 있다(그림 1-68).

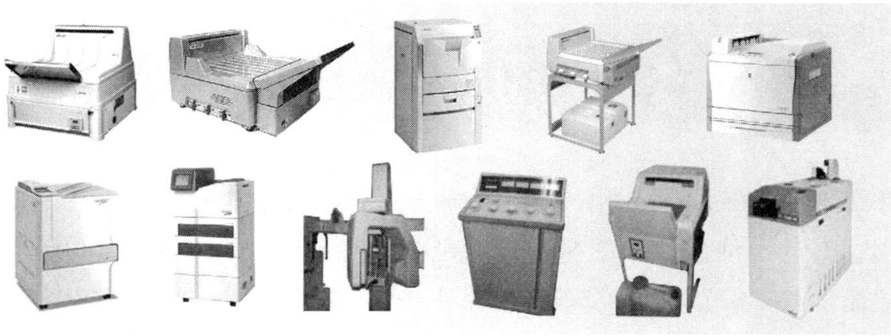

그림 1-68 ◦ 자동현상기

1. 자동현상기의 특성

자동현상기를 다룰 때는 처리된 품질을 일정하게 유지하기 위해 현상처리액의 온도와 순화, 유속 현상시간, 운동 사이클 등을 조정해야 한다. 최근의 대형 자동현상기는 이러한 조정이 컴퓨터 프로그래밍에 의해 자동적으로 이루어지도록 되어 있다. 그 밖에 자기테이프식, 펀치카드식, 레코드 또는 테이프식, 타이머와 서머스탯을 장비한 전자기식 등이 있다.

(1) 조 작

기계조작은 시동 · 정지 이외에는 거의 손댈 필요가 없다. 처리결과를 좋게 하기 위해 각 처리 공정마다 정기적으로 점검 또는 시험하여 필요하면 수정할 뿐, 그 밖의 것은 모두 자동화되어 있기 때문에 감광재료를 현상기에 장착시키는 일과 처리된 것을 꺼내는 일만 하면 된다.

(2) 자동현상기 사용시 주의점

자동현상기는 동일한 처리가 가능한 감광재료를 대량으로 처리할 경우에 시간이나 일손이 크게 절약된다. 따라서 촬영할 때의 노출이 일정하게 되지 않은 것은 자동현상기에는 적합하지 않다.

① 적정한 수치보다도 빠른 셔터 속도로 노출되는 경우가 있는데, 이런 경우에는 노출부족을 보충하기 위해 현상시간을 조정할 필요가 있다.

② 증감처리나 특수한 취급이 필요할 경우에는 수작업으로 처리하는 편이 좋다.

③ 현상조건을 잘 검토하고 난 뒤 자동현상기를 사용할 것인지의 여부를 결정해야 한다.

23 정전형 고전압 발생장치

정전형 고전압 발생장치(Van De Graaff Generator)는 집전극에 많은 정전기를 집적시켜 직류 고전압을 얻어 하전입자, 즉 전자, 양자를 가속하는 장치로서 치료용으로 이용되는 정전형 고전압 발생장치는 주로 2[MV] 정도의 고에너지 X-선을 발생시킨다. 고압의 절연과 장치 크기의 제한에 의해 현재는 이용하지 않고 있다.

정전형 고전압 발생장치 원리는 20~40[kV]의 충전전압을 움직이는 절연 벨트에 전하 스프레이(Sprayer)를 통해서 코로나 방전(Corona Discharge)*이 일어나 벨트위에 전자를 뿜어주게 된다. 집전극에 연결된 체인지 콜렉터(Change Collector)를 통해서 음 하전이 스피어돔(Sphere Dome)에 모이게 되어 대지와 스피어돔 사이에는 $V = Q / C[V]$에 의해서 대단히 높은 전압의 전위차가 생기게 된다. 이 고전압을 금속 링이 직렬로 연결된 X-선관에 가해줌으로써 X-선을 발생시킨다(그림 1-69).

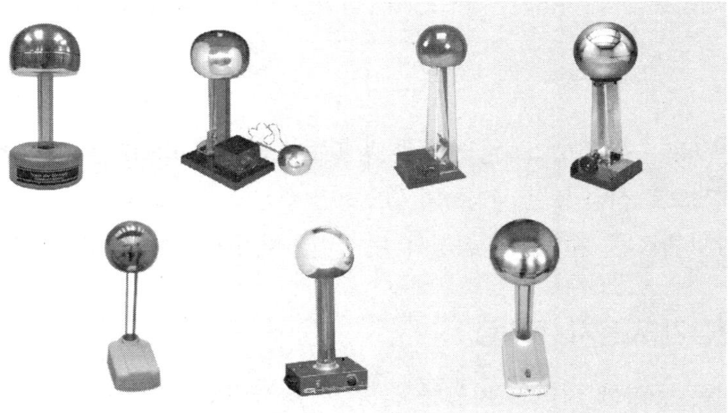

그림 1-69 ◦ 정전형 고전압 발생장치

* 코로나 방전(Corona Discharge) : 도체표면이나 두 도체 사이의 방전이다.

24 초음파 영상진단기

초음파 영상진단기(Ultrasound doppler Measurement System)는 뱃속의 태아를 실시간 검사할 수 있는 기계로서 태아의 이상 유무는 물론 건강상태, 심장소리 등을 모니터를 통해 관찰할 수 있는데, 디지털 초음파로 미세한 조직간의 변화를 관찰할 수 있으며 근거리, 원거리 영상까지 고화질의 화면으로 관찰할 수 있는 기기이다.

투과도에 한계가 있고 영상의 질이 좀 떨어지긴 하지만 간편하고, 연부조직간의 구별이 가능하고, 방사선 장해가 없으며 실시간 영상이 가능해 임상에서 많이 쓰인다(그림 1-70).

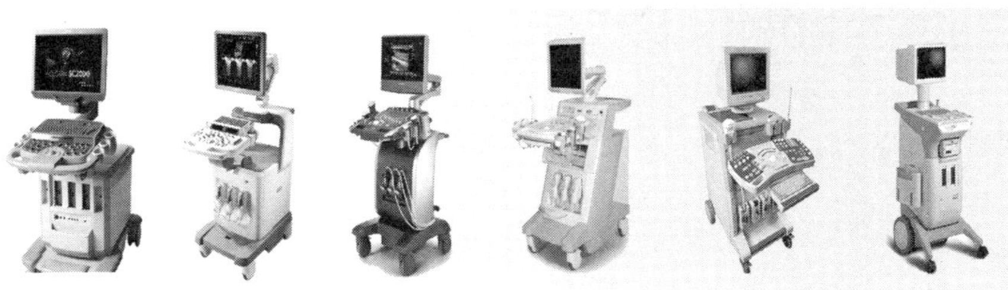

그림 1-70 • 초음파 영상진단기

1. 초음파 영상진단기의 원리

초음파 영상진단은 임상에서 매우 유용하게 쓰이는 영상기술이다. 원리는 음파를 쏘고 음파가 매질의 경계면(물과 공기, 물과 뼈 등)에서 튀어나오는 에코(Echo)를 잡아서 음파의 속도로 거리를 계산해 영상으로 재구성한 것이다. 초음파 장비는 소리에 의존하는 청진기와는 달리 몸속의 상태를 영상으로 보여주기 때문에 '미래의 청진기'라고 한다.

2. 초음파 영상진단기의 활용분야

여성생식기, 태아의 감시, 복부의 질환에서 일차적으로 쓰인다. 최근에는 도플러 효과를 이용하여 혈류의 속도와 양까지 측정(Doppler-us)할 수 있게 되어 그 유용성이 더욱 확대되고 있다. 간, 췌장 등 상복부 장기나 자궁, 난소, 전립선 등 골반강의 장기, 그리고 갑상선 · 유방 · 심장 등에 쓰인다. 심혈관질환이나 복부질환에도 응용된다.

3. 초음파 영상기기의 장 · 단점

가장 큰 장점은 방사선을 이용하지 않는다는 것으로 따라서 산모와 태아의 건강진단에 많이 활용된다. 반면 단점으로는 초음파는 공기를 전혀 투과하지 못하는 한계가 있다. 따라서 공기가 차 있는 위장관이나 폐를 검사하는 데 부적절하다. 또 지방층을 잘 투과하지 못해 비만이 심하면 좋은 영상을 얻기 어렵다. 또한 뼈를 투과하지 못하기 때문에 척추나 관절 질환에 이용하지 않는다.

25 의료용 필름 판독장치

보통 병원에서 X-선, CT, MRI 등 촬영 후 필름을 판독하기 위해 필요한 장치이다(그림 1-71).

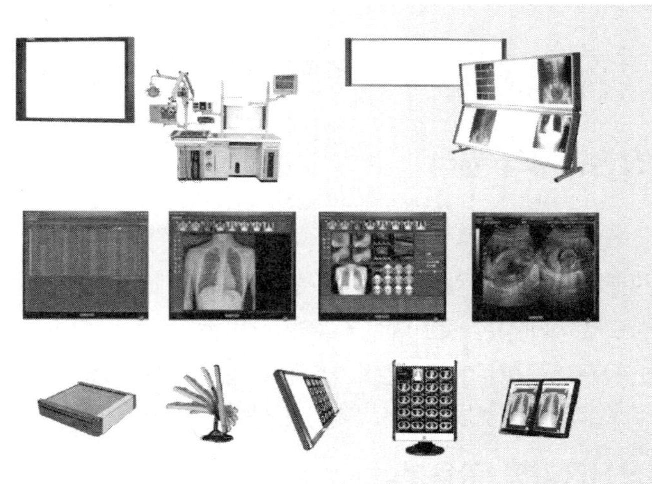

그림 1-71 • 의료용 필름 판독기

1. 의료용 필름 판독장치의 현황

최근에는 기존의 형광등보다 10배 이상의 수명을 보장하는 외부전극형광등(External Electrode Fluorescent Lamp : EEFL)을 사용하여 형광등 교체의 번거로움을 줄이고 판독에 가장 중요한 요소인 판독면의 고른 밝기 또한 전체면 밝기 평균이 90[%] 이상으로 개발되어 필름 어느 부분이라도 동일한 조건으로 판독할 수 있으며, 밝기조절 기능을 채용하여 CT, MRI 필름 등 고밀도 필름에서 일반 필름까지 판독할 수 있는 제품이 개발되었다.

2. 의료용 필름 판독장치의 특성

(1) 램 프

세계 최초의 슬림형 의료형 필름 판독장치로 균일한 판독밝기와 외부전극형광등*을 채용하여 긴 수명의 사용시간을 가지고 있다. LCD에 사용되는 백라이트(Back Light Unit : BLU)**기술로 제공되는 균일한 밝기는 필름상에 작은 부위도 판독이 가능하며 스탠드를 이용하여 데스크톱은 첨단 진료환경을 제공한다.

(2) 영상저장전송 시스템

1) 의료영상전송 시스템

의료영상저장 전송 시스템은 방사선학적인 영상진단장치를 통하여 진단한 영상을 디지털 상태로 획득·저장하고, 판독과 진료기록을 함께 각 단말기로 전송·검색하는 데 필요한 기능을 통합적으로 처리하는 디지털 의료영상저장 전송 시스템(Picture Archiving Communications System : PACS)이라고도 한다.

2) 의료영상전송 시스템의 조건

기존의 필름을 가지고 진단하고 판독하던 병원의 업무를 컴퓨터와 네트워크를 통하여 병원의 업무를 처리해나가는 데 도움을 주는 것으로 알려져 있다. 이를 통하여 연결할 수 있는 의료기기는 기본적으로 방사선과 의료영상 장비들인데, 컴퓨터단층촬영장치·자기공명영상촬영장치·투시촬영장치·혈관조영장치·유방암검진기 등 핵의학 영상 장비들이 있으며 초음파·내시경·현미경 등의 이미지도 연동이 가능하다. 그러나 이들 의료영상 장비가 의료영상저장 시스템과 연동하기 위해서는 먼저 영상의 디지털화가 필요하며 이 시스템은 필름 없는 병원 시스템을 구축할 수 있다.

---

* 외부전극형광등(External Electrode Fluorescent Lamp : EEFL) : 전계에 의해서 램프 내에 플라즈마 방전을 유도하여 빛을 내며, 일반 형광등과 달리 전극이 램프 외부에 있다.

** 백 라이트(Back Light) : LCD 뒤에서 빛을 내는 발광체 부분이다.

3) 의료영상전송 시스템의 효과

의료영상저장 시스템을 구현하기 위해서는 영상표시 및 처리, 정보통신 및 네트워킹, 데이터베이스, 정보관리, 사용자 인터페이스(Interface)와 정보저장관리 등의 기술들을 종합하여야 한다.

① 방사선과 : 필름 비용절감, 인건비절감, 필름 보관 비용절감, 미판독 이미지들의 감소, 특수검사 판독지연감소, 관리업무축소, 반복검사감소 등의 효과가 있다.

② 임상 의사 : 이미지의 동시 활용, 임상정보의 증대, 즉각적인 이미지 확보, 무익한 외래 및 수술환자의 진료감소, 판독의사와 임상의사간의 원활한 의사교환과 진료환자 수의 증가, 입원과 외래 환자의 이미지 및 판독결과 활용성 증대가 효과가 있다.

③ 환자 : 방사선 조사량감소, 불필요한 외래와 수술에 따른 진료비감소, 재검사 횟수감소, 결과 및 임상정보를 바로 알 수 있는 효과가 있다.

26 핵의학장치

핵의학은 인체에 적용할 수 있는 안전한 성질을 가지고 있는 원자로나 사이클로트론으로 만든 반감기가 짧은 방사성동위원소를 이용하여 질병의 진단, 치료 및 질환의 병태생리, 생화학적 연구에 사용되는 임상의학이다. 목적에 따라 핵종과 화학상태를 선정하여 방사성동위원소를 주사 등으로 환자의 몸 내부에 삽입하여 그 분포를 체외에서 측정하거나 대사물질을 측정하여 진단에 필요한 정보를 얻어 질환이 의심되는 장기나 그 기능들을 컴퓨터를 이용하여 그려낼 수 있다. 검사 자체가 환자에게 고통이 없으며 불편함이 없는 쉬운 검사이다.

1. 핵의학 특성

X-선 촬영에서는 인체 외부에서 방사선을 가해 인체를 투과해 나오는 방사선을 감지하여 영상을 얻고, 핵의학 영상에서는 인체 내부에서 나오는 방사선을 감지하여 영상을 얻는 점이 큰 차이가 있으나 그 물리적 특성은 광자라는 점에서 동일하다.

① 동위원소가 붕괴하면서 방출되는 방사선을 알파입자, 중성자, 전자, 감마선 등 여러 가지가 있으나 핵의학에서는 감마선을 사용한다. 감마선 광자의 에너지도 X-선 광자의 에너지와 마찬가지로 [KeV] 혹은 [MeV]의 단위로 표시된다.

② X-선은 전자가 물질에 충돌하면서 전자의 운동에너지가 광자에너지로 변환되면서 발생하기

때문에 다색광 특성을 갖지만 감마선은 원자핵의 붕괴에 의해 방출되므로 단색광 특성을 가진다.

③ 방사성동위원소는 안정되어 있지 않고 붕괴하기 때문에 시간이 지나면서 동위원소의 양은 식 (1-9)와 같이 줄어든다.

$$N = N_0 e^{-\lambda t} \tag{1-9}$$

λ : 감쇠상수

④ 방사성동위원소의 양이 절반으로 줄어드는 시간을 반감기라 한다. 반감기와 감쇠상수(Decay Constant) 사이에는 식 (1-10)과 같다.

$$T_{0.5} = \frac{0.693}{\lambda} \tag{1-10}$$

2. 방사성 핵종

방사성 핵종은 핵의학에서 쓰이는 방사능 분자를 일컫는다. 약 1500종의 방사성 핵종이 있으나 이 중 수십 개 정도가 핵의학에서 쓰인다.

표 1-6 ● 감마선 방출 방사성 핵종

원자번호	핵 종	반감기[시간]	에너지[KeV]
24(Cr : 크롬)	Chromium - 51	28[일]	320
31(Ga : 갈륨)	Gallium - 67	79.2[시간]	92, 184, 296
34(Se : 셀레늄)	Selenium - 75	120[일]	265
38(Sr : 스트론튬)	Strontium - 87	2.8[시간]	388
43(Tc : 테크네튬)	Technetium - 99	6[시간]	140
49(In : 인듐)	Indium - 111	2.8[일]	173, 247
	Indium - 113	1.73[시간]	393
53(I : 요오드)	Iodine - 123	13.3[시간]	159
	Iodine - 125	60[일]	35, 27
	Iodine - 131	8.04[일]	364
54(Xe : 크세논)	Xenon - 133	5.3[일]	81
80(Hg : 수은)	Mercury - 197	2.7[일]	77
81(Ti : 탈륨)	Thallium - 201	73[시간]	135, 167

① 방사성 핵종의 선택에 있어 방출되는 감마선의 에너지는 중요하다.

② 에너지가 너무 낮으면 인체를 빠져 나오기 전 인체에 흡수될 가능성이 높으며 또 에너지가 너무 높으면 감마선을 감지하기가 어렵다.

③ 일반적으로 사용되는 핵종의 방사선 에너지는 70~511[KeV] 대역이다.

④ 방사성 핵종의 선택에 있어 핵종의 반감기도 중요하다.

⑤ 반감기가 너무 짧으면 촬영이 종료되기 전에 핵종이 거의 사라져 촬영이 어려운 점이 있고, 반감기가 너무 길면 핵종이 인체 내에 머무르는 시간이 너무 길어 인체가 방사능에 너무 오래 노출되는 문제가 있다(표 1-6).

(1) 계수정보

방사성 물질의 방사능을 측정하기 위해서 고안된 장치의 반응을 보는 것을 계수라 한다. 보통 핵의학 영상에서는 보통 64×64에서 128×128의 작은 크기의 픽셀을 사용하므로 영상크기와 데이터양이 작은 편이다. 각 픽셀들은 그 픽셀이 상응하는 영상의 부분에서 일어난 광자들의 활동에 관한 계수정보(Count Information)를 갖고 있다(표 1-7).

표 1-7 ● 양전자 방출 방사성 핵종

원자번호	핵 종	반감기[시간]	에너지[KeV]
6(C : 탄소)	Carbon - 11	20.3[분]	326
7(N : 질소)	Nitrogen - 13	10.0[분]	432
8(O : 산소)	Oxygen - 15	2.1[분]	696
9(F : 불소)	Fluorine - 18	110[분]	202
29(Cu : 구리)	Copper - 64	12.7[시간]	656
31(Ga : 갈륨)	Gallium - 68	68[분]	1,900
33(As : 비소)	Arsenic - 72	26[시간]	3,340
35(Br : 브로민)	Bromine - 76	16.1[시간]	3,600
37(Br : 루비듐)	Rubidium - 82	1.3[분]	3,150
53(I : 요오드)	Iodine - 122	3.5[분]	3,100

(2) 방사성 핵종 사용의 예

감마카메라(Gamma Camera)의 장치들은 아날로그 방식이 사용된다. 그리고 2차원적 평면상을 구성한다.

① 감마카메라의 광증배관은 유입된 광자에 비례하는 전압을 출력한다.

② 광증배관 외에도 신호를 증폭시키는 전증폭기와 위치결정회로들이 있다. 이런 장치들로부

터 나오는 신호의 디지털 처리는 섬광체(Scintillator) → 광증배관(PMT) → 위치결정 단계 이후에 이루어진다(표 1-8).

표 1-8 ● 핵의학의 분류

<table>
<tr><td rowspan="12">진단</td><td rowspan="8">In Vivo 검사
(생체 내 검사)</td><td rowspan="4">체외
계측</td><td rowspan="2">동태 계측(Dynamic Study)</td><td>연속 Scintigraphy</td></tr>
<tr><td>동태기능검사</td></tr>
<tr><td rowspan="2">정태 계측(Static Study)</td><td>Scintigraphy</td></tr>
<tr><td>섭취율</td></tr>
<tr><td rowspan="4">시료
계측</td><td colspan="2">대사율</td></tr>
<tr><td colspan="2">배설률</td></tr>
<tr><td colspan="2">희석법</td></tr>
<tr><td colspan="2">기타</td></tr>
<tr><td rowspan="4">In Vitro 검사
(시험관 내 검사)</td><td colspan="3">방사수용체측정(Radioreceptor Assay)</td></tr>
<tr><td colspan="3">면역방사계수측정(I[mm]unoradiometric Assay)</td></tr>
<tr><td colspan="3">방사면역측정(Radioi[mm]un Assay)</td></tr>
<tr><td colspan="3">기타</td></tr>
<tr><td rowspan="2">치료</td><td colspan="4">체내 투여</td></tr>
<tr><td colspan="4">체외 투여</td></tr>
</table>

③ 출력전압은 일반적으로 특정 현상의 위치와 펄스의 높이를 나타내며 아날로그 및 디지털 변환기에 의해 디지털화된다. 이후의 신호처리과정은 디지털 방식으로 이루어진다.

④ 단일광자단층촬영장치(SPECT)와 양전자단층촬영장치(PET)를 포함하는 핵영상화 기술들의 재구성 계산들은 디지털 방식으로 행하여지며 영상 데이터들은 디지털 픽셀 배열들로서 저장된다.

⑤ 핵의학은 인체장기와 조직 세포단위의 기능과 형태를 동시에 관찰할 수 있는 의학이며 원자력의 평화적 사용측에 성공하고 있는 분야이다.

(3) 방사성 핵종 의학의 이용분야

위, 뼈, 관절, 간, 갑상선 등의 여러 가지 장기를 사진으로 얻을 수가 있고 사진과 함께 컴퓨터를 이용하여 움직이는 장기나 혈관의 기능적 평가도 할 수가 있으며, CT나 MRI 검사와 함께 장기내 부위 질환을 발견하는 단층촬영에 사용한다. 현대는 내분비질환이 많아져 갑상선 검사가 많이 시행되고 있다.

3. In Vivo 핵의학 검사 및 이용분야

In Vivo(생체내)법은 방사성동위원소를 환자의 체내에 투여하여 생리적 추적자로 사용함으로써 체내에서 나오는 방사선을 검출하여 각 기관의 시간에 따른 방사성동위원소의 체내 분포상태나 변화량, 기능, 형태 등을 해석, 분석하여 화상이나 그래프에 표시하는 검사법이다.

감마카메라(Scintillation Camera), PET(Positron Emission Tomography : 양전자방출단층촬영) 등의 핵의학 기기의 개발로 X-선으로 검사하기 힘들던 인체의 기관을 선택하여 핵종이 모이는 방사성 의약품을 사용하여 묘사할 수 있게 하였다. 이러한 장치들은 환자가 방사선에 피폭되는 것을 줄이고 진단기능을 향상시키는 데 기여한다.

① 컴퓨터의 적용으로 고도의 각종 기관 기능의 분석, 진단이 가능하게 되어 In Vivo 핵의학은 비관혈적, 정량적 진단법으로 중요하게 이용되고 있다.

② 방사성동위원소 화상을 얻는 장치로는 신티스캐너(Scintiscanner)*, 감마카메라, 핵의학 데이터 처리장치 등이 쓰인다.

4. In Vitro 핵의학 검사 및 이용분야

In Vitro(시험관 내)법은 1959년 Berson과 Yallow에 의하여 항원과 항체 사이의 특이반응을 이용한 방사선 면역측정법의 개발로 시작되었다.

① In Vitro 검사는 환자에게서 검체한 시료(혈청 · 오줌 등)에 방사성동위원소를 첨가하여 시료 속의 미량물질을 정량적으로 측정하는 검사법이다. 이후 항체 이외의 특이결합물질도 이용하게 되면서 여러 가지 방사선 면역측정법의 변형법들이 개발되었다.

② 우물형 신틸레이션 검출기**를 사용하여 시험관 내 시료의 측정효율을 높이고 있는데 이는 방사선 피복이 환자에게 무관하다는 장점이다.

방사표지 역가검정법에 의하여 종래의 화학정량법이나 생물학적 검정법 등으로는 불가능하였던 극미량의 생체물질의 정량이 가능해졌다. 응용되고 있는 분야는 내분비학이나 바이러스성 질환, 암 관련 검사 분야이다.

5. 방사선 치료

핵의학에서는 비밀봉 방사성동위원소(Unsealed Source)***의 체내투여에 의한 치료를 중심으

---

* 신티스캐너(Scintiscanner) : 방사성동위원소의 체내분포를 몸 밖에서 측정하는 장치이다.

** 신틸레이션 검출기(Scintillation Detector) : 방사선이 절연체(전기전도율이 작고 전류를 거의 통과시키지 않는 물질)에 입사했을 때 방광하는 현상을 신틸레이션이라 하며, 이 방사선을 검출하는 장치를 신틸레이션 검출기이다.

로 이루어지고 있다. 체내대사를 이용하여 체내에 투여한 방사성동위원소가 일정 장기 또는 조직에 집적됨으로써 선택적으로 방사선 조사가 이루어져 질환을 치료하는 것이다.

6. 핵의학 장치의 종류

체내측정 장치법과 시료측정 장치법이 있는데 장치의 구분과 주요 사용목적을 표 1-9에 나타낸다.

표 1-9 ◦ 핵의학 장치의 종류

장치의 구분		주요 사용목적
체내 측정 장치	지향성 섬광계수기(Scintillation Counter) : 동태기능검사장치	갑상선 섭취율 측정, 동태기능검사, 1차원적 방사성동위원소를 분포 측정한다.
	감마카메라(Gamma Camera) ECT장치	2차원적 방사성동위원소를 분포 측정한다.
	Human Counter	전신계측을 한다.
시료 측정 장치	Well Type Scintillation Counter	혈액, 뇨, 대변 등의 시료 중 방사능을 측정한다.
	우물형(Auto Well Type Scintillation Counter)	방사성동위원소 등에서 다량의 시료를 자동교환 측정한다.
	대시료용 Scintillation Counter	대량의 대변, 요 및 작은 동물 등을 측정한다.
	액체 Scintillation Counter	저에너지 베타선을 측정한다.

27 CR(Computed Radiography)

컴퓨터단층촬영(Computed Radiography : CR)은 기존의 필름-증감지(Screen-Film) 촬영법 대신에 휘진성 형광체인 영상판(IP)에 X-선을 조사하여 축척된 잔상에 레이저빔을 주사하여 영상신호를 획득하는 디지털 방사선 촬영법의 한 종류이다.

기존의 필름-증감지 이상의 효율성을 갖고 있으며, 기존의 X-선 촬영장치와 촬영기술을 사용할 수 있어 일반촬영이나 투시 조영촬영에서 많이 사용하고 있다. CR 시스템의 기본구성은 표 1-10과 같다.

*** 비밀봉 방사성동위원소(Unsealed Source) : 방사성동위원소를 캡슐 내에 밀봉하지 않은 상태이다.

표 1-10 • CR 시스템의 구성

CR 시스템의 구성	CR 시스템의 구성해석
X-선 노출(X-ray Exposure)	환자에게 X-선을 투사한다.
이미지 리더(Image Reader)	영상을 읽어 들인다.
이미지 스케일링(Image Scaling)	영상 비트를 적당하게 조정한다.
이미지 기록(Image Record)	영상을 기록한다.
컴퓨터 촬영법(Computer Radiography)	획득된 CR 영상이다.

1. IP

X-선 필름 대신에 X-선 검출기로서 IP(Imaging Plate)를 사용한다. IP는 고분자재료 위에 특수한 형광체를 도포한 것으로 이 플레이트(Plate)에 X-선이 들어오면 X-선량정보가 플레이트에 축적되어 있게 된다.

① X-선량 정보를 축적하고 있는 플레이트에 빛을 가하면 축적된 선량정보를 읽을 수 있는데 필름-증감지 시스템에서 필름 카세트와 동일 상태이며 반복 사용할 수 있다.

② 인체를 투과한 X-선은 저장형광체(Storage Phosphor)에 흡수되어 8시간 후에도 75[%] 정도의 X-선 에너지가 자동 저장된다.

③ X-선 촬영 후 영상정보가 축적되고 축적된 자료는 영상판독기에 보내고 다시 판독기에서 정보는 이송대 위를 동일 속도로 움직이면서 휘진 형광에 맞는 레이저를 직각방향으로 조사되어 X-선 영상정보가 빛신호로 발생된다.

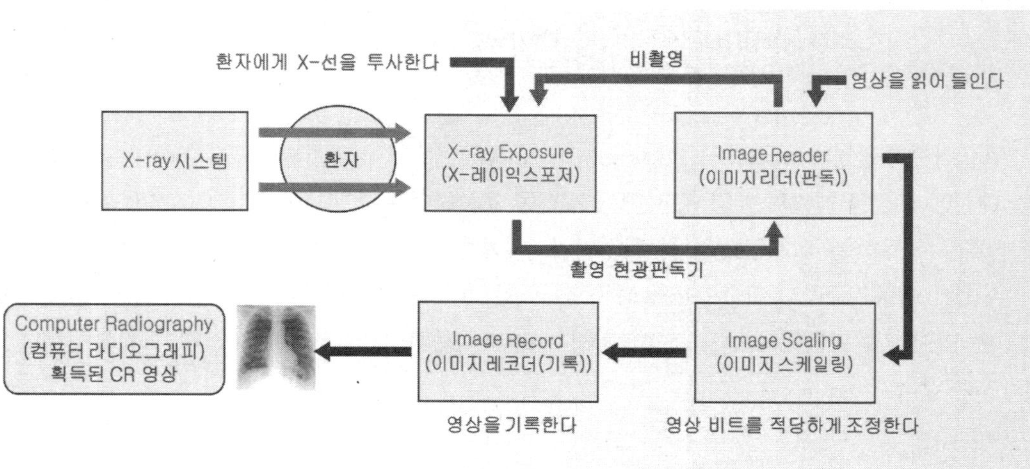

그림 1-72 • CR의 영상획득과정

④ 영상판독은 먼저 낮은 에너지의 빔으로 스캔하여 히스토그램 분석을 하고, 인체 각 부분에 따라 정해진 파라미터로 다시 스캔하여 자동으로 대조도를 조절하여 최종 영상자료를 만들게 된다.

⑤ 스캔된 빛 정보는 광섬유를 통해 전기신호로 변환되고 다시 광전자증배관을 지나 아날로그-디지털 변환기를 거쳐 디지털 신호로서 컴퓨터에 입력된다.

⑥ 입력된 디지털 영상정보를 계조 · 공간주파수처리 · 영상 간의 가감처리(Subtraction)를 통해 진단목적에 적합한 모양으로 만든다.

⑦ 처리 후의 영상은 영상기록기에서 다시 빔을 이용하여 필름에 사진을 기록할 수도 있다. 영상판독기에서 판독이 끝난 자료는 소거용 빛의 공급에 의해 남아 있는 X-선 정보가 소멸되어 초기 형태로 돌아간다. CR의 영상획득과정은 그림 1-72와 같다.

2. CR의 특징

CR(Computed Radiography)은 자료의 X-선의 세기에 따른 직진성이 필름에 비해 100배 이상 넓은 특징이 있다. 이렇게 넓은 활동성 있는 영역을 가지고 있기 때문에, 항상 일정한 화질의 영상을 얻을 수 있어 재촬영률을 1/10 이하로 줄일 수 있다. 특히, 이동촬영에서 선명도가 뚜렷하다. 또한 모니터로 영상을 볼 경우 CT에서와 같이 윈도우 폭 레벨(Window Width Level)을 조절하며 볼 수 있다.

3. CR의 장 · 단점

(1) CR의 장점

환자에게 조사하는 방사선 양을 줄일 수 있다는 점이다. 하지만 방사선 양을 줄일 경우 노이즈가 늘어나기 때문에 영상의 질이 낮아진다. 디지털 영상을 처리함에 있어 IP 방식의 CR법은 종래의 X-선 촬영장치를 그대로 적용할 수 있다.

(2) CR의 단점

① 위치 및 콜리메이션(Collimation)* 이 좌우 대칭이 되지 않으면 컴퓨터의 일률적인 처리로 인한 밀도차가 생긴다.

② 촬영부위에 따른 Mode 선택이 잘못되었을 경우 밀도가 달라진 이미지를 얻는다.

* 콜리메이션(Collimation) : 광선을 평행하게 정렬해 주는 시준(망원경의 축을 목적물에 맞추는 일) 장치이다.

③ 기존 시스템보다 처리속도가 느리다.
④ 방사선사의 업무가 증가되어 검사효율이 떨어진다.
⑤ 진료비가 상승한다.

4. CR과 DR의 차이점

(1) CR(Computed Radiography)

CR의 필름 - 증감지 시스템에서는 IP(Imaging Plate)를 사용한다. X-선 촬영 후 IP를 판독기에 넣어야 IP에 저장된 영상을 디지털 영상으로 볼 수 있다. 그리고 넓은 범위의 다이내믹 레인지(Dynamin Range)를 가지고 있기에 노광의 부족이나 많음에 따른 촬영의 실패를 막을 수 있으나 영상을 얻기까지 시간이 필름방식에 비해 오래 걸린다.

또한 CR은 복잡해 보이는 IP를 판독기에 넣는 과정이 오히려 장점이다. 그리고 CR은 각 촬영시마다 고가의 평판형 검출기가 있어야만 촬영이 가능한 DR에 비해서 CR은 경제성이 높고 X-선 촬영도 가능하다.

(2) DR(Digital Radiography)

DR에서는 평판형 검출기를 사용한다. CR과는 다르게 평판형 검출기로부터 직접 디지털 영상이 얻어진다. 그리고 DR은 즉시 영상표시와 진단이 가능하나 필름에 비해 해상력이 낮다.

28 CT(컴퓨터단층촬영)

컴퓨터단층촬영(Computed Tomography : CT)은 Tomography는 단면이나 조각을 뜻하는 그리스어 Tomos와 기록을 뜻하는 Graphein가 결합된 것이다. 즉, 일반촬영으로 나타낼 수 없는 신체의 단층영상을 기록하여 나타내는 장치이다.

① 1972년 4월 영국 EMI사의 공학박사인 G. N. Hounsfield는 어떤 물체에 X-선을 조사하여 수학적으로 구성할 때 그 물체의 내부를 알 수 있다는 사실을 발견한 이후 임상에 적용하는 연구를 하면서 CT 영상을 발명하게 되었다.
② CT의 출현은 영상진단 분야에서 1895년 X-선의 발견 이후 최대의 발명이라 일컬어졌으며, 영상기술에 많은 변화를 가져오게 되었다.

③ CT는 예전의 X-선 영상으로는 불가능했던 인체의 단 층상을 선명한 대조도 분해능으로 나타냄으로써 영상진단의 질을 증가시켰고, 단일광자단층촬영(SPECT), 양전자단층촬영(PET), 자기공명영상(MRI) 등의 개발이나 의료용 영상의 디지털화를 촉진시키는 계기가 되었다.

④ CT(Computed Tomograpy) 촬영은 인체의 횡단면을 컴퓨터가 수학적 연산방식을 이용하여 영상을 재구성시켜 인체조직을 상세하고 명료하게 나타낼 수 있을 뿐만 아니라, 임의로 선택된 단면의 정보를 분석적으로 확인할 수 있게 해주어 일반 X-선 영상으로 찾기 힘든 병변을 정확히 진단할 수 있다(그림 1-73).

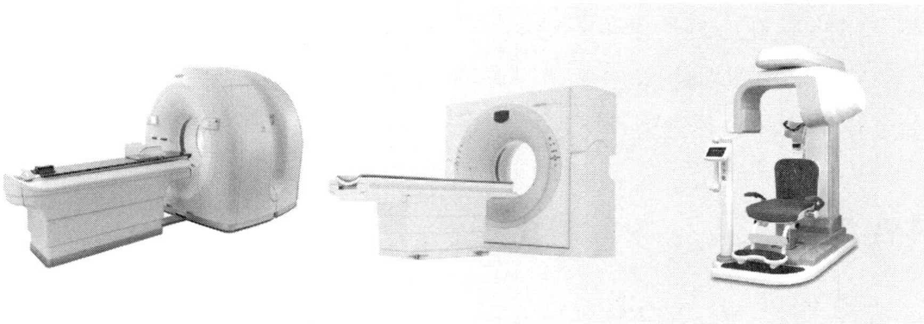

그림 1-73 • 컴퓨터단층촬영

1. CT의 기본원리

오랫동안 X-선은 뼈를 볼 수 있는 촬영장치로 널리 이용되어 왔다. 이후 전자공학의 출현과 컴퓨터의 급속한 발달은 X-선 촬영장치에 현저한 변화를 가져오게 하였다.

① CT는 X-선을 이용하고 있지만 직접 필름에 감광시켜 얻는 일반적인 방사선 사진과는 다르다.

② CT는 인체의 한 단면 주위를 돌면서 가느다란 X-선을 주사하고 X-선이 인체를 통화하면서 감소되는 양을 측정한다.

③ 인체의 내부 간이나 신장 같은 장기들의 밀도는 약간씩 차이가 나기 때문에 X-선이 투사된 방향에 따라 흡수하는 정도가 서로 다르게 나타난다.

④ X-선이 투과된 정도를 컴퓨터로 분석하여 내부 장기의 밀도를 결정하고, 이를 통하여 내부의 자세한 단면을 재구성해서 영상으로 나타나게 한다.

⑤ 신체의 여러 각도에서 투과시킨 X-선을 컴퓨터로 측정하고 단면에 대한 흡수치를 재구성하여 영상으로 나타내는 장치이다.

2. CT의 장점

CT는 질병의 초기 발견과 진단에 필수인 첨단장비로서, 환자에게 고통이나 위험 부담이 없이 비침습적으로 신속 · 정확하게 검사를 시행하여 초기에 한 번의 검사로 많은 정보를 얻을 수 있기 때문에 중복검사의 고통과 시간을 줄일 수 있는 장점이 있다.

① 일반 X-선에서 나타나지 않았던 연부조직의 미세한 차이도 확인할 수 있으며, 획득한 데이터 자료를 재구성하여 3차원 영상을 만들어 낼 수도 있다.

② CT는 재료를 파괴하지 않으면서 안전하게 검사할 수 있다는 장점이 있고 산업 분야에서도 내부의 모습이나 빈 공간, 그리고 밀도를 알기 위하여 사용되고 있다.

③ 일반 X-선 사진은 사람 몸의 3차원적인 모습이 2차원의 필름에 나타나지만, CT는 선택한 단면의 모든 모습을 보여주기 때문에 일반 X-선 사진으로는 알아내기 힘든 여러 가지 사실들을 정확하게 진단할 수 있다.

3. CT의 특징

X-선은 뼈를 볼 수 있는 촬영장치로 널리 이용되어 왔다. 이후 전자공학의 출현과 컴퓨터의 급속한 발달은 X-선 촬영장치에 현저한 발전을 가져왔다.

① CT는 X-선을 이용하고 있지만 직접 필름에 감광시켜 얻는 일반적인 방사선 사진과는 다르다.

② CT의 특징은 카메라를 이용, 물체를 투과한 X-선을 측정하기 위하여 특수 검출기를 사용한다. 이 검출기에 측정된 검사자료는 컴퓨터로 이동되고 이후 복합적인 수학적 기법에 의하여 본래의 피사체에 대한 하나의 영상으로서 재구성되는 것이다. 그 정보는 관찰과 사진기록을 위하여 영상표시장치에 보내어진다.

4. CT 영상의 촬영원리

(1) X-선 생성

X-선는 전자가 흐르는 금속으로 이루어졌으며 측정하는 대상에 충돌하면서 생성된다.

① 전자는 진공상태의 유리로 봉인되어 있는 X-선 튜브 내에 텅스텐으로 만든 필라멘트(음극)에 열을 가하면서 생성되며 양극을 이루고 있는 텅스텐 타깃으로 가속화하면서 충돌하게 된다.

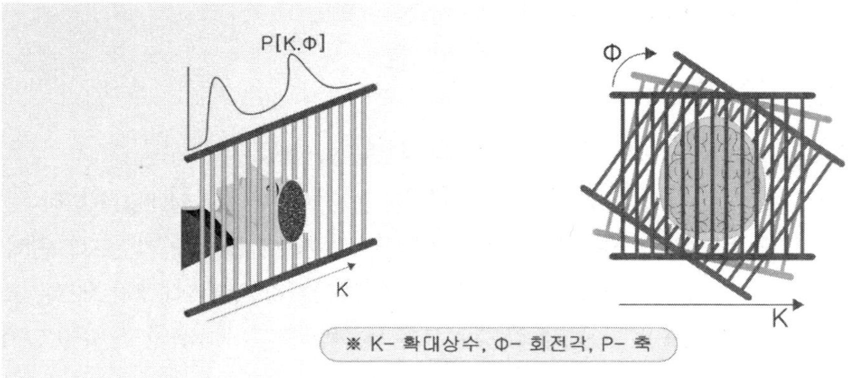

그림 1-74 • CT 촬영의 원리

② 음극에서 생성된 전자들은 양극 중 초점(Focal Spot)이라고 하는 작은 지점에 부딪히게 되는데, 이러한 초점이 작을수록 X-선 영상은 세밀해지지만 상대적으로 작은 초점에 가해지는 힘과 열이 많게 되므로 측정하는 대상이 손상될 위험이 커진다.
③ 초점이 클수록 작은 초점에 비해 받게 되는 열의 양이 감소하지만, X-선 영상의 세밀도가 감소한다(그림 1-74).

(2) 데이터 수집(Attenuation)

① X-선을 환자 몸을 조사하여 통과한 X-선의 감쇠에 관한 자료를 획득한다.
② 조사된 X-선 강약이 검출기에 의해 전류강약으로 변환한다.
③ 아날로그 신호가 디지털 신호로 변환한다.

(3) 영상구성을 위한 데이터 처리(영상 재구성, CT Number)

인체에 조사된 X-선의 감쇠에 대한 자료로부터 인체 각 부위의 감쇠를 CT Number로 변환하는 수학적 과정인 영상 재구성과정으로 DSA에서 수집된 데이터들을 연산방법에 의하여 눈으로 볼 수 있는 영상으로 완성한다.

(4) 영상전시

디지털 데이터를 아날로그 데이터로 변환하여 CRT 모니터에 전시하는 것이다.

5. CT Number(Hounsfield Unit)

(1) CT Number 기준

CT로 얻은 영상은 인체 내 조직의 X-선 감쇠계수 분포를 나타낸다.

① CT의 X-선 영상은 X-선 감쇠계수의 절대값을 나타내는 것이 아니라 상대값을 나타내는데 하나의 화소(Pixel)의 상대적 선감약계수를 측정한 후 계수값에 물(0)을 기준으로 인체 중 가장 단단한 뼈를 +1000, 공기를 −1000으로 조직들의 감쇠계수를 확대해서 새로운 수를 부여한 것을 CT Number 또는 Hounsfield Unit 또는 Hounsfield Number라고 하며 CRT상에 그레이 컬러(Gray Color)의 농담으로 나타낸다.

② CT Number는 식 (1-11)과 같다.

$$\text{CT Number} = 1000 \times \frac{\mu - \mu_{\text{water}}}{\mu_{\text{water}}} \tag{1-11}$$

μ_{water} : 물의 감쇠계수, μ : 특정 화소의 감쇠계수

(2) 인체 CT Number

물이 0.19/[cm], 지방 0.17/[cm], 공기는 0이라면 각각의 CT Numbers 는 물이 0, 지방이 −100H(−10[%]), 공기는 −1000H(−100[%]), 뼈는 +1000H(+100[%])이다. 인체 내에 Stent과 같이 금속성 보철물이 있는 경우 이 보철물의 CT Number는 약 3000[HU]까지 갈 수 있다(그림 1-75).

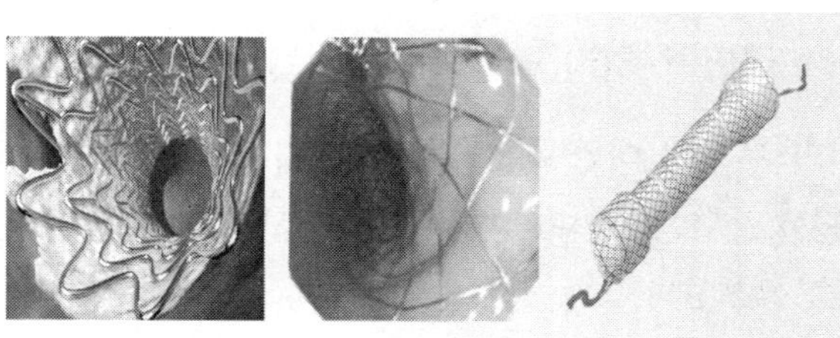

그림 1-75 ■ Stent의 실물 및 시술장면

① 뇌의 백질(2.4[%]), 회백질(3.6[%]), 혈액(1.2[%]) 사이에는 극히 근소한 CT Number 차이 밖에 없다.

② 근소한 X-선의 흡수계수의 차를 알아내기 위해 CT 장치에서는 가능한 얇은 X-선 빔을 이용하여 산란성에 기인하는 영향을 받는다.

6. CT 단층영상의 재구성

횡단면 내에서의 감약계수 분포를 어떤 방향으로 합산하여 얻어지는 1차원상의 분포를 생체 단층영상을 재구성한다.

(1) 영상의 디지털화

영상을 컴퓨터로 구축하기 위해서는 우선 컴퓨터로 처리할 수 있는 모양, 즉 영상신호를 디지털화해야 하며 먼저 생체단면적을 한 변의 길이가 가로 a, 세로 t인 작은 사각형의 바둑판 눈금처럼 세분화한다. 이 한 구획을 픽셀이라고 한다.

① 가로 열과 세로 열의 2차원적으로 정렬되어 있는 픽셀들의 배열을 매트릭스라 한다.

② 동일 화면에서 매트릭스를 증가시킬수록 각 픽셀의 크기는 작아지므로 영상을 세분화시킬 수 있어 공간분해능이 향상된다. 그러나 그만큼 데이터수가 많아지므로 컴퓨터의 기억용량이 많이 필요하게 된다.

[참고] **320×320 매트릭스**

102,400픽셀로 되므로 64[k] 워드 정도의 소용량의 컴퓨터로는 1워드에 2픽셀의 데이터를 채워도 픽셀 데이터만으로도 용량이 가득 찬다.

㉠ 영상처리에 기억용량이 큰 컴퓨터가 필요한 이유 중의 하나이다.

㉡ 다음에 각 픽셀이 X-선 흡수도를 디지털화하는 데는 픽셀의 농도를 64단계 정도로 수치화하여야 한다.

㉢ 일반적으로 컴퓨터로 수를 나타낼 때 비트(bit)를 사용하고 2^n을 n비트라 한다. 그러므로 2^6은 6비트이다.

㉣ 통상 사람의 눈은 4~5비트 정도의 농도 식별능이 있으므로 레벨을 6~8비트로 나누면 충분하다.

③ [그림 1-76]은 디지털 영상처리 시스템 하드웨어 구성요소도이다.

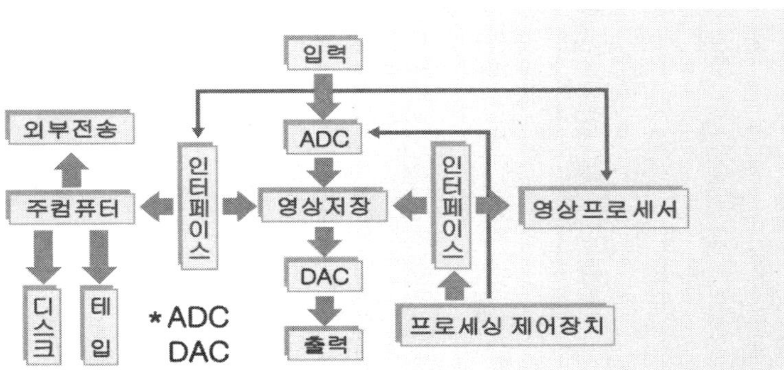

그림 1-76 ● 디지털 영상처리 시스템 하드웨어 구성요소

(2) 영상 재구성의 연산방법

X-선의 1차원적 분포를 2차원적 분포로 재구성한다는 것은 어떤 미지의 물체에 X-선 빔을 조사하고 투과한 X-선의 세기만을 측정하여 어떤 물체의 단면상을 얻으려고 하는 것과 같다. 이와 같은 1차원 투영상의 집합체로부터 2차원상의 재구성 가능성을 증명한 사람은 오스트레일리아의 수학자 J. Radon(라돈, 1917)이다.

① 영상 매트릭스 내 픽셀의 흡수계수는 수천 개의 방정식을 이용하여 풀어야 하는 난해한 수학적 기법에 의하지만 컴퓨터의 발달에 의해서 쉽게 처리될 수 있다.

② 영상 재구성을 위한 수학적 연산방법은 여러 이론이 있는데 크게 나누어 **축차근사법***과 해석적 재구성법 등이 있다.

[참고] **X–선 재구성방법**

인체에 투사된 X-선은 인체 내를 진행하면서 광전효과, 콤프톤 산란 등에 의해 감쇠된다.

① X-선을 발생하는 X-선관 반대편에는 X-선을 감지하는 장치가 있어 인체를 투과하여 나온 X-선의 세기를 감지하는데 감지된 X-선의 세기를 X-선이 진행하여 온 직선상에 분포한 물질의 X-선 감쇠계수에 의해 영향을 받게 된다.

② 인체에 입사된 X-선의 세기를 I_0, 인체를 투과하여 나온 X-선의 세기를 I라 하면 I와 I_0는 식 (1-12)와 같다.

$$I = A_0 \exp\left[-\int_L \mu(x, y)\, dl\right] \tag{1-12}$$

③ L은 X-선이 진행한 직선경로를 나타내며 $\mu(x, y)$는 인체 내 조직의 X-선 감쇠계수의 분포를 나타낸다.

④ X-선 감쇠계수는 인체조직의 밀도, 평균 원자번호 등 인체조직의 여러 물리적인 특성과 X-선의 에너지 스펙트럼에 따라서 정해진다.

㉠ 뼈조직은 연부근육조직에 비해 밀도 및 평균 원자번호가 높기 때문에 X-선 감쇠계수가 상대적으로 크다.

⑤ I에 대해 대수를 취하면 식 (1-13)과 같은 투영 데이터를 얻을 수 있다.

$$p = -\ln[I/I_0] = \int_L \mu(x,y)\, dl \tag{1-13}$$

* 축차근사법 : 대수, 미분, 적분 방정식의 해를 구할 때 추정방법으로 근사해를 구해서 그 근사해를 사용하여서 더 정밀한 근사해를 구하는 방법을 되풀이하여 근사의 정도를 높이는 계산법이다.

식 (1-13)을 이해하기 쉽도록 표현하면 $p = \sum_{i=1}^{n} \mu_i$ 이 된다.

⑥ X-선이 통과하는 직선상에 위치하는 화소(Pixel)의 수를 N개로 가정하였으며, I 번째 회소에 있는 조직의 평균감쇠계수를 μ_i로 나타내었다.
⑦ 단층영상을 구성하기 위해서는 투영 데이터를 여러 각도에서 수집하는 것이 필요하다.
⑧ 투영 데이터를 얻기 위해서는 선형주사와 회전주사가 필요하다.
⑨ 회전주사는 0~180[°]까지 하는 것이 필요한데, 만일 회전주사를 등간격으로 N번 하고 한 각도당 M개의 선형주사를 한다면 투영 데이터의 총량은 $N \times M$이 될 것이다.
⑩ 계측한 투영 데이터 집합은 Sine 모양이 중첩되어 있는 모양이어서 이를 초음파이라 한다.
⑪ 영상을 재구성하는 알고리즘은 투영 데이터에 대한 필터링과 역투영으로 이루어진다.

7. CT 장치의 발전

최초의 EMI-CT가 개발된 이래 CT 장치는 스캔 시간단축, 자료수집방법, 자료처리와 표시 등에서 개선을 거듭하여 많은 발전이 이루어졌다. 세대별 구분은 Gantry 운동방식, 선속의 형태, 데이터 획득방법, 검출기 Channel 수 등에 의해 세대별 구분을 한다.

(1) CT 기계의 발전

1) 1세대 장치

초기의 CT(Computed Tomograpy) 장치는 CT의 발명자인 Hounsfield 가 개발했던 EMI사의 스캐너를 일컫는다. 이 방식은 연필형 빔으로 X-선관과 대칭해서 1개의 검출기를 배치하여 체축에 90[°]로 직선운동으로 스캔하고, 그 다음 일정 각도만큼 회전하여 다시 직선으로 스캔하는 동작을 되풀이하여 180[°] 회전하는 방식이다. 1세대 방식으로 한 장의 단층영상을 얻기 위해 필요한 주사시간은 약 수십분 정도였다(그림 1-77).

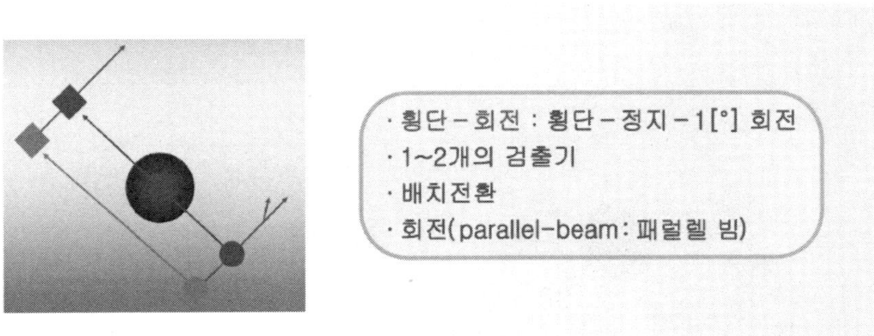

그림 1-77 • 1세대 CT의 영상획득 원리

2) 2세대 장치

X-선 발생부에서 나오는 X-선 빔의 모양이 Pencil형 빔 대신에 3~15[°]의 부채꼴빔(Narrow Fan)을 사용하고 검출기도 빔의 형상에 대응하여 여러 개 사용함으로써 이동과 회전의 횟수를 적게 한 방식이다. 그리하여 1세대 장치에 비해 원형 주사수를 줄여 주사시간을 많이 감축할 수 있었다. 2세대 장치의 주사시간은 약 수십초 정도였다(그림 1-78).

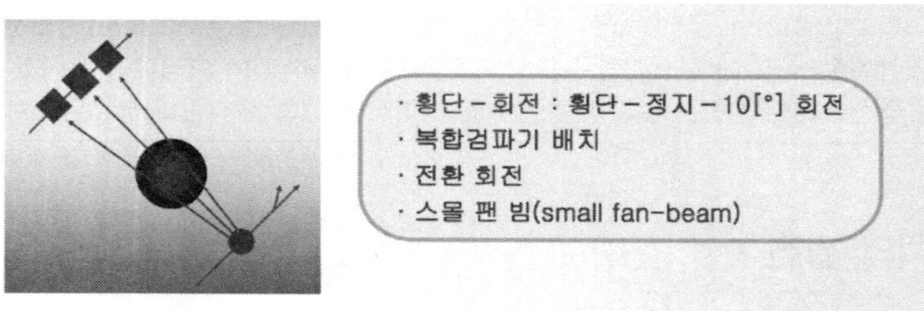

그림 1-78 ● 2세대 CT의 영상획득 원리

3) 3세대 장치

부채꼴모양의 X-선 빔 각도를 크게 해서 X-선 빔이 한 번에 촬영영역을 모두 통과할 수 있도록 하였다.

① 전체 촬영영역을 포함할 수 있는 30~50[°]의 Fan Beam과 이에 마주하여 X-선 검출기의 수도 많이 늘어나게 되어 보통 500~1000개의 검출기를 원호상으로 배열하고, 그 전체를 하나로 하여 피사체를 중심으로 360[°] 회전시켜 투영 데이터를 수집하는 장치가 개발되었다. 이 방식에서는 더 이상 선형주사가 필요 없게 되고 원형주사만 하면 되어 주사시간은 대폭 감소되어 보통 수초 정도이다.

② 현대식 병원에서 사용하는 대부분의 X-선 CT는 3세대 장치이며 이 방식에서는 하중이 무거운 X-선관과 검출기 배열을 고속으로 회전해야 하기 때문에 매우 정밀한 기계장치가 필요하다(그림 1-79).

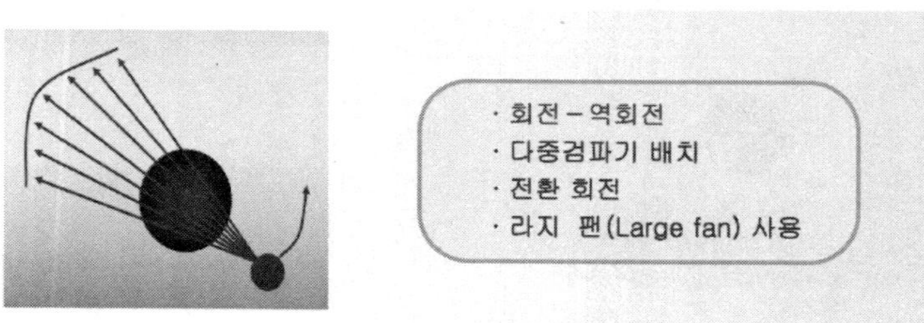

그림 1-79 ● 3세대 CT의 영상획득 원리

4) 4세대 장치

수백~수천 개의 검출기를 원주상에 배치하고 그 내측의 원주상을 X-선관이 팬 빔을 연속으로 조사하면서 360[°] 회전하는 방식이다.

① 원주상 검출기 배열의 외측을 X-선관이 회전하는 방식도 있다. 이 방식은 검출소자 증가에 따른 문제를 줄이기 위해 검출고리를 작게 만들고 외측 X-선관 회전조사시 방해가 되는 검출기를 X-선관 회전과 동기시켜 대피시키도록 도는 고리를 채용한 것이다. 따라서 검출기를 회전할 필요가 없고 X-선관만 회전시키면 된다.

② 4세대 장치는 3세대 장치에 비해 주사시간이 대폭 감소되지는 않지만 검출기의 불안정성에 대한 영향이 적어지는 장점이 있다(그림 1-80).

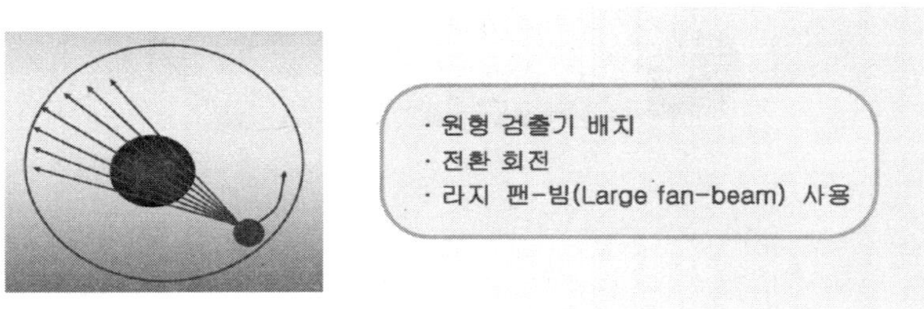

그림 1-80 ◦ 4세대 CT의 영상획득 원리

5) 제5세대 장치

전자빔 스캔 방식은 X-선관이 회전하는 기계적인 움직임을 없애고 전자빔의 회전으로 X-선을 발생시킨다.

① Gantry에 원호 모양으로 배열된 전자총에서 방출된 전자빔을 집속 편향시키고, 이동하면서 Target에 충돌시켜 X-선을 발생한다. 이로써 초고속 스캔이 가능하여 심장검사 등과 같은 동태 기능검사나 3차원 재구성이 훨씬 양호하다.

② CT 장비는 다이내믹 스캔과 슬라이스의 실현, 데이터 샘플링 수의 증가, 매트릭스 크기의 증가로 분해능의 향상, X-선관의 대용량화, 고품위 CRT의 탑재 등 개선을 거듭하며 발전하고 있다.

(2) CT 기술의 발전

1) Spiral CT

1987년 Siemens와 Toshiba에서는 세계 최초로 Slip Ring 기술을 도입하여 한 방향으로 연속해서 회전하고 스캔할 수 있는 장비를 개발하였다.

① 나선형 CT 이전의 CT는 캔트리가 360[°] 회전하는 동안 캔트리 회전축인 Z축 방향으로 이동하지 않는 방식이었다.
② 나선형 CT는 X-선 튜브가 회전하면서 투영영상을 얻는 동안 환자가 위치한 테이블이 Z축 방향으로 연속적으로 움직이므로 환자 입장에서 X-선 튜브를 보면 나선운동을 하게 된다.
③ 3세대와 4세대 방식의 CT에 각각 나선형 CT 방식을 적용할 수 있다.
④ X-선 튜브의 회전운동과 수평운동을 교대로 반복하던 것을 나선형 회전운동을 대체함으로써 스캔 시간이 획기적으로 단축되었다.
⑤ 스캔 후 영상 재구성 부위를 원하는 대로 재편집이 가능하다는 장점도 있다(그림 1-81).

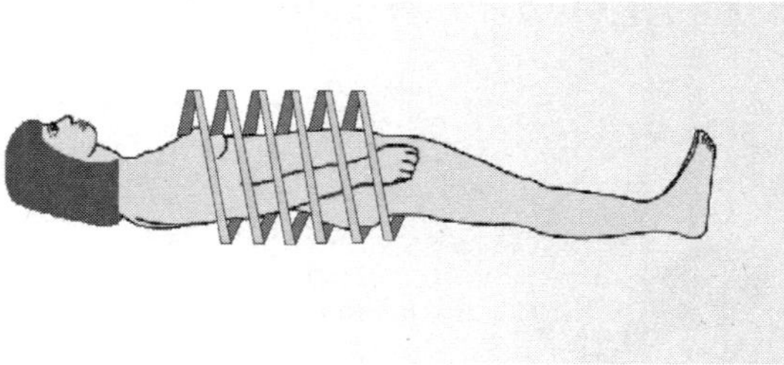

그림 1-81 ● Spiral CT

2) MDCT

MDCT는 Multi Detector row CT를 말하며 Multi-Detector CT, Multi-Slice CT라고도 한다. 1992년 이스라엘의 ELSCINT사에 의해서 개발된 MDCT는 나선형 CT 이후 또 한 번의 획기적인 기술적 진보를 이루었다.

① MDCT는 기계적 운동은 나선형 CT와 동일하면서 검출기를 다수 연결하여 배열한 형태이다. 이 방식의 장점은 나선형 CT에 비해서도 스캔 속도가 획기적으로 개선되었다는 것이다.
② 기존의 CT는 회전당 한 개의 영상을 획득하였는데, 이번 CT에서는 4채널 MDCT가 개발되면서 회전속도가 2배 빨라졌을 뿐만 아니라 회전당 4개의 영상획득이 가능해져 스캔 속도가 8배 빨라졌다.
③ 현재는 128개의 검출기 열을 가진 MDCT가 개발되어 스캔 속도에서 혁명적인 개선을 이루었다.
④ Siemens에서 개발된 128채널 MDCT(Definition AS+)는 0.24[mm]의 해상도 성능과 0.3초의 고속촬영 성능을 가지고 있다(그림 1-82).

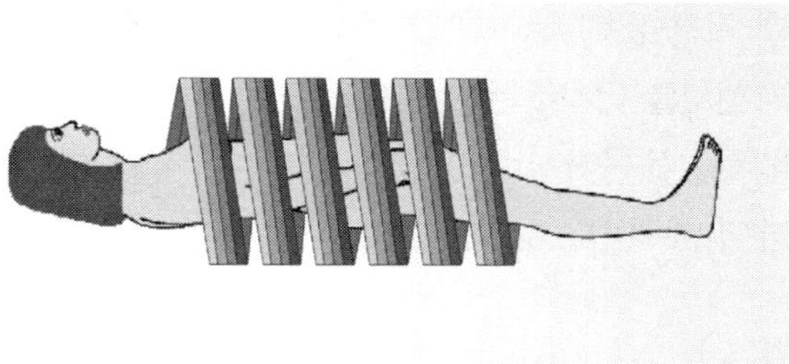

그림 1-82 ● Multi Detector Spiral CT

3) Spiral CT와 MDCT 비교

스캔 시간이 단축되면서 새로운 임상 응용범위가 크게 확대되어 환자 움직임에 의한 아티팩트를 최소화하고 환자가 호흡을 참을 수 있는 시간 동안 흉부 전체를 촬영할 수 있게 되면서 임상적으로 큰 실효성을 확보하게 되었다.

① 혈관조영(Angiography), 관류(Perfusion) 영상 등의 기능적 영상기법도 가능하게 되었다.

② MDCT는 같은 조영제의 양으로 보다 많은 부위를 검사할 수 있고 보다 향상된 Z축 해상력으로 이전보다 좋은 3차원 영상을 얻을 수 있게 한다.

③ SDCT에서는 X-선 빔이 부채꼴모양의 Fan Beam이어서 X-Y 평면과 직각을 이루었으나 MDCT에서는 검출기에 도달하는 X-선 빔이 X-Y 평면과 항상 직각이 되지 않고 검출기행(Detector Row)의 위치에 따라 경사가 질 수 있다. 이러한 X-선 빔을 콘빔(Cone Beam)이라 하며 Z축과 이루는 경사각을 원뿔각도(Cone Angle)이라고 한다.

④ 검출기 중심부에 위치한 열은 원뿔각도가 작고 바깥쪽에 위치한 열은 원뿔각도가 커진다.

⑤ 초기의 4채널 MDCT는 원뿔각도를 무시하고, X-선 빔이 Z축과 직각으로 검출기열에 도달하는 것으로 가정하고 재구성 알고리즘을 적용했기 때문에 약간의 오차를 감수해야 했으나, 나중에 출시된 8채널 MDCT 이후로는 기존의 Cone Beam Correction Algorithm을 사용하여 오차를 개선하였다.

⑥ Cone Beam에 적용되는 대표적인 영상 재구성 방법으로는 FDK 알고리즘이 있다.

4) Chest CT

Chest CT는 하드웨어의 발전에 따라 점점 더 작은 Nodule(결절)까지 발견할 가능성이 높아지고 있고, 특히 MD CT(다중검출형)의 도입으로 인해 Axial Image는 물론 Coronal(화관), sagittal(시상 봉합) 등 어느 방향으로든지 동일한 해상능*의 Reformation(개선)이 가능해져서 점점 더 병기 절정에 필수 요소가 되어가고 있다.

* 해상능 : 색상의 선명한 표현능력을 나타내는 것이다.

나선형 스캔이 가능한 최근에 Chest CT는 1[cm] 이하의 작은 결절의 발견이 가능하고 한 번의 호흡멈춤으로 흉부 전체를 검사하는데, 수 초 또는 수십초밖에 걸리지 않아 기종의 고식적 CT에서처럼 호흡정지시 들여마신 공기량의 불일치에 의해 놓칠 수 있는 병변을 놓치지 않고 거의 정확히 나타낼 수 있다.

5) Helical CT(Spiral CT)

3차원 영상을 얻기 위해 고안된 CT이다. 3차원 영상을 얻기 위해서는 2차원 단면영상을 순차적으로 여러 장 얻어야 한다.

① Helical CT는 대상체를 일정한 속도로 움직이면서 부채꼴 스캔을 한다. 스캔 1회전마다 1장의 단면영상을 얻을 수 있다.

② Helical CT에서는 촬영하는 동안 촬영대상체가 선형적으로 움직이므로 완벽한 원형주사가 일어나지 않고, 나사형주사가 일어나 2차원 영상을 재구성하기 위해서는 적절한 보간법을 한 뒤 CT 알고리즘을 적용하고, 촬영속도를 높이기 위해 여러 개의 디텍터층을 쓰기도 한다.

[참고]

16개의 디텍터층을 쓴다면 1회전 동안 16장의 단면영상을 동시에 얻을 수 있어서 속도를 16배 빨리 할 수 있다.

① 2차원 영상을 여러 장 얻으면 영상 단면을 수직방향뿐만 아니라 수평방향으로도 할 수 있으며, 또한 임의 각도로 기울어진 방향으로도 할 수 있어 진단의 효율성을 크게 높일 수 있다.

② 표면 렌더링(Surface Rendering), 볼륨 렌더링(Volume Rendering)* 등 3차원 영상처리기법으로 영상진단의 가치를 높일 수 있게 되었다.

8. CT의 구성

X-선 CT 장치는 제어 콘솔(Control Console)에서 CT 스캔에 필요한 지시를 입력하면 이에 따른 제어신호가 컴퓨터 시스템을 거쳐 스캐너(Scanner), 테이블(Table), X-선 발생제어기 등으로 보내지고 스캔 시작신호를 받아 스캐닝을 하게 된다.

① 스캐닝에 의해 각 점에서 측정된 X-선 투영 데이터의 검출기 전기신호는 검출회로부에서 증폭되고 아날로그에서 디지털로 변환되어 컴퓨터에 입력된다.

② X-선 투영 데이터에서 얻어진 각각의 정보를 컴퓨터에서 영상 재구성 장치의 영상처리를 거쳐 단층상으로 모니터에 표시된다(그림 1-83).

* 볼륨 렌더링(Volume Rendering) : 물체 내부를 3차원으로 가시화하기 위해 개발된 모형화 기법이다.

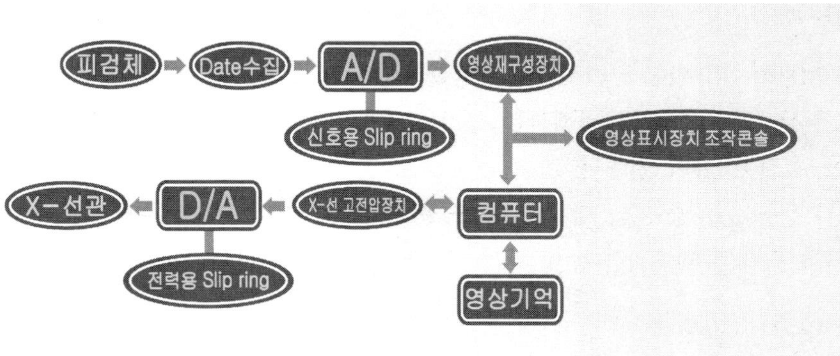

그림 1-83 ■ CT 장치의 구성

(1) X-선관

CT에서는 수초 내지 수십초 동안 연속적으로 X-선을 조사해야 하기 때문에 높은 열용량이 필요하다. 보통 수 [MHU] 정도의 열용량을 가져야 한다. 따라서 X-선관의 타깃은 효율적인 냉각을 위해 회전형이 쓰인다. CT용 X-선관의 관전류는 연속 모드에서는 400[mA] 정도까지 그리고 단속 모드에서는 1000[mA]까지 쓰인다.

(2) X-선 검출기

현대식 CT에서는 약 8000개 정도까지의 검출기가 배열되어 있는 배열형 검출기를 쓴다. 각각의 검출기는 섬광체와 광다이오드의 결합으로 이루어져 있다. 섬광체로는 NaI, CsI, $CdWO_4$ 그리고 세라믹이 쓰인다.

(3) 시준기

시준기(Collimator)는 X-선관 앞과 X-선 검출기 앞에 설치되어 있다. 시준기는 X-선 빔의 통과 영역을 촬영영역으로 국한하여 필요 없는 X-선이 인체를 투과하는 것을 막고, 산란된 X-선을 차단하여 영상의 공간해상도를 향상시키는 역할을 한다.

(4) 고압발생기

X-선관에 고압의 전압을 인가하는 장치이며 일반적으로 3상의 교류전원 혹은 고주파 전원을 사용한다.

(5) 컴퓨터

영상을 재구성하기 위한 연산작업을 수행한다.

① CT 영상을 재구성하기 위해서는 적어도 250,000개의 방정식을 동시에 풀어야 하기 때문에 시간이 많이 걸린다.

② CT의 성능지표 중 영상 재구성 시간도 중요하여 현대식 CT에서는 512×512 크기의 영상을 1초 이내에 재구성한다.

1) CT 영상의 표시

모니터의 일반적인 명암표시에 있어 CT 영상은 ±1000인 CT Number의 2차원적인 배열이다. 이와 같은 수치를 사용하여 눈으로 관찰할 수 있는 영상으로 변환하기 위해 CT Number가 작은 부위는 어둡게, 큰 부위는 밝게 표시하며 그 중간은 회색의 농담으로 표시하고 있다. 그러나 진단상 필요한 부위는 CT Number가 좁은 범위에 있는 경우가 많아 대조도의 차를 눈으로 구별하기가 곤란하다.

① 사람의 눈에 의한 흑백 패턴의 식별능력은 32~64단계이므로 CT Number의 전 범위를 식별할 수 없다는 것은 당연하다.

② CT 영상의 표시장치는 표시하는 CT Number의 범위와 그 중심 값을 임의로 조정할 수 있도록 되어 있다.

③ CT Number의 범위를 축소하여 다시 그레이 스케일을 부여할 수 있게 한다.

④ 그레이 스케일의 증폭을 위해 선택하는 CT Number의 범위를 Window Width라 하며 그 중심 CT Number를 Window Level이라 한다(그림 1-84).

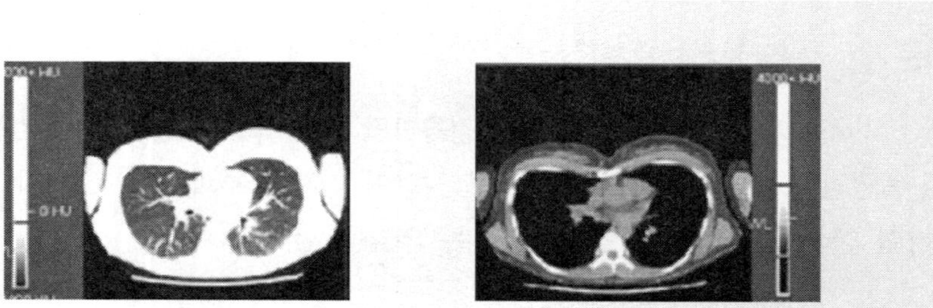

(a) WL 593(WW 529)　　(b) WL 12(WW 400)

그림 1-84 ▪ 윈도우 레벨의 변화 전 · 후(WW, WL)

표 1-11 ∙ WW, WL의 정의

색조폭(Window Width : WW)	색조치(WindowleVel : WL)
CRT 위에 흑백으로 표시되는 CT Number의 범위를 나타낸다.	명암(Density)에 대한 준위로서 농도를 변화시킨다.
영상의 농도 범위(Gray Scale)를 나타낸다.	회색 비율에 대한 중심 CT Number에 대한 영상의 농도를 변화시키는 것이다.
W가 작을수록 표시되는 CT Number 폭이 좁고, 클수록 넓다.	진단목적에 따라 WL을 선정할 필요가 있다.
진단 가능한 영상으로 볼 수 있도록 한 CT값이다.	WW 범위의 중앙치를 나타내는 것이며, 농도 범위(Density Scale)를 의미한다.
판독자와 조작자가 선택 조정한다.	WL이 작을수록 브라운관에 표시되는 윈도우 폭 내의 CT 수가 낮고 클수록 높다.
CT 영상에 대한 대조도를 나타낸다.	

2) CT 영상의 특징

CT 영상은 영상의 크기, 시야각, 공간해상도, 변조 전달함수, 대조해상도, 잡음, 선형성, 균일도, 허상에 의해 정밀도가 달라진다.

① 영상의 크기(Matrix Size) : 영상의 화소(Pixel)의 수를 나타낸다. 현대식 CT의 단면영상의 크기는 보통 512×512이다. 이는 하나의 단면영상이 262,144개의 화소로 이루어져 있음을 의미한다.

② 시야각 : 영상이 표현하는 인체 부위의 물리적 크기를 나타낸다. 따라서 화소크기와 시야각(Field of View) 사이에는 식 (1-14)와 같다.

$$\text{화소크기} = \frac{\text{시야각}}{\text{영상의 크기}} \tag{1-14}$$

③ 공간해상도(Spatial Resolution) : 얼마나 작은 부위를 영상으로 감지할 수 있는가를 나타내는 척도이다. 일반적으로 [lp/cm](line, Pair, Per, cm)로 나타낸다.

[참고] 5[lp/cm]의 공간해상도를 가진다면 1[cm] 내에 5개의 선 패턴까지 구별할 수 있는 능력이 있다는 뜻이다.

④ 변조전달함수(Modulation Transfer Function : MTF) : 공간해상도를 보다 정확히 나타낼 때 쓰이는 함수이다. 공간주파수별 분해능력을 그래프로 표현한 것이다.

⑤ 대조해상도(Contrast Resolution) : 특정 부위와 배경사이의 CT Number가 다를 때 얼마나

작은 CT Number 차이를 구별할 수 있는가를 나타내는 척도이다.

㉮ 대조해상도가 10[HU]라면 특정 부위와 배경 부위의 차이가 10[HU] 이상일 때 구별이 가능하다.

⑥ 잡음 : CT 영상에는 항상 잡음(Noise)이 섞여 있다. CT 영상의 잡음은 X-선관의 전압 및 관전류, 화소크기, 단면두께, X-선 검출기의 감도, X-선량 등 여러 요소에 의해 영향을 받는다.

⑦ 선형성 : 물질의 감쇠계수와 CT Number 사이의 선형성은 항상 정밀하게 유지되어야 한다. CT를 정기적으로 유지보수하면서 선형성을 확인하고 문제가 있는 경우 이를 보정해 주어야 한다. 선형성 확인을 위해 다섯 가지 물질을 촬영한다. 촬영결과 이 다섯 가지 CT Number는 일직선상에 놓여야 한다(표 1-12).

표 1-12 ● 선형성 시험을 위한 5가지 물질

물 질 명	밀도[g/cm3]	선형 감쇠계수[cm^{-1}]	CT Number
Polyethylene(C_2H_4 : 폴리에틸렌)	0.94	0.185	−85
Polystyrene(C_8H_8 : 폴리스틸렌)	1.05	0.196	−10
Nylon($C_6H_{11}NO$: 나일론)	1.15	0.222	100
Lexan($C_{16}H_{14}O$: 렉산)	1.20	0.223	115
Plexiglass($C_5H_8O_2$: 플렉시글래스)	1.19	0.229	130

⑧ 균일도 : 영상의 균일한 정도를 나타내는 척도이다. 균일한 감쇠계수를 가진 물체를 촬영했을 때 모든 화소는 같은 CT Number값을 가져야 할 것이다. 그러나 많은 경우 균일하지 않은 화소값을 갖는다.

⑨ 허상 : 실제로는 없는 형상이 CT 영상에 나타나는 것을 허상(Artifact)이라 한다. 이 허상은 정확한 진단에 매우 방해적인 요소이다. 허상이 나타나는 이유는 X-선관 및 X-선 검출기의 불안정성, 주사를 위한 회전의 불안정성 등 여러 가지가 있다. 허상의 종류는 링 아티팩트(Ring Artifact), 모션 아티팩트(Motion Artifact), 음영 아티팩트(Shade Artifact) 등이 있다.

9. CT의 종류

인체의 골조직과 연부조직 및 이전의 X-선 장치로는 할 수 없던 심장 및 혈관 계통의 검사가 가능하며, 한번 얻어진 CT 영상을 이용하여 3차원적인 입체영상의 재구성이 가능하게 되었다. 뿐만 아니라 CT 영상의 유도 아래서 행해지는 여러 가지 시술 등 의료분야 전반에 걸쳐

폭 넓게 적용되고 있다. 종류로는 뇌 단층촬영(Brain CT), 안면골 단층촬영(Facial CT), 흉부 단층촬영(Chest CT), 고해상력 단층촬영(High Resolution CT), 복부 단층촬영(Abdomen CT), 골반 단층촬영(Pelvic CT), 상·하지 단층촬영(Extremity CT), 동적 복부 단층촬영(Dynamic CT : 간, 위, 췌장, 신장 등), 3차원 재구성 단층촬영(3D : 혈관, 골격계 등), 컴퓨터 단층 유도 생검(CT-Guide Biopsy) 등이 있다.

(1) 두경부 CT

두경부(Head & Neck) CT 검사에서 가장 많이 이루어지는 Brain CT는 급성 외상에 의한 뇌출혈이나 두개골절의 신속한 진단, 동맥류나 뇌경색 등 뇌혈관 장애, 뇌종양, 두개골 기형환자의 진단을 위해 검사가 시행된다.

① 일반적으로 두경부 CT 검사는 검사부위 및 목적에 따라 스캔 범위와 파라미터 변환, 조영제의 사용 유무가 결정되는데, 두경부 검사시 환자의 불안감을 덜기 위해 검사과정의 설명과 조영제를 투여하는 검사는 환자 검사예약시 검사 6시간 전부터 금식할 것을 안내하고 검사 당일은 검사 전에 반드시 금식하였는지를 확인하고, 조영제 사용시 주의사항 및 부작용에 대한 충분한 설명이 이루어진 후에 검사가 시행되어야 한다.

② CT 영상에서 인공물(Artifact)이 발생되지 않도록 검사 전에 머리핀, 의치, 귀걸이, 가발 등을 제거해야 하고, 소아 환자의 경우 수면 중에 검사를 시행하여야 환자의 움직임에 의한 인공물을 줄일 수 있으므로, 경우에 따라서 일반적으로 소아에게는 진정제(Chloral Hydrate)를, 성인에게는 바리움(Valium)*을 경구**에 투여하기도 한다.

③ 현재에는 조영제 투여시 자동 주입기를 사용하거나 손으로 주입(Hand Injection)하여 성인은 2[cc/sec]의 주입속도와 2[cc/kg]의 양이 권고되지만 보통 100~120[cc]가 주입되고 소아는 1.0~1.5[cc/kg]을 주입하여 검사가 이루어진다(그림 1-85).

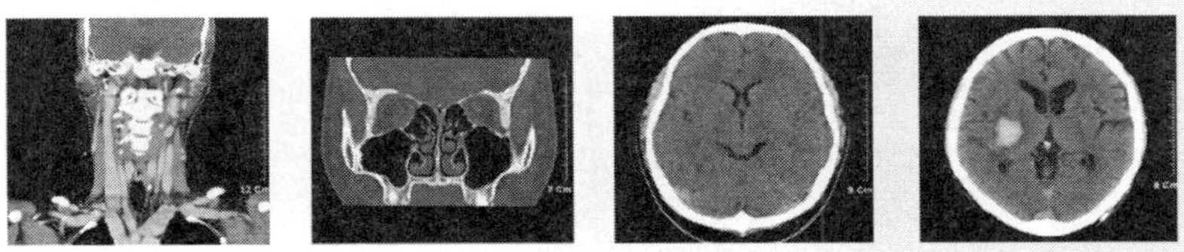

그림 1-85 ◦ 두경부 CT

* 바리움(Barium) : 알칼리 토류 금속의 하나로서 기호는 Ba, 원자번호는 56, 원자량 137.34이며 바륨이라고도 한다.

** 경구(經口) : 입을 통하여 약이 몸 안으로 들어가는 것이다.

(2) 흉부 · 고해상력 CT

최근 10여년간 개발된 흉부(Chest) 질환의 진단을 위한 여러 기법 중 가장 획기적인 것은 고해상능 전산화 촬영과 나선식 전산화 촬영이라고 할 수 있다.

① 전산화 단층촬영의 흉부 질환에서의 이용은 1980년대 초반까지 주로 종격동(Mediastinum)* 종괴의 진단, 폐질환의 구분 등을 위해 사용되었으나, 그 이후는 전산화 단층촬영의 해상능이 좋아짐에 따라 폐병변의 진단에도 적응증이 넓어지고 있다.

② HR CT(고해상도형)는 형태학적인 측면에서 육안적으로 보는 병리조직 표본에 필적하는 영상을 보여줄 수 있어 만성침윤성 폐질환 발견과 진단에 지대한 공헌이 이루어졌으며, Helical CT(나선형)의 빠른 스캔 시간과 틈새 없는 축적정보(Volume Data)를 얻음으로써 이전 CT의 단점을 극복하였고 더 나아가 기능적인 평가의 초석이 되고 있다.

③ CT는 종격동 질환 및 폐암의 병기 결정에 빼 놓을 수 없는 중요한 진단 기종이며, HR CT는 폐실질, 폐결절(Solitary Pulmonary Nodule : SPN)**, 기관지 병변의 진단에 매우 유용하다(그림 1-86).

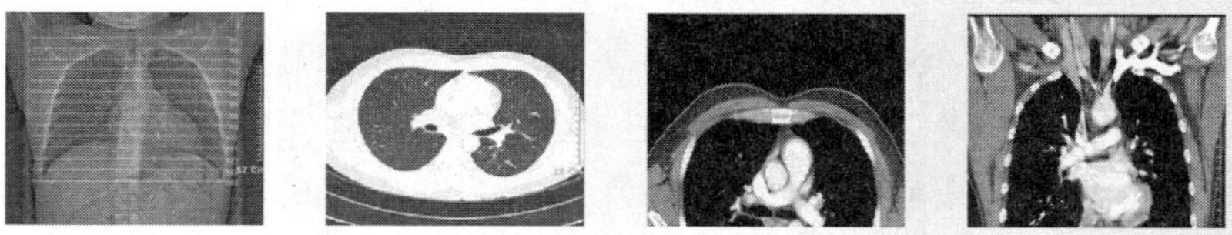

그림 1-86 • 흉부 CT

(3) 복부 · 골반 CT

복부 · 골반(Abdomen & Pelvis) CT 검사는 복부 소화기질환, 외상성출혈, 복수, 종괴의 전이 유무와 병기 등의 진단을 위해 시행된다.

① 두경부 검사와 마찬가지로 복부검사시 장기 중에 어느 부위에 중점을 두고 검사를 하느냐에 따라 조영제량 및 경구조영제의 투여 여부, 재투여 시간을 달리 하여 검사가 이루어지고 있다.

② 담도계(Biliary Tract)*** 질환의 검사시 초음파 검사가 많이 이루어지고 있고 비만환자, 심

* 종격동(Mediastinum) : 앞쪽은 흉골, 뒤쪽은 척추, 아래쪽은 횡경막에 의하여 경계지어지는 부분으로 좌우의 흉막강 사이에 있는 부분이다. 종격 또는 종격장이라고도 한다.

** 폐결절(Solitary Pulmonary Nodule : SPN) : 폐내부에 구상이 지름 3[cm] 미만의 크기를 가지는 것이다.

흡기 불능환자, 위장관에 가스가 많은 환자의 경우도 CT 검사가 이루어지는데 담도계의 종양, 결석, 폐색의 진단에 이용된다.

③ 조영제의 주입 후 Scan Date(복사 파일)로 MIP 이미지뿐만 아니라 Urography(요도 X-선 촬영법)를 대체할 수 있는 이미지 구성도 가능하다(그림 1-87).

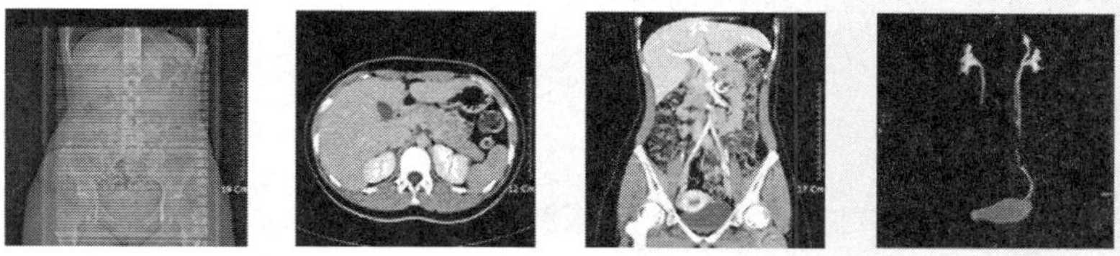

그림 1-87 ● 복부 CT

(4) 상 · 하지 CT

상 · 하지(Upper & Lower Extremity) CT 검사는 주로 골절(Fracture), 탈구(Dislocation), 선천적 기형, 염증성 질환, 종양 등의 진단을 위해 시행되고 있으며, 검사방법에 있어 골절이나 탈구인 경우에는 환자의 상태에 따라 자세를 달리 하여 검사가 이루어진다.

① 무리한 자세로 인해 상태에 무리가 가지 않도록 해야 하며, 검사 후 여러 방향으로 개선을 통해 보고자 하는 부위를 명확히 나타낼 수 있도록 이미지 구성을 시행하고 있다.

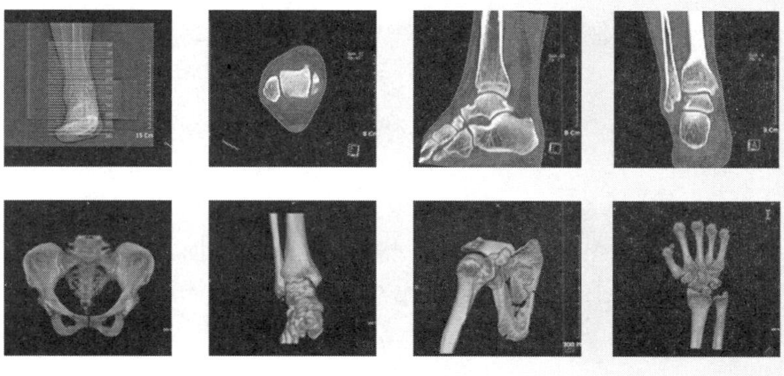

그림 1-88 ● 상 · 하지 CT

*** 담도계(Biliary Tract) : 담즙이 간에서 십이지장으로 전달되는 구조이다.

② MD CT도입으로 미세한 골절도 3차원 영상을 구성함으로써 더 정확한 진단이 가능하고 하위 견인(Sub-traction)을 이용하여 보고자 하는 부위만 남긴다거나 덧붙일 수 있어 한 번의 검사로 다양한 이미지와 더 나은 영상을 구성한다.

③ 염증성 질환이나 종양이 의심되는 경우 조영제를 사용하게 되는데 타 검사와 마찬가지로 6시간 금식과 검사에 따른 설명이 이루어진 후에 담당의사와 조영제 재투여 시간과 검사방법을 확인 후 검사가 이루어진다(그림 1-88).

29 DR 영상 시스템

1. 디지털 라디오그래피(DR)

X-선 영상을 디지털화하면 영상처리 기법을 적용할 수 있으며 또 컴퓨터 네트워크를 통해 쉽게 전송시킬 수 있는 이점 등이 있어 디지털 X-선 촬영법(Digital Radiography : DR) 시스템은 현재 각국에서 여러 가지 방식으로 개발하였다. 영상진단 분야에 컴퓨터 기술의 도입으로 많은 디지털 영상을 접하고 있으며 모든 기술동향이 디지털화되고 있다. DR은 CT, MRI, DSA 등 모든 디지털 방사선 영상을 말하는 것이지만 단순 X-선 촬영을 디지털화한 것으로 한계화 시키고 있다(표 1-13).

표 1-13 • 디지털 영상처리의 개념

항 목	디지털 영상처리의 정의
영상획득	카메라나 스캐너와 같은 도구를 이용하여 전자적으로 영상을 얻는 것이다.
영상인식	영상의 특징을 유출해 내는 단계이다.
영상조작	획득한 영상을 적절한 알고리즘의 적용을 통하여 이미지를 조작하는 단계이다.
영상분석	영상조작에 의하여 수정된 영상의 특징들을 찾아내고 분석하는 단계이다.

박막 트랜지스터(Thin Film Transistor : TFT) 등을 이용한 평판형 검출기 방식의 단순촬영만을 DR로 좁게 이야기하는데 매우 좁은 의미로서의 DR은 계산된 이크스촬영법(Computed Radiography : CR)과 비슷한 의미로 사용하기도 한다.

2. 디지털 라디오그래피(DR)의 원리

기존의 X-선 촬영장치에서 X-선의 영상정보를 필름장치로 기록하고 재생하는 것에 비하여, X-선의 영상정보를 디지털화된 전기신호로 변환하여 이를 테이프나 디스크 등 전자기록 매체에 기록하고, CRT 모니터에 화면으로 재생시켜 판독하게 하는 장치로 영상증배관에 기초한 디지털 방사선 촬영 술이다. 이는 기존 아날로그 타입의 X-선 장비들에 비해 우수한 영상을 제공하며, X-선 촬영영상을 컴퓨터 데이터로 바꾸어 모니터상에서 직접 진단, 편집이 가능하기 때문에 한 번의 촬영으로 다양하고 정확한 정보를 얻을 수 있다.

DR(Digital Radiography)은 인체를 투과한 X-선의 강약에 따른 정보를 전기신호로 변환시킨 후, 아날로그-디지털 변환과정을 거쳐 픽셀(Pixel)의 그레이 스케일(Gray Scale) 값을 얻는다. 획득한 초기상태의 자료를 컴퓨터 영상처리과정을 거쳐 불균일성이나 노이즈를 제거하고 다시 아날로그 신호로 변환하며 영상화하게 된다.

(1) 그레이 스케일

DR은 픽셀들이 2D 형식의 집합으로 정의할 수 있다. 각 픽셀들은 위치 정보와 함께 각 픽셀의 그레이 스케일 값을 갖는다. 각각의 픽셀들이 가지는 그레이 스케일 값의 범위는 Bit Depth로 나타낸다.

1) Bit Depth

이미지에 사용되는 색상수를 결정한다. 256컬러(Color) 이미지를 위해서는 8[Bit]를 선택하고, 수천 색상을 위해서는 24비트, 투명한 수천 색상을 위해서는 32[Bit], 24[Bit] Bit With Alpha를 선택한다. 높은 비트는 파일 용량을 증가시킨다.

2) 그레이 스케일 필요성

사람의 눈으로 볼 수 있는 그레이 스케일의 단계는 약 256단계로 알려져 있다. 하지만 X-선 인체투과시 강도 차이가 수백에서 수천 배에 이르기 때문에 8[Bit]로는 부족하므로 보다 넓은 그레이 스케일이 필요하다. 그러므로 최소한 10[Bit]의 그레이 스케일이 사용되는 것이 보통이며 최근에는 12[Bit]가 많이 사용되고 있다.

(2) 공간해상도

DR(Digital Radiography)에서 공간해상도(Spatial Resolution)는 픽셀(Pixel) 크기에 의해 결정되며, 보통 필름 증감지 시스템의 공간해상도는 51[lp/[mm](Line Pairs/[mm])]인 데 반해 DR에

서는 픽셀의 크기가 0.1[mm]이다. 흉부 X-선 사진의 경우, 흉부 폐엽 간 격벽선이나 미세 기흉 등의 이미지를 만들기 위해서는 픽셀 크기 0.2[mm] 이상의 해상도가 필요하다.

공간해상도가 2배로 증가될 때 영상 데이터양은 4배로 증가하므로, 이를 충족할 데이터 저장 장치와 모니터를 사용해야 하기 때문에 가격이 비싸진다. 현재 4[k] 픽셀 해상도를 가지는 시스템이 개발되어 있으므로 디지털 라디오그래피(DR)에서 공간해상도 문제는 해결되었다(그림 1-89).

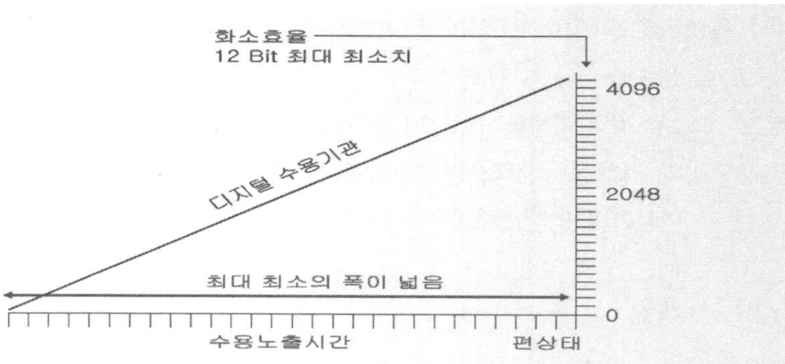

그림 1-89 • DR 시스템의 영상해상도 특성곡선

1) X-선 필름

맑은 플라스틱 베이스가 은 할로겐 화합물을 포함한 유상액에 의해 덮여 있다. 빛이나 X-선은 은에 생리화학적인 변화를 가져오고 이는 현상과정에서 검게 변화한다. 필름의 흑화 정도는 X-선 빔의 강도와 현상되는 시간과 온도에 따라 변화된다. 사용되는 X-선 필름은 증감지의 종류에 맞게 분류된다.

2) 증감지의 성질

① X-선 흡수가 커야 하며 발광 응답속도가 빨라야 한다.
② X-선 자극에 대한 발광 에너지가 높아야 한다.
③ X-선 자극에 의한 열화가 적어야 하며 잔광이 없어야 한다.
④ 발광 스펙트럼이 필름의 분광감도와 일치해야 한다.
⑤ 빛, 열, 습기에 대해서 내구성이 있어야 한다.

3) 증감지 사용주의점

① X-선 필름에 대해 증폭기 역할을 하며 피폭선량을 경감시킨다.
② X-선 장치의 부하를 작게 하고 먼지나 이물질에 주의한다.

③ 관리상 손톱자국, 밀착상태 등은 이물질로 영상에 표출될 수 있다.

4) 증감지의 일차적인 목적

증감지의 일차적인 목적은 가능한 한 방사선에 대한 노출시간을 짧게 줄이는 것이다.

① X-선의 직접적인 작용에 의한 것이고, 95[%] 이상은 증감지의 보기 드문 인이나 텅스텐산 염, 칼슘으로부터 방출된 빛에 의한 것이다.

② 필름과 증감지는 속도와 세밀도, 대비도, 노출허용도에 따라 다양하므로 선택은 의사의 기호에 따라 한다.

③ 일반적으로 동물(개와 고양이)의 경우에는 속도가 400인 Rare Earth Speed Film 과 증감지 시스템이 좋다.

④ 더 느린 속도의 시스템은 더 세밀한 영상을 제공하지만 더 많은 노출이 필요하고 더 많은 움직임에 의한 허상(Motion Artifact)이 생기게 된다.

5) 필름－증감지 시스템과 DR의 차이

필름－증감지 시스템에서 그림 1-90의 필름 특성곡선은 S자형으로, 투과된 X-선 세기의 좁은 범위 내에서만 필름에 성질이 깃든 정도가 직선적 변화를 보인다.

① 흉부 X-선 촬영에서의 알맞은 영상은 X-선 감쇠가 많은 종격동 구조물로부터 X-선의 감쇠가 가장 적은 폐 안의 공기까지 한 번의 촬영으로 적절한 대조도를 유지하면서 나타내야 한다.

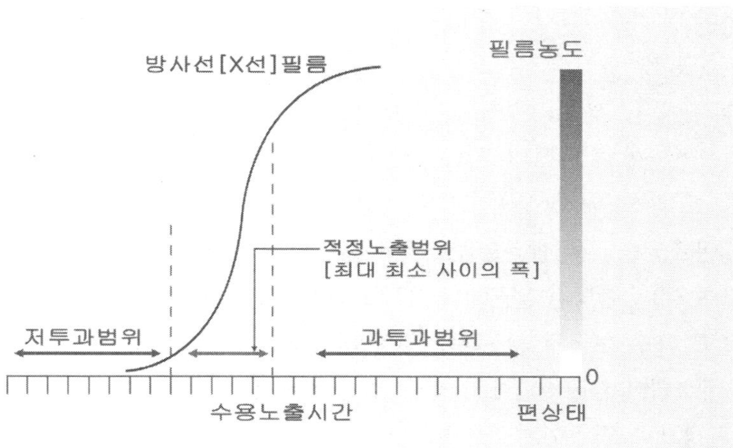

그림 1-90 • 필름-증감지 시스템의 영상 특성곡선

② 필름-증감지 시스템은 동작범위가 작아 폐의 세부조직을 잘 볼 수 있게 X-선으로 찍을 때는 종격동과 겹쳐 있는 폐가 적게 투과되어 반대로 종격동과 겹쳐 있는 폐를 잘 보이게 촬영할 때에는 폐가 많이 투과되어 역시 대조도가 저하된다.

③ DR(Digital Radiography)은 움직임의 상태범위가 넓어 폐·종격동 전체를 볼 수 있는 일정 화질의 영상을 얻을 수 있다.

(3) 직접-출력 디지털 검출기

X-선 정보를 검출하는 방식에 의해 DR 기술이 결정된다. FCR 방식에 이어 드럼 방식의 셀레늄 검출기를 이용한 DR과 박막 트랜지스터(Thin Film Transistor : TFT) 방식의 평판형 검출기(DR)가 개발되어 차세대 DR의 유망기술로 인식되고 있다.

① 형광판과 전하결합장치(Charge Coupled DeVice : CCD) 카메라가 결합한 간접형 DR도 사용되고 있다. DR도 X-선 검출기술의 발전에 따라 가까운 미래에 급격히 변화할 것으로 보인다.

② 직접-출력 디지털 검출기가 도입된 이후 사용되어 왔고, 박막 트랜지스터(TFT) 검출기도 이용된다.

③ 기존의 X-선 장비를 갖춘 곳에 쉽게 설치할 수 있다는 장점과 영상의 질이 필름-증감지 시스템이나 CR 시스템보다 우수하여 새로운 기술에 대한 관심이 고조되고 있다.

④ 검출과정에서 X-선 흡수율을 나타내는 양자효율 검출기(Detective Quantum Efficiency)는 박막 트랜지스터 시스템이 65[%] 이상이다. 이는 CR 시스템(20~35[%])이나 필름-증감지 시스템(25[%])보다 우수하여 같은 X-선 조사량에서 신호 대 잡음비가 고화질 영상을 얻을 수 있다.

⑤ 박막 트랜지스터 DR이 상품화되어 병원에 사용되기까지 무엇보다 고품질 박막 트랜지스터-평판형 검출기의 대량 생산이 있었다.

⑥ 박막 트랜지스터 방식의 DR은 높은 해상력 때문에 흉부 X-선에 적용되고 이후 투시 및 혈관조영술, 유방촬영술에도 적용된다. 이전에 촬영된 필름으로부터 디지타이저를 사용하여 이미 촬영된 필름에서 디지털 데이터를 얻는 방법도 DR의 한 분야이다. 현재 세계적으로 다수 보급된 시스템은 필름 디지타이저와 CR 종류이다.

⑦ DR 시스템이 영상진단에서 빛을 보기 위해서는 진단방사선부터 환경이 디지털 네트워크 환경으로 갖추어져 있어야 한다.

⑧ 디지털 데이터가 필름 생성 없이 직접 의료영상 전장전송 시스템(Picture Archiving Co[mm]unication System : PACS)으로 전송되고 PACS 환경에서 판독과 저장관리가 이루어져야 하는 것이다. 따라서 PACS와의 통합을 위한 DICOM 전송기능이 필수로 요구될

뿐만 아니라 방사선 정보 시스템과 환자정보, 검사정보 등을 주고받을 수 있는 기능이 요구된다. 그림 1-91은 기존 F/S 시스템과 PACS의 흐름도이다.

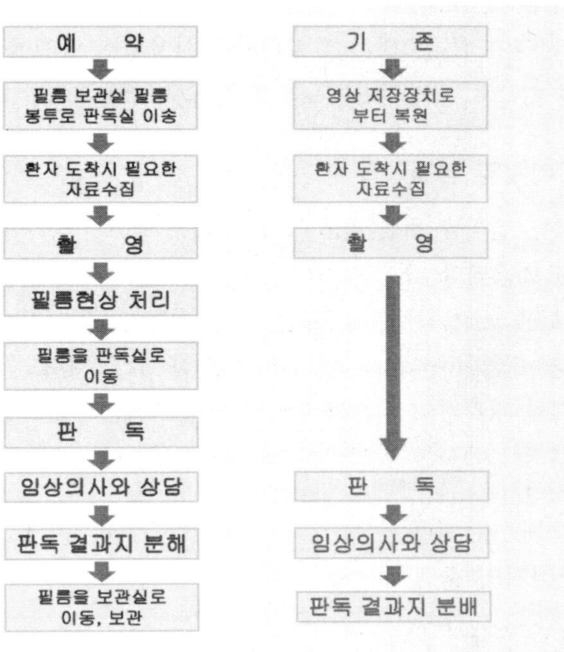

(a) 기존 F/S 시스템 (b) PACS의 흐름도

그림 1-91 ▪ 기존 F/S 시스템과 PACS의 흐름도

3. DR 시스템 방식

인체를 투과한 X-선의 정보를 어떤 방식으로 검출하고 디지털화시키는가에 따라 DR(Digital Radiography) 시스템의 방식을 구분할 수 있다.

(1) 필름 디지타이저

필름 디지타이저의 기본원리는 아날로그 신호가 기록된 필름을 빛이나 레이저 빔으로 투과시켜 통과한 빛의 양을 측정하여 필름의 명암에 비례한 전기신호로 바꾸고, 전기신호를 증폭시켜 A/D로 변환시키거나 자체적인 기술방법으로 가장 먼저 개발된 방식으로 이미 촬영한 디지털 영상 데이터를 디지털화하는 장치이다.

㉮ 우리가 흔히 사용하는 스캐너에 해상도를 향상시킨 것이라고 할 수 있으며, 촬영된 필름을 디지털화하는 유일한 방법이며 영상의 저장 또는 전송이 주된 목적이다.

1) 필름 디지타이저의 역사

의료용 디지털 영상을 얻는 필름 디지타이저는 약 20여 년 전 부터 사용되어 왔으나 사진측량과 항공첩보 분야에서는 오래전부터 정밀한 디지타이저 시스템들이 사용되고 있었다. 그러나 이러한 목적의 디지타이저들은 방사선 필름에서 사용되는 알갱이(Grain)보다 훨씬 작은 픽셀 크기를 가져야 하므로 처리속도가 느리고 장비가 크며 가격이 비싸다.

2) 필름 디지타이저의 디지털화

방사선 영상의 디지털화를 위한 필름 디지타이저는 레이저 빔이나 TV 카메라, 디지털 카메라, 드럼 스캐너가 주로 이용되며, 필름의 입자보다도 작은 레이저 빔을 사용하는 경우 해상도는 큰 문제가 되지 않지만, 원래의 필름에 기록된 정보 이외에는 더 얻는 것이 없으며 주사과정이나 디지털 변환과정에서 가공물(Artifact, 허상)이 발생할 수도 있다.

1[μm] 픽셀 크기의 디지타이저가 개발되어 해상도 측면에서는 단연 최고라고 할 수 있다. 하지만 진단방사선 영상에서는 픽셀 크기가 80~200[μm] 범위의 레이저 또는 CCD 방식의 디지타이저가 사용된다.

3) 필름 디지타이저의 종류

① 선형감지 및 구역감지 디지타이저
② 레이저 디지타이저
③ 드럼 스캐너
④ 비디오카메라 디지타이저
⑤ 선형 다이오드 어레이(Array) 카메라
⑥ 전하결합장치 센서(Charge Coupled Device Sensor)
⑦ Scanning Micro-densitometrs

(2) 평판형 검출기를 이용한 DR

평판형 검출기를 이용한 DR(Digital Radiography)은 직접방식과 간접방식으로 구분되는데 X-선을 전기신호로 변환시키는 과정에 따라 나눈다(그림 1-92).

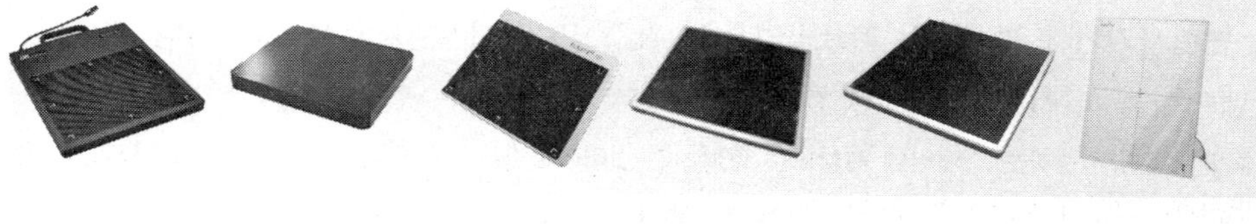

그림 1-92 ◦ 평판형 검출기

1) 직접방식

X-선에 의해 전자-홀 쌍(전자-정공 쌍)을 생성시키는 물질(예 비정형 셀레늄 물질)을 사용하여 직접 전기신호를 얻는 방식이다.

① 아모퍼스 셀레늄 : 직접방식으로 사용될 수 있는 물질로서는 아모퍼스 셀레늄(Amorphous Selenium, a-Se), 카드뮴-텔루륨(CdTe), 카드뮴-아연(CdZn), 텔루륨(Te) 등이 있으나 물질특성상 전 세계적으로 아모퍼스 셀레늄을 사용하는 DR에 대한 연구가 집중되고 있다.

㉠ 아모퍼스 셀레늄은 X-선 전자사진법(Xeroradiography)*과 복사기 등에서 널리 사용되어 오면서 물리적 특성에 대해 많이 알려져 있고 관련 기술이 발전되어 있다.

㉡ X-선에 대한 a-Se의 에너지 변환 특성은 진단용 X-선 범위에서 희토류계의 형광물질에 비해 전반적으로 우수하다.

② 아모퍼스 셀레늄 역할 : 검출기는 a-Se판과 박막 트랜지스터(Thin Film Transistor : TFT) 매트릭스가 서로 맞대어 붙어 있다. a-Se판의 제일 앞면에는 최고 전극(Top Electrode)이 있고, 이에 의해 a-Se판은 약 5,000[V]로 대전되어 있다.

㉠ 입사한 X-선 에너지가 a-Se의 내부에서 전자-홀 쌍으로 변환되며, 전자는 최고 전극으로 흡수되고 홀은 하층부 박막 트랜지스터로 흡수된다.

㉡ 박막 트랜지스터 매트릭스는 이 전하를 축전기에 축적하였다가 각 픽셀에 대한 스캔 신호가 왔을 때 이 전하를 실어 보내는 역할을 한다.

㉢ 직접방식으로 X-선을 검출하기 때문에 해상도의 손실이 거의 없고, 픽셀의 크기에 의한 한계 해상도인 3.6[lp/mm]에서도 변조전달함수(Modulation Transfer Function : MTF)가 이론상의 한계치에 육박하는 수준을 나타낸다.

2) 간접방식

조사된 X-선을 형광물질을 사용하여 일단 가시광선으로 변환한 뒤 광검출기를 이용하여 다시 전기신호로 변환하는 방식이다.

① 간접방식은 박막 트랜지스터의 제일 위층이 섬광체와 광검출기로 이루어진다.

② X-선이 섬광 체에 부딪히면 X-선량에 비례하여 가시광선이 발생된다.

③ 가시광선은 광검출기에 의해 전기신호로 바뀌고 디지털화된다.

④ 이전의 섬광체는 가시광선이 주위 픽셀로 퍼져나가 선예도를 감소시킨다. 이러한 문제를 해결하기 위하여 요오드화세슘(CsI) 성분의 구조검출기(Structured Scintillater)를 사용한다.

⑤ 결정구조는 가시광선의 퍼짐이 감소하기 때문에 섬광체층을 더 두껍게 만들 수 있어 에너

* 전자사진법(Xeroradiography) : 전자 X-선 사진으로서 X-선 필름과 달리 현상의 과정이나 필름이 필요하지 않는다.

지 변환효율을 높일 수 있다.

3) 직접방식의 장 · 단점

① 직접방식의 장점 : 간접방식은 그림 1-93과 같이 손쉽게 만들 수 있으며, X-선에서 전기신호의 직접적인 에너지 변환이 있어 적은 X-선 조사량으로도 우수한 영상을 얻을 수 있기 때문에 에너지 변환효율이 높고 해상도가 뛰어나다.

② 직접방식의 단점 : X-선 → 가시광선 → 전기신호의 과정을 거치므로 이 과정에서 가시광선의 산란이 일어나기 때문에 해상도가 낮아지게 되고, 에너지 변환효율도 떨어진다. 그리고 비정형 셀레늄의 반은 회복특성으로 인해 촬영과 촬영 사이에 일정한 시간간격이 필요하다.

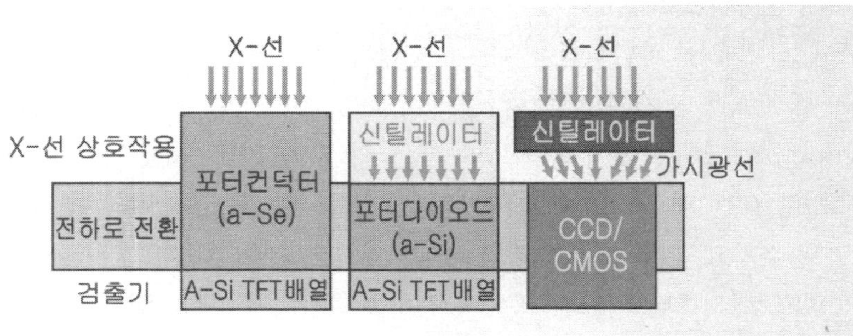

그림 1-93 ◦ DR 간접방식과 직접방식

30 양전자단층촬영장치

체내 대사나 생화학적 변화를 추적할 수 있는 새로운 방사성 의약품의 개발과 더불어 날로 발전하고 있으며, 현재 플루우데옥시의 포도당(Fluoro Deoxy Glucose : FDG)이라는 포도당 추적자를 가장 많이 이용하고 있다. 1980년대 이후에도 양전자단층촬영(PET) 관련 기술이 계속 발전하여 영상해상도와 영상 질이 향상되고 영상을 얻는 기술이 많이 자동화되고 있다.

1. 양전자단층촬영장치의 원리

양전자를 방출하는 방사성동위원소가 표지된 방사성 의약품을 투여하면 양전자 핵종은 주위의 전자와 충돌하여 운동에너지를 잃게 되고, 양전자가 정지상태에 가까웠을 때 주위의 전자와 결합·충돌하여 운동에너지를 잃게 되고 전자와 결합하여 소멸하면서 511[KeV]의 에너지를 갖는 한 쌍의 감마선으로 변형된다.

양전자가 방출된 핵과 소멸이 일어나는 곳의 거리는 수[mm]이고 감마선은 약 180[°] 방향으로 방출된다. 이때 방출된 한 쌍의 감마선은 대상 생체를 투과하여 생체를 둘러싸고 있는 고리 모양의 감마선 검출기에 측정됨으로써 양전자방출 핵종의 체내 분포에 대한 공간적 위치정보를 제공한다. 이러한 감마선 검출하는 PET 검출 시스템이다.

2. PET과 SPECT의 비교

SPECT과 비교할 때 PET는 양전자 방출용 방사성동위원소를 잘 볼 수 있게 하기 위하여 이온 가속장치(Cyclotron)를 함께 설치하여야 한다. 그리고 SPECT와 양전자단층촬영(PET)의 비교 특징은 다음과 같다.

① 생체의 생리학적, 생화학적 상태를 묘출한다.
② 분해능이 우수하고 반감기가 짧다.
③ 조준기를 사용하지 않아 조준기의 감쇠가 없어지므로 감도가 우수하다.
④ 장치와 함께 Cyclotron 이 필요하다.
⑤ 기기의 설치와 운용에 많은 비용과 전문적인 기술을 필요로 한다.

3. 양전자단층촬영장치의 검출기

PET에서 단층상 구성을 위해 필요한 기기구성이 있다.

① PET(Positron Emission Tomography)는 구성원리가 양방향으로 방출되는 감마선을 검출하기 때문에 전기적으로 감마선의 입사 방형을 검출할 수 있다.
② 카메라 대향형이나 다결정 검출기의 대향형 등 여러 가지가 있지만 다수의 검출기를 6각형, 8각형 또는 고리상으로 배열한 것이 많이 사용되고 있다.
③ 양전자 방사체에 발생하는 감마선을 검출하는 PET 스캐너 검출 시스템은 수만 개의 섬광체, 광전자증배관, 그리고 동시계수회로 등으로 이루어져 있다.
④ 상용화된 PET 스캐너의 섬광체로는 밀도와 유효원자번호가 크고 511[KeV] 감마선에 대한 저지능이 우수한 BGO(Bismuth Germanate Oxide)가 현재 많이 사용되고 있다.
⑤ 서로 보고 있는 상태의 두 개의 검출기에서 동시에 입력신호가 들어왔을 때 출력신호를 내는 동시계수회로가 사용된다. 이에 의해 양쪽 검출기를 맺는 직선상에 양전자 방출 핵

종이 존재한다는 것을 알 수 있다.

⑥ 여러 검출기 쌍에 실시하면 위치정보가 얻어져서 방사능 분포의 투영데이터를 얻게 된다. PET 정량성이나 해상력이 우수하다.

4. 양전자단층촬영장치의 특징

상의 재생에 있어서 좋은 점은 여러 가지 있지만 그 외에 생리학적으로 중요한 생체 구성원소를 치환할 수 있는 방사성 핵종은 거의가 양전자 방사체라는 것이다.

① 인체조직의 구성 물질 또는 유사물질의 방사성동위원소를 이용할 수 있으므로 그 표지 화합물을 사용하여 보다 생리학적 대사과정에 접근할 수 있다는 것과 기능진단에 필요한 고감도 특성 및 기능정보를 정량적 3차원 영상을 만들 수 있다.

② 인체내 기관의 물질대사, 약물반응 등의 신체활동의 연구나 진단 등에서 독자적인 응용분야로 개척되고 있다.

③ 여러 가지 신경전달물질이나 그 유사물질, 수용자 표지에 의한 뇌생리의 영상화, 정량화는 정신병리, 노화 등을 규명하는 데 크게 기여하고 있다.

5. 양전자단층촬영의 재구성

양전자단층촬영(PET)의 재구성을 하기 위해서는 다음과 같은 작업이 필요하다.

① 필터는 배후 방사능, 잡음을 억제한다. 표 1-14는 필터의 종류 및 특징이다.

표 1-14 ◦ 필터의 종류 및 특성

고주파 필터	저주파 필터	특성파 대역 필터
고주파 데이터를 통과시키고 저주파 데이터는 제거시킨다.	고주파 데이터는 제거하고 저주파 데이터를 통과시킨다.	특정대역 데이터만을 통과시키고 그 외의 대역은 제거시킨다.

② 감약을 보정하고, 균일도 보정하며, 회전중심 보정을 한다.

③ 재구성 과정에서 생성된 단층상을 편평화와 영상강조를 목적으로 시행한다.

6. 감마카메라를 이용한 양전자단층촬영

양전자단층촬영 검사에 이용되는 방사성 의약품 중 가장 널리 이용되고 있는 FDG(Fluoro-2-Deoxy-D-Glucose)가 뇌신경계, 심장질환뿐만 아니라 종양진단에도 우수한 효과를 보이는 사실이 밝혀지면서 널리 보급되어 있는 감마카메라를 사용하여 FDG 영상을 획득하려는 필요성이 대두되었다. 이러한 필요성은 감마카메라-양전자단층촬영(PET) 겸용 또는 SPECT-PET 겸용 핵의학 영상기기 개발을 유도하고 있다.

31 PET-CT

현재 기술의 발달로 서로 다른 기술을 접목시켜 상승효과를 기대하게 되었다.

① 양전자단층촬영(PET) 영상은 해상도가 CT나 MRI에 비해 매우 나쁘다.
② CT나 MRI의 해상도는 0.5[mm] 수준이지만 PET은 2~4[mm] 정도이다.
③ PET는 방사성동위원소의 분포만을 보여주므로 해부학적인 모양과 일치하지 않는 경우가 대부분이다.
④ 정확한 PET 진단을 위해서는 PET 영상을 CT나 MRI 영상에 정합하는 것이 필요하다.
⑤ PET와 CT의 기능을 결합하여 새로운 도구로서 탄생되었다.
⑥ PET의 특정 질병에 정확한 정보를 제공해주는 기능과 CT의 입체적 매핑 기능이 하나의 도구에 표출되어 환자의 번거로운 검사절차를 줄여주며 피검사자 입장에서는 보다 정확한 정보를 얻을 수 있게 되었다.

1. PET-CT 검사

암세포가 정상세포보다 포도당을 더 많이 소모하므로, 포도당에 방사성 불소(F-18)를 합성한 약물(FDG)을 이용하여 체내에서 당소비량이 많은 암조직을 진단하고 평가하는 최첨단 검사이다. 환자에게 방사성 의약품인 F-18 FDG(방사성 글루코스)를 정맥에 투여하고 약 1시간 동안 약이 몸에 퍼지길 기다리면서 안정을 취한 후 검사가 실시된다. 검사경과시간은 대략 20~25분 정도 소요된다(그림 1-94).

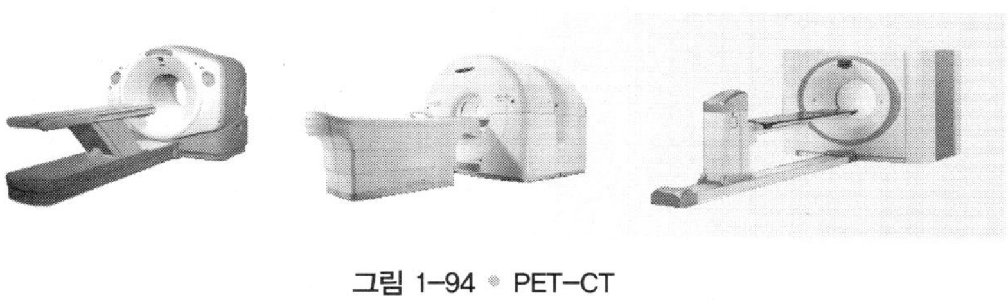

그림 1-94 • PET-CT

2. PET-CT의 원리 및 이용현황

(1) PET-CT 원리

양전자를 방출하는 포도당 유사체를 이용하여 영상을 얻게 된다. 인체 내에 주사된 포도당 유사체는 암세포에 집적되고 방출된 양전자(+)는 주변의 전자(-)를 만나서 소멸반응을 일으킨 후 서로 반대방향을 가지는 511[KeV] 에너지의 두 개의 감마선으로 변환되고, 이 감마선들은 PET/CT의 원형동시계측회로에서 검출되어서 구성된 영상신호와 인체 골격 CT 영상신호가 각각 양전자방출전자단층촬영기 워크스테이션과 컴퓨터단층촬영기 워크스테이션으로 보내지고 여기서 신호가 처리된 후 합쳐져 모니터상에 나타난다.

(2) PET-CT 사용 분야

PET와 CT영상을 같은 기계에서 동시에 촬영하기 때문에 촬영의 효율성이 매우 높아졌고 또한 PET와 CT 영상 간의 정합을 보다 정밀하게 할 수 있게 되었다.

① 개발 초기에는 주로 연구목적으로 사용하던 PET은 현재는 각종 질병을 진단하기 위한 첨단 임상 영상검사로 널리 사용하고 있다.

② 임상에서 가장 많이 이용하고 있는 분야는 암질환의 조기진단, 치료효과 판정, 재발의 발견 등이다.

③ 폐암, 식도암, 두경부암, 임파종, 유방암, 갑상선암, 자궁암, 췌장암, 위암, 대장암, 뇌종양에서 많이 이용하고 있으며, 알츠하이머병, 파킨슨병, 간질과 같은 뇌질환과 일부 심혈관질환의 진단에도 PET를 사용한다(표 1-15).

표 1-15 ◦ PET-CT 사용 분야

구 분	내 용
전신 PET-CT	약품을 팔에 정맥주사 후 일정 시간이 지난 후 몸 전체를 CT 촬영한 뒤 PET 검사를 실시, 암의 조기발견, 감별, 병기결정, 재발여부, 효과확인, 이후 예측 등이 가능하다.
뇌신경계 PET-CT	◦ 수술 전 검사, 뇌질환 진단, 운동신경계 질환의 감별에 사용한다. ◦ 뇌암 진단 후 잔존여부 사용시 MRI보다 정확한 진단이 가능하다.
심장 PET-CT	◦ 협심증과 심근경색 같은 관상동맥 질환을 진단한다. ◦ 허혈성 심장질환에서 생존 심근부위의 정밀한 판단시 심근 생존능력을 평가하여 치료방법을 결정할 때 사용한다.

3. PET-CT의 장 · 단점

PET-CT는 분화도가 좋은 간암이나 조기위암 등에서의 진단분별력은 약간 떨어진다. 그리고 비뇨생식기계 암의 경우 소변으로 배출되므로 진단에 주의해야 한다. 또한 대사항진이 높지 않은 3~4[mm] 이하의 작은 암은 발견가능성이 상대적으로 낮기 때문에 진단시 고려해야 한다.

① 최근 들어 PET-CT에서 CT의 성능과 비슷한 성능을 가지게 되어 CT의 신뢰도가 상승되었으나, 갠트리(Gantry) 이동이 되지 않아 촬영시 환자가 이동해서 촬영해야 하며 고장시 PET 검사가 불가능하다는 단점이 있다.

② PET-CT의 장비가격은 고가이나 정밀한 진단이 가능하다는 장점으로 전국전역에 보급이 활성화되어 보다 양질의 진료를 받을 수 있게 되었다.

32 X-선 테이블

1. 일반촬영용 테이블

일반촬영용 테이블(Table)은 광범위한 움직임으로 다양한 촬영이 가능한 촬영용 테이블이며 종류로는 4방향 테이블, 6방향 테이블, TS-10B 등이 있다.

① 4방향 테이블 : 전후, 좌우 방향의 이동이 가능하며 마그네트 Lock(자물쇠) 방식을 사용한다.

② 6방향 테이블 : 전후, 좌우, 상하 이동이 가능하며 4테이블과 같은 마그네트 Lock(자물쇠) 방식을 사용한다(KOB-60 : 카세트 트레이 방식, KOB-ED : DR용).

③ TS-10B : 버키 장치가 부착된 고정 테이블이다(그림 1-95).

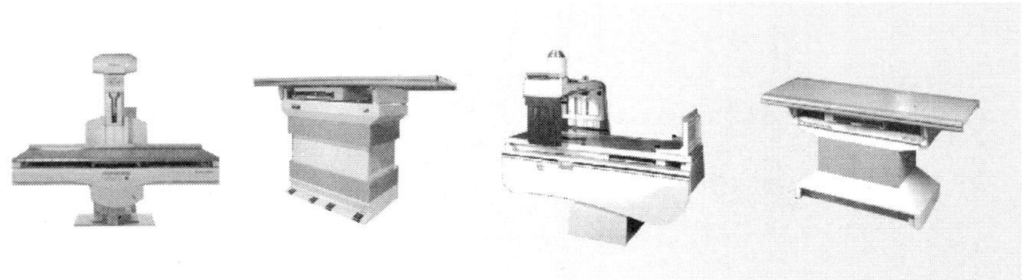

그림 1-95 ◦ 일반촬영용 테이블

2. RF용 테이블

광범위한 움직임으로 다양한 촬영이 가능한 투시/촬영용 테이블이며, 투시 중 목적하는 부위를 포착, Spot(장소) 촬영이 가능하다. 그리고 필름 사이즈 선택의 다양성과 유동성(8 ×10에서 14 ×14까지 1Spot, 2Spot, 4Spot 가능)을 가진다.

(1) Tilting 각도 표시

① DMT-80 : 2Way Table, 6Way 타워부(SFD-4A), Memory Shot 기능, 90∼−15[°] Tilting 기능
② LFT-20 : 2Way Table, 6Way 타워부(SFD-4A2), APR 기능, 90∼−15[°] Tilting 기능
③ LTF-40 : 4Way Table, 6Way 타워부(SFD-4A2), APR 기능, 90∼−15[°] Tilting 기능

3. Tube Stand

Handle Bar의 조작 버튼을 누름으로써 이동하는 방향으로 X-선관 장치가 이동하여 촬영을 쉽게 할 수 있도록 도와주는 장치이다.

(1) 스탠드(Stand)

상하, 좌우, 전후, 회전, X-선관 회전이 가능하며 마그네트 Lock(자물쇠) 방식을 사용한다(그림 1-96).

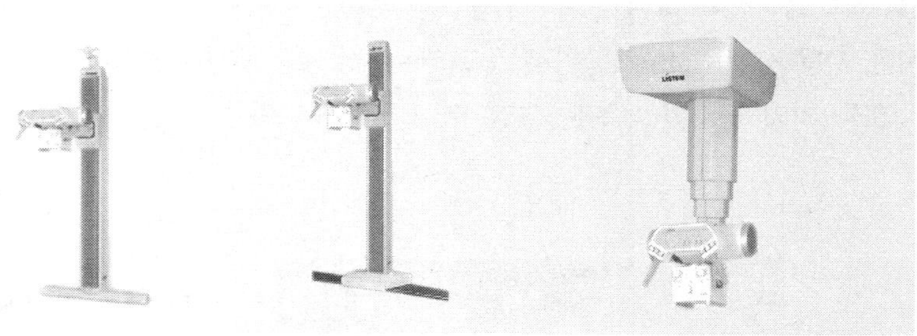

(a) SFC-31, FC-31R (b) SFM-31 (c) CSTS-28

그림 1-96 ◦ Tube Stand

(2) Lock(자물쇠)

Handle Bar(핸들) 스위치에 의해서 조작되며 상하 Lock, 좌우 Lock, 전후 Lock, X-선관 회전

Lock가 각각 동작하며, 전체 Lock 스위치를 이용하여 동시에 전체 Lock 기능을 사용할 수 있다.

(3) Syncro 기능

X-선관 장치와 검출장치의 위치를 자동으로 인식하여 X-선관의 장치의 위치에 따라 검출장치가 자동으로 이동하여 촬영을 편리하게 해주는 기능을 가지고 있다(그림 1-97).

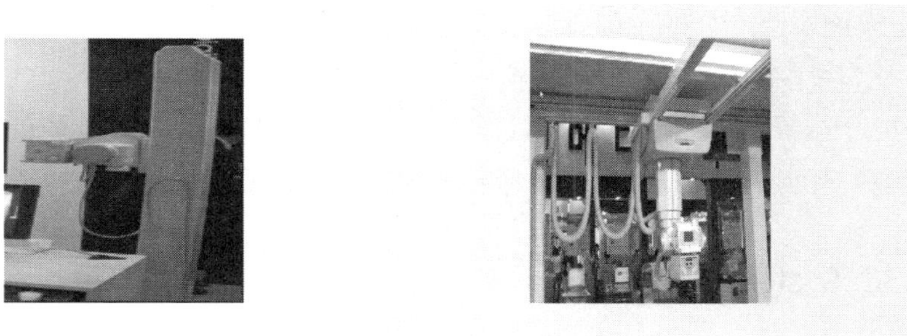

(a) ATS-D(DR 전용) (b) ATC-D(DR 전용)

그림 1-97 • Syncro

4. Bucky Stand

조작 버튼을 누름으로써 이동하는 방향으로 카세트 트레이(Film, IP : Image Plate) 또는 검출기가 이동하여 촬영을 쉽게 할 수 있도록 도와주는 장치이다.

카세트 트레이 또는 검출기가 상하, Tilting(기울기)이 가능하며 마그네트 Lock(자물쇠) 방식을 사용하였다. 또 한 카세트 트레이를 사용(Film Or IP－Image Plate)한다(그림 1-98).

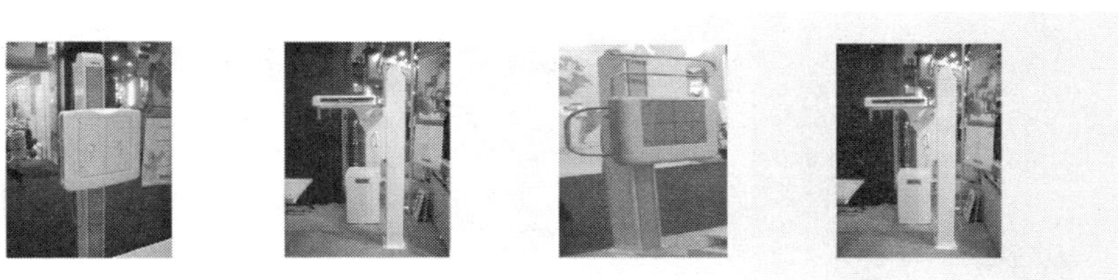

(a) BS-20 (b) BS-20T (c) ADS(DR 전용) (d) ADS-T(DR 전용)

그림 1-98 • Bucky Stand

33 디지털 X-선 촬영장치

1. Digital Radiography

필름이 필요 없는 시스템으로 기존 아날로그 타입의 X-선 장비들에 비해 우수한 영상을 제공하며, X-선 촬영영상을 컴퓨터 데이터로 바꿔 컴퓨터 모니터(Computer Monitor)상에서 직접 진단, 편집이 가능하기 때문에 한 번의 촬영으로 다양하고 정확한 진단정보를 얻을 수 있다. 이 영상은 데이터로 저장전송이 가능해 의료계의 정보화 인프라 구축에 중요한 역할을 하게 된다.

(1) RSC System

CCD 방식의 디지털 X-선 촬영 시스템으로 Chest 촬영 전용 System이다. 또한, 소프트웨어는 DICOM 3.0 표준을 지원하며, 병원의 PACS와 연결하여 Worklist의 환자 촬영정보를 받고 Tube(튜브), Detector Stand(검출기 스탠드)가 연동기능 Synchro(다연)되어 자동으로 센터가 맞추어지므로 편하게 촬영을 진행할 수 있다.

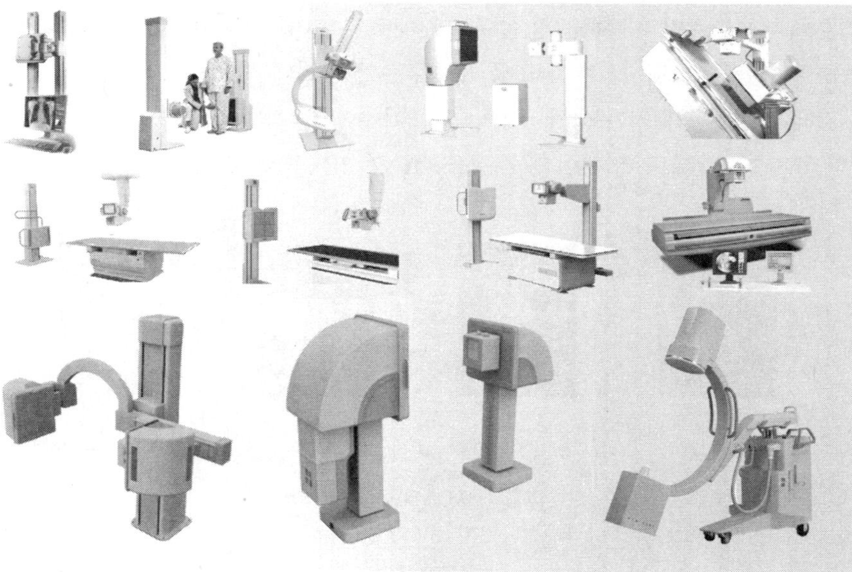

그림 1-99 • 디지털 X-선 촬영장치

(2) UNI-DR System

하나의 탐지기(Detector)를 이용하여 모든 X-선 촬영이 가능한 디지털 X-선 촬영 시스템이다. 또한, 소프트웨어는 DICOM 3.0 표준을 지원하며, 병원의 PACS와 연결하여 Worklist의 환자 촬영정보만으로 X-선 촬영조건, 촬영자세, X-선 조사와 설정이 모두 자동으로 설정되는 전자동 시스템이다.

(3) Workstation 소프트웨어

영상획득 및 처리를 위한 이미징 소프트웨어(Imaging Software)와 X-선 발생기(X-ray Generator), 오토콜리메이터(Auto Collimator), 유니버셜 스탠드(Universal Stand)의 제어를 담당하는 제어 소프트웨어(Control Software)가 모두 통합되어 구성되어 있어 사용자의 편리한 작업환경을 제공한다(그림 1-99).

2. 디지털 X-선 촬영장치의 특징

마이크로프로세서 제어에 의한 고주파 인버터 방식의 고전압 발생장치를 사용하여 X-선의 맥동률이 적고, 재현성·직진성이 우수하다. 또한 이크스촬영법에 대한 해부 프로그램(Anatomical Programs for Radiography : APR) 기능을 가지고 있으며, 자동노출제어(Automatic Exposure Control : AEC) 기능을 지원한다.

디지털 평면 패널 감지(Digital Flat Panel Detector)를 적용하여 4초의 빠른 시간 내에 우수한 품질의 디지털 영상을 얻을 수 있다.

디지털 범용 일반 촬영장치로 Workstation상에서 영상획득 및 처리, X-ray Generator 제어 부를 통한 X-선 촬영조건 설정, 자동 항법 시스템(Auto Positioning System : APS) 제어부를 통한 환자 촬영자세의 설정, 오토콜리메이션 시스템(Auto Collimation System : ACS) 제어부를 통한 자동 X-선 조사가 설정이 가능하며, PACS와의 연동을 통해 Worklist 상의 촬영정보를 이용하여 위 모든 제어부의 자동설정을 지원한다. 또한 자기진단 기능, 해부 프로그램 기능, 자동 밝기 제어(Automatic Brightness Control : ABC) 기능 등을 가지고 있다. DICOM 3.0 표준의 지원을 통한 HIS/RIS, PACS와의 연동이 가능하다.

3. 디지털 X-선 촬영장치의 구성

디지털 X-선 촬영장치는 고주파 X-선 발생기, X-선 튜브 조립, X-선 시준기, 디지털 평면 패널 X-선 탐지기, 유니 박사 스탠드, 유니 박사 워크 스테이션, 증폭기 등으로 구성되어 있다.

① 고주파 X-선 발생기(High Frequency X-ray Generator) : 고주파형 X-선을 발생시킨다.
② X-선 튜브 조립(X-ray Tube Assembly) : 빠른 속도로 운동하는 전자선을 만든 뒤 물질과 부딪혀 X-선을 방출시키는 기구이다.
③ X-선 시준기(X-ray Collimator) : 대상 물체에 조사되는 X-선의 조사영역을 조절하는 역할을 한다.
④ 디지털 평면 패널 X-선 탐지기(Digital Flat Panel X-ray Detector & Acq Board) : 촬영된 X-선 이미지를 디지털로 구현한다.
⑤ 유니 박사 스탠드(Uni-Dr.Stand & Controller) : 통합의료용 스탠드 및 콘트롤러로 촬영장치를 고정 및 이동을 시킨다.
⑥ 유니 박사 워크스테이션(Uni-Dr.Workstation) : 통합의료용 컴퓨터 단말장치이다.
⑦ 증폭기(Ion Chamber & Amplifier) : 이온전리함 및 증폭장치이다.
⑧ 그리드(Grid) : 음극에서 양극으로 흐르는 전자빔을 제어한다.
⑨ 환자 테이블(Patient Table) : 환자를 고정시켜 촬영을 할 수 있게 도와주는 테이블이다.
⑩ UNI-DR, UNIDR-S Spec(UNI-Digital Radiography, UNIDR-System) : Input Power(입력전원), Requirement(요구사항), Output Power(출력전원), Output Rating(출력등급), Range(범위), Step(단계), Time Range, Tube(튜브), Rotor(회전자), Display(디스플레이), Bucky(버키), Anatomical Programs(해부 프로그램), Standard(표준), Options(옵션) 등으로 구성되어 표 1-16과 같다.

표 1-16 • UNI-DR, UNIDR-S Spec

	UNIDR-S	UNI-DR
Input Power(입력전원) Requirement(요구사항)	Nominal220[VAC], 1ϕ, 50/60[Hz], Nominal380[VAC], 3ϕ, 50/60[Hz], PSU220[VAC], 50/60[Hz] (PFC 사용 시 85~264[VAC] 사용)	Nominal 380[VAC], 3ϕ, 50/60[Hz]
Output Power(출력전원)	40[kW]	64[kW]
Output Rating(출력등급)	320[mA] at 125[kVp] 500[mA] at 80[kVp]	400[mA] at 150[kVp] 800[mA] at 80[kVp]
[kVp] Range(범위)	40 to 125[kVp], 1[kV] step	40 to 150[kVp], 1[kV] step
[mA] Range	10 to 500[mA]	10 to 800[mA]
[mA] Step (단계)	18 steps(10, 12.5, 16, 20, 25, 32, 40, 50, 64, 80, 100, 125, 160, 200, 250, 320, 400, 500)	20 steps(10, 12.5, 16, 20, 25, 32, 40, 50, 64, 80, 100, 125, 160, 200, 250, 320, 400, 500, 640, 800)
[mAs] Range	0.01 to 600[mAs] [option 1000[mAs]	
Time Range	0.001[sec] to 10[sec]	

Time Step (시간단계)	38steps(1m, 2m, 3m, 4m, 5m, 6m, 8m, 10m, 12m, 16m, 20m, 25m, 32m, 40m, 50m, 64m, 80m, 100m, 125m, 160m, 200m, 250m, 320m, 400m, 500m, 640m, 800m, 1, 1.25, 1.6, 2, 2.5, 3.2, 4, 5, 6.4, 8, 10)	
Tube	LTN-25, LTN-26	LTN-50
Rotor(회전자)	Low Speed(낮은 속도)	Dual Speed(듀얼 속도)
Display	4Points[kV]/[mA]/[sec]/[mAs]	4Points[kV]/[mA]/[sec]/[mAs]
Bucky	2Buckys, non-Bucky	2Buckys, non-Bucky
Anatomical Programs (해부 프로그램)	768(256×3)	768(256×3)
Standard(표준)	Self Diagnostic(자가진단), Automatic Calibration(자동보존), Overload Protection (과부하 보호), HU Display(HU 표시)	
Options	Touch Panel Console, Exposure Hand Switch(노출 핸드 스위치), AEC Interface, DR Interface	

4. CLASCAN(디지털 투시/촬영용 X-선 촬영장치)

CLASCAN 장비는 Digital R/F 촬영장치로 Table 이동폭이 넓어 촬영 가능 범위가 넓고 환자의 이동 없이 모든 촬영이 가능하며, Remote(원격) 방식을 사용하여 모든 구동부의 구동을 메인, 로컬 콘솔에서 조작을 가능하게 하여 조작자의 피폭선량을 줄이고 또한 편의성을 도모한다(그림 1-100).

(1) 디지털 투시 / 촬영용 X-선 촬영장치의 특징

디지털 투시 / 촬영장치로 Workstation상에서 영상획득 및 처리, X-ray Generator 제어부를 통한 X-선 촬영조건 설정, 오토콜리메이션 시스템(Auto Collination System : ACS)의 제어부를 통한 자동 X-선 조사야 설정이 가능하며, PACS와의 연동을 통해 Worklist상의 촬영정보를 이용하여 위 모든 제어부의 자동설정을 지원한다.

6, 9, 12[inch] Tube와 High Resolution(고해상도) (1K×1K) CCD Camera(CCD 카메라)의 이상적인 조합으로 우수한 대조도, 선예도, 입상성을 실현한다. 고주파 발전기(High Frequency Generator)를 사용하여 기존 상용주파수 방식에 비해 X-선의 효율증대 및 X-선 질의 향상을 실현한다.

Camera Auto Calibraton / Setup With image Quality Analysis Software 기능을 통해 사용자의 편의를 도모하며 Option 품목도 있다. 디지털 투시 / 촬영용 X-선 촬영장치 특징을 요약하면 다음과 같다.

① Touch Screen Console

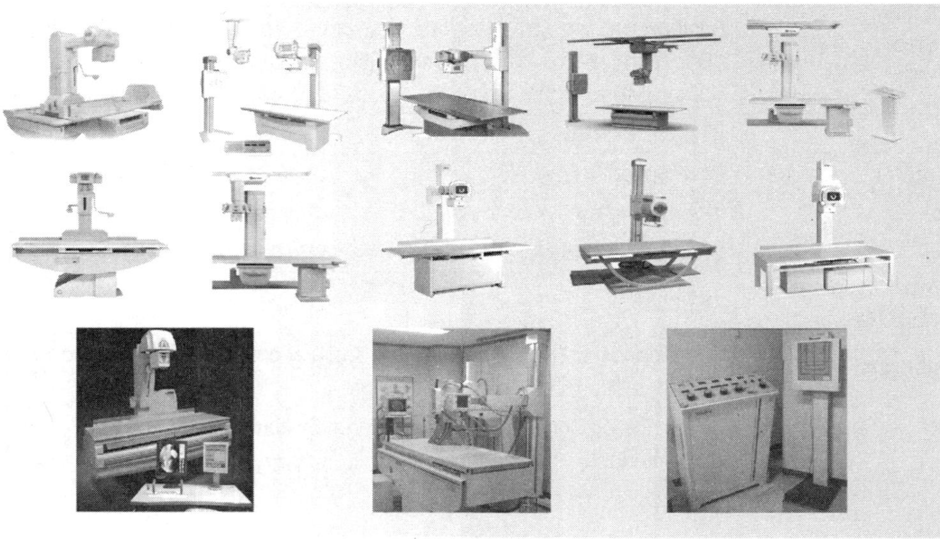

그림 1-100 • 디지털 투시 / 촬영용 X-선 촬영장치

② PC상에서 모든 촬영조건 설정이 가능하다.
③ 초점-필름간 거리(Focus-Film Distance : FFD) 자동 조절 기능(1000, 1100, 1200, 1500[mm])
④ 해부 프로그램(Anatomic Program : APR) 기능
⑤ 자동 노출조절(Automatic Exposure Control : AEC)
⑥ 자동 광도조절(Automatic Brightness Control : ABC)
⑦ 자동 시준계(Auto Collimation System : ACS) 기능
⑧ DICOM 3.0 표준의 지원을 통한 HIS/RIS, PACS와의 연동이 가능하다.

(2) 디지털 투시 / 촬영용 X-선 촬영장치의 구성

X-ray Generator, X-ray Control Console, X-ray Tube Assembly, X-ray Collimator, X-ray Image Intensifier, Digital CCD Camera, Imaging Workstation 등으로 구성되어 있다.

① X-선 발전기(X-ray Generator) : 발생기라는 뜻으로, 발전기나 발진기 어떤 신호를 발생하는 것을 모두 포함한다.
② X-선 제어 콘솔(X-ray Control Console) : 고가 장비이며, 메인보드가 20장이 들어 있고 고장날 경우 SMD 저항에 사람의 눈에 잘 보이지 않아 고치기가 쉽지 않다.
③ X-선 튜브 조립(X-ray Tube Assembly) : 상징적인 기호 언어를 사용하여 작성된 프로그램을 번역하는 것이다.

④ X-선 시준기(X-ray Collimator) : 사진촬영 복사기이다.

⑤ X-선 이미지 강화제(X-ray Image Intensifier) : 공항 검색대의 스캐너나 X-선을 통과해도 안전하다.

⑥ 디지털 CCD 카메라(Digital CCD Camera) : 전하결합소자, 고체 촬상소자의 약자로 빛을 변환시켜서 화상 영상 이미지를 얻는 일종의 반도체이다.

⑦ Imaging Workstation : 컴퓨터와 연결하여 다른 사용자와 손쉽게 정보를 교환할 수 있는 기능이 있다.

⑧ 진단 모니터(Diagnostic Monitor) : 컴퓨터의 자원과 컴퓨터 수행시간을 효율적으로 사용하기 위해 여러 개의 독립적인 작업을 실행상태를 감독하고, 컴퓨터의 전체적인 동작을 제어하는 텔레비전 모양의 주변장치이다.

⑨ 진단 원격 테이블(Diagnostic Remote Table) : 주어진 값을 가지고 특정 테이블로 입력하여 주로 OL-TP의 운영환경에서 많이 사용한다.

⑩ 원격제어 콘솔(Remote Control Consol) : 리모콘이라 하며 긴 코드에 연결하여 유선으로 쓰는 경우가 많고 원시적이긴 하지만 동작이 가장 확실하다. 본체와 컨트롤러 사이 조건이 한정되며 원격 조종할 수 있는 동작도 기종에 따라서 다르므로 확인이 필요하다.

5. 이동형 C-arm X-선 촬영장치(SM 25HF)

수술 중 병변의 유무, 크기, 위치 등을 손쉽게 투시, 촬영할 수 있는 외과수술용 이동형 C-arm X-선 촬영장치이며, 투시버튼을 이용하여 투시검사 촬영과 모니터 영상을 통한 촬영이 가능하다(그림 1-101).

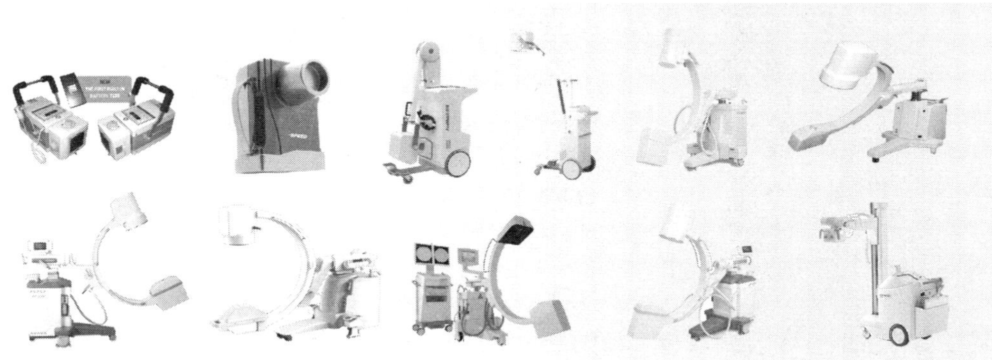

그림 1-101 • 이동형 X-선 촬영장치

이동형 C-arm X-선 촬영장치의 특징은 다음과 같다.

① 고주파 인버터(Inverter) 방식을 채택하여 고효율의 X-선 출력으로 촬영조건이 우수하고 조작자와 환자의 피폭선량을 대폭 감소시키며, 모든 종류의 수술환자 및 정형외과, 화상환자, 응급환자 등에 용이하게 사용 가능하다. 8 Frame 영상 메모리 저장 기능이 있다.

② Pulsed Fluoro 방식 선택이 가능하며 선택의 가능한 CCD(1K×1K 고급 카메라, 100만 화소 영상, 512×512 스탠다드 카메라, 26만 화소 영상)이다. 그리고 자가진단 기능이 있어 에러 코드 내장하여 자가진단을 할 수 있고, 투시시간 누적 표시(투시 누적시간을 그래픽 LCD에 표시)를 한다. 좌우측에 제어용 콘솔이 위치하여 조작위치에 구속을 받지 않는다.

6. 발전기의 특징

발전기(Generator)의 인버터는 고주파 X-선 발생장치이며, 고주파 X-선 발생장치는 맥동률(Ripple Factor)*이 적어 정전압에 가까운 X-선을 발생, X-선 효율이 높고, 환자의 피폭선량이 적을 뿐만 아니라 출력의 재현성과 직선성이 우수한 장치이다.

또한 모듈이 소형, 경량으로 좁은 공간에 설치가 가능하고 최적의 APR이 내장되어 있고 자가진단 기능을 보유한 장치이며, 전원 저장 유닛(Power Storage Unit)의 장착으로 이동 검진시 전원 문제가 해결되어 일반 가정전원으로 사용할 수도 있다(그림 1-102).

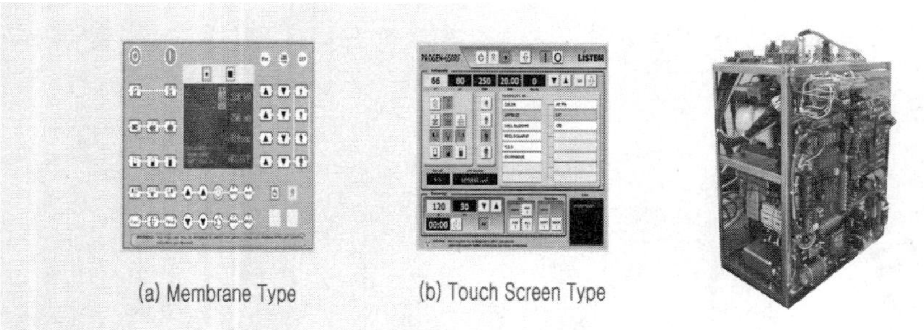

그림 1-102 • 발전기

(1) 특 징

① 노출조건의 실시간 모니터링(Real-Time Monitoring Of Exposure Conditions) : 용접시 전류, 전압, 가압력, 저항의 변화를 모니터링한다.

* 맥동률(Ripple Factor) : 직류(교류분을 포함)에서 그 평균값에 대한 교류분의 실효값의 비이다.

② 자동 보정(Auto Calibration) : DVI 그래픽 카드의 요구되고, SPYDEY 센서의 부족한 정밀도를 높이기 위해 들어간 것이다.
③ 해부 프로그램(Anatomical Programs : APR) : 별도의 장치 없이 프로그램만으로 컴퓨터 사용시간을 제한할 수 있다.
④ Highlevel Pulsed Fluoroscopy Function : 복합 클래스를 하나 만들어서 여러 개의 값을 가지고 있는 클래스이다. 즉 Gat, Set 방식인 Bean 방식과 같다.
⑤ 오류 메시지 표시(Display Error Messages) : 데이터를 시각적으로 표현하는 작업이다.
⑥ Excellent AEC Accuracy(Excellent AEC Accuracy) : 정보가 정확한지 판단하는 것이다.
⑦ 자기진단 에러 코드 표시(Self Diagnostics Error Code Display) : 바이러스 검사하는 것이다.
⑧ 자동 노출제어(Automatic Exposure Control : AEC) : 파일을 억제시키는 것이다 .
⑨ 자동 밝기제어(Automatic Brightness Control : ABC) : 작업을 모니터를 보고 결정하는데 모니터색, 콘트라스트, 브라이트니스 등을 맞추지 않으면 인쇄할 수 없다.
⑩ REX Series 추가사항 : PSU+PFC 사용시 AC 85[V]~264[V] 입력전원 사용이 가능하다.

34 X-선 치료장치

저에너지 X-선 치료장치는 관전압 50~120[kV] 정도의 X-선을 이용하여 주로 피부질환에 이용하거나 일부 심부치료에 사용되는 기기로서 표면치료용 X-선 장치, X-선 심부치료장치, 체강 X-선 장치 등이 있으나 악성종양에 대해서는 현재 거의 사용되지 않고 있다.

① 방사선 X-선 치료장치이며, 방사선은 자연에 공존하고 있어서 인체에는 무해할 정도여서 실제로 병원에서 진료목적으로 방사선 촬영을 했을 경우 촬영 자체가 생활화되었거나, 횟수가 많을 경우 인체에 유해할 정도로 종양 발생위험이 뒤따른다. 그렇다면 저에너지 치료장치라면 분명 일반 방사선에서 방출되는 방사선 양보다 작다는 걸 의미한다. 그 이유는 치료장치의 경우 각 장비들 마다 상이한 부분들이 많아 일정량과 평균량의 방사선 비율이 다르기 때문이다.
② 치료목적이나 검사목적의 방사선 필름촬영이나 방사선 방출량이 다르지만, 심부 X-선 치료장치의 경우 방사선 치료용의 X-선 장치에는 수십[kV]의 X-선이 나오는 것으로부터 초고압의 것까지 있으나 전압이 높아지면 높아질수록, 즉 감전압(에너지)이 높아질수록 심부의 선량률은 높게 된다.

③ 감전압이 170[kVP]로부터 300[kVP]정도까지의 X-선이 나오는 치료장치를 심부 X-선 치료장치라고 한다. 이 영역에서의 X-선은 깊이 5[cm]정도의 곳에서 50[%] 이상의 심부율이 있고 피부표면을 조사하는 장치에 대하여 심부치료장치라고 한다. 또한 별도로 고압X-선 치료장치라고도 하는데, 저에너지 치료장치랑 거리가 멀면 치료목적이거나 수치가 높게 나와도 감당할 수밖에 없는 현실이다(그림 1-103).

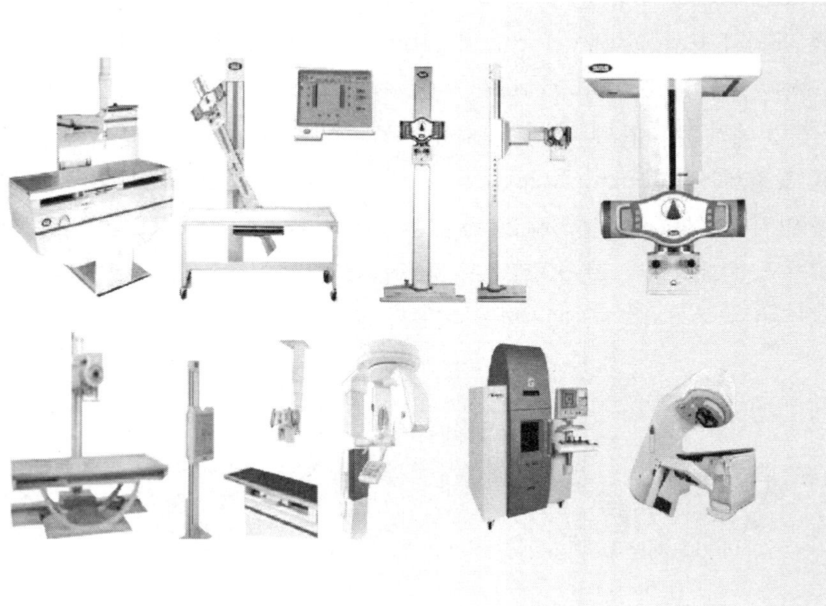

그림 1-103 ◦ X-선 치료장치

1. X-선 관련 장비와 원리

(1) 표재(X-선)치료장치

X-선 조사장치의 일종으로 방사선이 가능하면 표면에만 가고, 심부에 가지 않도록 한 장치이다. 피부점막표면과 겨우 1~2[cm] 깊이에 있는 병소를 조사할 목적으로 감전압의 50[kVp]에서 최고 120[kVp] 정도이다. 심부선량을 적게 하기 위해서는 촛점을 피부면에 가깝게 하는 편이 좋기 때문에 피부면에 근접하게 할 필요가 있고 따라서 선량률은 높게 되는 것이다. 치료목적이니 만큼 필요한 환자에게 지원을 하고 불필요한 장치 사용에 대해 자제할 필요가 있다.

(2) X-선 발생장치

X-선을 발생시키려면 전자의 보급에 의한 가속, 즉 가속전자의 급격한 저지가 필요하다.

X-선 발생장치는 전자를 보급하는 음극과 전자를 가속시키는 고압발생장치, 가속전자를 급격하게 저지하는 대음극으로 이루어진다. 대음극(초점)은 가속전자의 일부 에너지가 열로 바뀌어 고온이 되므로 보통 텅스텐이 사용되고 이밖에 초점의 부분을 냉각하는 기구가 있다(그림 1-104).

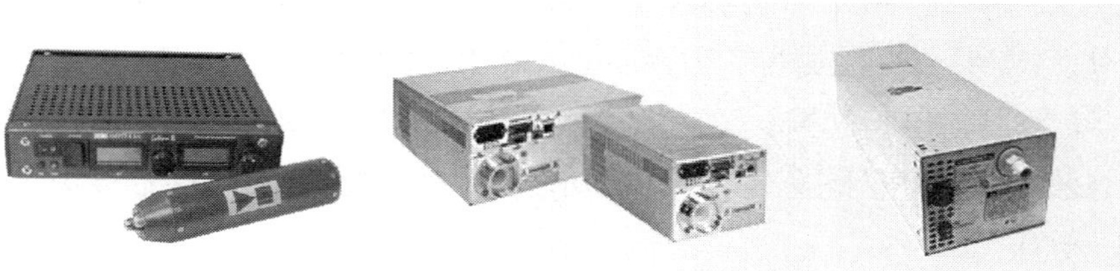

그림 1-104 ◦ X-선 발생장치

(3) 거치식 및 이동식 X-선 발생장치

일정한 장소에 고정적으로 설치해 놓고 사용하는 X-선 발생장치이므로 거치식 X-선 발생장치라 한다.

① 거치식 X-선 발생장치의 경우 일정한 장소에 고정적으로 설치해 놓고 사용하는 X-선 발생장치이다. 장치의 구성은 제어기, 고전압 발생기, X-선관 용기, 냉각장치, 저압 케이블 등으로 구성되어 있으며, 고전압 발생기와 X-선관 용기는 X-선용 고무 절연 케이블(고압 케이블)로 접속되어 있다. 이런 종류의 방식에서는 X-선관 단자전압은 정류전압이 직류 전압이다.
② X-선관의 전압 인가방식은 자기 정류방식이다.
③ 정격 사용은 최대 10분간의 연속 정격으로, 관전류는 5~8[mA]로 되어 있다.
④ 실용화되어 있는 X-선관 단자전압은 최고 300[kV]이다.
⑤ 휴대형의 자기 정류방식에 비하여 관전류가 많고 발생하는 X-선량이 크다.
⑥ 최근에는 이런 종류의 장치를 차에 실어 이동성을 가지게 한 것도 있으나, 반대로 휴대형 X-선 발생장치의 경우 검사원이 갖고 이동하기 쉽도록 설계된 X-선 발생장치도 있다.
⑦ 분리형 X-선 발생장치의 경우는 X-선관 장치, X-선관 냉각기, 고전압 발생기, X-선 제어기, 고전압 케이블 및 저전압 케이블 등으로 구성되는 X-선 발생장치이다.

(4) 공업용 X-선 발생장치

X-선 투과시험에 사용되는 X-선 발생장치의 총칭이여서 고에너지 X-선 발생장치와 저에너지 X-선 발생장치로 크게 구분된다.

고에너지 X-선 발생장치는 베타트론 또는 선형 가속기 등의 고에너지 전자 가속장치에 의하여 약 1~30[MeV] 정도의 X-선을 발생시키며, 저에너지 X-선 발생장치는 X-선관에서 발생되기 때문에 450[kV] 이하로 되어 있다.

(5) 전 둘레 X-선 발생장치

X-선관의 관축에 대하여 전체 둘레(360[°]) 방향으로 X-선을 방사할 수 있도록 하는 X-선 발생장치이다. 강관 등의 원둘레 용접부의 촬영을 효율적으로 실시할 수 있다.

① 표적의 형상에 따라 평면과 원추형의 2종류가 있고, X-선 텔레비전 장치의 경우 형광판 또는 형광증배관의 투시상을 공업용 텔레비전 장치와 조합시켜 브라운관 위에 수상하는 시스템도 있다.

② 일반적으로는 형광증배관과 상 오르티콘(Image Orthicon)* 또는 비디콘(Vidicon)**을 조합시킨 것이 많다.

③ 시험체가 얇은 경우에는 상 오르티콘과 비디콘과의 사이에 화상의 질에 있어서는 큰 차이는 없다. 오히려 가격, 수명, 취급의 용이성에 있어서는 비디콘이 유리하다.

④ 시험체가 두꺼운 경우에는 감도 부족의 문제가 있어서 또한 연속 용접선 등의 검사에 있어서 검사속도가 빠를 경우에는 잔광성의 문제가 있기 때문에 상 오르티콘이 유리하다.

⑤ 비디콘보다 감도가 높아 잔상이 적어서 상 오르티콘 보다 취급이 쉬운 것도 개발되어 있다.

⑥ 방식은 비디콘에 가까우며 형광판 또는 형광증배관을 사용하지 않는 X-선 비디콘 방식도 있다.

(6) 연속 정격 X-선 발생장치

30분 이상 연속하여 부하를 걸 수 있는 X-선 발생장치를 연속 정격 X-선 발생장치라 한다.

① 분리형 X-선 발생장치는 X-선관 냉각기를 갖추고 있으므로 일반적으로 휴대형 X-선 발생장치와 같이 간헐적 부하가 아닌 연속 부하가 가능하다.

② 간헐 정격 X-선 발생장치인데 부하시간과 무부하시간을 교대로 반복하여 부하할 수 있는 X-선 발생장치와 일반적으로 휴대형 X-선 발생장치는 이런 형식이 많다.

(7) 저에너지와 고에너지로 분류되어 있는 장치

저에너지와 고에너지로 분류되어 있는 장치는 다양하고 수치에 따라 많은 반영을 하는 경우라서 증상이나 질환에 따른 치료목적으로 방사선 투과량에 반영하기 때문에 유념해야 할 필요가 있어서 고에너지 X-선 치료의 경우 초고압 방사선 치료 중 리니어액셀레이터 베타트론에서

---

* 상 오르티콘(Image Orthicon) : 텔레비전용 촬상관의 일종이다.

** 비디콘(Vidicon) : 광도전 효과를 이용한 촬상관의 일종이다.

발생시키는 수 밀리온일렉트론볼트([MeV])의 X-선으로 행하는 방사선 치료이다. 이 종류의 X-선의 특징은 2차 전자의 에너지도가 높기 때문에 표면에서는 산란전자포화가 생기지 않는다.

① 선량의 최고치는 표면이 아니고 심부에 있다. 이를테면 4[Million]의 X-선 선량의 최고점은 표면보다 약 1[cm] 들어간 곳에 있다. 이와 같은 X-선을 사용함으로써 피부의 장애를 피할 수가 있다.

② 흡수하는 형태는 X-선의 다른 파장영역의 전자파와 마찬가지로 비어의 법칙에 따르므로 X-선 흡수분석법이 가능하다. 그러나 X-선의 파장이 보통의 빛에 비해서 아주 짧아 또 X-선은 원자에 의해 흡수되므로 다른 흡광분석법과는 상이한 성질을 지니고 있다.

(8) X-선 흡수법

X-선 흡수법은 원소분석의 수법이다. X-선은 물질을 투과하는 능력이 크므로 일반 액체 외에도 불투명한 유류나 고체의 측정이 가능하다. 물질의 화학적 성질에 좌우되지 않으므로 분석시료의 전처리가 필요 없다. 공존원소(매트릭스 원소)의 흡수를 보정하지 않으면 안된다. X-선 흡수법은 사용하는 X-선의 종류에 따라서 다음과 같이 분류된다.

1) X-선 광도법

X-선원으로서 X-선관에서 방사되는 연속 X-선을 사용한다. 이 경우에는 시료의 매트릭스 원소의 흡수가 나타나므로 시료의 X-선에 대한 질량흡수계수나 밀도에 관한 보정이 필요하다.

2) X-선 분광광도법

단결정에 의한 X-선의 선택적인 반사를 사용하여 특정한 파장의 X-선에 대한 흡수를 측정함으로써 매트릭스 원소의 흡수의 영향을 제거하고 분석정도를 높일 수가 있다. X-선의 단색화를 실시하기 위해서는 X-선 회석장치나 형광 X-선 분석장치가 사용되는 것이 보통이다.

3) 흡수단법

X-선 흡수단의 전후 강도변화를 측정하여 원소에 대한 선택성을 측정함으로써 원소에 대한 선택성을 높여서 또 매트릭스 원소의 영향을 경감시킬 수 있다. 흡수단의 미세구조를 조사함으로써 용액시료 중에서의 원소의 결합양식을 알 수 있다.

X-선 강도분포에 의해 X-선의 조사범위 내에서 X-선 강도의 분포상태를 알 수 있다. 일반적으로 휴대형 X-선 발생장치에서는 그 분포상태가 X-선관의 구조 및 초점 형상 등의 영향에 의하여 균일하지 않아 어떤 치우침을 지니고 있다. 그 영향을 경사효과라 하는 만큼 충분한 조건에서 X-선 투과를 활용해야 한다.

2. X-선 치료방법

방사선 치료는 오래전부터 의사들은 인체 내부를 보고 질병을 진단하는데 방사선을 이용해 왔다. 이런 진단용 방사선보다 훨씬 높은 에너지의 방사선은 암세포를 죽이는데 이용할 수 있다. 이러한 고에너지의 방사선이 발생되는 장치(라이낙 치료기) 혹은 방사성동위원소(코발트 치료기)로 암을 치료하는 것을 방사선 치료라고 하는데 암세포가 정상세포보다 방사선에 더욱 민감하게 반응하여 잘 죽는데 비하여, 정상세포는 빠른 시간 내에 회복되므로 큰 부작용 없이 암치료를 할 수 있다. 가슴사진을 찍을 때 느낀 것과 같이 고통이나 불편함을 느끼지 못하며 치료시간도 짧게 수분 내에 끝나게 된다.

(1) 라이낙 치료기와 코발트 치료기의 차이

라이낙 치료기는 전자를 가속시켜 발생되는 X-선을 이용하고 코발트 치료기는 코발트라는 동위원소에서 나오는 감마선을 이용하여 암치료에 이용하는데, X-선과 감마선은 물리적으로 발생되어 나오는 과정이 다를 뿐 인체 내에서의 작용은 동일하다.

① 방사선 치료기계로는 라이낙 치료기와 코발트 치료기가 있는데, 각 기계는 나오는 에너지의 세기와 성질이 다르므로 의사들은 각 환자에 가장 맞는 기계를 선택하여 치료하게 된다.

② 치료기의 선택은 암의 종류, 위치, 환자의 신체적 특성에 따라 정해지며 치료기간 중 치료기를 바꾸어 치료하기도 한다.

(2) 방사선 치료시 주의점

방사선 치료는 암세포에 방사선을 조여 이를 파괴시키는 방법인데 방사선 자체는 정상세포와 암세포를 구별하지 못하기 때문에 방사선의 양과 각도를 조절하는 등 여러 가지 방법을 통해 되도록 암세포 주변의 정상세포는 파괴시키지 않도록 해야 한다.

① 수술에 비해 시간도 오래 걸리고 정상세포에 손상을 입힐 수 있다는 것이 문제점으로 작용하며, 그 외에도 머리카락이 빠지는 등의 부작용이 나타나기도 하고, 또 방사선 치료에 쓰이는 감마선이나 X-선은 처음에는 빛이 세지만 몸속으로 들어가면서 점점 그 세기가 약해지는 단점이 있다.

② 방사선의 세기가 약해지면 치료효과가 낮아지고 암세포에 도달하기 전에 위치한 정상세포의 손실도 크다.

(3) 방사선으로 암을 치료하는 원리

뢴트겐이 X-선을 발견한 100여 년 전으로 거슬러 올라간다. 에너지의 세기를 높이면 조직이 손상된다는 원리를 이용한 것으로 암에 쓰이는 방사선은 100만[keV] 이상의 고에너지이다. 이를 암덩어리에 쪼이면 DNA의 나선형 구조가 깨지면서 괴사된다.

① 방사선 치료기가 암환자에게 본격적으로 쓰인 것은 1970년대 초이다. 강력한 4~6M[keV]의 에너지를 생산하는 선형 가속기가 등장하여서 문제는 2~4방향으로 고선량의 방사선을 쪼이다 보니 암주변 정상조직의 손상이 불가피했다.

② 방사선 치료기의 개발목표는 암 덩어리에 얼마나 정확하게 높은 에너지의 방사선을 쪼이느냐에 초점이 맞춰져 왔다.

③ 1980년대 초 소개된 3차원 영상을 이용한 입체조형 치료기, 1990년대 초 등장한 방사선 세기조절장치는 모두 부작용을 줄이면서 치료를 극대화하려는 방사선 치료기의 발전사를 보여준다.

제 2 장

영상의학 관련 해외의료기기

01 3D 심장수술용 로봇
02 디지털 방사선 촬영 시스템
03 True Beam 방사선 치료기
04 쌍방향 디지털 라이트박스
05 양성자 치료 시스템-프로테우스 원
06 태아관찰 3D 초음파
07 휴대용 X-선
08 X-선 테이블

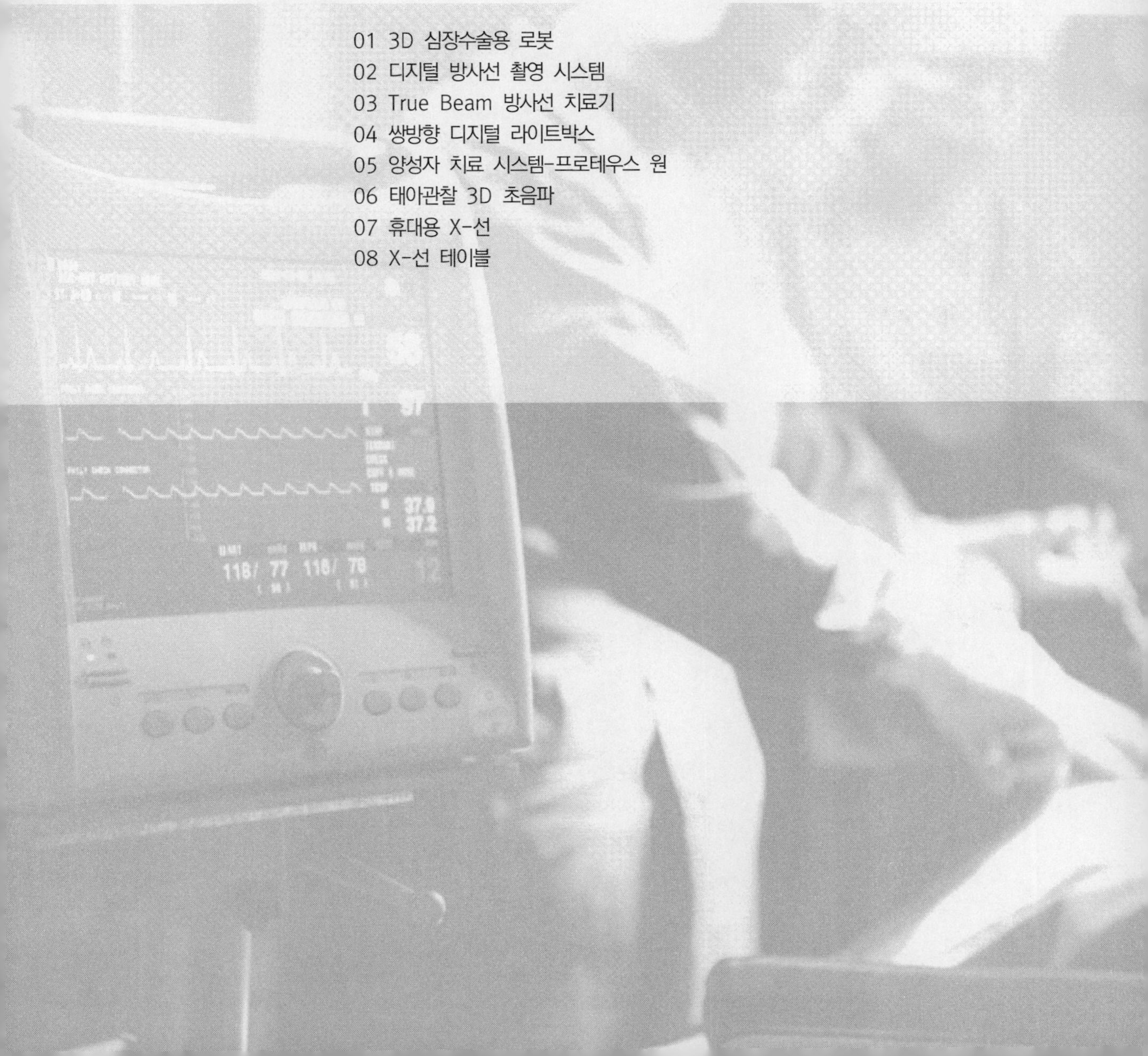

01 3D 심장수술용 로봇

심장수술은 복잡하고 위험하다. 특히 심장박동을 멈추게 하고 수술하는 것은 극히 어려운 수술이다. 어떻게 보면 잠시 동안 환자를 죽였다가 살리는 것이라 할 수도 있다. 그런데 이 복잡한 수술을 로봇 기술로 좀 더 안전하고 쉽게 할 수 있는 방법이 나왔다. 이 로봇 기술은 박동하는 심장의 움직임을 예측하고 박동 사이사이 수술기구를 움직여 수술을 집도하는 의사가 멈춰 있는 심장을 수술하는 것처럼 안전하게 수술할 수 있는 기술이다(그림 2-1).

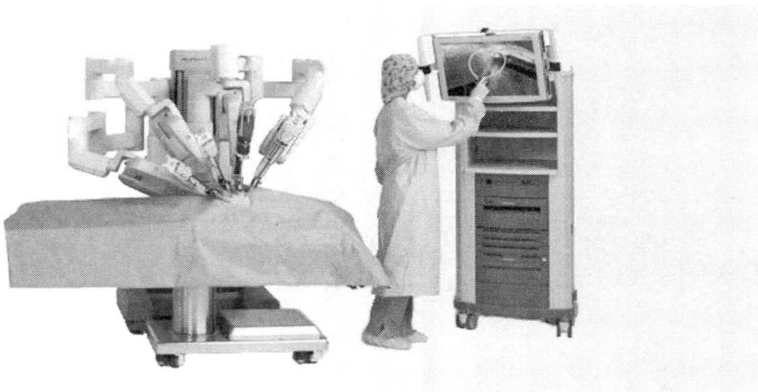

그림 2-1 ◦ 3D 심장수술용 로봇

1. 3D 심장수술 로봇 기능

수술용 3D 컴퓨터 로봇 모델은 프랑스의 몽펠리어 정보과학, 로봇공학, 마이크로 전자공학 연구소(Montpellier Laboratory of Informatics, Robotics, and Microelectronics)에서 개발한 것으로서 지금까지 가능했던 2D 로봇에서 진화한 모델이다.

① 3D 컴퓨터 로봇은 박동하는 심장의 움직임을 트랙킹할 뿐 아니라 숨을 쉴 때 환자의 가슴이 움직이는 것까지 계산해 낼 수 있으며, 실시간으로 컴퓨팅한 결과를 보여주기 때문에 복잡한 수술에 사용하는 데 크게 도움이 된다.

② 박판 변형 모델(Thin-plate Spline Deformable Model)이라고 하는 이 로봇 모델은 수술이 진행되는 동안 심장박동 및 호흡에 로봇 팔이 적응하여 움직이도록 설계되었다.

2. 기존 심장 로봇과 비교

기존 로봇들은 심장박동과 호흡의 움직임을 보여주는 것도 2D 이미지에 불과하였고, 여러 단계를 거쳐 컴퓨팅해야 했기 때문에 수술 중에 사용하기에는 어려움이 있었다.

① 즉각적인 피드백을 얻기에는 너무 느리다는 단점을 가지고 있었다.
② 이번에 개발된 3D 로봇은 3차원으로 심장의 박동을 관찰하고 심장움직임을 수학적으로 계산하는 것이 한 단계로 압축되었기 때문에 실제 수술에 활용할 수 있는 획기적인 기술이다.
③ 이 로봇은 장기적으로 심장수술, 관상동맥 바이패스, 뇌수술 등에 활용될 것으로 기대된다.
④ 단순히 수술의 복잡함 때문에 삶과 죽음의 기로에 서게 되는 많은 환자들이 훨씬 덜 위험하게 수술을 받을 수 있게 되는 것이다.

02 디지털 방사선 촬영 시스템

디지털 방사선 촬영 시스템인 CXDI-60G 모델은 한 차원 더 강화된 인체공학적 설계와 휴대성으로 X-선 촬영실을 벗어나는 공간이동의 자유로움을 제공하며, 방사선 촬영 즉시 별도의 출력없이 진단할 수 있는 즉시성을 갖추었다. 얇고 가볍지만 견고함을 자랑하는 CXDI-60G 휴대용 DR 시스템은 그야말로 고품질 DR 시스템의 진정한 휴대성과 융통성을 보장한다고 할 수 있다(그림 2-2).

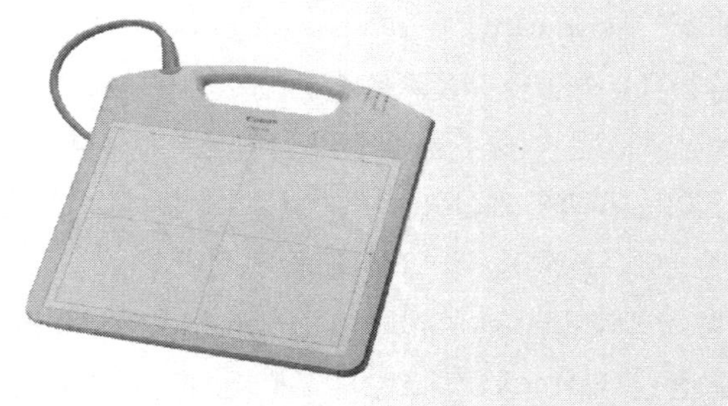

그림 2-2 • 디지털 방사선 촬영 시스템

1. 디지털 방사선 촬영 시스템 편리성

저전력 에너지 소모와 설치 및 보관이 용이한 탈부착가능 센서 케이블이 매력적인 기능이다.

① 탈부착이 되는 센서 케이블은 전원을 공급하는 용도 외에도 데이터를 전송하는데 이용되며 무엇보다 병실, 휠체어, 중환자실 등의 다양한 장소에서 방사선 촬영기를 간편하게 설치할 수 있도록 한다.

② CXDI-60G의 무게는 5.9파운드이며, 두께는 1[inch]가 채되지 않는다. 경량의 슬림한 바디를 갖춘 CXDI-60G 휴대용 DR 시스템은 9×11[inch]의 효과적인 영상범위를 제공하며 손, 팔꿈치, 발, 무릎 등의 X-선 촬영 등 다양하게 이용될 수 있다.

③ X-선 촬영영상은 방사선 노출 이후 약 3초 뒤에 임의의 미리보기 모니터로 확인할 수 있어 효과적이고 적절하게 환자관리를 하는 데에 큰 공헌을 할 것으로 기대된다.

03 True Beam 방사선 치료기

장비의 성능이 개선되고 안전성이 확보됨에 따라 주로 외과적 수술이 어려운 환자의 시술에 효과가 큰 방사선 치료는 정확도가 매우 중요한 요소로 주위 조직을 손상시키지 않는 것이 관건이었다고 해도 과언이 아니었다.

1990년대 이후 정확도가 높아짐에 따라 인체 발병 부위 및 깊이와 무관하게 방사선을 시술할 수 있게 되었으며, 부작용은 줄이고 치료효과를 극대화하는 장비가 지속적으로 개발되어 왔지만 그 부작용은 현재까지도 보고되고 있는 실정이다(그림 2-3).

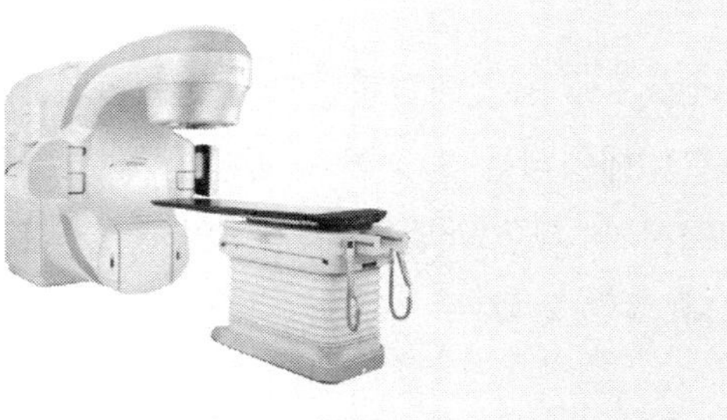

그림 2-3 ◦ True Beam 방사선 치료기

1. 시료시간

스탠포드 연구진에 의해 개발된 True Beam은 선형 엑셀레이터 기술을 사용해 빠른 속도로 방사선을 인체에 투여해 환자치료에 걸리는 시간을 획기적으로 절감할 수 있게 되어 부작용을 절반 이하로 줄일 수 있게 되었다는 데 큰 의미를 둘 수 있다.

2. 정확도

기존 방사선 치료장비보다 정확도가 향상되어 목표로 삼은 종양부위를 집중적으로 치료할 수 있는 타겟팅 기술이 접목되어 4D 이미지 시스템을 통해 발병부위를 형상화하여 60[%] 이상 방사선 노출시간을 절감할 수 있게 되었다고 한다. 암이 발병한 1[mm] 이하의 조직을 매 10[ms] 단위로 10만 데이터 포인트를 계산하여 방사선을 투여하기 때문에 그 정확도는 매우 높은 상황이라고 한다.

3. 무브먼트 기술도입

환자가 치료 시술하는 동안 숨을 쉬고 있을 때 발생하는 아주 미세한 움직임까지 계산하여 방사선 치료를 할 수 있는 무브먼트(Movement) 기술을 도입하여 현재 사용되는 암발병 치료를 넘어 보다 다양한 암치료에 활용될 수 있는 계기도 마련하였다고 한다.

04 쌍방향 디지털 라이트박스

독일 뮌헨의 Rechts der Isar 대학병원의 신경외과의 의사들은 이제 수술 전과 수술 도중에 환자의 MRI와 CT 데이터를 이용하고 공유할 수 있게 되었다. 이는 의학기술 전문기업 브레인랩(BrainLAB)사가 최근 개발한 획기적인 기술 디지털 라이트박스(Digital Lightbox)에 의해 가능해졌다(그림 2-4).

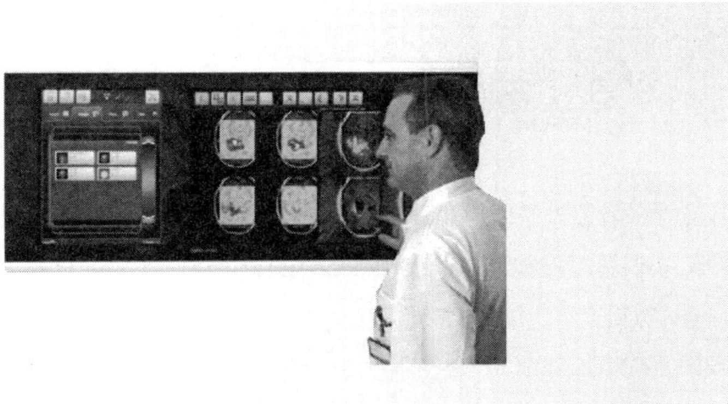

그림 2-4 • 쌍방향 디지털 라이트박스

1. 쌍방향 디지털 라이트박스 기능

쌍방향 멀티 터치 방식의 디스플레이 디지털 라이트박스는 의사들이 병원 PACS(Picture Archiving and Communications System)에 저장된 환자의 데이터에 신속하게 접근해서 조작하는 것을 가능하게 한다. 고해상도 3D 데이터를 디스플레이하는 디지털 라이트박스는 환자진단, 치료계획, 공조를 더욱 용이하게 해준다.

(1) 디지털 데이터

의사들은 디지털 라이트박스를 이용해 한 장소에서 다양한 소스에서 획득된 디지털 데이터에 신속하고 용이하게 접근할 수 있다.

① 의사들은 정지된 이미지 대신 MRI, CT, X-선, PET 데이터를 결합하고 조작해서 해당 정보로부터 좀 더 중요한 것을 도출해내는 것이 가능하다.

② 손가락 끝에서 얻어낸 최신 정보로 의사들은 진단, 치료기획 단계에서 환자들에게 도움이 될 수 있는 보다 정확한 결정을 내릴 수 있다.

(2) 터치스크린 인터페이스

디지털 라이트박스의 터치스크린 인터페이스 덕택에 의사들은 환자들이 가지고 오는 다양한 이미지 데이터(PET, MRI, CT 및 X-선)를 곧바로 동일한 포맷으로 전환해서 이용하는 것이 가능하다. 디지털 라이트박스는 간단한 터치스크린 조작으로 신경외과의 MRI 이미지와 핵의학의 PET 데이트를 결합해서 사용하는 것이 가능하기 때문에 시간을 절약할 수 있다는 장점을 갖고 있다.

05 양성자 치료 시스템–프로테우스 원

최근 미국방사선종양학회(American Society for Radiation Oncology) 연례회의에서 벨기에 업체 IBA 파티클 세라피(IBA Particle Therapy)가 크기를 대폭 줄인 컴팩트한 양성자 치료 시스템을 선보였다.

프로테우스 원(Proteus ONE)이라는 이름의 이 싱글룸 시스템은 기존 시스템에 비해 크기가 1/3 밖에 되지 않으며 사이클로트론 가속기도 사이즈를 줄여 작게 만들었다(그림 2-5).

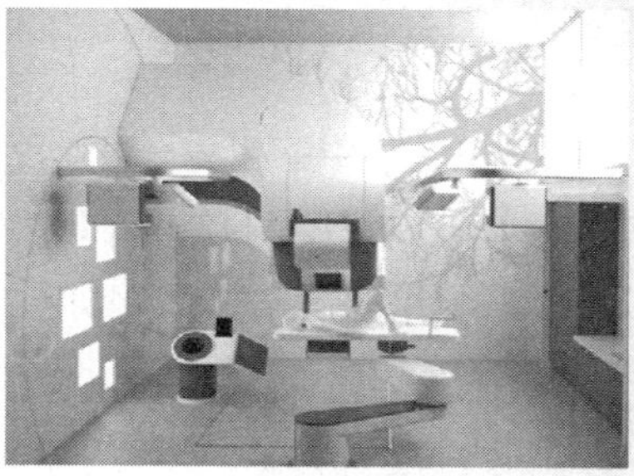

그림 2-5 • 양성자 치료 시스템

프로테우스 원의 장점은 IBA는 치료실의 크기를 최소화해 양성자 치료 센터를 구축하는 시간, 공간 및 비용을 최소화했으며, 아울러 3D 콘빔(Cone Beam)의 CT 이미지를 통합해 종양 이미지를 더욱 세밀하게 볼 수 있도록 했다. 이번에 공개된 프로테우스 원은 IBA 파티클 세라피가 이전에 발표했던 투룸 프로테우스 나노(Proteus Nano) 솔루션보다 크기가 더 작고 비용도 적게 든다. 또한 이미 검증된 IBA의 펜슬 빔 스캐닝(Pencil Beam Scanning)과 치료 소프트웨어 같은 기술들이 통합되어 있다는 것도 큰 장점이다.

06 태아관찰 3D 초음파

독일의 지멘스(Siemens)사는 엔비디아(NVIDIA)와 파트너십을 맺고 임산부의 자궁 속에서 하루가 다르게 성장해가는 태아를 보다 실감나게 관찰할 수 있는 3D 가상화 시스템을 개발했다고 발표했다. 예비 부모들의 관심을 사로잡을 이 포사이트 워크플레이스(fourSight Workplace) 초음파 이미지 관리 시스템은 지멘스사의 ACUSON S2000으로 촬영한 영상을 PC로 처리하고, 엔비디아의 3D 입체안경으로 태아의 스테레오 비주얼을 생산한다(그림 2-6).

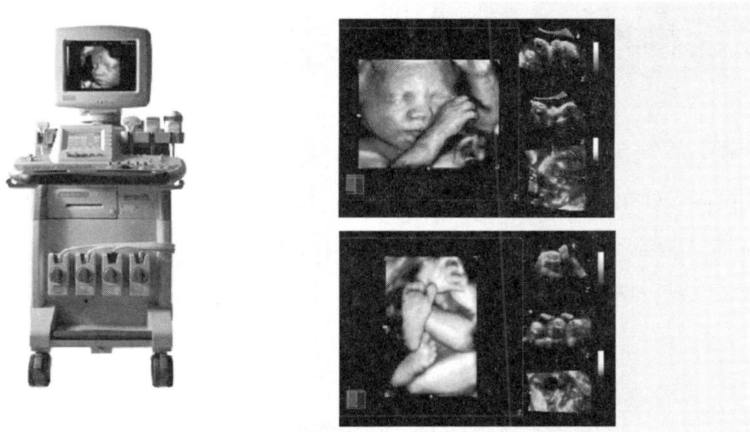

그림 2-6 ● 태아관찰 3D 초음파

1. 포사이트 워크플레이스의 기능

ACUSON S2000 초음파 시스템으로 확보한 임상 이미지는 실사적인 3D 영상을 구현하는 지멘스의 독자적인 기술인 양막 내시경 렌더링*(Amnioscopic Rendering)을 사용하여 한층 향상되었다. 기존의 3D 초음파 기술이 2D 모니터를 사용해 3D 영상을 표시해 왔다면 엔비디아의 3D 비전 기술은 보다 실감나는 3D로 입체적인 3D 영상을 구현해 전체적으로 향상된 초음파 영상을 체감할 수 있도록 한다.

* 렌더링(Rendering) : 2차원의 화상에 광원, 위치, 색상 등 외부의 정보를 참고하여 3차원 화상을 만드는 과정이다.

2. 영상 구현

지멘스사의 포사이트 워크플레이스는 임상 영상, 클립, 3D/4D 볼륨 데이터를 관리해 작업의 흐름을 향상시키기 위해 엔비디아의 쿼드로 FX 3800 프로페셔널 그래픽카드, 삼성 2233RZ 22[inch], 3D 비전레디 LCD, 엔비디아 3D 입체안경으로 구동되는 델 프리시전(Dell Precision) T5500 워크스테이션을 사용하였다. 이로써 사실감을 높인 고해상도의 3차원 초음파 검사도를 구현한다.

07 휴대용 X-선

응급실에서는 아파서 지치는게 아니라 기다리다 지치는 경우가 많다. 더구나 X-선을 찍으려면 기다리는 시간과 고통이 배가 된다. 이 휴대용 X-선 기기는 디자이너 프랑소와 리발직(Francois Rybarczyk)이 고안해낸 콘셉트 디자인으로 디자이너 자신의 경험을 토대로 디자인 한 것이다(그림 2-7).

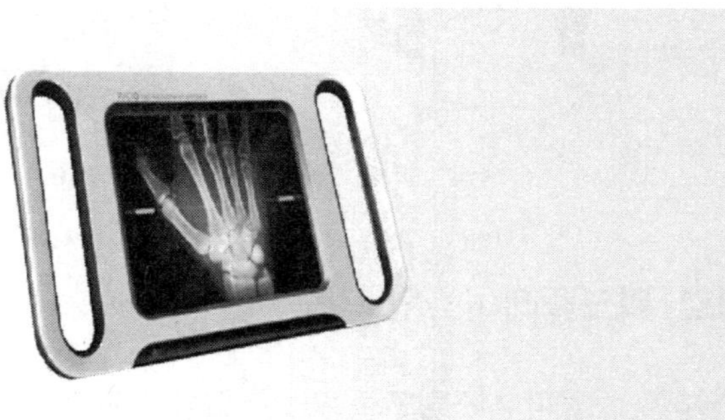

그림 2-7 • 휴대용 X-선 기기

휴대용 X-ray 기능은 환자가 X-선 촬영실 바깥에서 오랜 시간을 기다리지 않고, 임상병리사가 간편하게 들고 다니면서 환자의 아픈 부위를 스캔하면 바로 X-선 필름으로 나오는 원리이다. 따라서 X-선을 찍기 위해 번거로운 절차와 오랜 기다림의 시간을 크게 줄인 것은 물론, 즉석에서 뼈의 부상 정도를 알 수 있다는 장점이 있다. 이 장치는 현재 치과에서 사용되고 있는 X-선 촬영 기술을 컴팩트하고 휴대하기 쉽게 변용한 원리로 실용화된다면 병원의 진료문화를 대폭 변화시킬 수 있을 것 같다.

08 X-선 테이블

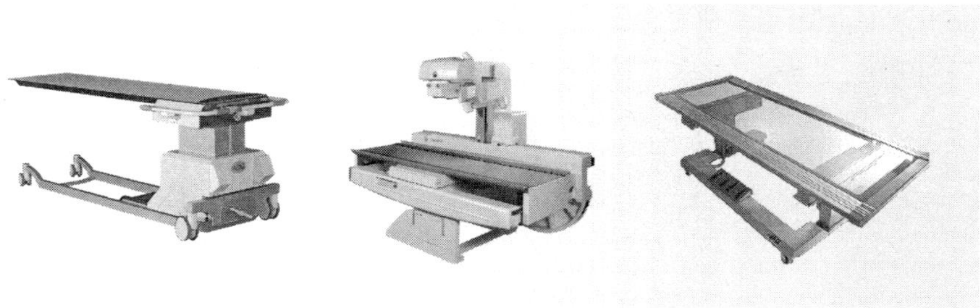

그림 2-8 ◦ X-선 테이블

Model FDR D-EVO 평면 패널 카세트 크기의 DR 디텍터를 기존의 x-ray table 이나 wall stand에 수정 없이 삽입한다.

기기의 무게는 6[lb]이고 14×17 측정되며 워크 스테이션에 전송되는 이미지는 최소 3초이고 순환시간의 9초이다. 조사 사이드 샘플링은 뾰족한 X-선 이미지를 최대의 진단 신뢰로 제공한다. 휴대용 기기는 측면이나 다른 카세트 기반의 시험이 필요한 수술실이나 응급실에 배치한다.

STAMFORD, Conn. -Imaging 시설은 기존의 아날로그 x-선 방을 digital로 변환이 가능하며 사용에 용이한 부분과 뛰어난 이미지 품질(FUJIFILM Medical Systems U.S.A., Inc의 FDR D-EVO 평면 패널 카세트)의 혜택을 받을 수 있다. FDR D-EVO는 병원에서 이미징 센터에서 개인영업 임상환경에 이상적이다.

불과 6파운드의 이 14"×17" 카세트 크기의 detector는 가벼운 무게의 종류와 휴대성을 제공하여 측면이나 다른 카세트 기반의 필요한 시험을 제공한다. 이것은 cross-table(교차-테이블)시험과 같은 기존의 DR 실에서도 보완이 가능하다.

이 유용성은 또한 이상적인 즉시 높은 품질의 x-선 이미지가 접근(수술실이나 응급실 같은)이 필요한 곳에 이상적이다.

"FDR D-EVO와 함께 모두가 스마트하고 쉽게 DR 변환의 혜택을"라고 Fujifilm의 이미지 시스템 수석 마케팅 매니저(Rob Fabrizio)가 말했다. "공학자들은 가벼운 무게 디자인, 심플한 작업흐름과 이미지 획득의 속도, 임상의사 는 이것의 뛰어난 이미지 품질을 알아보았다, 그리고 환자는 빠르고 보다 편리한 시험에 혜택을 받는다.

FDR D-EVO는 Fujifilm의 특허인 Irradiation Side Sampling (ISS)과 혁신적인 기술인 개

선된 detective quantum efficiency (DQE)을 사용한다.

결과적으로 이것은 이미지의 날카로움을 개선하고 잡음을 줄여서 진단의 신용을 높였다.

FDR D-EVO의 다른 뚜렷한 장점으로는 보안 연결의 사용으로 이미지의 전송을 기술자의 workstation으로 최소 3초, 9초의 순환시간으로 가능하다. 이것의 분리 가능한 코드는 방사선 테이블이나 월스탠드의 재위치를 쉽게 잡을 수 있으며 배터리의 제거 시간과 무선 신호 무결성, 그리고 안정성을 높이고 잠재적인 trip 위험을 줄인다.

제 3 장

영상의학 관련 해외의료기기 기술

01 휴대폰 영상진단 시스템-오시릭스
02 뇌자도 기술
03 BNCT용 액체리튬 개발
04 심혈관동맥 3차원 영상 소프트웨어 개발
05 초고휘도 감마선
06 의료용 로봇
07 다발성 경화증 상태진단
08 체렌코프 복사를 이용한 새로운 영상진단기법
09 초소형 X-선 장비
10 뇌암 치료 효과상승
11 MRI 신호를 향상시키는 새로운 기술개발

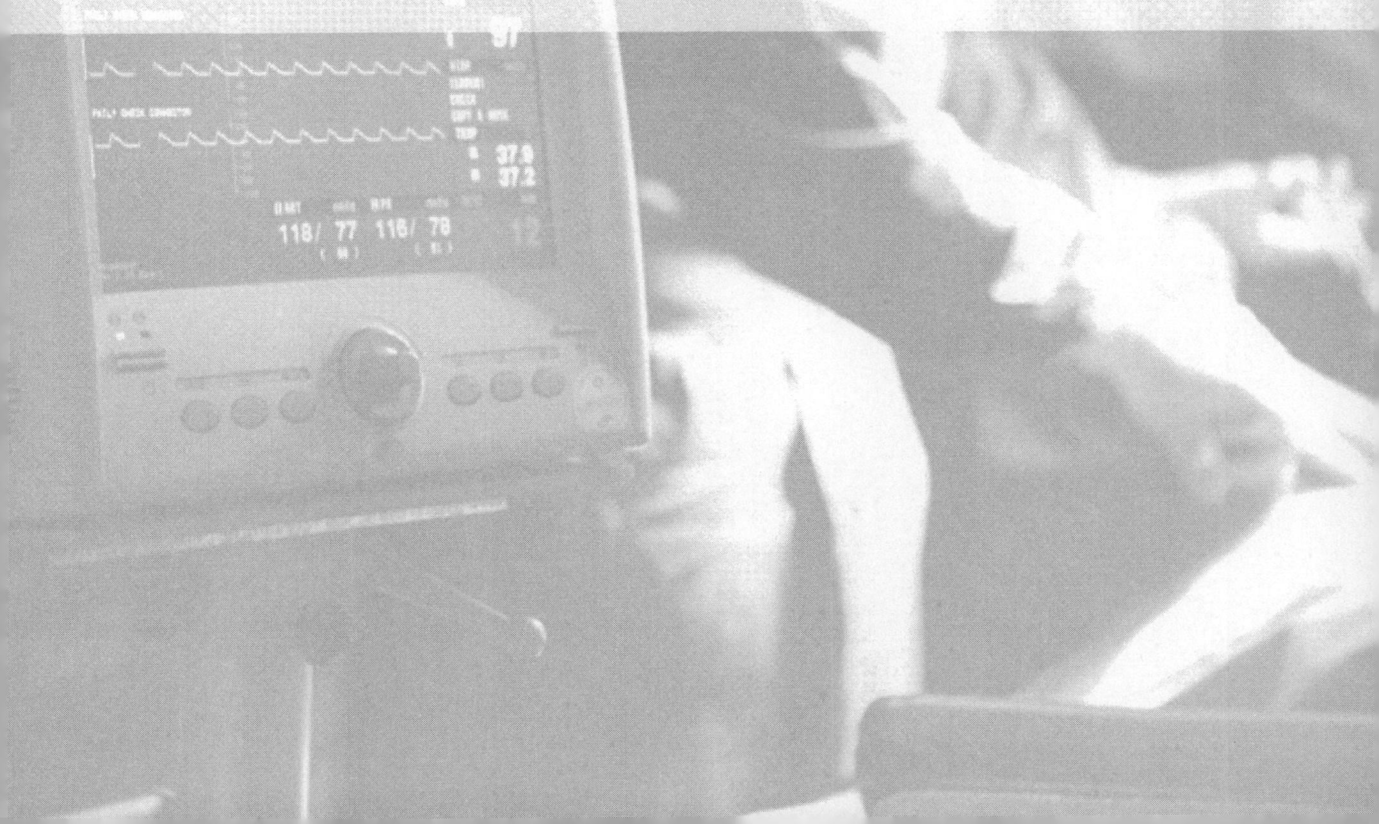

01 휴대폰 영상진단 시스템-오시릭스

오시릭스(OsiriX)라는 휴대폰 영상진단용 앱이 미국 의료업계를 흥분시키고 있다. 오픈소스 맥 이미지 뷰어인 오시릭스 S/W를 아이폰용으로 발표하면서 처음 세상에 등장했다. 의사들은 이 프로그램을 아이폰 3G 휴대폰에 설치하는 것만으로도 즉석에서 컴퓨터영상단층촬영장치 수준의 환자환부의 이미지를 확인할 수 있게 된다. 씨넷은 미국의 존스홉킨스 의과대학과 버지니아대학이 사용 중인 이 휴대폰 영상진단 시스템이 놀라운 정확도로 환자진단과 처리기간을 단축시켜 주면서 의료처치에 혁신을 가져오고 있다고 소개했다(그림 3-1).

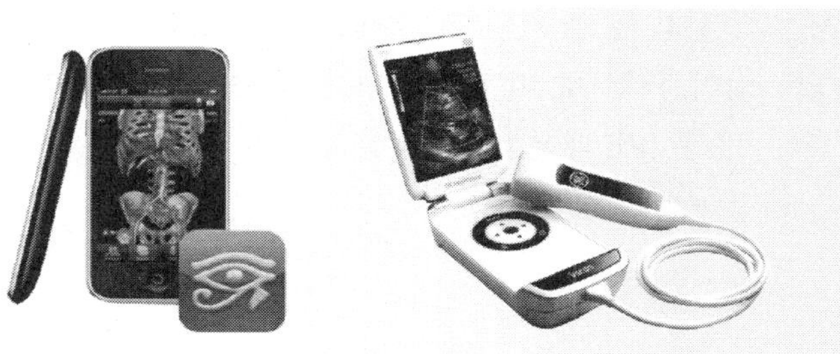

그림 3-1 ◦ 오시릭스를 탑재한 휴대폰

1. 오시릭스의 목적

오시릭스 애플리케이션은 초기에 급성맹장염을 진찰하기 위한 솔루션으로 휴대폰에 장착되어 활용되어 왔지만 이제 그 범위는 급성동맥류와 뇌졸증 증세를 보이는 환자의 이미지까지 읽어내어 몸 속을 두루 꿰뚫어 볼 수 있는 애플리케이션으로서 주가를 높여가고 있다.

2. 휴대폰 영상진단 시스템의 정확성

아이폰 3G에 설치되며 암호화한 무선망을 이용하는 이 오시릭스 앱을 이용한 환자진단은 컴퓨터단층촬영장치의 이미지보다 더 선명한 영상을 제공하지는 않는다. 하지만 연구에 참가한 존스홉킨스대학, 버지니아대학 의사들은 급성맹장염 환장 25명을 대상으로 진단한 결과 이 휴대폰 영상진단을 통해 99[%]의 정확한 진단결과를 얻었다. 버지니아대학 방사선과 시험결과 오시릭스를 통해 맹장염 환자는 물론 빠른 진단이 필요한 급성동맥류환자와 뇌졸중 환자들의 환부 이미지까지 볼 수 있었다.

3. 휴대폰 영상진단 시스템의 활용

초기 데스크톱 PC용 프로그램의 확장 버전으로 개발된 오시릭스 앱은 TIFF, JPEG, PDF, 퀵타임에서 초음파·CT스캔·자기공명영상(MRI)·양전자방사단층촬영(PET) 포맷에 이르기까지 광범의하게 이미지를 분석해 낼 수 있다. 그리고 이 기기로 진단해 탈장수술치료를 한 환자들에게서 본 것처럼 우리는 이를 이용하여 복잡한 진단절차와 입원기간 단축을 기대하고 있다.

4. 휴대폰 영상진단 시스템의 과제

존스홉킨스대학 신경방사선과 의사 아심 초드리는 "이 새로운 기술은 진단과 처치를 촉진하겠지만 휴대폰 영상이 의사들에게 믿을 만큼 정보를 제공하는지, 또 지속적으로 정보를 얻을 수 있는지는 증명되지 않았다"고 말했다. 그리고 개인정보 유출문제도 있다. 많은 환자들의 환부 이미지를 이 휴대폰 이미지기기로 마음껏 들여다 보는 장면을 동영상화면으로 확인하고 나면 당연히 떠오르는 문제이기 때문이다.

02 뇌지도 기술

심리적 외상 후 스트레스 장애(PTSD)에 괴로워하는 이라크 및 아프가니스탄으로부터의 귀환병은 30만 명 이상으로 추정되고 있다. 그러나 이 장애는 지금까지 객관적 생물학적인 진단기준이 부족한 경도의 부진이라고 인식되어 왔다.

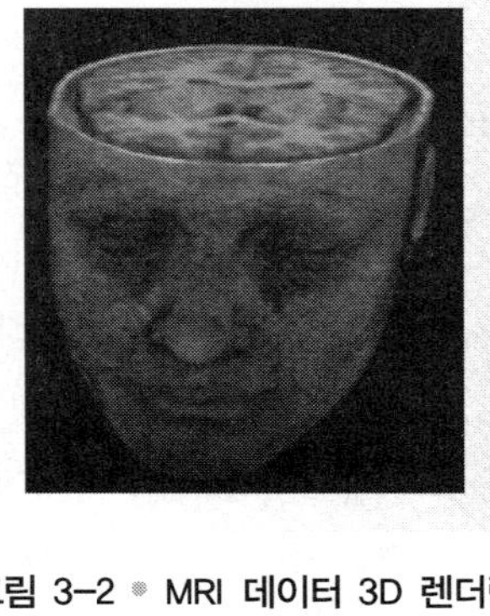

그림 3-2 ● MRI 데이터 3D 렌더링

그러나 그 인식이 바뀔지도 모른다. 이번에 미네소타대학과 미네폴리스(Minneapolis) 퇴역 군인 의료센터의 연구자 등이 PTSD 환자에게는 뇌활동에 명확한 패턴이 있는 것을 발견하였던 것이다(그림 3-2).

1. PTSD 진단

뇌자도(MEG)는 뇌 화상기술을 이용하여 뇌 정보처리를 측정하였다. 연구팀은 PTSD에 고민하는 74명의 미국 퇴역군인과 이 장애를 가지지 않는 일반 시민 250명을 대상으로 뇌 스캔을 실시하였다. 뇌 안에 명확한 생물학적 지표를 찾아냄으로써 PTSD 환자를 90[%]의 정밀도로 정확하게 진단하는 것이 가능하게 되었다고 한다.

① MEG 장치는 뇌 내의 전기적 활동을 측정하는 신속하고 고감도로 정확한 방법이다. 뇌자도(MEG)는 뇌의 전기적인 활동에 의해서 생기는 자장을 초전도 양자간섭계(SQUIDs)는 매우 감도가 높은 디바이스를 이용하여 계측하는 이메징 기술이다.

② 컴퓨터단층촬영(CT) 스캔이나 자기공명화상(MRI) 장치가 뇌신호를 몇 초 두고 기록하는데 대해 MEG는 밀리세컨드 단위로 하기 때문에 다른 시험에서는 간과하게 되는 생물학적 지표나 뇌활동을 파악할 수 있다.

③ PTSD에 대해서는 현재 정신의학 전문가가 미국 병사를 진단하고 있지만 그 진단은 전문가가 아니라도 된다고 한다. 증상이 나타나기까지 비록 같은 심리적 외상을 경험한 사람이라도 몇 년이나 걸리는 환자도 있어 증상은 사람에 따라서 다르다.

2. 객관적 시스템

미국 국방성은 더 객관적으로 시스템화된 진단 툴을 목표로 하고 있다(예 휴대식 가정용 수면 모니터나 PTSD와의 조합되기 쉬움을 조사하는 유전자 검사 등이다). 또한 스트레스를 완화하는 의약품기사의 개발 프로그램까지 시작하고 있다. 물론 퇴역군인 74명을 대상으로 한 조사라고 하는 것은 너무 적지만, 연구팀은 다음 단계로서 500명의 퇴역군인과 500명의 일반 시민을 대상으로 이번 발견의 추가시험을 하고 싶다고 한다.

3. 향후 과제

이번 연구를 인솔한 Apostolos Georgopoulos 박사는 이 획기적 발견에 의해서 치료가 신속화되어 보험적용이 용이하게 되는 것을 바라고 있다. 그러나 이 방법도 대규모 임상에서의 시험을 거쳐야만 된다. 만약 PTSD의 치료가 MEG 스캔 결과가 있는 생물학적 지표와 일치하는 환자만을 대상으로 하게 되면 정말로 괴로워하고 있으면서 검사로 발견되지 않는 퇴역군인이 생길 수도 있기 때문이다.

03 BNCT용 액체리튬 개발

도쿄 공업대학 원자로 공학연구소는 양자가속기에 의한 붕소 중성자 포착요법(BNCT)으로 사용 가능한 액체리튬형 중성자 발생 표적 개발에 성공했다.

① BNCT는 부작용이 적은 악성종양(암) 치료로서 기대되고 있지만, 중성자 발생에 원자로가 필요하기 때문에 사용이 제한적일 수 있다. 이번 개발에 의해 도시의 병원에 설치도 가능하며, BNCT의 광범위한 적용이 기대된다.

② 액체리튬 형식 대상은 고체형 대상 경우 문제가 되는 조사손상에 의한 시간적 손실이 없기 때문에 긴 수명과 안정적인 냉각성능을 얻을 수 있는 이점이 있다(그림 3-3).

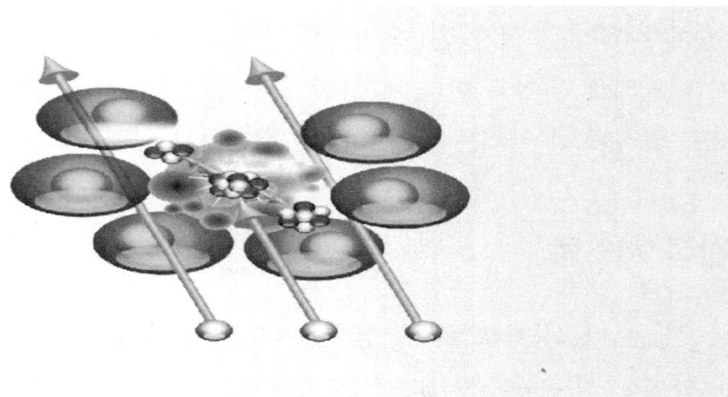

그림 3-3 ◦ 리튬 중성자 모식도

1. 붕소 중성자 포착요법

(1) 붕소 중성자 포착요법(BNCT)의 필요성

방사선 암치료에는 두 가지 방법이 있는데, 첫 번째는 암에 높은 선량분포를 물리적으로 주는 치료, 두 번째는 방사선에 대한 약제의 증감작용에 의해 암세포 수준에서 선택적으로 하는 치료가 있다. 암에 높은 선량분포를 물리적으로 주는 치료의 대표적인 것이 양성자·무게 입자선 암 치료법이지만, 악성 뇌종양과 흑색종(악성 흑색종) 등의 침입이나 다발성 암에는 적용이 어렵고, 이러한 난치성 암은 방사선에 대한 약제의 증감작용에 의해 암세포 수준에서 선택적으로 하는 치료는 붕소 중성자 포착요법(Boron Neutron Capture Therapy : BNCT)이 효과적이다.

(2) 붕소 중성자 포착 요법의 특징

이 치료법은 특정 붕소 약제를 선택적으로 암세포에 집적시켜 붕소가 중성자와 반응하여 발생하는 알파 입자와 리튬 원자핵의 두 입자의 비정 세포크기와 거의 같은 성질을 이용하여 주위의 정상세포에 영향을 주지 않고 암세포를 파괴할 수 있는 특징을 가지고 있다.

[참고]

BNCT의 원리
미리 암조직에 집적시킨 10B(질량수 10의 붕소)에 중성자를 대면 알파 입자(4He = 질량수 4의 헬륨)와 7Li(질량수 7의 리튬)이 발생 세포와 동일한 정도 범위의 에너지 주기에서 암세포를 선택적으로 파괴한다.

2. BNCT에서 리튬의 역할

가속기에서 가져온 양성자 빔을 리튬과 베릴륨 같은 대상에 조사하면 중성자를 생성할 수 있다. 얻을 수 있는 중성자의 최대 에너지와 생성효율의 조건에서 BNCT에는 리튬(양성자 빔에 의한 중성자 생성반응 임계값 1.881[MeV] = 메가 전자 볼트)의 이용이 가장 유력한 후보의 하나로 생각되고 있다. 또한 리튬은 융점이 낮은 고체와 액체 두 상태에서 타깃으로 이용할 수 있지만 리튬 이외의 경우는 고체에서 사용된다.

이번에 개발한 기술은 직접 이용법과 방사선 손상이 없는 액체형 대상을 결합한 것으로 세계적으로 봐도 독창적인 것이다. 가장 큰 특징은 기존의 고체형 대상에 비해 조사손상에 의한 시간적 손실이 없기 때문에 훨씬 긴 수명과 안정적인 냉각성능을 실현할 수 있는 점이다.

3. BNCT 사용 대상

개발 그룹은 몇 년 전부터 검토해온 기술을 바탕으로, NEDO 위탁사업에서 프로토 타입 장치의 설계와 제작을 시작하여 이번에 실용적인 운전조건(액체리튬 온도 220~250[℃], 분위기 압력 10[Pa]-3[Pa] 이하)에서 두께 0.6[mm], 유속 초당 30[m]의 리튬 액막흐름을 곡률반경 10[cm] 공동 접시에 폭 50[mm] × 길이 50[mm]의 영역에 안정 형성하는 것을 성공하였다. 이 리튬 액막류는 별도로 제작된 양성자 가속기에서 얻을 수 있는 직경 3[cm]의 양성자 빔조사에 대응할 수 있는 것으로 직접이용법(에너지 1.9[MeV], 빔강도 20[mA] 빔전력 38[kW])뿐만 아니라 감속이용법(최대 양자 에너지 3[MeV] 최대 전류 20[mA], 최대 빔전력 60[kW])의 대상으로 사용할 수 있다.

04 심혈관동맥 3차원 영상 소프트웨어 개발

의료진으로 하여금 심혈관동맥 연구실에서 심장동맥을 관찰하는데 있어서 3차원으로 이를 살필 수 있는 기술이 개발되었다. 이를 통하여 의료진들로 하여금 자신들이 수행하는 진료 행위에 있어서 나타날 수 있는 주요 영향들에 대하여 살펴볼 수 있는 새로운 방법이 마련된 것으로 해석된다. 이번에 개발된 3차원 관찰이 가능한 본 소프트웨어에 대한 주요 내용들은 미국 심장협회(American Heart Association)에서 발행하는 관련 저널에 보고서의 형태로 게재되었다.

시작단계이기는 하지만 이와 같은 3차원 이미지화 시킬 수 있는 소프트웨어의 개발은 심장학자들로 하여금 심장동맥의 길이, 분기 패턴, 심장동맥의 각도, 발생할 수 있는 각종 장애물들을 입체적으로 관찰하는 것이 가능하도록 하여 준다. 심장 조정과정 가운데, 관상동맥 트리에 대한 실제적이고 3차원 관점의 이미지 관찰을 경험할 수 있도록 지원하면서 이러한 과정 자체를 개선할 수 있게 된 것이라고 미국 콜로라도 대학의 심장혈관센터의 John. D. Carroll 교수는 말하고 있다.

1. 소프트웨어 개발과정

이번에 개발된 본 소프트웨어 기술에 대한 연구에서 연구진들은 자동으로 생성되는 표준 2차원 이미지를 컴퓨터가 재구성한 3차원 이미지의 형태로 23명의 관상동맥 시스템에 대하여 수행하였다. 실질적인 3차원 이미지를 생성하기 위하여 탐지기는 주사과정 중 환자에 대한 신속한 작업을 수행하는데 이때 회전혈관조명이라는 기술이 사용된다.

2. 소프트웨어 상용화

기술의 실용화 부분에 대하여 임상실험에 있어서 성공에 대하여 말하면서 향후 추진단계는 전 세계의 다양한 관련 센터에서 본 기술을 테스트하는 것과 동시에, 임상실험에 있어서 나타날 수 있는 영향에 대하여 평가하는 단계가 될 것이라고 말하고 있다. 기존의 X-선 기술을 대체할 수 있는 본 기술은 매우 유용할 것으로 전망되는 가운데 상용화가 추진 중에 있는 것이다.

3. 3차원 영상 소프트웨어 장점

의료진들은 동맥이 사람의 체내에서 어떠한 모습을 취하는지 관찰하기 위하여 이를 시각화할 수 있는 방법으로 2차원 이미지인 X-선을 여러 장 찍어 활용하는 방법을 취하고 있다. 이번에 개발한 새로운 소프트웨어와 가지고 있는 주된 차이점과 개선점은 기존의 X-선 시스템을 사용하면서 불필요하게 해당 X-선을 여러 장 찍을 필요를 환자들의 방사선 노출을 줄일 수 있게 되었고, 의료진들이 해당 이미지를 분석하는데 소요되는 시간까지 단축할 수 있는 새로운 기술로 평가되고 있다.

4. 3차원 영상 소프트웨어 활용

심장 도뇨관* 설치행위를 수행하는 동안 의료진들은 카테테르(Catheter)**라 하는 가느다란 튜브를 환자의 다리 동맥에 삽입하는데 이를 심장까지 연결하게 된다. 카테테르는 관상동맥에 대하여 내부 동맥의 모양에 대하여 X-선처럼 가시화가 가능하도록 하는 기능을 발휘하게 한다. 이러한 기술은 의료진으로 하여금 구축하여야 할 해당 부분을 탐지하는 것을 가능하게 하고, 계획을 수립하여야 할 부분이 어디인지를 알려준다. 또한 실제 의료행위를 수행할 부분이 어디인지 해당 정보를 제공하게 되며, 정상적인 혈액흐름을 가능하게 하며, 동맥에 대한 치료행위가 가능하도록 지원한다. 기존에 사용하던 X-선 기술은 환자의 신체 내부에서 기능을 수행하며 2차원의 그림자 모양의 관상동맥 이미지를 생성하게 되는데, 이와 같은 쇄도우(Shadow) 이미지 기술은 50년이 넘는 기간 동안 관상동맥 부분에 사용되어 왔던 것이다.

05 초고휘도 감마선

극도로 짧은 지속시간을 가진 레이저 펄스가 이온화된 가스와 상호작용을 하면 20[cm] 두께의 납을 투과할 수 있고 완전히 흡수하려면 1.5[m] 두께의 콘크리트가 필요할 정도의 대단히 강력한 빔을 방출시킬 수 있다는 것을 물리학자들이 발견했다. 이 광선은 영상의학, 방사선요법 및 PET 스캐닝을 위한 방사성동위원소 생산과 같은 여러 분야에 이용될 수 있다.

* 도뇨관 : 요도 도관을 방광에 삽입하여 소변을 뽑아내는 관이다. 방광이나 요도를 수술한 후에 쓰인다.

** 카테테르(Catheter) : 소화관, 방광 등의 내용액의 배출을 측정하기 위해 사용되는 고무 또는 금속제의 가는 관이다.

또한 이러한 광원은 저장된 핵폐기물의 무결성을 감시하는 데에도 유용할 것이다. 또한, 이 레이저 펄스는 1[fs]로서 자극에 대한 원자핵의 반응을 찍을 수 있을 정도로 충분히 짧기 때문에, 이 광선은 연구실에서 원자핵을 연구하는데 이용하기에 이상적이다. 이번 연구에 사용된 장치는 X-선의 일종인 좀 더 전통적인 감마선 광원들보다 더 작고 저렴하다(그림 3-4).

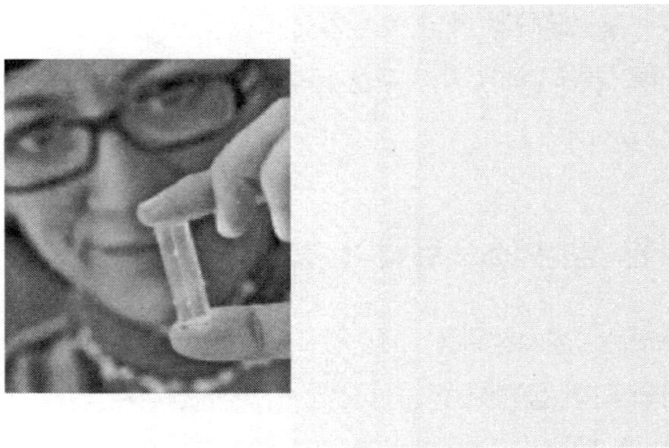

그림 3-4 • 감마선 가속기 장치

1. 초고휘도 감마선 연구

이번 실험은 영국 러더퍼드 애플턴 연구소(Rutherford Appleton Laboratory)의 중앙 레이저 시설(Central Laser Facility)에 있는 제미니 레이저(Gemini laser)에서 수행되었다.

① 이번 연구는 스트라스클라이드대학(University of Strathclyde)이 수행했으며, 글래스고 대학(University of Glasgow)과 포르투갈의 IST(Instituto Superior Tecnico)도 참여했다. "이번 성과는 대단히 획기적이다.

② 매우 밀도가 높은 물질을 쉽고 더욱 광범위하게 조사할 수 있게 될 것이며, 따라서 우리는 핵융합 캡슐의 내파를 감시할 수 있게 될 것이다."라고 이번 연구를 이끈 스트라스클라이드대학의 디노 자로스진스키(Dino Jaroszynski) 교수는 말했다.

③ "이것을 증명하기 위해서 우리는 25[μm] 두께의 매우 얇은 도선을 감마선으로 영상화했고, 위상 대비 영상화(Phase-contrast Imaging)라는 새로운 방법을 이용하여 대단히 선명한 영상을 만들었다. 이 기술은 매우 약하게 흡수하는 재료를 선명하게 영상화할 수 있게 해준다.

④ 감마선에 비춰진 물질은 매우 약한 그림자만 투사하기 때문에 보이지 않는다.

⑤ 위상 대비 영상화 기술은 이렇게 투명한 물체를 보이도록 만드는 유일한 수단이다.

⑥ 이 기술은 암치료를 위한 의술에 있어서 강력한 도구의 역할을 할 수 있을 것이며, 이 감

마선 펄스의 지속시간과 대등한 것은 아무것도 없다.

⑦ 감마선 펄스가 그렇게 밝은 것은 바로 그 때문이기도 하다.

2. 레이저 - 플라즈마 항적장 가속기

감마선을 연구하는 연구진은 레이저 - 플라즈마 항적장 가속기(Laser-plasma Wakefield Accelerator)라는 새로운 종류의 기구를 사용했다. “이 가속기는 고출력 레이저와 이온화된 가스를 이용하여 대전입자를 매우 높은 에너지 사이로 가속시킨다. 100[m] 길이의 전통적인 가속기 대신, 이 레이저 - 플라즈마 항적장 가속기는 손바닥 크기다.”라고 자로스진스키는 말했다. 감마선의 최대휘도는 0.1[%] 대역폭, 1[mm^2], 1[$mrad^2$] 범위에서 초당 10^{23} 이상으로 측정되었다. 이번 연구는 〈Nature Physics〉에 발표되었다.

06 의료용 로봇

오늘날 노인인구의 증가와 함께 결합된 간호 인력의 부족으로 인해 우리 인간은 의료용 로봇의 도움으로 인간지원의 부족 및 가능한 시설의 부족을 쉽게 보충하고 있다.

① 의료용 로봇(MedicalRobot)은 사람에 비해 정밀하고 안정되게 제어될 수 있으며 피로에 지치지 않으며, 작업에 대한 반복성이 우수한 로봇을 이용하여 의료현장에서 의사의 어려움을 덜어 주거나 수술과정의 일부에서 의사를 대체하기 위해 혹은 비숙련의가 수술을 연습할 수 있도록 하기 위해 보조의나 간호사를 대체하기 위한 로봇이다.

② 인간에 비해 로봇이 갖는 장점으로 설계방법과 기구학적 메커니즘에 따라 사람이 하기 어려운 움직임을 할 수 있고, 금지된 명령을 엄격하게 지킬 수 있으며 손떨림을 제거하거나 힘이나 촉감 같은 외부정보를 전달할 수도 있다(그림 3-5).

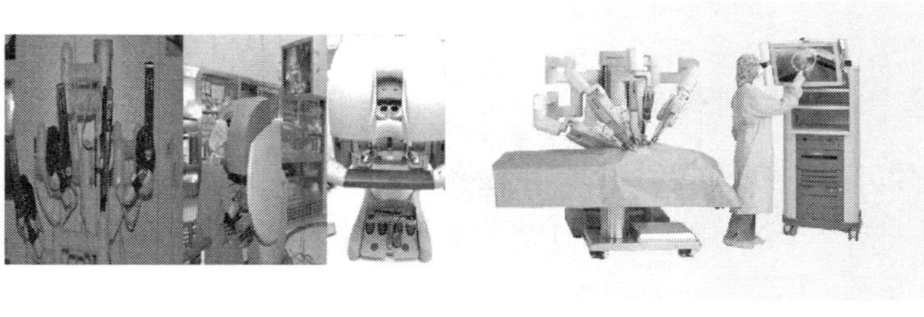

그림 3-5 • 의료용 로봇

1. 의료용 로봇 시스템

자체적인 판단의 범위가 제한적이며 의사에게 적절한 정보를 제공하거나 수술의 보조 역할을 하는 의료용 로봇은 주위 상황을 인식하고 판단하여 행동하는 지능형 로봇과는 분명한 차이가 있다. 이는 의료용 로봇은 시스템의 구성이 필요하기 때문이다.

① 수술 전 환자의 영상 및 다양한 정보를 입력하여 기존의 데이터베이스 자료를 중심으로 환자에 적합한 수술계획을 세운 뒤 환자의 환부를 로봇 내에 내장된 데이터와 일치화한 후 의사의 확인에 따라 의사의 지시에 따라 로봇을 이용하여 수술을 한다.

② 수술 중 환부의 변화에 실시간 정보는 실시간으로 로봇에 입력되며 이러한 정보는 수술 후 검증작업을 거쳐 다음 수술에 이용하는 데이터로 이용하게 된다.

2. 의료용 로봇 분야

수술실에서 집도의의 명령을 따르면서 수술을 보조하거나 영상가이드를 대신하여 수술과정의 전체 혹은 일부를 의사를 대신하는 수술 로봇, 의사와 함께 수술작업을 하는 수술 로봇, 자기공명영상(MRI)이나 컴퓨터단층촬영영상 등을 이용한 가상의 환자와 햅틱(Haptics) 장치를 이용하여 수술 등을 훈련할 수 있게 해주는 수술 시뮬레이터, 장애자나 노년층의 독립적인 활동을 가능하게 해주는 재활 로봇의 분야들로 나뉠 수 있다.

(1) 수술 로봇

수술 시스템에 따라 미세수술용 원격수술 로봇시스템, 최소침습수술 로봇시스템, 관절전치환 수술 로봇시스템으로 나뉜다.

1) 미세수술용 원격수술 로봇시스템

원격제어기술을 이용해 슬레이브(Slave) 로봇의 움직임을 마스터 로봇에서 의사의 손의 움직임보다 작게 한다. 하지만 의사가 원거리에서도 실재감을 느낄 수 있도록 하는 것이 중요한 연구과제이다.

2) 최소침습수술 로봇시스템

시술시간이 짧고 환자의 회복이 빠르며, 환부를 개복하지 않고 환부에 2~4개 정도의 구멍을 뚫고, 이곳에 수술도구와 카메라를 삽입하여 집도의가 모니터를 보면서 수술하는 방법이다.

3) 관절 전치환수술 로봇시스템

고관절 혹은 무릎관절 전치환수술에서 인공관절을 삽입할 부위를 로봇이 가공함으로써 시간을 단축하고 정확성을 높인 수술이다.

(2) 수술보조 로봇

수술실에서 쓰는 용도에 따라서 내비게이션 보조 로봇과 미세자세조정 로봇, 의사도우미로 구분한다.

1) 내비게이션 보조 로봇

로봇 위치제어기능과 영상처리기술을 중심으로 하여 수술부위와 수술도구를 영상을 이용하여 보여줌으로써 수술의 진행상태를 알 수 있게 한다.

2) 미세자세조정 로봇

검수술법이나 최소침습수술법을 사용할 경우 의사의 손떨림, 환부내부가 보이지 않는 점 등의 어려움으로 인하여 의도하지 않은 방향으로 수술도구를 삽입할 경우 올바른 방향으로 보정해 주는 일을 한다.

3) 의사도우미

최소침습수술(MIS)에서 내시경을 제어하여 집도의에게 편안한 시야를 확보해 줌으로써 수술실의 보조의를 대처하면서도 집도의의 명령을 정확하고 안정하게 한다.

(3) 수술 시뮬레이션

수술에 관한 숙련도를 높이기 위하여 가상의 그래픽 환자 모델과 햅틱 장치 등을 이용하여 수술을 연습할 수 있게 한다.

3. 로봇 기술현황

(1) 로봇 기술의 흐름

의료용 로봇의 개발은 미국, 독일, 영국, 일본 등의 선진국을 중심으로 연구되어 오다가 그 실현가능성과 상업적 가치가 검증되면서 최근 들어 점차 확대되고 있으며, 과거 대부분의 수술이 개복 수술에서 복강경 수술로 대치된 것처럼 향후 모든 수술이 로봇 수술로 대치될 것이며 이것이 의학계의 큰 흐름이라고 전망하고 있다.

현재 의료용 로봇에 관한 세계적인 개발수준은 초기 단계로 특정 몇몇 분야에서는 이미 상업화되었거나 실용화를 위한 임상 평가단계에 이르고 있다.

(2) 세계 의료 로봇 개발현황

1) 일 본

21세기 로봇 챌린지 프로그램이 시행된 이후 지능형 서비스 로봇의 적용을 단계적으로 확대하고 있다. 주로 대학연구소가 주축이 되어 수술 로봇에 대한 개발을 추진하고 있으며, 민간기업인 미쓰비시가 수술 시뮬레이션을 개발하였다. 나고야대학에서는 손가락 하나로 제어가 가능한 최소침습수술* 로봇을 개발했으며, 미쓰비시에서는 무릎관절 내시경 시뮬레이터를 개발했다.

2) 미 국

미국은 우주용, 군사용 외에도 의료복지용과 같은 특수 목적용 로봇에 대한 개발을 활발히 추진하고 있다.

① 정부 연구기관과 대학 연구소가 주축이 되고 있는 일본이나 한국에 비해 민간기업의 활동이 두드러지고 있다.

② Intuitive Surgical 의 Da Vi는 세브란스병원에도 도입되어 ZEUS 수술 로봇을 개발한 Computer Motion은 Intuitive Surgical에 합병되어 복강경 수술용 로봇은 Intuitive Surgical이 독주하고 있다.

3) 유 럽

유럽에서는 영국과 독일이 수술 로봇에 대한 개발을 가장 활발히 추진하고 있으며, 정부와 업계로부터 자금을 지원받은 대학연구소가 주축이 되고 있다.

① EU 차원에서도 수술 로봇에 대한 프로젝트를 진행하고 있는데, 현재 약 1만 파운드의 자금을 투입해 캡슐형 로봇을 개발하고 있다.

② 이번에 개발될 수술로봇은 캡슐형 내시경인 필캠(Pill Cam)의 카메라 기술에 기초하고 있다.

4) 국 내

① 국내 의료 로봇 개발단계 : 로봇 개발사업은 일본의 경우 하드웨어 분야에서 경쟁력이 높으며, 소프트웨어 분야에서는 미국이 앞서 나가고 있다.

---

* 최소침습수술 : 수술 부위인 복부에 작은 구멍을 여러 개 내어 그 구멍에 비디오 카메라와 각종 수술기구들을 넣고 시행하는 수술방법이다.

㉠ 독일 역시 상당한 연구개발 능력을 보유하고 있다. 그에 비해 국내의 의료용 로봇시스템에 관한 연구는 아직 초보 단계에 있는 실정이다.

㉡ 개발비가 많이 드는 의료용 로봇에 대한 일반 기업의 참여도가 저조하여 연구개발이 진행되기 어려운 실정이다.

㉢ 세계적으로 로봇을 이용한 의료서비스의 효용성이 증명되어가고 있는 만큼 점차 확대되어갈 것은 분명하다.

② 국내 의료 로봇 개발현황 : 우리나라에서도 수술 로봇에 대한 개발이 활발히 이루어지고 있으며 대덕 R & D 특구가 그 중심에 서 있다.

㉠ KAIST에서는 고관절 전치환수술에 활용할 수 있는 원격수술 시스템을 연구하고 있는데, 이미 고관절 수술 때 위치를 신속하고 빠르게 안내해주는 보조 로봇을 개발한 상태이며, 현재는 의사의 음성에 따라 움직이며 복강 내 영상을 보여주는 위복강경 수술용 보조 로봇과 미세수술용 원격제어 로봇을 개발 중이다.

㉡ 한국 한의학연구원에서 한의사처럼 환자의 맥을 진단하는 진맥 로봇을 세계 최초로 개발하는 데 성공하였다.

③ 국내 의료 로봇 개발과제 : 기존의 의료환경을 개선하고 국민의료복지증진에도 기여하면서도 의료 로봇 시장을 확보할 수 있는 우수한 의료용 로봇시스템의 개발을 위해서 의료 전문가와 로봇 관련 전문가의 적극적인 상호협력이 가장 먼저 요구된다. 또한 더 앞서가는 로봇의 개발을 위해 적극적인 개발의지를 보이는 기업의 출현과 국가적 차원에서 장기적이고 규모있는 투자가 병행되어야 할 필요가 있다.

07 다발성 경화증 상태진단

캐나다 알버트 대학 연구진은 다발성 경화증 환자의 병 진행상태를 관찰할 수 있는 강력한 방법을 발견했는데, 이는 자기공명영상촬영을 통하여 뇌의 철분수치의 상승 여부를 관찰하는 일이다. 즉 연구진은 자기공명영상촬영을 통하여 얻은 뇌의 회백질부위의 철분수치 추정을 통하여 병의 진행상태를 알 수 있다고 밝혔는데, 신체적 거동이 불편할 정도로 증상이 진행된 다발성 경화증 환자의 경우 뇌의 특정한 부위에 철분수치가 높다는 사실을 발견하였다.

1. 철분이 뇌에 미치는 영향

철분은 뇌의 정상적인 기능을 위해서 매우 중요한 물질인데 철분의 양은 뇌조직에 의하여 철저하게 통제된다. 따라서 이번 연구 주장에 의하면 뇌의 철분 통제기능에 문제가 발생하여서 과다한 철분은 뇌세포에 독소로 작용하고 이어서 퇴행성 신경계질환이 진행될 위험성이 커진다는 사실을 내포하고 있다.

2. 철분의 수치 추정방법

(1) 지표자의 중요성

이번 연구에서 처음으로 살아 있는 뇌조직의 철분수치를 추정하였는데 연구결과를 발표한 Alan Wilman 박사 및 Gregg Blevins 박사는 새로운 자기공명영상촬영 기법을 이용하여 뇌 조직에 존재하는 철분수치를 정량적으로 측정하였으며, 이로 인하여 최근에 다발성 경화증 환자로 진단된 사람의 뇌에서 병이 어느 정도 진행되는지 여부를 판단할 수 있게 되었다.

① 이번 연구 실험을 위해서 총 22명의 다발성 경화증 환자들과 22명의 정상인들이 참여하였다. Blevins 박사는 다발성 경화증과 연관하여 병이 어느 정도 진행되는지 여부를 판단하려는 요구들이 많았으며 또한 중요한 사안으로 여겨져 왔다. 최근에 다발성 경화증으로 진단된 환자에게 이번에 고안된 새로운 자기공명영상 촬영기법을 이용하여 철분 수치가 환자의 신체에 미치는 영향을 파악할 수 있기 때문에 일선 의사들에게 새로운 치료법을 고안하는데 도움이 될 전망이다.

② 다발성 경화증 지단과 연관하여 새로운 생물학적 지표자를 발견한 셈이며, 또한 다발성 경화증 환자의 상태를 오랜 기간 동안 관찰할 수 있게 되어서 환자의 상태가 악화되는지 또는 느리게 진행되는지 여부를 판단할 수 있다"고 밝혔다.

(2) 지표자의 역할

의공학과 연구진인 Wilman 박사는 이번에 고안된 새로운 자기공명영상촬영법으로 인하여 단순히 다발성 경화증의 증상 재발 여부와 빈도수를 관찰하는 이외에도 병의 진행상태를 정확히 파악할 수 있게 되었다고 주장하면서 자기공명영상촬영법이 다발성 경화증의 상태를 엿볼 수 있는 새로운 정량적 지표자로 볼 수 있다. 따라서 이를 이용하여 환자의 병 진행상태를 알 수 있으며, 또한 임상적으로도 환자의 상태가 괜찮아지는 기간과 그렇지 않은 기간을 정확히 판단할 수 있다.

① 다발성 경화증은 병의 상태가 서서히 진행되며 환자의 상태를 정확히 파악할 수 있는 생물

학적 지표자를 발견하는 일은 중요하다. 이번 연구결과에 대하여 관련된 "의학 분야에 종사하는 사람들 모두 기뻐하고 있다"고 밝혔다.

② 이번에 고안된 새로운 자기공명영상촬영기법은 지구의 자기장의 90,000배의 자기장을 사용하는 기계를 사용하는데 이를 이용하면 다발성 경화증이 환자의 뇌에 미치는 영향을 보다 더 세밀하게 관찰할 수 있을 전망이다.

08 체렌코프 복사를 이용한 새로운 영상진단기법

현대 영상진단학 분야의 화두 중 하나는 다양한 영상진단기법에 적용 가능한 조영제나 기술을 개발하는 것이다. 이는 영상진단의 정확도, 활용성, 확장성을 동시에 획기적으로 개선할 수 있는 지름길이기 때문이다.

1. 발광영상진단술

기존 핵영상진단기법의 한계를 극복할 수 있는 새로운 핵영상진단기법이 미국 메모리얼 슬론-케터링 암센터의 쟌 그림(Jan Grimm) 박사 연구진에 의해 개발되었다.

'체렌코프 발광영상진단술(Cerenkov Luminescence Imaging : CLI)'이라 하는 새로운 영상진단기법은 양전자방출단층촬영술(PET) 같은 진단기법에서 사용하는 조영제를 그대로 사용할 수 있을 뿐만 아니라, 이러한 기법엔 사용할 수 없었던 가벼운 동위원소 조영제에도 적용이 가능해 새로운 조영제 및 진단기법 개발과 이를 이용한 수술기법 개발에 이르기까지 광범위한 분야에 걸쳐 파급효과가 미칠 것으로 기대된다.

2. 체렌코프 복사

체렌코프 발광영상진단술은 체렌코프 복사(Cerenkov Radiation) 현상을 이용한 영상진단기법이다. 빛이 물 속을 통과할 때 그 속도가 감소한다. 이때 입자가 빛보다 빠르게 이동하면 일종의 충격파가 발생되면서 푸른색의 가시광선이 발생된다. 바로 이것이 체렌코프 복사이다. 체렌코프 복사가 발생할 때 나타나는 충격파는 비행기가 음속을 돌파할 때 발생하는 음속폭음(Sonic Boom)과 비슷하다.

3. 조영제

(1) 조영제 역할

일반적으로 의학적 진단에 사용하는 광학 이미징(Optical Imaging) 기법은 특정 세포나 분자와 강한 상호작용을 하도록 설계된 분자(조영제)에 의해 발생되는 빛을 영상으로 만들어내는 분자영상화 과정이다. 의사들이 환자에게 보여주면서 설명하는 사진은 환자의 혈관에 주입된 조영제 분자가 혈류를 따라 체내를 돌아다니다가 표적을 만나면 상호작용하는 것을 광학영상장치가 잡아낸 것이다.

(2) 조영제의 문제점과 해결책

문제점은 조영제 분자가 발광하지 않으면 광학영상장치가 조영제와 표적의 상호작용을 영상화할 수 없다는 것이다.

① 기존의 조영제의 경우 외부광원이나 생물학적 과정에 의한 활성화(Acitvation)를 통해 발광을 한다. 하지만 체렌코프 발광영상진단술의 경우 방사능(Radioactivity)에 의해 빛이 발생되므로 외부광원이 필요없다.

② 의료현장에서 빈번하게 사용하고 있는 방사성동위원소 조영제를 그대로 적용 가능하다는 것을 의미한다.

③ 조영제의 개발은 신약개발과 마찬가지로 사람에 대한 안전성, 유효성 등을 검증해야 한다는 점을 고려할 때 안전성이 이미 입증된 기존의 조영제를 그대로 사용함으로써 개발과정에 필요한 시간과 비용이 절약할 수 있어 큰 장점이 아닐 수 없다.

(3) 조영제의 방사성핵종

연구진은 체렌코프 발광영상진단술에 사용가능한 몇 가지 방사성핵종(Radionuclide)에 대해 연구를 진행했다.

① 연구는 체렌코프 발광영상진단술과 양전자방출단층촬영술을 이용해 실험쥐의 종양부위를 촬영해 비교하는 방식을 사용한 결과는 매우 고무적이었다.

② 조영제의 발광 소멸속도는 조형제의 방사능 붕괴속도와 일치하였다.

③ 체렌코프 발광영상진단술의 가장 큰 강점은 양전자선이나 감마선에 반응하지 않는 방사성핵종도 사용가능하다는 점이다. 때문에 체렌코프 발광영상진단술의 발견으로 체내진단용 조영제 개발에 가속도가 붙을 것으로 보인다.

09 초소형 X-선 장비

Nature Physics에 게재된 논문에서 런던 임페리얼대학과 미시간 주립대학 그리고 리스폰 기술연구소의 연구진은 싱크로트론 X-선을 산출하는 소형 테이블 탑 장비를 설명하였다. 이것의 에너지와 품질은 세계에서 가장 큰 X-선 설비 중의 일부와 비슷하다.

① 과학 및 의료 발전은 더 나은 진단과 분석도구의 개발에 의존하며 이는 더 높은 해상도에 훨씬 정확한 연구를 가능하게 한다.

② 연구 및 상업적인 목적을 위한 광범위한 물질을 조사하기 위한 에너지 광원의 사용과 개발은 과학 및 공학 분야에서 빠르게 성장하고 있다. 그러나 고출력, 고품질 X-선 자원은 일반적으로 덩치가 매우 크고 비싸다(예 영국 디드콧에 있는 다이아몬드 광원 싱크로트론 시설은 둘레가 0.5[km]이며 설계비용이 263백만 파운드이다).

③ 지금까지 관련 연구원들은 이러한 거대한 기계가 하는 많은 일들을 복제할 수 있다는 것을 시연했지만 테이블 탑은 아니었다. 하지만 이 연구는 크기면에서 이전과 다르다. 그들의 마이크로 규모 시스템은 초단파이며, 연필같이 가는 높은 에너지와 공간적으로 걸맞은 X-선을 만들기 위하여 작은 헬륨 가스 분사기와 고출력 레이저를 이용하였다. 매우 흥미로운 개발이며, 훨씬 쉽고 저렴하지만 고에너지, 고품질 X-선을 만들기 위한 첫 단계를 밟았다.

④ 비교적 간단한 이 시스템이 몇 [mm]에서 고품질 X-선 광선을 생성하는데 반해서 이에 대적하는 시스템은 몇 백[m] 길이의 싱크로트론 소스로부터 생성된다.

⑤ "우리의 기술이 비록 지금은 전 세계의 몇 개의 큰 X-선 설비들과 경쟁이 되지 않지만, 몇 응용에서는 지금까지 불가능한 중요한 측정을 가능하게 할 것이다."라고 런던 임페리얼 대학의 Stefan Kneip 박사가 말했다.

1. 초소형 X-선 시스템

새로운 시스템에서 생산되는 이 X-선은 매우 짧은 펄스를 가지고 있다. 그것들은 또한 지름이 약 1[μ] 마이크론 정도인 작은 지점에서 나오기에 이 좁은 X-선은 표본의 상세한 부분을 볼 수 있게 한다. 이러한 품질은 다른 X-선 장비에서는 쉽게 가능하지 않기 때문에 그들의 시스템은 발전된 X-선 영상을 새롭게 만들 수 있다(예 초단파 펄스는 펨토초 시간 동안에 일어나는 원자와 분자의 상호작용을 측정하게 할 수 있다).

① 임페리얼대학의 Zulfikar Najmudin 박사는 "우리가 만든 것과 같은 시스템은 많은 용

도가 있다고 생각한다(예 이것은 고에너지 X-선을 이용하여 항공기의 미세한 균열을 좀 더 쉽게 관찰하거나 의료영상 시스템의 해상도를 극적으로 높일 수 있다). 또한 이러한 X-선 초단파 펄스가 매우 짧은 시간 동안에 동결해야 하는 특정한 응용 개발에 사용될 수 있다."라고 덧붙였다.

② 새로운 X-선 시스템을 만들기 위하여 연구진은 미시간 주립대학의 Center for Ultrafast Optical Science에서 실험을 시행했다. 이 실험은 개념적으로는 매우 간단하지만 최첨단의 레이저 시설이 요구된다. 그들은 작은 열의 이온화된 헬륨 플라즈마를 만들기 위하여 헤라클래스(HERCULES)라고 하는 매우 강한 출력의 레이저 광선을 헬륨 가스 분사기에 비추었다.

③ 플라즈마에서 레이저 펄스는 전자에 둘러싸여 양전하를 띠고 있는 헬륨 이온의 내부 거품을 만든다. 이러한 전하 분리로 인해서 플라즈마 거품은 강력한 전기장을 가지고 강력한 광선을 만들며 그 광선이 흔들리며 나아가 플라즈마에서 전자 일부를 가속시킨다.

④ 과정은 다른 싱크로트론 광원에서 일어나는 것과 비슷하지만 미세한 규모라는 점에서 다르다. 이 가속과 X-선 생산은 각 측면이 약 1[m]인 진공 챔버 안에 자리 잡은 1[cm]보다 작은 곳에서 일어난다. 이 소형화는 잠재적으로 훨씬 저렴한 고품질 X-선을 만들 수 있게 한다. 이것은 또한 짧고 밝은 섬광의 X-선을 만들어낸다.

⑤ 새로운 연구에서 연구진은 처음으로 광선의 기술적 특성을 설명하고 그것의 성능을 시연하는 실험영상을 제공했다.

⑥ "우리의 기술은 세밀한 X-선 영상을 만드는데 사용될 수 있다. 우리는 현재 장비와 생성 메커니즘을 이해하려고 하고 있으므로, 향후 X-선 광원의 반복률을 높일 수 있을 것이다. 고 에너지 레이저는 현재 사용하기에 무척 어렵고 가격이 비싸다. 우리가 광범위하게 사용될 저렴한 새로운 X-선 시스템을 아직은 개발할 수 없다. 그러나 레이저 기술은 빠르게 진보하고 있으며, 따라서 몇 년 안에 우리의 결과를 바탕으로 안전하고도 사용하기 쉬운 X-선 광원이 나올 것이라고 우리는 낙관하고 있다." 라고 Najmudin 박사가 말했다.

10 뇌암 치료 효과상승

중추신경계내의 Blood-Brain Barrier(BBB)는 뇌를 보호하기 위해 400Da보다 큰 물질은 통과시키지 못하도록 되어 있는 막이다. 뇌암의 효과적인 치료를 위해서는 BBB를 넘어 약물을 효과적으로 전달하는 것이 중요하다.

① 이전까지의 연구는 수술을 하지 않기 위해 마이크로버블(Microbubble)*과 초음파를 이용해 부분적으로 BBB를 파괴함으로써 약물과 같은 거대물질이 중추신경계에 접근 가능하도록 하는 연구가 주류를 이루었다. 파괴된 BBB는 수시간 안에 회복되며 그 시간 안에 약물이 BBB를 넘어 뇌안으로 들어갈 수 있다.

② 이러한 접근법은 일부 파괴된 BBB를 통해 약물이 수동적으로 확산되어야 한다는 단점이 있다. 전달하고자 하는 물질의 크기가 55[nm] 이상인 경우(TEM 결과) 뇌 안으로의 전달이 제한되며, 뇌 안으로 알맞은 용량의 약물이 투여되기 위해서는 정맥주사를 통해 과량의 약물이 투여되어야만 한다.

1. 뇌암 치료와 MRI

과량 투여되는 약물로부터 유래되는 부작용을 줄이기 위해 대만의 한 연구팀은 초음파와 MRI를 동시에 사용하여 약물운반 입자를 뇌의 특정영역에 보다 쉽게 운반할 수 있고 또한 과량 투여되던 약물의 양도 줄일 수 있다고 했다(그림 3-6).

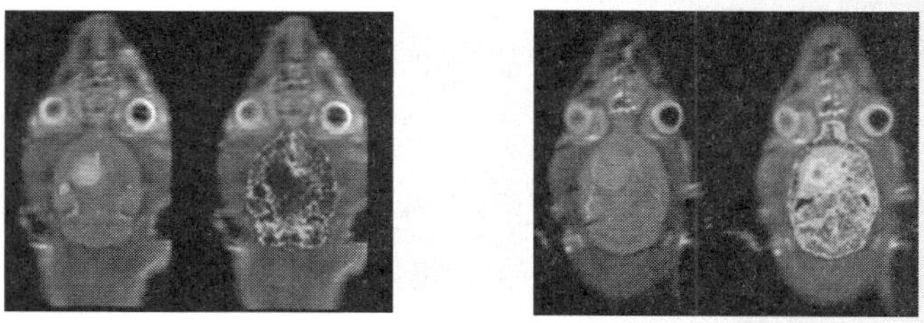

(a) 마그네틱 타겟팅이 있을 때 (b) 마그네틱 타겟팅이 없을 때

그림 3-6 ◦ 동물 뇌에서 마그네틱 비교

2. Aniline 고분자

연구팀은 마그네틱 나노입자 12.3[nm] 크기의 마그네틱 나노입자를 합성한 후 그 표면을 Poly(aniline-co-N-(1-one-butyric acid)) aniline 고분자로 감쌌다. 이 고분자는 아민기와 카르복실기가 있어 마그네틱 나노입자 표면에 약물을 도입하기에 적합하다. 이후 항암제를 도입한 후

* 마이크로버블(Microbubble) : 5[μm] 이하의 크기로서 눈으로 확인할 수 없는 초미세 기포로 피부의 모공 255[μm] 보다 미세한 공기 입자이다.

모델동물에 정맥주사를 통해 주입하였다. 이후 실험동물의 뇌에 초음파를 가하고 MRI를 이용하여 입자를 가이드하고 영상화하였다.

실험결과 MRI와 초음파를 함께 사용했을 때 66[%] 생존율이 증가하였음을 보였다. 이러한 결과는 이제까지 정맥주사를 통한 약물투여 시 치료 부위에 도달하는 약물의 농도를 높이기 위해 과량의 약물을 투여하고 또한 이로 인해 발생할 수 있는 부작용을 최소화 할 수 있는 방법으로 평가되고 있다.

11 MRI 신호를 향상시키는 새로운 기술개발

Hyper-SAGE라 명명된 자기공명영상장치(Magnetic Resonance Imaging)의 새로운 기술이 개발되었다. 이 기술은 폐암 등의 초저농도의 타겟들도 잡아낼 만큼 감도가 뛰어나다. 이 기술의 개발은 MRI 분야의 세계적인 화학자인 미국 캘리포니아 버클리대학의 Alexander Pines가 맡았다.

1. Hyper-SAGE 개발의 의미

이 기술의 핵심은 레이저 빛에 의해 재어진 (Zapped) 제논 가스다. 원자핵의 대부분이 같은 방향을 가도록 하기 위해서 원자핵의 스핀을 과분극화시킨다.

① 제논이 기체상태로 추출된 후 용해된 과분극 제논의 MRI 신호를 잡아냄으로써 이 신호를 만배나 증강시킬 수 있었다.

② 우리가 순수한 기체를 보고 타깃의 전체 이미지를 구성할 수 있기 때문에 의미가 깊다. 이 정도의 뛰어난 감도를 갖기 때문에 Hyper-SAGE는 "생체 진단 및 분자 이미징에서 유망한 도구가 되었다."라고 Pines은 말하였다.

③ Hyper-SAGE는 용해된 제논 MRI / NMR 신호를 증폭시키는 완전히 새로운 방법이다. 즉, 기존의 신호 증강기술들이 이용했던 화학적 과정이 아닌 물리적 과정이다. 기체가 물리적으로 압축되었기 때문에 정보를 운반하는 분극화된 기체의 밀도가 정보를 운반하는 수용액보다 훨씬 더 크다. 즉 "우리는 현행의 MRI 보다 수천 배나 작은 분자의 농도들의 MRI 신호들도 잡아낼 수 있는 것이다." 라고 Zhou는 설명했다.

2. Hyper-SAGE의 신호

MRI 및 NMR 분광학은 오늘날 시료의 구조 및 화학적 조성을 연구하는데 가장 강력한 두 가지 도구이지만 너무 약한 신호에 의존하고 있다. 이 두 가지 방법 모두 짝지어지지 않은 양성자나 중성자를 가지고 있는 원자핵에 의존한다. 이러한 핵들은 소형 팽이처럼 축을 따라 회전한다.

① 자기 모멘트를 주기 때문에 북극과 남극을 가진 자석처럼 움직일 수 있다. 여기서 외부의 자기장에 노출될 때 이러한 회전 막대자석들은 자기력에 맞는 축을 따라 정렬된다. 이 정렬이 정확하지 않기 때문에 결과들이 세차(Precession)를 보이는데 바로 이 세차가 원자들마다 유일무이해서 조성 등을 분석할 수 있는 것이다.

② 이번에 Pines 그룹이 개발한 방법은 바로 이 MRI의 감도를 증가시켜서 그 활용처를 넓혔다. 제논 기체는 기본적으로 긴 이완시간(45분 이상)을 가지고 있다. 즉 우리가 필요한 정보를 모으는데 충분하도록 더 오래동안 유지되는 신호를 갖는 것이다.

③ 암 관련 단백질과 같은 특정 타깃을 찾아낼 수도 있는데 그 농도의 단위는 PPM이다. 또한 Hyper-SAGE 기술은 원격탐색에도 이용한다.

제 4 장

응급 · 중환자실 관련 의료기기

01 심실세동제거기
02 인공호흡기
03 의료용 석션기
04 태아감시장치
05 환자감시장치

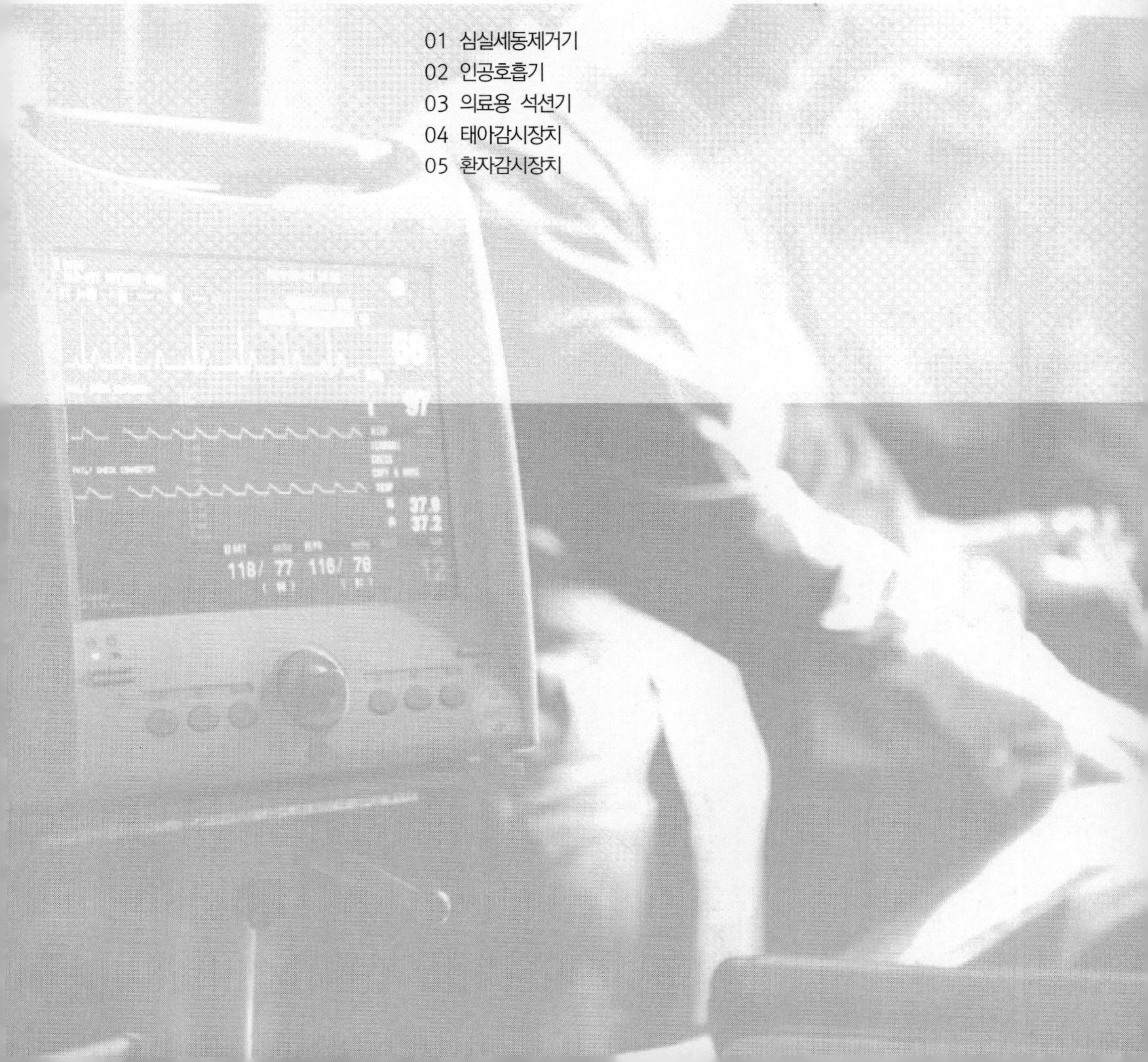

01 심실세동제거기

제세동기의 메커니즘은 1899년 프레보(Prevost)와 바테리(Batelli)에 의해 처음으로 시도되었으며, 이는 심장이 동방결절(Sinoatrial Node : SA Node)*이나 이소성 맥박조절기로부터의 고유한 전기적 임펄스에 반응하는 것처럼 부유한 전기적 임펄스에서도 반응하므로, 충분한 전류를 심실세동(Ventricular Fibrillation : VF)이 발생하는 동안 흉곽에 인가하여 심실세포들의 대부분은 탈분극하여 심장활동의 자활을 유도한다.

이러한 제세동기의 정확한 메커니즘은 알려져 있지 않지만, 연구에 따르면 제세동기가 이루어지기 위해서는 심실세포의 임계량이 동시에 탈분극되어야 한다. 전형적으로 직류형 제세동기는 3~9[ms]의 짧은 시간 동안 인체에 직류 펄스를 인가하며 인가되는 전기적 에너지의 양은 줄[J]로 표현한다.

1. 제세동기

제세동기는 심실세동과 심실빈맥 현상을 제거하기 위해 흉곽을 개방하여 직접 심근에 전류를 인가하거나 비간접적으로 흉곽 외부에 전류를 인가하여 심근에 전기적 역충격을 가하는 의료기기이며 기본 심폐소생술(Cardiopulmonary Resuscitation : CPR)**보다 효과가 뛰어난다. 심실빈맥과 세동은 심장마비의 원인이 되기 때문에 이런 제세동기를 사용한 시술방법은 소생술의 하나로 행해지고 있다.

(1) 역쇼크법

심실세동, 무맥성 심실빈맥일 때 심장에 강한 충격(전기자극)을 주면 심근 전체는 동시에 흥분하고 다시 통일된 심박동을 재개하는 경우가 있다. 이것이 전기적 세동제거법 중에서 역쇼크법(Countershock)이라고 한다. 역쇼크 방법에는 직류(Direct Current : DC)를 이용하는 방법과 교류(Alternating Current : AC)를 이용하는 방법이 있는데, 현재에는 직류 세동제거법을 이용하고 있다.

---

* 동방결절(Sinoatrial Node : SA Node) : 심장 박동의 리듬을 결정하는 것으로서 심장의 한 부분으로 전기자극을 생성하여 심장이 수축되게 한다.

** 심폐소생술(Cardiopulmonary Resuscitation : CPR) : 심장이 마비가 된 상태일 때 인위적으로 혈액을 순환시키는 응급처치이다.

(2) 심폐소생술 종류

현재 사용되고 있는 심폐소생술(Cardiopulmonary Resuscitation) 중에는 직류 세동제거법, 인공호흡(Artificial Respiration) 및 심장박동 조절장치(Pacemaker), 심장 마사지(Cardiac Massage) 등이 있다.

(3) 자동세동제거기

자동세동제거기(Automated External Defibrillato : AED)는 환자의 심전도 검사결과를 자율적으로 판독하여 세동제거가 필요할 때 이용자에게 세동제거를 시행하라는 경보로 알려주며, 세동제거의 에너지 등을 자동적으로 판단하는 기능을 가졌다(그림 4-1).

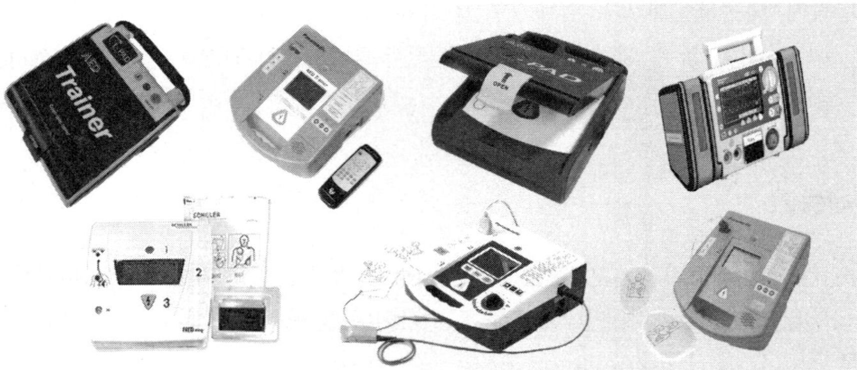

그림 4-1 ∘ 세동제거기 종류

2. 제세동기의 필요성

미국심장학회(American Heart Asociation : AHA)에 따르면 연간 약 46만명 정도가 급심정지(Sudden Cardiac Arrest : SCA)* 로 인해 미국에서 사망하고 있으며, 급심정지 환자 중 95[%]가 병원에 도달하기 전에 사망한다는 통계가 나왔다. 부정맥으로 인한 심장마비는 발생한지 1분이 지날 때마다 환자의 생존율이 7~10[%] 정도씩 감소하므로 신속한 응급조치가 무엇보다도 중요하다. 즉 10분 이내에 심장마비환자에게 전기충격의 치료를 통한 치료가 없이는 살아날 확률이 1~2[%]에 불과하게 된다. 그래서 심장마비 환자가 발생할 수 있는 공공장소 및 비행기, 여객선, 철도 등의 교통수단 그리고 119구조대, 소방서, 경찰 등의 응급조치가 필요한 기관 등 병원 외의 장소에 체외형 자동제세동기 설치를 권고하고 있는 것이 세계적인 추세이다.

* 급성심정지(Sudden Cardiac Arrest : SCA) : 심장의 기능이 갑작스럽게 정지해 사망에 이르는 질환이다.

3. 심전도 측정방법

심전도(Electrocardiogram)는 심장의 활동에 따라 변화하는 인체전류를 측정한 것을 사람이 인지할 수 있도록 그래프로 표시하는 것을 심전도라고 한다. 측정방법에는 표준사지유도와 증폭사지유도, 흉부유도가 있다.

(1) 표준사지유도

쌍극유도로 각각(－)극과 (＋)극으로 정하여 두 곳의 전위차를 측정하는 것이다. 표준사지유도는 Lead I, Lead II, Lead III으로 나뉜다. Lead I은 오른손은 (－)극, 왼손을 (＋)극, Lead II는 오른손은 (－)극, 왼발을 (＋)극, Lead III은 왼손은 (－)극, 왼발은 (＋)극 전극을 부착하여 측정한다(그림 4-2).

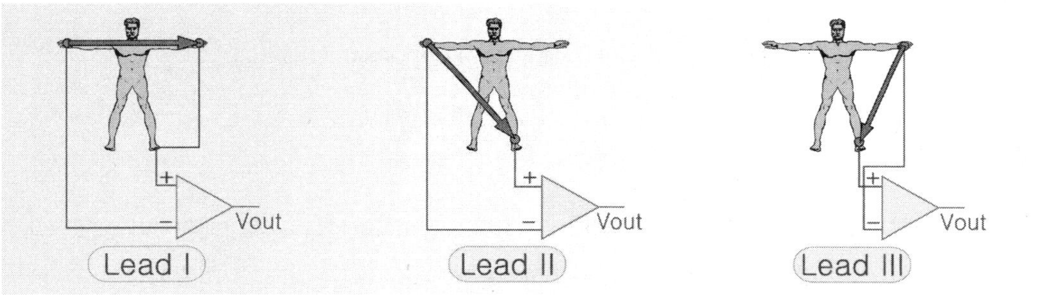

그림 4-2 ◦ 표준사지유도

(2) 증폭사지유도

인체의 양손과 왼발에서 한 곳을 선택한 후 남은 두 곳을 기준으로 하여 측정하는 것으로 전위가 낮아 증폭회로를 사용하여 신호를 증폭한다. 각 증폭사지유도 명칭을 오른손, 왼손, 왼발의 순으로 각각 aVR, aVL, aVF라고 한다(그림 4-3).

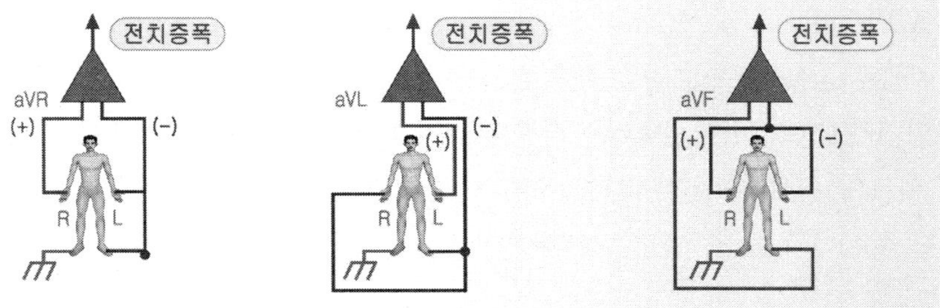

그림 4-3 ◦ 증폭단극사지유도

(3) 흉부유도

단극유도로 심장을 수평단면에 따라서 기록한 것이다. 교육용 제세동기는 표준사지유도의 Lead II 방식을 이용하여 심전도를 측정한다(그림 4-4).

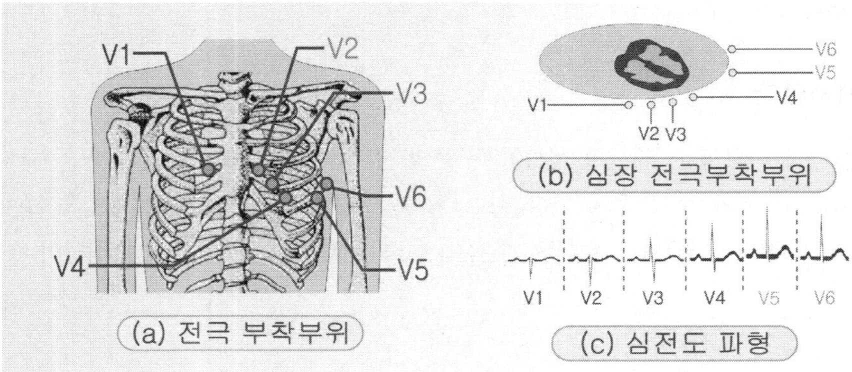

그림 4-4 ● 흉부유도와 흉부유도에서의 QRS파의 변화

4. 부정맥

정상적인 심전도가 관찰되지 않는 상태로 부정맥은 심방과 심실이 과민해지거나 전도장애로 인해 심방과 심실수축을 위한 전기적 활동이 다른 부위에서 시작이 되는 경우 발생한다. 이러한 부정맥은 심박출량 감소를 초래한다. 불충분한 심방과 심실의 충만과 기계적인 수축력 감소로 인해 1회 박출량이 심각하게 감소된다.

(1) 심실빈맥

3개 또는 그 이상의 심실성기외수축(Ventricular Premature Beat : VPB, Ventricular Premature Contraction : VPC)* 이 연속적으로 나타나는 것으로 심실이 연이어 빠른 속도로 흥분하여 심박수 100~250회 정도로 빠르고 규칙적이며 P파와 PR 간격이 없으며 넓은 모양의 QRS 파형을 만든다.

① 심실빈맥은 심실세동으로 변하기도 한다.

② 심실빈맥이 30초 미만 지속되는 경우는 비지속성(Nonsustained) 심실빈맥(VT), 30초 이상 지속시에는 지속성(Sustained) 심실빈맥(Vemtricular Techycardia : VT)이라고 한다.

* 심실성기외수축(Ventricular Premature Beat : VPB, Ventricular Premature Contration : VPC) : 심실내에서 자극이 발생한 비정상적인 수축(기외수축)을 심실성 기성 기외수축이라고 한다.

(2) 심실세동

심근이 각각 탈분극과 재분극을 하여 심근이 불규칙적으로 움직여서 무수축 상태가 되어 심박출이 안되는 상태이다.

① 심전도 파형은 P파와 PR 간격은 없고 심방수축 및 QRS 파형을 볼 수 없으며 심박수는 불규칙하다. 그리고 150~500회의 심박수를 가진다.

② 심실세동은 일반적으로는 심실빈맥에서 심실세동(Ventricular Fibrillation : VF)으로 전환되거나 심실조기수축을 통해 발생한다. 심실세동이 관찰되면 즉시 제세동기를 시행해야 한다.

1) 세 동

심장의 전기적 증세가 이상한 혼돈상태로서 심근 근이 불규칙적으로 제각기 이완과 수축을 반복하는 현상을 세동이라 한다. 심방의 세동을 심방세동(Atrial Fibrillation : AF) 심실의 세동을 심실세동이라고 한다.

2) 심실세동

심실세동의 현상은 혈액을 보내는 펌프로서의 기능을 할 수 없게 하고, 심실벽은 잔물결이 일어난 것처럼 간소하게 불규칙적이고 빠르며, 심실파형을 구별하기 힘들고, 무질서하고 비협조적인 진동이 형성되어 심실 전체로서 기능적인 수축이 볼 수 없게 된다. 그 결과 심장이 무질서하게 박동하며 떨리게 되고 환자의 혈압은 0(zero)까지 떨어지게 된다.

① 심장으로부터 혈액이 거의 분출되지 않으며 체내 산소는 급속히 소모되어 보통 수초 내에 임상적으로 사망단계에 접했다고 할 수 있다.

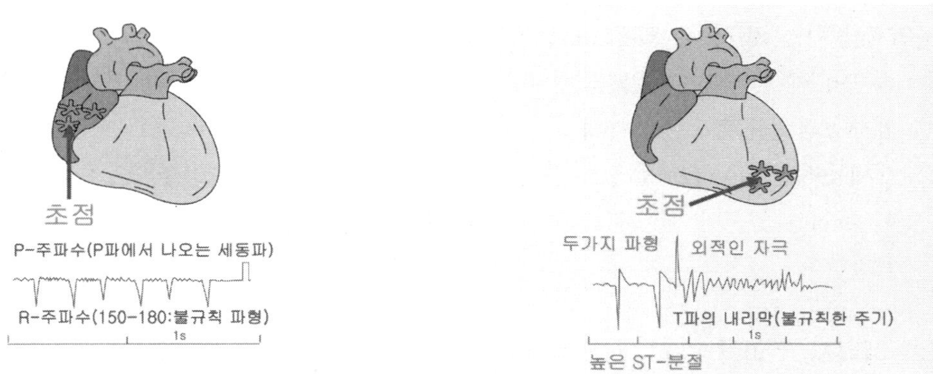

(a) 심방세동(400 : circus motion theory)　(b) 심실세동(Sawtooth with 300P)

그림 4-5 ◦ 심방세동 및 심실세동

② 빠른 시간 안에 즉각적이고 효과적인 치료로 심실수축이 일어나지 않으면 뇌와 심장 등에 비정상적인 상태로 변화하여 사망하게 된다. 이때의 심전도는 상당히 독특한 정현파 파형을 나타낸다. 이 상태로 몇 분간 유지되는데 그 사이에 정현파 모양의 심전도는 진폭이 차차 감소하여 마침내 작아져서 죽음에 이른다(그림 4-5).

3) 심실 무수축

심실의 탈분극이 없으므로 심근수축이 없다. 즉 심실의 전기활동이 없는 상태로 심전도에는 전기활동이 나타나지 않는다.

① 완전 방실차단의 경우는 QRS파는 나타나지 않지만 P파는 관찰될 수 있다.
② 심실정지 환자는 처음부터 무수축인 경우도 있으나, 일반적으로 심실세동이 지속되다가 무수축으로 전환된다.
③ 심실 무수축(Asystole)은 시간이 경과할수록 심폐정지가 될 수 있기 때문에 높은 사망률을 보인다.

5. 제세동기 에너지

제세동기는 심장에 강한 전기충격을 가해 세동을 종료시키는 기기이다. 심실세동이나 심실성 빈맥은 모두 심실의 수축이 비정상적이고 불규칙하게 일어나는 상태이다.

(1) 탈분극에 필요한 에너지량

제세동기는 강한 전기 에너지를 이용해 불규칙적으로 움직이는 심근의 세포들을 동시에 탈분극시켜 절대적 불응기로 만든다. 그 이후에 페이스메이커(Pacemaker)인 동방결절(SA node)이 회복되어 정상적인 리듬으로 되돌아오게 유도한다.

① 심근의 80[%] 이상이 탈분극되어야 심장전체가 전기적으로 균일한 상태가 될 수 있고, 제세동의 성공률도 높아진다.
② 제세동기는 심장 전체를 탈분극시킬 만큼 강한 전기충격을 가해야 한다. 형태에 따라 조금씩 차이가 있지만 심실세동제거의 경우 체외에서는 보통 100～400[J] 사이의 에너지를 이용한다.

(2) 에너지 주입량

심장에 직접 이용하는 경우 100[J] 이하로 한다. 심방세동일 경우 필요한 에너지는 좀더 적어서 150[J] 정도이다.

① 심실성 빈맥은 심장율동의 형태나 빈맥의 빠르기에 따라 결정된다.
② 맥박이 있든 없든 보통 단상 사인형태로 100[J] 정도면 된다.
③ 심실성 빈맥이 빠르거나 형태에 있어서 보다 불규칙해지면 심실세동과 비슷해지므로 200[J] 정도가 필요하다.

(3) 세동제거기 에너지 주입원리

현재는 직류 세동제거기를 많이 사용하고 있는데 콘덴서 방전방식이다.

① 콘덴서에 수천 [V]의 고전압을 저장하고 짧은 시간에 인체에 높은 전류를 흐르게 하여 세동을 제거한다.
② 장비의 구성은 전류를 흐르게 하는 전원부, 인체와 접촉하는 전극, 심전도 모니터부, 레코더 등이 있다.
   ㉠ 그림 4-6과 같이 미리 2～7[kV]로 끌어올린 고전압을 스위치 ①번을 닫아서 콘덴서 C를 충전한다.
   ㉡ 세동제거를 할 때는 전극을 환자의 흉부에 부착하고 스위치 ②를 닫으면 콘덴서 C에 충전되었던 전하가 빠르게 방전된다.
③ 세동제거기장치의 전류는 5～20[A], 전류를 통하게 하는 전압은 2～7[kV], 자극시간은 2～5[ms]이다.

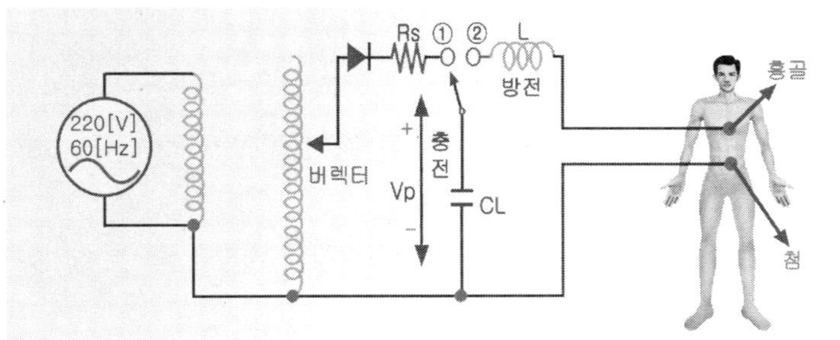

그림 4-6 • 세동제거기 회로(콘덴서 방전방식)

(4) 전기충격 치료원리

환자의 가슴에 부착된 전극을 통해 얻어진 심전도신호를 엔트로 부정맥 분석 알고리즘을 이용하여 심실세동(VF) 및 심실빈맥(VT) 여부를 판독한다. 이러한 심장마비증상의 부정맥현상이 발견될 경우 환자에게 이상성(Biphasic) 파형의 고압 · 고전류의 전기충격치료를 통해 심근 전체를 동시에 수축시켜 강제적으로 심근활동의 초기조건을 만들어 줌으로써 심장 리듬이 정상적으로 회복될 수 있도록 한다.

(5) 유효에너지

제세동기의 에너지는 심장전체를 탈분극시킬 수 있는 최저 유효에너지로 설정된다.

① 제세동기의 에너지가 너무 낮아 전류가 약하면 제세동에 실패하게 되고, 너무 높아 지나치게 강한 전류가 발생하면 심근이 손상되어 심장기능에 장애가 생길 수도 있다.

② 에너지가 너무 높거나 낮을 경우 심장의 비정상적인 현상을 가속화시킬 가능성도 있다.

③ 성인의 기준에서 체격과 요구에너지는 크게 관계가 없다. 하지만 소아(1~8세)의 경우 성인보다 적은 에너지를 이용해야 한다(1세 미만의 영아에게는 제세동을 실시하지 않는다). 하지만 사정이 급할 경우 성인 기준의 에너지를 이용해도 상관없다.

(6) 제세동역치

제세동을 성공시키기 위한 최소한의 에너지를 제세동역치라 한다.

① 제세동역치는 크게 해부학적 인자와 전기적 인자에 의해 결정된다.

② 해부학적 인자는 심장의 크기, 폐의 용적 등 자극을 주는 부위의 해부학적 정보이다.

③ 전기적 인자는 심전도 파형, 인체의 대사상태, 체온, 산소분압, 조직의 산성도, 세포외 칼슘농도, 심장의 허혈 등 심장의 움직임에 관련된 인자이다.

④ 두 가지 인자 외에도 제세동역치는 심실세동의 지속시간과 관계가 있다.

⑤ 지속시간이 길어질수록 역치는 최대 5배 정도까지 높아질 수 있다.

(7) 경흉저항

제세동의 성공에 관여하는 요인 중 다른 하나는 경흉저항(Transthoracic Impedence)이다.

① 경흉저항은 전류의 효과적인 전달에 관여한다.

② 경흉저항이 크면 전류가 잘 전달되지 못해서 치료효과에 영향을 주며 성인의 평균 경흉저항은 70~80[Ω] 정도이다.

③ 경흉저항에 관여하는 인자들은 그림 4-7과 같다.

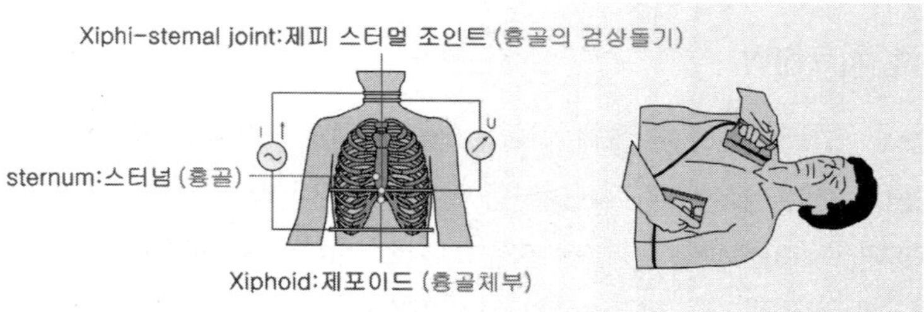

그림 4-7 ▪ 경흉저항측정법 및 시술

㉠ 전극크기 : 전극크기가 작을수록 경흉저항이 크다. 하지만 너무 크면 전류가 효과적으로 전달되지 못한다. 성인의 경우 직경이 최소 13[cm], 소아의 경우 최소 8~10[cm] 정도가 적당하다.

㉡ 전극과 피부접촉면 : 전극과 피부 사이에 공기가 있을 때보다 식염수나 전도 젤리를 이용하면 경흉저항이 낮아진다. 가슴에 털이 많을 때는 털을 깎고 전극을 붙이면 경흉저항을 낮출 수 있다.

㉢ 호흡주기 : 환자의 흡기시가 호기시보다 저항이 크다.

㉣ 두 전극 사이의 거리 : 전극 간의 거리는 가까울수록 저항이 작다. 즉 흉곽이 작으면 저항이 작다.

㉤ 전극 압력 : 전극을 강하게 눌러 붙일 때 저항이 작다.

6. 제세동기의 에너지 형태

제세동기는 크게 단상파형(Monophasic)과 이중파형(Biphasic)의 두 가지로 분류된다. 두 가지 형태는 제세동기에 전류를 흘려보내는 방식에 차이점이 있다. 이중파형을 이용했을 때 단상파형을 이용했을 경우에 비해 낮은 에너지로 큰 효과를 볼 수 있다.

(1) 단상파형 제세동기

전류를 한 방향으로만 흐르게 한다. 파형은 시간에 따라 증가했다가 0으로 급격히 감소하는 모양을 갖는다. 단상 사인(MDS), 단상 순간형 지수(MTE) 등의 형태로 에너지가 전달된다.

① 2005년 개정이전에는 단계적으로 200[J]에서 300[J]로 해서 360[J]의 에너지로 증가시키며, 충격을 가하는 것이 일반적이며 전기충격 성공률을 높이고 안전성을 높이기 위함이었다.

② 2005년 개정 이후로 처음부터 360[J]로 강하게 시행해서 한 번에 심장을 소생시키는 것을 목표로 한다.

(2) 이중파형 제세동기

전류가 한극에서만 흐르지 않고 한 극에서 흐른 전류가 다른 극으로 이동해 파형의 모양은 위아래로 흔들리는 모양이 된다. 이중 순간형 지수(BTE) 이중직선(RLB) 등의 형태가 있다.

① 이중파형을 이용할 때는 에너지의 크기를 증가시키지 않는다. 이때 에너지는 단상 파형보다 훨씬 낮은 150~175[J]사이의 에너지를 연속적으로 사용한다. 하지만 둘의 치료효과는 거의 비슷하거나 이중파형쪽이 더 좋다.

② 낮은 에너지를 이용하는 이중파형 전기충격이 더 안전해서 심근의 손상이 적다.

③ 이중파형 제세동기는 단상 파형에 비해 크기와 무게를 줄일 수 있어 더 다양한 곳에서 사용이 가능하다는 장점이 있다(그림 4-8).

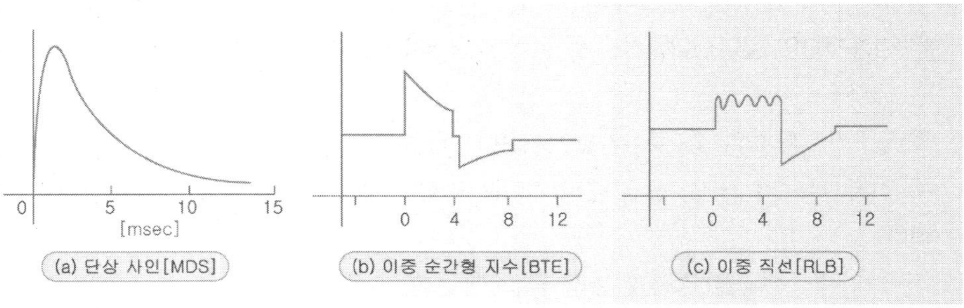

그림 4-8 • 제세동기의 에너지 파형의 형태

7. 체외형 자동제세동기의 용도

체외형 자동제세동기(Automatic External Defibrillator : AED)는 심실빈맥이나 심실세동의 부정맥이 나타나는 심장마비(Sudden Cardiac Arrest) 환자나 응급상황의 심장질환환자에게 전기충격을 주어 심장을 정상 리듬으로 회복시키는 데 이용되는 기기이다.

① 체외형 자동제세동기에서는 심전도를 분석할 때 사람이 직접 할 필요가 없고 자동으로 상태를 진단해서 알려준다.

② 현재 환자의 상태에서 제세동이 필요한지를 결정해주고 일반인들도 지시에 따라 응급처치를 할 수 있도록 모든 치료순서를 안내해주는 시스템을 갖고 있으며 필요한 에너지양에 대한 정보도 프로그래밍되어 있다(그림 4-9).

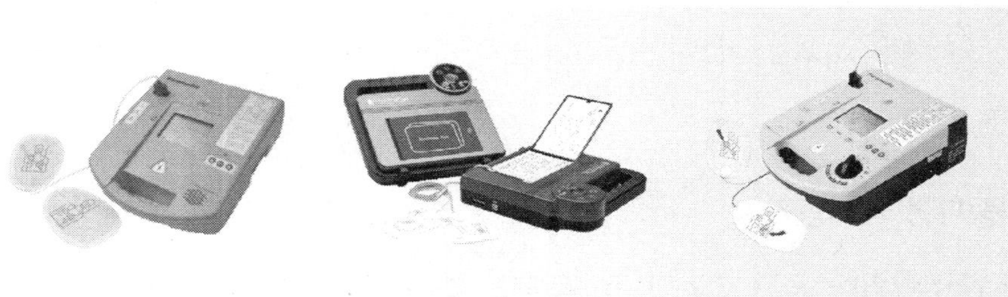

그림 4-9 • 자동제세동기 장비

③ 최종적인 제세동 실행은 사람이 직접 버튼을 눌러야 가능하다.

④ 소아의 경우 소아용 변환 시스템을 가지고 있는 체외형 자동제세동기(AED)가 있으나 변환

시스템이 없다 하더라도 성인 기준의 에너지를 이용해도 상관없다. 단 성인에게 소아기준의 에너지를 이용해서는 안된다.

8. 제세동제거에 동반되는 사고와 위험성

제세동제거기는 환자에게 2~7[kV] 전압을 주는 상당히 위험한 치료법이므로, 제세동제거기를 이용한 치료에선 상당한 주의와 전기안전에 대한 숙지가 되어 있어야 한다.

(1) 화 상

전극을 부착했던 부위에 붉은 점이 나타날 수 있으며 때론 화상이 되기도 한다. 화상을 예방하는 방법으로는 저항이 가장 큰 피부에 페이스트를 칠하고, 전극이 접촉하는 면적을 넓게 하고, 전극을 피부에 밀착시키는 것 등이 있다.

(2) 감 전

고전압 펄스가 환자의 몸을 통해 흐르면서 환자와 접촉한 사람에게도 전류가 흐를 수 있다.

① 감전사고를 예방하는 방법은 전극을 갖고 있는 이용자는 항상 고무장갑을 착용하여야 하고, 또한 전극을 잡는 부분을 혈액이나 식염수 등 액체에 닿지 않도록 주의하여야 한다.

② 감전은 전극전류뿐만이 아니라 제세동제거 장치로부터의 누설전류에 의해서도 발생된다.

③ 감전은 이용자나 보조자에 위험을 줄 뿐만 아니라, 치료한 환자가 다시 심실세동을 유발시켜 위험한 상태까지 갈 수 있게 한다.

④ 감전사고를 방지하기 위해서는 제세동제거기 이용시 항상 접지를 하고, 환자는 접지로부터 분리시킨다.

(3) 폭 발

땀, 인모 등으로 인해 인체와 전극의 접촉이 좋지 않으면 전극과 흉벽 사이에 불꽃이 튈 수 있다. 전극과 흉벽 사이에 불꽃이 인화성 마취가스나 산소 등에 인화할 경우 폭발을 일으킬 수 있다.

9. 제세동기 종류

(1) 전기제세동기

환자의 심전도(Electrocardiogram : ECG, Electrokardiogram : EKG)에 T파가 발생했을 때

직류 제세동제거기를 이용하여 전기충격을 주면, 심실세동을 초래할 가능성이 높다.

① 일반적인 심실세동이 발생했을 때 심실세동을 없애기 위하여 제세동제거기를 이용하기 때문에 이런 문제는 생각할 필요는 없다. 즉 심실세동이 발생하면 T파가 발생되지 않는다.

② 심방조동 또는 심방빈맥과 같은 심방부정맥(심방세동) 현상이 생기면 심실이 급속하게 수축하기 때문에 직류 세동제거기를 이용하여 정상적인 박동률을 되찾을 수 있다. 이런 경우 R파가 발생되는 도중에 실수로 제세동제거기를 이용하여 펄스가 입사되면 심실세동을 유발할 수 있다.

③ 사고의 위험성을 예방하기 위해 T파가 생기기 전, 즉 R파 발생 바로 다음에 펄스를 만들어 내는 동기회로를 갖춘 특수한 제세동제거기가 필요하다(그림 4-10).

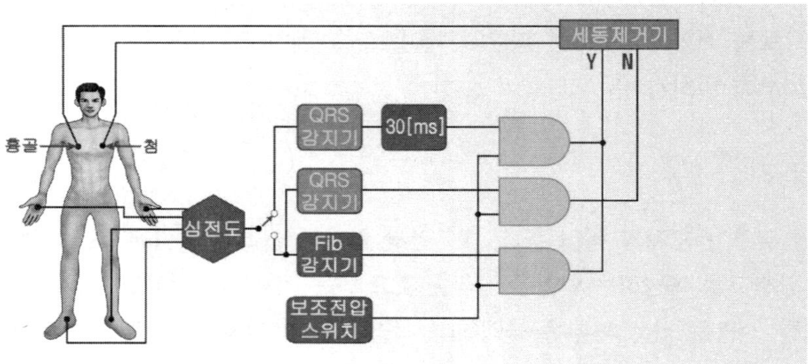

그림 4-10 • 전기제세동제거기의 구조

(2) 이식형 제세동기

이식형 제세동기(Implantable Cardioverter Defibrillator : ICD)는 환자의 인체 내에 삽입되어 심실빈맥과 심실세동 같은 빠르고 불안정한 심장의 심파형이 발생되면 자동으로 감지하고 치료가 된다.

① 악성 부정맥이 있는 환자의 체내에 직접 삽입하여 낮은 에너지로 전기충격을 심근에 직접 가하는데 횟수가 한정되어 있는 기기이다.

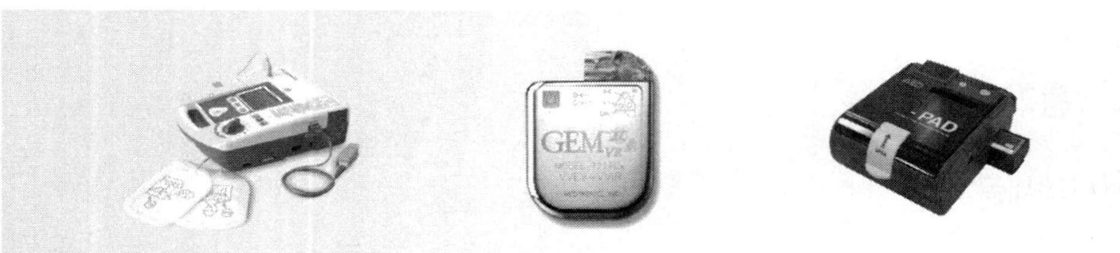

그림 4-11 • 이식형 제세동기 및 전기제세동기

② 이식형 제세동기는 심장의 박동을 계속 감지하고 있다가 악성 부정맥이 발생하면 이를 감지하고 충격을 가해 부정맥을 즉각 중지시킨다.

③ 비정상적으로 빠른 부정맥뿐만 아니라 비정상적으로 느린 부정맥도 치료할 수 있다(그림 4-11).

④ 이식형 제세동기의 구성은 체내형 제세동기는 전극선, 본체, 프로그래머 등으로 구성된다.

㉠ 전극선과 본체는 시술시 직접 몸에 이식되는 것이고, 시술 후 이동형 제세동기를 검사하는 소형 컴퓨터인 프로그래머는 치료정보를 관리하는 역할을 한다.

㉡ 왼쪽 쇄골 아래를 절개해 전극선을 심장 안으로 이식하고 본체에 연결 후 피부 밑에 이식한다.

㉢ 전극선은 실제로 심장에 전기충격을 주는 부분이다.

㉣ 전기충격을 주기 위한 배터리와 회로로 구성되어 있으며, 배터리가 모두 소모되는 경우 본체 자체를 바꾸어야 한다.

㉤ 수명은 2~5년 정도이다. 심한 부정맥이 생길 경우 큰 도움이 되며 부정맥제를 복용할 필요가 없어지거나 복용량을 줄이는 장점이 있다.

[참고]

이식 후 정기적으로 관리를 받을 필요가 있는데 이때 병원에서는 프로그램를 이용한다.

① 프로그램에서는 ICD가 부정맥 발생시 잘 치료했는지 확인하고 그 치료정보를 보여준다.

② 이식 후 환자의 관리 및 치료방향에 대해 도움을 줄 수 있다.

③ 이동형 제세동기(ICD) 이식환자의 경우 MRI 촬영불가능 등 각종 의료행위에 있어 제약이 따를 수 있으므로 진료시 항상 ICD 이식환자라는 것을 밝혀야 한다.

10. 제세동기 사용시 주의사항

환자의 심장이 완전히 정지했을 때 환자의 움직임이 전혀 없을 때에만 제세동기로 분석 및 전기충격을 가해야 한다. 그리고 환자가 호흡을 한다면 기계가 리듬을 부정확하게 분석할 가능성이 있기 때문에 호흡을 잠시 멈춰야 한다.

① 제세동기를 사용할 때에는 휴대폰, 무선 송수신기 등을 근처에서 사용하지 않아야 하며, 이식형 제세동기를 사용하는 환자나 인공심박조율기를 이식한 환자의 경우 체외형 제세동기를 사용할 때 주의해야 한다.

② 전극을 부착할 때 내부의 기기와 2.5[cm] 정도 떨어진 곳에 붙여야 한다.

③ 기기를 이식할 때 절개한 흉터가 남으므로 흉터에서 적당히 떨어진 곳에 붙이면 된다.

④ 이식형 제세동기와 체외형 제세동기가 충돌해 전기충격에 실패할 가능성이 있으므로 주의한다.

⑤ 이식형 제세동기가 환자에게 전기충격을 시행할 때는 환자의 근육이 어느 정도 수축하

게 된다.

⑥ 이식형 제세동기가 치료주기를 끝낼 수 있게 30~60초 정도 시간을 두고 체외 제세동기를 작동시킨다.

⑦ 피부에 부착해 이용하는 약물이 있을 때는 제거하고 제세동을 실시한다.

11. 체외형 자동제세동기의 각 부분 설명

체외형 자동제세동기를 전면부분, 측면부분, LCD 스크린 표출 화면구성 부분, 음성 및 문자 메시지 부분으로 나눌 수 있다.

(1) 전면부분 설명

교육용 체외형 자동제세동기의 전면에는 사용자에게 지시 및 장비상태를 전원/에러 표시 램프, LCD 스크린, 스피커가 있으며 전면 왼쪽 상단에는 패드 연결구가 있다. 오른쪽 중간에는 제세동기의 환경설정 및 데이터 확인 시에 사용한다. 중앙 하단에 있는 스위치는 쇼크 버튼 스위치이며 중앙상단에 있는 스위치는 전원 스위치이다.

[참고] 현재 개발 중인 체외형 자동제세동기는 LCD 스크린 화면에 모든 동작이 영상화되어 화면에 나오는 내용에 맞춰서 사용하도록 되어 있다.

① 전원 스위치 : 제세동기가 꺼진 상태에서 누르면 켜지고 켜진 상태에서 누르면 꺼진다.

② 교육용 연결 패드 연결구 : 패드를 연결시 연결 커넥터 모양을 보고 연결하면 된다.

③ Power LED : 전원상태 표시를 하는 램프로 전원 코드를 연결하면 램프가 점등된다.

④ Battery LED : 전원상태 표시를 하는 램프로 전원 코드를 연결 안하고 배터리가 충분할 때 램프가 점등되어 있다(교육용 제세동기는 사용 안함).

⑤ Error LED : 제세동기에 이상이 생기면 점등된다.

⑥ 간이 매뉴얼 : 제세동기의 사용방법을 간단히 적은 매뉴얼이다.

⑦ LCD 스크린 : 제세동기의 상태 및 지시사항이 표시된다.

⑧ 마이크 : 사용시에 음성 및 주변소리를 녹음하는 부분이다.

⑨ 메뉴 키 : 메뉴 모드에서 메뉴 이동 및 선택기능을 한다.

⑩ 쇼크 버튼 : 심전도 분석을 통해 제세동 쇼크가 필요하게 되면 쇼크 버튼에 적색 램프가 들어온다. 이때 쇼크 버튼을 누르면 전기충격 쇼크가 환자에게 가해지는 것처럼 동작한다.

⑪ 스피커 : 음성 및 비트 음으로 지시내용을 지시한다. 패드를 환자에게 부착하지 않으면 "패드를 부착하십시오."라고 지시를 한다.

(2) 측면부분 설명

제세동기의 측면에는 데이터 저장을 위해 스마트미디어 카드* 포드가 있으며 컴퓨터와 데이터 통신을 하기 위해 적외선 통신 포트 및 시리얼 통신 포드가 있다. 전원공급을 위해 AC 어댑터 연결구와 배터리 수납공간이 있다. 실습에 사용하는 장비는 배터리를 사용하지 않으며 AC 어댑터만 사용할 수 있다(그림 4-12).

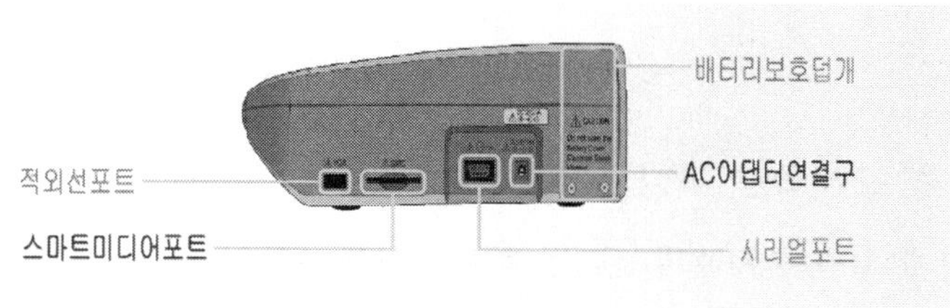

그림 4-12 ◦ 자동제세동기 측면

① 적외선 통신 포트 : 적외선 포트로 컴퓨터와 데이터 통신시 사용된다.
② 스마트미디어 카드 포트 : 스마트미디어 카드에 심전도, 음성, 이벤트를 저장시 사용된다.
③ 배터리 보호덮개 : 충전용 배터리를 장착하는 부분의 덮개지만 교육용 제세동기는 배터리를 사용하지 않는다.
④ AC 어댑터 연결구 : AC 어댑터 연결 잭을 연결하는 부분으로 전원연결 부분이다.
⑤ 시리얼 통신 포트 : 시리얼 케이블을 사용하여 컴퓨터와 데이터를 송신 및 수신시 사용된다.

(3) LCD 스크린 표출 화면구성 설명

1) 초기 화면구성 설명

화면의 오른쪽 상단을 보면 사용날짜가 표시되며 중앙 아래에는 사용시간이 표시된다. 왼쪽 하단에는 전원상태가 표시되고, 화면 표시 중앙에는 제세동기 사용시 처음에 해야 할 사항인 패드를 붙이라는 문구와 동시에 패드 부착위치 그림이 표시되어 있다(그림 4-13).

① 전극 부착 표시 : 전극을 부착하는 신체부분을 그림으로 표시한다.
② 배터리 용량 표시 : 전원을 배터리로 사용할 때에는 ' '으로 표시하고 AC 전원을 사용하면 ' '으로 표시한다.
③ 사용날짜 정보 : 사용할 때의 연도, 월, 일을 표시한다.
④ 사용시간 표시 : 전원을 켠 후 사용한 시간을 표시한다.

* 스마트미디어 카드 : 우표크기의 가볍고 얇은 이동형 메모리 카드로 플레시메모리 기술로 만들었다.

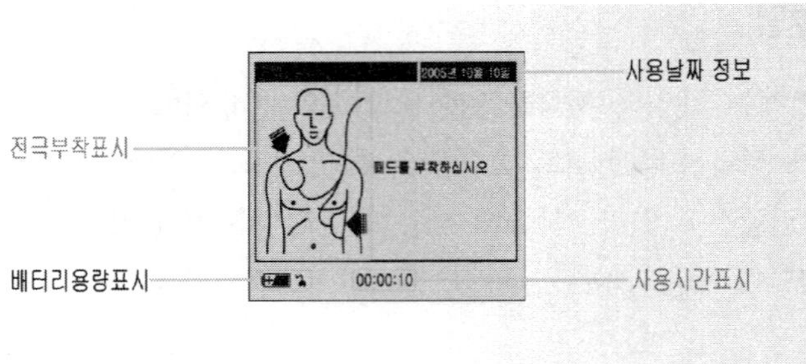

그림 4-13 ◦ 초기 화면구성

2) 전극연결 후 표시화면 구성

전극을 연결하게 되면 환자에게 연결된 패드를 통해 환자의 심전도 신호가 제세동기에 전달이 되게 된다. 그 심전도 신호는 그림 4-14의 표시화면 그림의 중앙에 위치해 있다. 화면의 왼쪽 상단에 전기 쇼크 인가 에너지가 표시되고 중앙 상단에는 전기 쇼크 횟수가 표시된다. 오른쪽 상단에는 분당 심박수가 표시된다. 화면 아래는 왼쪽에는 전원상태, 중앙은 사용시간, 오른쪽에는 사용기록전송 표시가 되어 있다.

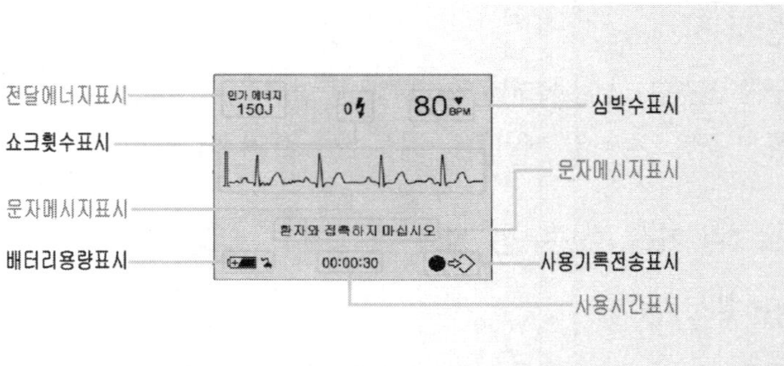

그림 4-14 ◦ 전극연결 후 표시화면

① 전달 에너지 표시 : 환자에게 전달되는 출력 에너지 표시로 단위는 줄[J]을 사용한다.
② 쇼크 횟수 표시 : 환자에게 전달된 쇼크 횟수를 표시한다.
③ 심전도 표시 : 심전도 파형을 화면에 출력한다.
④ 심박수 표시 : 분당 심장박동 횟수(BPM)로 1분간 심장이 몇 번 뛰었는지를 표시한다.
⑤ 문자 메시지 표시 : 사용자에게 다음에 해야 할 행동을 문자로 지시해 준다.
⑥ 사용시간 표시 : 전원을 켠 후 사용한 시간을 표시한다.
⑦ 사용기록전송 표시 : 음성 및 심전도 저장시 표시가 되며 '●' 표시는 스마트미디어 카드가 삽입되어 있을 때에만 표시가 된다.

(4) 음성 및 문자 메시지

제세동기로 환자를 치료할 시에는 여러 가지 지시사항이 필요하게 된다. 이러한 지시사항을 체외형 자동제세동기에서는 문자 메시지나 음성으로 출력한다. 표 4-1은 응급상황시에 사용자에게 지시하는 문자나 음성 메시지의 뜻을 적어놓은 것이다.

표 4-1 ● 음성 및 문자 지시정보 설명

음성 및 문자 지시정보	음성 및 문자 지시정보 의미
환자와 접촉하지 마십시오	환자의 신체가 움직이지 않도록 환자를 건드리지 않는다.
환자를 분석 중입니다	환자의 심전도 신호를 분석하고 있는 중이라는 것을 의미한다. 환자의 신체가 움직이지 않도록 환자를 건드리지 않는다. 심전도 신호를 분석할 때 환자의 몸이 움직이면 분석이 제대로 되지 않는다.
분석을 중단합니다	환자의 심전도 분석이 중단되었다는 것을 의미한다. 중단의 원인은 환자의 신체가 움직였거나, 일회용 제세동 전극이 환자의 맨 가슴에 제대로 부착되지 않았거나, 심전도 신호에 잡음이 너무 많기 때문이다.
제세동해야 합니다	환자가 쇼크를 받을 수 있는 심전도 리듬을 보이고 있음을 의미한다.
제세동을 해서는 안 됩니다	환자가 쇼크를 받을 수 있는 심전도 리듬을 보이지 않고 있음을 의미한다.
환자로부터 떨어지십시오	환자 주변에 있는 모든 사람이 환자와 떨어져 있고 환자와 접촉하지 말아야 한다는 것을 의미한다.
충전 중입니다	내부 고압 커패시터에 고압을 충전하는 것을 의미한다.
충전이 완료되었습니다	전기충격 쇼크를 위한 충전완료 상태를 의미한다.
쇼크 버튼을 눌러 주십시오	사용자가 제세동 쇼크 전달을 위해서 쇼크 버튼을 눌러야 한다는 것을 의미한다.
쇼크 버튼을 누르지 않았습니다	쇼크를 받을 수 있는 심전도 리듬이 감지되어 쇼크 버튼을 눌르라는 지시가 내려졌지만 15초 안에 그 버튼을 누르지 않았다는 것을 의미한다. 15초가 경과되면 자가 방전된다.
쇼크가 인가되었습니다	환자에게 제세동 쇼크가 전달되었다는 것을 의미한다.
쇼크가 인가되지 않았습니다	환자에게 쇼크가 전달되지 않았다는 것을 의미한다.
패드를 부착하십시오	일회용 제세동 전극을 환자의 맨 가슴에 부착하라는 것 또는 전극을 제품의 제세동 전극 연결구에 제대로 연결하라는 것을 의미한다.
패드 부착을 확인하십시오	일회용 제세동 전극을 환자의 가슴에 제대로 부착했는지 확인하라는 것 또는 일회용 제세동 전극이 서로 접촉되지 않았는지 확인하라는 것을 의미한다. 반드시 전극부착 전에 환자의 가슴부착 부위의 물기, 털, 이물질(기름, 그리스, 먼지 등)을 제거한다.
맥박을 확인하십시오/맥박이 없다면 CPR을 시행하십시오	환자의 상태를 살펴보고, 맥박이 없으면 심폐소생술을 실시하라는 것을 의미한다.
CPR 동안 분석을 중단합니다	심폐소생술을 실시하는 CPR 동안 신체의 움직임으로 인해 분석을 중단함을 의미한다.
CPR을 중단하십시오	심폐소생술을 중지하라는 것을 의미한다.
배터리를 충전하십시오	내부 배터리를 충전하여야 한다는 것을 의미한다.

02 인공호흡기

폐의 질환, 호흡근이나 호흡중추의 이상, 마취시켜 수술할 때 인공적으로 호흡을 조절하여 폐포에 산소를 불어넣는 장치를 인공호흡기(Ventilator Respirator)라고 한다. 이는 산화와 환기를 개선하고 효과적인 호흡에 필요한 노력과 산소요구량을 감소시킨다(그림 4-15).

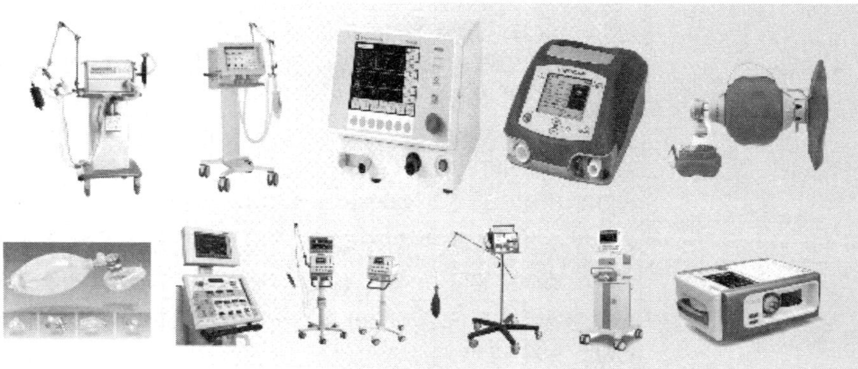

그림 4-15 ◦ 인공호흡기 종류

1. 호흡의 기전

호흡은 폐포와 대기압의 분압차이에 의하여 수동적으로 이동한다. 폐포압이 대기압보다 낮은 음압을 유지할 때 호흡주기의 흡기가 발생하여 공기가 폐포로 이동하며 대기압과 폐포의 압력이 같아지면 공기의 이동이 멈추면서 흡기가 끝난다. 흡기가 끝나면 흉곽내의 압력이 양압으로 변하면서 폐포내의 압력이 대기압보다 높아져 호기가 발생한다.

(1) 탄력성

외부의 압력에 의하여 변화되었던 물질이 원래의 모습으로 돌아가려는 특성을 의미한다.

① 폐와 흉곽은 탄력성(Elastic Recoil)이 높아 양압을 형성하기 위한 에너지가 없어지면 원래의 모습으로 돌아간다.

② 호흡의 흡기시에는 횡격막과 늑간근(Intercostal Muscle)* 이 수축하여 폐용적(Lung Volume)을 증가시키므로 대기압보다 약간 낮은 압력 −3[mmHg]를 형성하여 공기가 자연

* 늑간근(Intercostal Muscle) : 늑골 사이에 있는 근육으로 호흡을 돕는 역할을 한다.

히 흘러 들어간다.

③ 흡기가 끝나면 흡기 시 사용되었던 근육과 횡격막이 원래의 형태로 돌아가 흉곽의 크기를 감소시켜 +3[mmHg] 정도의 압력을 형성하므로 공기가 기도밖으로 빠져나오게 된다.

④ 흉곽은 최대한 +100[mmHg]의 양압과 −80[mmHg]의 음압을 형성할 수 있다.

(2) 유순도

흡기시 음압이 형성되므로 폐가 팽창되려는 성향을 의미한다.

① 유순도(Compliance)는 폐의 탄력성을 측정하는 기준이 된다.

> 유순도＝폐용적의 변화/폐의 압력변화[cmH_2O]
> 유순도의 정상범위 0.13[L/min]

② 호흡을 위해서는 비탄력적인 조직의 저항과 기도의 저항을 극복하기 위하여 전체 인체의 산소소모량의 6[%] 정도가 소모된다.

(3) 인공호흡기의 기전

인공호흡은 정상호흡과 압력변화가 역전된다.

① 양압 호흡기를 적용하면 흡기시는 양압으로 공기를 전달하므로 흉곽을 양압*으로 유도하고, 폐의 탄력성에 의하여 호기가 유발된다.

② 인공호흡시는 흡기와 호기의 주기 및 일회호흡량, 흡기말 양압, 호기말 양압, 산소농도 등을 조절할 수 있다.

2. 인공호흡기의 개요

인공호흡기(Artificial Ventilation)는 여러 가지 원인에 의해 자신의 호흡으로는 충분히 환기를 할 수 없게 되었을 때 강제적으로 환기시키거나 보조하는 기계이다. 현재 사용되고 있는 인공호흡기에는 여러 가지 보조장치와 장비가 같이 있으며, 폐의 장애로 인해 혈액의 산소화가 불충분하게 되었을 경우에도 쓰인다(그림 4-16).

* 양압 : 대기압보다 압력이 높아서 대기쪽으로 밀려 나오는 상태의 압력을 양압이라 한다.

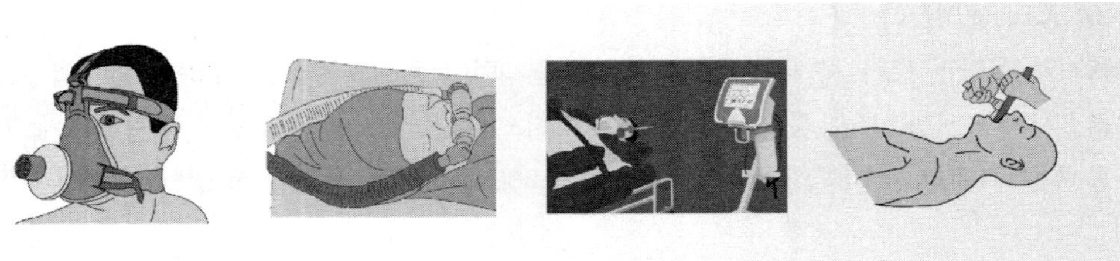

(a) 환자에게 착용한 인공호흡기(성인) (b) 환자에게 착용한 인공 호흡기(소아) (c) 환자에게 착용한 인공 호흡기(환자와 기기) (d) 환자에게 관을 삽입하는 방법

그림 4-16 ■ 인공호흡기

(1) 인공호흡기 종류

인공호흡기에는 전력 · 가스 압력을 이용하여 자동적으로 인공호흡을 하는 것과 소생백(Ambu bag), 마취기처럼 백을 누름으로써 인공호흡을 시키는 것이 있으며, 일반적으로 전자를 인공호흡기라고 한다.

기도에 양압을 가함으로써 흡기시키고 호기는 폐 및 흉곽의 탄성을 이용하는 간헐적 양압호흡(Intermittent Positive Pressure Breathing : IPPB)을 기본으로 하는 것과 환자의 경부 이하를 기밀로 하여 체임버 속에 넣고 체임버 속의 기압을 음압 또는 대기압으로 해서 호흡을 시키는 철폐(Iron Lung)가 있으며, 양압호흡에 의한 것이 현재 거의 사용되고 있는 인공호흡기이다.

(2) 인공호흡기의 필요성

인공호흡기는 장애 또는 폐질환으로 인해 필요로 하는데 바로 공급하지 않을 경우 뇌손상이 될 수 있다.

1) 장 애

두부외상 · 뇌혈관장애 · 중독 등으로 뇌의 호흡중추에 장애가 생기거나 경수손상(頸髓損傷) · 중증근무력증과 기타 신경 · 근질환으로 호흡근이 마비되었기 때문에 자기 힘으로는 충분한 호흡을 할 수 없게 된 경우이다.

2) 폐질환

여러 가지 폐질환으로 산소 마스크나 산소 텐트 등의 방법에 의해서는 혈액이 충분히 산소화되지 않거나 탄산가스 배출이 불충분한 경우이다.

(3) 인공호흡기의 설치

단시간의 인공호흡기 사용은 마스크로도 가능하지만, 일반적으로는 장시간이 소요되므로 기관 내 삽관(관을 삽입)을 한 상태에서 사용된다. 최근의 인공호흡기에서는 마이크로프로세서를 이용하여 여러 가지 모니터 장치, 경보장치, 환기 패턴의 선택 등 복잡한 기구를 내장한 것이 많기 때문에 사용하는 데에 고도의 지식이 필요하다.

3. 인공호흡기와 산소호흡기

(1) 인공호흡기

인공호흡기(Artificial Respirator) 마스크는 인체에 무해한 실리콘 재료와 개선된 디자인으로 생산되며, 기존 고무제품은 자연노화로 생기는 카본블랙 등의 유해물질을 흡입, 인체에 유해하였으나 실리콘 재료로 노화가 되지 않고 반영구적으로 사용할 수 있으며, 부품 파손시에 부품을 교체·수리하여 사용이 가능하며 화학소독 및 열탕소독을 해 사용하여도 제품에 손상이 가지 않는 제품도 개발되었다.

인공호흡기는 산화와 환기를 개선하고, 효과적인 호흡에 필요한 노력과 산소요구량을 감소시키는 데 목표가 있으며, 인공호흡기는 손상된 폐를 치료하는 것이 아니라 폐가 호흡하는 과정을 회복할 때까지 환기를 제공하는 것이다(그림 4-17).

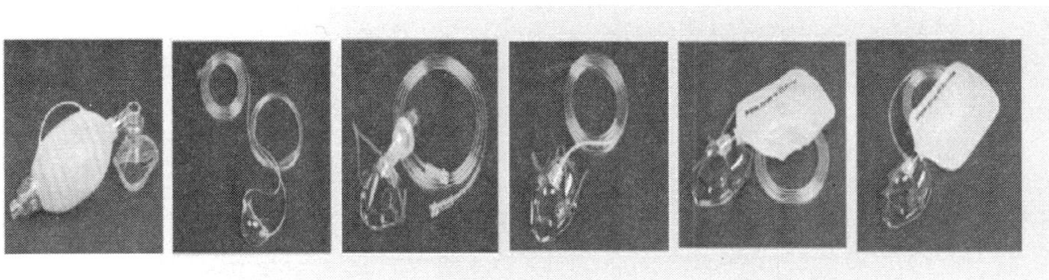

그림 4-17 ◦ 인공호흡기 마스크

(2) 산소호흡기

산소호흡기는 인공호흡기를 포함한 큰 개념이다. 환자 본인 스스로 호흡이 가능하지만 고농도의 산소공급만으로도 충분한 경우에 코에다 연결(Nasal Prong), 산소 마스크(다양한 종류가 있음)를 사용하는데(예 흡연을 오랫동안 하였을 때 걸리는 병인 만성폐쇄성 호흡기질환) 있다.

① 이 병의 말기환자 중에는 고농도의 산소 없이는 살 수 없는 환자들이 있다. 이 환자들에게 쓰이는 것들이 산소호흡기이다.

② 인공호흡기는 자신의 힘으로 숨을 쉴 수 없는 경우(예 : 식물인간, 전신마비환자)에 사용하며 산소호흡기는 산소가 꼭 필요한 경우(예 : 일산화탄소 중독환자, 화재소방관, 잠수부 등)에 쓰인다.

4. 인공호흡기의 종류

인공호흡기는 사용형태 및 환자상태에 따라 부피주기형 호흡보조기(VCV), 압력주기형 호흡보조기(PCV), 간헐적 강제환기(IMV), 동시성 간헐적 강제환기(SIMV), 호기말 양압호흡(PEEP), 지속성 기도양압(CPAP), 시간주기형 호흡보조기(Time-cycled)로 나뉜다.

(1) 사용형태에 따른 분류

1) 부피주기형 호흡보조기(Volume-Cycled Ventilator : VCV)

환자에게 흡입된 공기의 부피로 호흡보조의 주기를 조정한다.

① 일정한 부피범위를 정해 주면 그 적당량만큼 공기가 환자에게 흡입되어야 비로소 공기의 배출을 시작 또는 유도하는 주기작용을 시작한다.
② 압력통제밸브(Pressure-control Valve)도 설치하여 환자에게 호흡보조기가 공기를 삽입시키는 동안에 압력이 미리 설정된 최대 압력을 넘으면, 지금까지 흡입된 공기의 양에 상관없이 주기작용을 시작하는 것이다.
③ 압력이 조절되지 못할 때 환자에게 발생할 수 있는 손상을 막을 수 있다. 따라서 안전성을 폭넓게 가늠할 수 있다(그림 4-18).

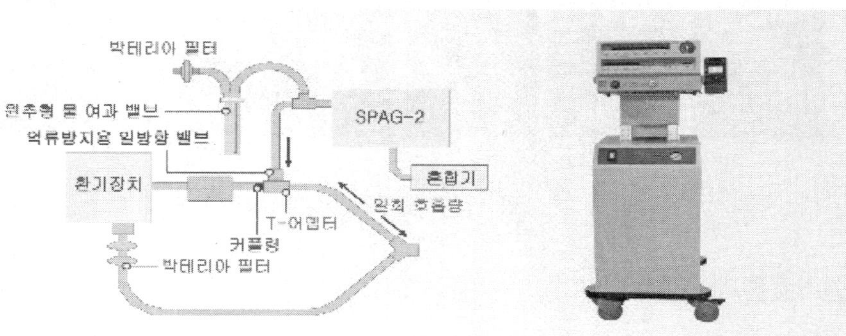

그림 4-18 • 부피주기형 호흡보조기의 원리 및 기기

2) 압력주기형 호흡보조기(Pressure-Cycled Ventilator : PCV)

공기를 환자에게 공급하여 허파의 압력이 미리 설정된 범위에 이를 때까지 호흡보조기가 공기의 유출을 돕는 장치이다.

① 대상자의 기도압력이 미리 설정한 수준에 다다를 때까지 가스가 들어가고 충분한 1회 호흡량이 들어가고 있는지 확인하기 위해 주기적으로 호기양을 측정해야 한다.
② 가스의 흐름은 압력과 저항의 함수이기 때문에 가스의 저항에 매우 민감하다는 것이 가장 큰 단점이다.
③ 기도의 저항이 크지 않은 환자의 경우 무방하지만 급성 기도경련, 수술 직후 등 기도저항이 수시로 변하는 경우에는 매 호흡마다 전달되는 가스의 양이 달라지기 때문에 적절하지 않다.

3) 간헐적 강제환기(Intermittent mandatory Venilation : IMV)

계속적으로 대상자가 자연스런 호흡을 하면서 인공호흡기가 정해진 1회 호흡량을 정해진 횟수에 따라 전달하는 양식으로 대상자의 자발적인 호흡사이에 치료자가 설정한 강제적 환기를 삽입하는 방식이다. 인공호흡기의 순화주기를 통해 환자가 자발적으로 호흡을 하도록 돕는 장치이다.

오랫동안 인공호흡이 필요했던 환자나 다른 이유로 인공호흡을 중단하기 어려웠던 환자를 인공호흡기로부터 중단시키기 위해 사용하며, 또한 자발적인 호흡을 하는 환자에게도 사용되는데 1회 호흡량과 호흡수 요구에 적절하지 못할 때 사용된다.

만성폐쇄성 폐질환 환자(Chronic Obstructive Pulmonary Disease : COPD)들의 경우 원활한 호흡을 필요로 하므로 환기는 무엇보다 중요하다.

① 간헐적 강제환기의 방법 : 인공호흡기는 규칙적으로 미리 설정된 횟수와 용적에 따라 강제적으로 호흡을 하도록 주기가 반복되어 최소한의 환기를 제공하며, 환자에 의해 시작된 호흡과 기계호흡이 동시에 발생할 때 호흡중복이 있을 수 있다.
② 간헐적 강제환기의 장점 : ㉠ 기계적 호흡수를 줄이면서 Weaning 과정을 가속화한다
㉡ 스스로의 호흡량을 점차 늘려가면서 호흡전체를 감당한다.
㉢ 마비나 진정제를 투여할 필요가 없다.
㉣ 인공호흡기를 완전히 끄기 전에 활용한다.

4) 동시성 간헐적 강제환기(Synchronized Intermittent mandatory Ventilation : SIMV)

간혈적 강제환기(IMV)의 단점을 보완하여 대상자의 환기노력과 동시에 인공호흡기에서 공기를 전달한다.

① 1분당 정해진 횟수만큼 대상자의 흡기노력과 일치하여 간헐적으로 시작하도록 되어 있다.
② 인공호흡기를 통해 자발적으로 호흡을 하도록 돕는 것으로 자발적으로 호흡을 할 수 있으나 1회 호흡량과 호흡횟수가 요구보다 적을 때 사용되며, 규칙적으로 미리 설정된 시간에 따라 강제호흡을 하게 한다.

③ 환자 자신의 흡기노력에 의해 강제호흡이 시작되고, 기계적 호흡은 환자의 흡기노력과 동시에 발생되거나 보조하게 된다.
④ 환자가 흡입하는 노력을 하지 않아도 여전히 호흡은 제공되거나 또는 조절된다.

5) 호기말 양압 호흡(Positive End-Expiratory Pressure : PEEP)

심각한 상태에 빠져 자발적인 호흡을 하지 못하여 환자가 숨을 모두 내쉬었을 때 폐의 양압을 유지시켜 환자의 폐표면을 확장시킨 상태에서 인공호흡기가 호흡을 돕도록 한다. 기계적인 인공호흡을 하는 동안 압력은 호기말에 대기압력 수준 이상을 유지하게 하여 기능적 잔기량을 증가시킨다.

① 호기말 양압 호흡의 장점 : 가스교환을 하는 표면부위를 증가시키고, 호기가 끝날 때까지 기도에 일정한 압력을 가하여 기도와 폐포의 허탈을 방지함으로써 폐포의 허탈과 무기폐로 진전되는 것을 예방하며, 기능성 잔기량을 증가시켜 폐포에서 폐모세혈관으로 더 많은 산소를 확산시킨다.
② 호기말 양압 호흡의 단점 : PEEP로 인해 흉곽 내 압력을 증가시키고 정맥혈이 심장으로 귀환하는 것을 감소시킨다.

6) 지속성 기도양압(Continuos Positive Airway Pressure : CPAP)

자발적인 호흡을 하는 대상자의 기도에 호기말 양압(PEEP)이 가해지는 방식이다(자발적 호흡 +PEEP = CPAP).

① PEEP와 차이는 대상자가 인공호흡기 보조를 받지 않고 자발적으로 호흡하는 것이며, 적절한 1회 호흡용적을 유지할 수 있는 능력은 있으나, 적절한 조직산화의 유지를 방해하는 질환이 있는 환자에게 사용된다.
② 기계적 인공호흡이 부족하기 때문에 평균기도압이 낮다.
③ 압력으로 인한 손상의 위험과 정맥귀환의 장애를 감소시킨다.
④ 인공호흡기의 횟수가 '0'일 때 인공호흡기를 통해 운반되거나 인공호흡기가 필요하지 않은 분리된 지속성 기도양압을 통해 운반된다.

7) 시간주기형 호흡보조기(Time-cycled)

음압 호흡보조기가 있다. 즉, 일정주기 동안 환자에게 음압을 가하고 다시 일정주기 동안 음압 공급을 중단하는 과정을 되풀이한다.

① 시간주기형 호흡보조기의 제어는 호흡의 주기, 공기를 흡입하는 시간과 내쉬는 시간의 비율도 설정할 수 있는 전자회로가 맡고 있다.

② 비안정 멀티바이브레이터*(Astable Multivibrator) 회로를 이용하며 이 회로는 솔레노이드 밸브를 작동시켜 공기의 흐름을 제어한다.

(2) 환자상태에 따른 분류

1) 긍정적 최종 자가호흡압력(Positive End Expiratory Pressure : PEEP)(단위 : [cmH_2O])

호기(Expiration) 종료시 기도를 연 상태로 유지시키기 위해서 사용한다.

① 폐기능을 개선시키기 위해서 기본적으로 설정하며 적정한 수준은 임상적인 상황에 의해서 결정된다.

② 심각한 폐질환에서는 높은 수준의 긍정적 자가호흡 압력을 사용하고 만성 폐질환에서는 낮은 수준의 긍정적 최종 자가호흡 압력을 사용한다.

③ 폐의 기능적 크기를 다시 말해서 기능적 잔여수용량(Functional Residual Capacity : FRC)을 증가시키기 위해서 사용한다.

④ 알맞은 PEEP은 VQ mismatch(VQ 불일치)를 감소시키며 증가된 FRC로 인해서 호흡량(tidal volume)이 감소해서 폐손상을 줄일 수 있다(그림 4-19).

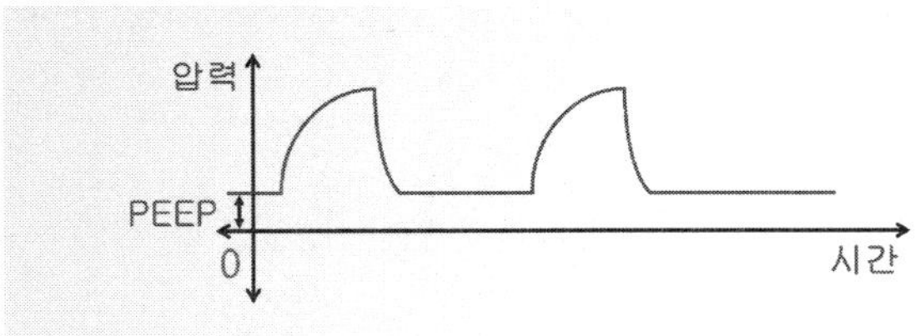

그림 4-19 • 정적 최종 자가호흡압력 모드의 기본파형

2) 양압술(수면 중 일시 무호흡증 치료술(Continuous Positive Airway Pressure : CPAP, 단위 : [cmH_2O])

지속적 기도양압은 흡기말의 압력으로 지속성인 양압으로 공급과 동시에 인공호흡기(Ventilator)가 환자의 폐에 흡기말에 일정량의 압력을 공급해서 항상 환자의 폐가 부푼 상태에서 스스로 자발적인 호흡을 하도록 도와주어 폐를 팽창시키는 치료를 목적으로 사용한다(그림 4-20).

* 비안정 멀티바이브레이터(Astable Multivivrator) : ON, OFF의 2단 증폭기에 정궤환을 건 발진기의 일종(멀티바이브레이터)으로 무안정 또는 자주 멀티바이브레이터라고 한다.

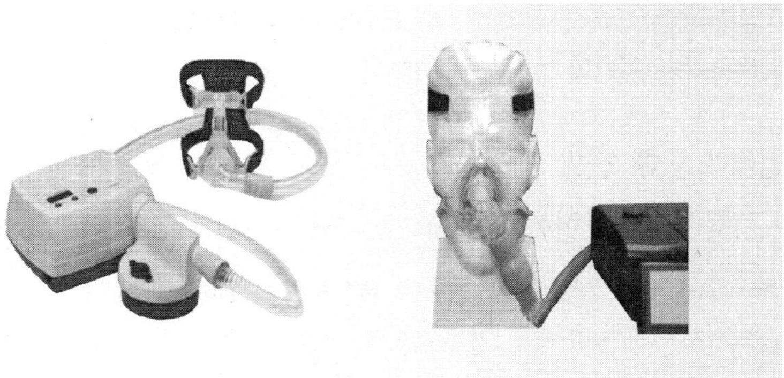

그림 4-20 ◦ 수면무호흡증의 양압기 치료술

3) 트리거 감도(단위 : [cmH_2O], [lpm])

기도 내압(airway pr.)은 흡기 초기에만 음압이 된다.

① 흡기 내내 음압이 걸리는 것은 인공호흡과 자발호흡 사이에 원활한 보조가 안 되는 것을 의미한다.

② 환자는 호흡을 위한 에너지와 산소는 많이 소모하지만 효율적인 가스 교환이 이루어지지 않으므로 환자상태가 악화될 가능성이 많다.

③ 트리거(Trigger)는 기계적인 호흡의 시작 또는 자발적인 호흡의 시작(압력으로 시작/유량으로 시작)이다.(그림 4-21)

[참고] 환자의 호흡을 살릴 수 있는 SIMV모드로 전환하거나 환자를 진정(sedation)작용하여 조절(Control) 모드로 바꾸는 것이 좋다.

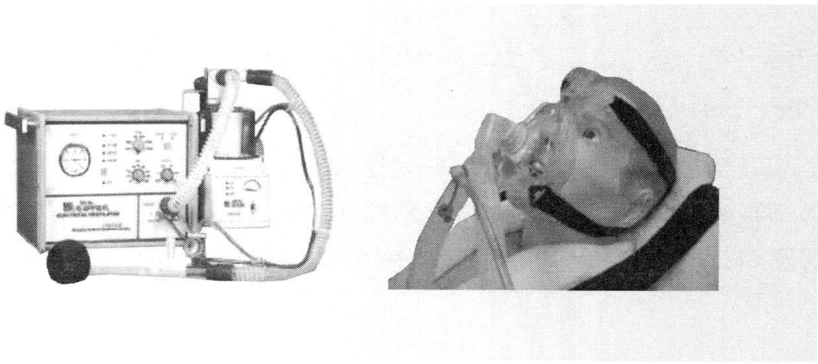

그림 4-21 ◦ 트리거 감도

4) 압력보조(단위 : [cmH_2O])

스스로 호흡할 수 있는 환자에 사용하고 설정된 음압에 의해 호흡용적을 공급하는 형과 환자가

양 0.1[L/s]만 들이쉬어도 자동적으로 호흡용적을 공급하게 되는 형이 있다.

① 호흡용적, 호흡비는 조절 모드와 똑같이 맞추고 자발적 노력이 없을 때는 압력보조(Pressure Support)에서 조절 모드로 전환되어 동작한다.

② 단점으로는 환자의 호흡수가 갑자기 급격하게 떨어진 경우 인공호흡기가 호흡수를 조정하지 않기 때문에 분당량(Minute Volume)을 보장할 수 없다(그림 4-22).

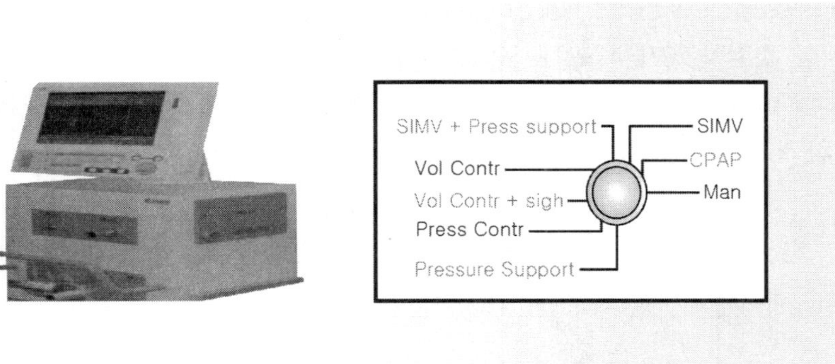

그림 4-22 ● 환자의 흡기에 맞춰 환기를 보조하는 압력보조

5) 기계적 인공호흡기(Volume based(synchronized) Controlled mandatory Ventilation : V-CMV)

일회 호흡량은 작동자가 결정하고 호흡(rate)은 유량(Flow)이나 시간(Time)에 조절이 가능하다.

① 압력제한이 설정 최고압 이상(High Pressure)이면 작동되며, 환자는 배기의 단계에 흡기를 시작할 수가 있고 이 표시가 창에 표시가 된다.

② 용량을 기본으로 한 기계적 인공호흡기 모드이며, 유량(Flow) 또는 시간(Time)의 단계는 기기에 의해 조정이 되어서 원하는 볼륨은 흡기시에 얻어진다(그림 4-23).

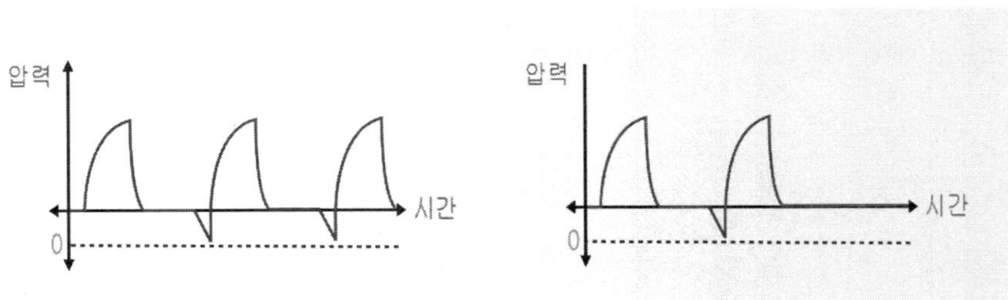

(a) 컨트롤 호흡 (b) 오시스트 호흡

그림 4-23 ● CMV 모드 기본파형

6) 동시성 간헐적 강제적 환기(Volume based Synchronized Intermittent Manatory Ventilation : V-SIMV)

환자는 볼륨 조절되는 기계적 호흡 사이에 압력보조(pressure support)를 받으면서 자발적인 호흡을 할 수가 있다.

① 자발적 호흡과 기계적 호흡에서 압력제한을 할 수가 있으므로 압력제한은 설정된 최고 압력 이상이면 작동된다.

② 동시성 간헐적 강제적 환기 모드는 자발적 호흡(Spontaneous Breath)과 기계적 호흡(Mechanical Breath)의 복합체로 볼륨조절(기계적 호흡)과 압력조절(자발적 호흡)이다(그림 4-24).

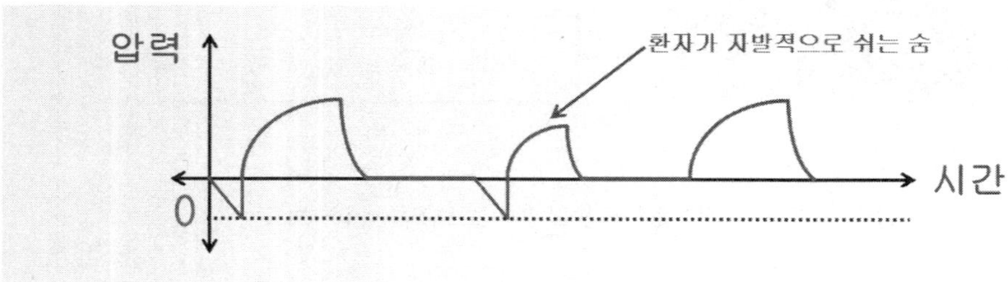

그림 4-24 • SIMV 모드 기본파형

7) 통제된 기계적 환기(Pressure based Controlled Mandatory Ventilation : P-CMV)

압력보조를 기본으로 한 통제된 기계적 환기 모드이며, 호흡은 시간에 조절이 가능하다.

① 흡기단계(Inspiration Phases)와 배기단계(Exhalation Phases)는 조절이 가능하다.

② 사용자가 호기말 양압(PEEP Baseline)에 더한 압력의 흡기압력(Inspiration Pressure)을 설정한다.

③ 기기는 흡기 동안(During Inspiration)은 압력으로 작동되고 유지되며, 환자는 시작창(Trigger Window)에서 기계적인 호흡(Mechanical Ventilation)을 시작한다(그림 4-25).

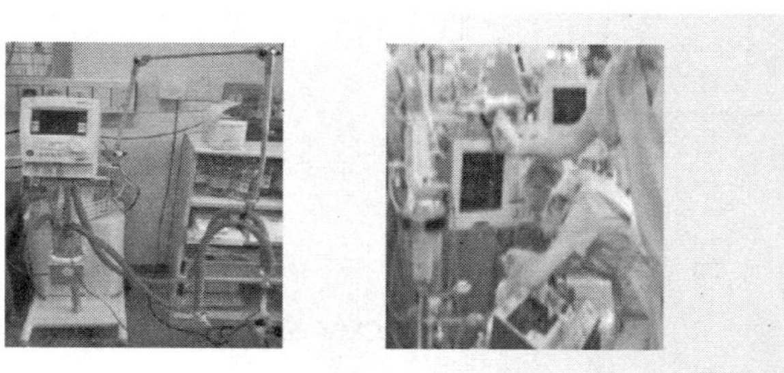

그림 4-25 • 통제된 기계적 환기(P-CMV)

8) 압력 싱크로 간헐적 필수 환기를 제어(Pressure controlled Synchronized Intermittent Manda- tory Ventilation : P-SIMV)

환자는 두 기계적 호흡(Two Mechanical Breaths) 사이에서 압력보조를 받아 자발적인 호흡(Spontaneous Breath)을 할 수가 있다.

압력 싱크로 간헐적 필수 환기를 제어 모드는 자발적 호흡과 기계적 호흡의 복합체로 다시 말해서, 기계적 호흡과 자발적 호흡(압력조절)이 되는데 이때 기계적 호흡은 압력조절(Pressure-control)이 된다(그림 4-26).

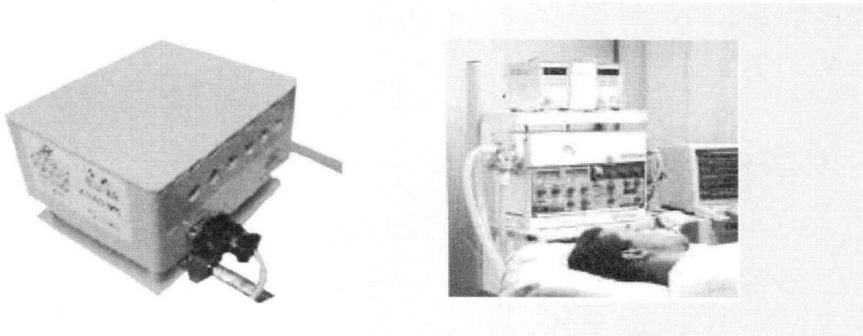

그림 4-26 ◦ 압력 싱크로 간헐적 필수 환기를 제어(P-SIMV)

9) 자발호흡(Spontaneous Ventilation : SPONT)

인공호흡은 환자에 의해 호기 시작 경계선(Inspiratory Trigger threshold)까지 올 때 제공된다. 인공호흡기는 환자에 의해 시작된 호흡을 압력보조를 하며, 자연환기(SPONT)는 압력기본(Pressure Based)의 자발적 모드이다.

[참고]

① 인공호흡기는 환자의 생명과 직접적으로 연결된 기기인 만큼 각별한 주의와 관심이 필요하며, 다른 기기와 마찬가지로 처음 환자에게 사용할 때 환자의 상태와 연령을 생각하고 환자와 기기 간의 트러블이 발생(환자는 숨을 내쉬는데, 인공호흡기가 공기를 환자에게 밀어 넣는 파이팅 현상이 있다)하면, 환자는 거의 숨을 쉴 수 없는 상태가 되므로 신속한 조치로 문제를 해결해야 한다.

② 특히 사용하기가 매우 까다로운 기기인만큼 사용자의 전문성 또한 확실하게 갖추어야 한다.

5. 인공호흡기의 이용에 따른 부작용

인공호흡기의 이용에 따른 부작용으로 기관튜브 합병증, 인공호흡기의 기능 이상, 인공호흡기의 감염, 인공호흡기의 압력으로 인한 폐손상, 인공호흡기의 저혈압 등이 있다.

(1) 기관 튜브 합병증

① 장기간 기관 튜브 삽입시 : 후두손상, 심각한 위장관 팽만현상 등이다.
② 오른쪽 기관지에 튜브 삽입시 : 폐포 과환기, 무기폐, 기흉 등이 발생한다.
③ 기타 : 커프가 밀리면서 튜브의 입구폐쇄, 혈관 괴사현상 등이 일어난다.

(2) 인공호흡기의 기능 이상

기계의 고장, 흡기의 과열, 부적절한 가습, 경보장애 등이 있으며, 흡인을 위해 잠시 꺼두었다가 켜는 것을 잊는 것이 가장 흔하면서도 위험한 실수이다. 저압경보는 회로에 새는 곳이 있음을 알려준다.

(3) 인공호흡기의 감염

인공호흡기 치료를 받는 대상자는 보통 저항력이 떨어져 있으므로 감염에 취약하다. 기관튜브는 정상적인 상기도의 방어기전을 차단한다. 슈도모나스균(Pesudomonas)* 은 따뜻하고 습한 환경에서 잘 자라므로 가습치료가 큰 위험요소가 된다. 따라서 24시간마다 대상자와 접촉하는 모든 기구는 교환한다. 호흡 간호제공시 멸균법을 잘 지키고, 객담검사도 규칙적으로 시행해야 한다.

(4) 인공호흡기의 압력으로 인한 폐손상

지속적인 양압이 가해지면 기흉이 올 수 있다. 이는 흡기 때 들어온 가스가 호기 때 배출되지 못하기 때문이다. 대상자의 기도압력이 갑자기 올라간 경우 기흉을 의심할 수 있다.

(5) 인공호흡기의 저혈압

정상적인 호흡은 흡기 중 음압이 증가하고 호기시 감소하지만, 인공호흡기는 양압으로 폐를 팽창시키므로 흉곽 내 압력이 생기고, 상하 대정맥에서의 혈액흐름이 감소하여 심장으로 정맥혈 귀환이 저하되어 심박출량도 감소한다. 따라서 주의깊게 혈압을 측정하고 중심정맥압을 측정하거나 스완 - 간도관(Swan Ganz Catheter)** 으로 폐동맥압(PAP), 폐모세혈관압(PCWP)을 측정해야 한다.

---

* 슈도모나스균(Pesudomonas) : 폐수 중의 수은화합물을 균체 표면에 흡착시켜 최종적으로 이것을 금속 수은으로 환원시켜 수중에 배출하는 균이다.

** 스완 - 간도관(Swan-Ganz Catheter) : 열희석법에 의하여 심박총량을 측정하는 도관이다.

(6) 인공호흡기의 근육합병증

부동성 때문에 전반적으로 근육이 소모되므로 조기 이상과 적절한 운동이 필요하다.

(7) 인공호흡기의 의존

인공호흡기를 오래 사용할수록 호흡근이 피로해지고 스스로 호흡을 할 수 없기 때문에 중단하는 과정이 매우 어렵다. 의료팀은 인체 계통을 최적화하고, 환자에게서 인공호흡기를 뗄 수 없다고 단정하기 전까지 모든 방법을 다 시도한다.

6. 호흡 용어

(1) 흡입산소분압(FiO_2)

대상자에게 전달되는 산소농도로 필요에 따라 21~100[%] 산소공급이 가능하다.

(2) 한 숨

정해진 1회 호흡량의 1.5~2배에 해당하는 공기용량을 1시간에 6~10회 전달한다.

(3) 최고기도압력(PIP)

1회 호흡량을 전달하는 데 필요한 기도의 최고 압력이다.

(4) 지속성 기도양압(CPAP)

자발적 호흡을 하고 있는 대상자를 위해 전 호흡주기 동안 양압을 적용하는 것이다.

(5) 유량(Flow)

매 호흡시 인공호흡기가 공기흐름을 얼마나 빨리 전달하는가를 나타내는 것으로 보통 40[L/min]으로 설정한다.

(6) 일회 호흡량(단위 : [ml])

환자의 일회 호흡량(Volume Tidal : VT)이며, 원리는 환자의 몸무게 1[kg]당 8~10[ml]로 설정했을 때 환자의 몸무게가 60[kg]이면 60×8[ml]로 계산하여 480[ml]가 환자의 일회 호흡량이 되어 호흡기의 설정창에서 480[ml]를 입력하고 [Enter] 키를 누르면 표시창에 일회 호흡량 480[ml]가 설정된다.

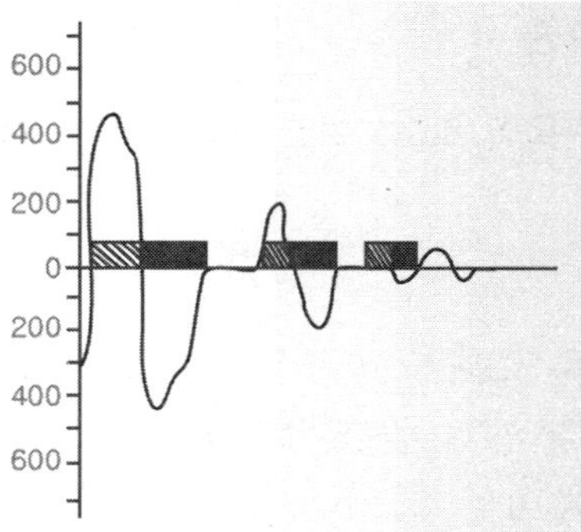

그림 4-27 • 호흡기 흐름의 그래프

1분당 6[L]의 혼합공기를 내보내는 가압형 네뷸라이저를 흡입할 경우 성인, 어린이, 영유아에게 공기 확산효과의 가상적인 차이점을 나타낸 시간 - 호흡 공기흐름의 전형적인 그래프로 여기서 TI는 일회 흡기에 걸리는 시간, T TOT는 일회의 호흡주기에 걸리는 총 시간이다.

① 해부학적 일회 환기량 : 5~6[ml/kg] 정도

② 초기 T/V Setting : 10~15[ml/kg] 정도

(7) 호흡하는 횟수(Respiraion Rate, 단위 : [Bpm], [b/min])

환자가 1분 동안에 호흡하는 횟수로 평균분당 10~16회를 설정하는데 이 값은 기계와 대상자의 호흡수를 합해서 나타낸 것이다. 호흡하는 횟수 10회를 설정하면 설정창에서 10을 입력하고 [Enter] 키를 누르면 표시창에 10회가 설정된다.

① 기계강제환기(Controlled Mandatory Vent : C.M.V) : 환자의 자발적 흡기 노력과 상관 없이 치료자가 설정한 호흡횟수(RR). 일회 호흡량(TV), 분시 환기량(M.V)이 정해진 인위적인 호흡을 한다(그림 4-28).

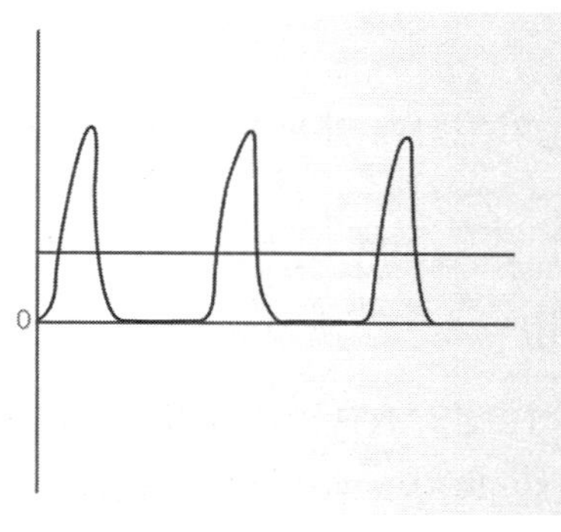

그림 4-28 • 기계강제환기

㉠ 성인 : 8～20[회/min]

㉡ 신생아 : 24～40[회/min]

㉢ 소아 : 18～24[회/min](PCO_2 : 35～45[mmHg] 유지)

② 보조조절환기(AMV) : 대상은 흡기를 시도하지만 불충분할 경우를 대비하여 기계가 정해 놓은 횟수로 정해진 용량을 전달하여 대상자의 호흡수와 깊이를 조절하는 양식, 즉 대상자의 흡기능력에 일치하여 치료자가 설정한 일회 호흡용적만큼 흡기가 이루어진다(그림 4-29).

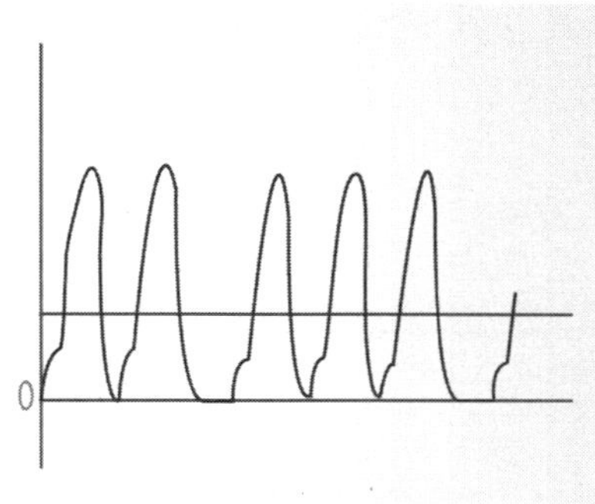

그림 4-29 • 보조조절환기

③ 동시 간헐적 강제 환기(SIMV) : 대상은 자발적 호흡이 있는 사람이다. IMV는 자연호흡과는 무관하게 강제적으로 환기를 시도하나 SIMV는 환자의 자연호흡에 맞추어 인공호흡기에서 공기를 전달한다. 즉, 1분당 정해진 횟수만큼 대상자의 흡기노력과 일치하여 간헐적으로 시작하도록 되어 있다(그림 4-30).

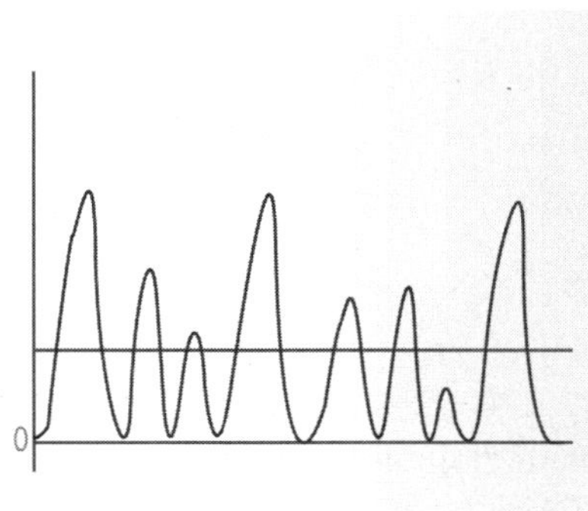

그림 4-30 • 동시간헐적 강제환기

(8) 흡기시 최고유량 조정기(Peak Inspiratory Flow, 단위 : [lpm])

가스의 최고 흐름속도를 나타내는 것이며, 흡기시간을 결정하는데, 흡기시 최고 유량조정기(Peak Inspiratory Flow, Peak Flow)를 많이 입력하면 흡기시간이 짧아져 가스가 빠른 속도로 환자에게 공급되며, 반대로 흡기시 최고 유량조정기를 적게 입력하면 흡기시간이 길어져서 가스가 느린 속도로 환자에게 공급된다.

① 흡기 대 호기의 비율을 결정하고 보통 45~50[LPM]을 공급하며 흡기시간(inspiration time)에 관여한다.

② 최대 흡기속도는 훈련된 어린이와 훈련되지 않은 어린이에서 나이와 비례한다. 이 데이터는 흡기속도 60[L/min] 이상을 필요로 하는 분말흡입제는 6세 이하 어린이는 거의 사용하기 어렵다는 것을 보여준다.

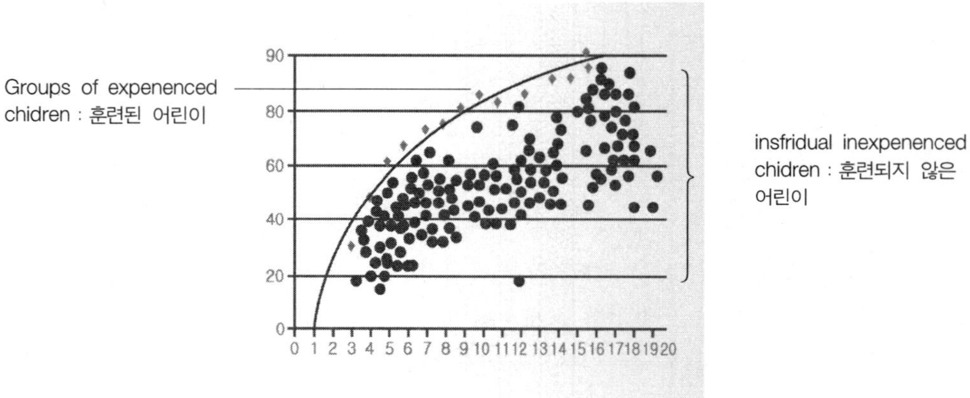

그림 4-31 • 최대흡기속도

㉠ 흡기단계에서 Tidal Volume을 폐에 전달하는 데에 요구되는 공기속도

㉡ Tidal Volume, I : E ratio와 호흡수에 따라 흡기유속이 결정된다.

㉢ IFR 감소 : 흡기시간 증가 → 평균 기도압 상승 → 정맥귀환 장애

㉣ IFR 증가 : 흡기시간 단축 → 기도저항과 호흡기의 Fighting 유량

[참고]

① 흡기 대 오기 비율(I : E Ratio) 알람이 울리면 흡기시 최고유량(Peak Inspiratory Flow)값을 많이 입력해서 흡입시간(Inspiration Time)을 짧게 해준다.

② 흡기시 최고유량 50[L]를 설정하면 50을 누르고 설정창에서 [Enter] 키를 누르면 흡기시 최고유량 50[L]가 설정된다.

(9) 안정 수준(단위 : [%])

흡기 후 휴지기로서 흡기시간(Inspiration time)을 결정한다. 안정(Plateau) 수준은 환자에게 가스를 공급해 줄 때 잠시 동안 환자의 호흡을 멈추게 하여 안정 수준을 많이 주면 흡기시간이 길어지고, 흡기 대 호기의 비율값이 작아진다. 보통 환자에게는 0.3초의 안정 수준을 준다.

(10) 산소농도(단위 : [%])

산소농도(Oxygen, O_2[%])는 흡기시 흡입되는 산소의 농도이다. 보통, 환자에게 산소를 공급할 때는 21[%]에서 100[%]까지 산소농도를 설정할 수 있다(그림 4-32).

[참고] 40[%]의 산소농도를 주려면 산소농도를 설정하고 40을 입력하면 FiO_2(Fraction of inspiratory Oxygen : 흡입되는 산소의 농도) 40[%]가 설정된다.

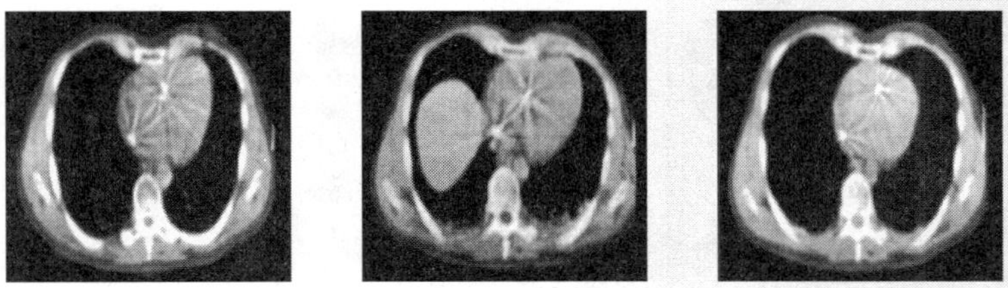

(a) 마취 전　　(b) 마취 중　　(c) 마취 후

그림 4-32 • 산소농도

① 그림 4-32(a)는 각성하는 동안 건강한 정상인(Awake) 또는 마취 중 호기말 기도내압이 0[cmH_2O]인 사람(Anesth.ZEEP) 그리고 마취 중 호기말 양압이 10[cmH_2O]인 사람(Anesth. PEEP)의 폐 전산화단층촬영 스캔과 VA/Q 분포를 나타낸 것이다. 이 각성 중에는 어떤 무기폐도 없으며 해당되는 VA/Q 분포에서도 간헐적인 기도폐쇄에 의해 나타나는 낮은 VA/Q 형태 외에는 특별한 것이 없다.

② 그림 4-32(b)는 마취하는 동안 호기말 기도내압이 0[cmH_2O]일 때 폐의 바닥쪽에서 무기폐가 관찰되며 오른쪽 폐의 중간에서 횡격막의 머리쪽 이동을 볼 수 있다.

③ 그림 4-32(c)는 무기폐(Atelectasis)*와 션트(Shunt)(Qs)로 인해 낮은 VA/Q는 사라지고 큰

* 무기폐(Atelectasis) : 폐의 일부 또는 폐가 확장된 상태를 유지하지 못하고 어떠한 이유에 의해서 폐가 줄어든 상태이다.

션트*가 나타나며 위쪽 폐구역의 폐포사강(Alveolar Dead Space)**을 반영하는 작고 높은 VA/Q 형태도 볼 수 있다. 호기말 양압에서는 허탈된 폐조직이 동원되어 션트는 상당히 감소하며 높은 VA/Q 형태는 더 커져서 관류가 되지 않는 위쪽 폐구역이 증가하여 사강과 같은 효과가 나타난다.

03 의료용 석션기

의료용 석션기(Medical Suction)는 호흡기계통의 체액을 제거하거나, 응급처치시 분비물을 흡입, 제거하는 데 매우 효과적인 기계이다(그림 4-33).

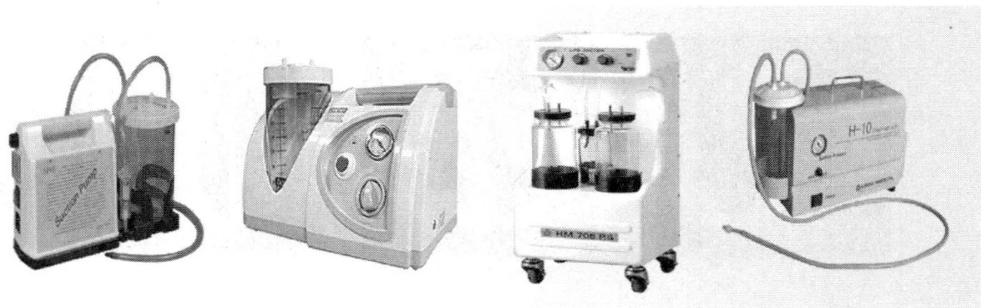

그림 4-33 • 의료용 석션기

1. 흡입기의 역할

흡입기의 경우 수술이 한참 진행될 때 수술부위를 절개하다가 출혈이 발생되어 과다출혈이나 일시적 출혈로 인해 해당부위를 절개할 때 주위에 출혈 흔적이 과다할 경우 수술진행에 있어 시야가 흐리고 진행에 어려움이 발생되어 인공 펌프로 구성되며, 공기를 사용하는 흡입기를 사용하여 흡입식으로 진공청소기처럼 피를 흡입하는 역할을 한다.

① 흡입기의 경우 수술대상자인 환자의 과다출혈이나 수술부위를 매스로 절개할 때 일시적 출혈이 발생된다.

* 션트(Shunt) : 한 개의 회로단위에 대한 두 개(병렬)의 회로접속이며 분로라고도 한다.

** 폐포사강(Alveolar Dead Space) : 폐포의 실제 용적의 크기와 호흡 상피가 없이 가스 교환에 관여하지 않는 기도 용적의 차이를 폐포사강이라 한다.

② 진공펌프 원리를 활용해 출혈부위 주변을 흡입하여 청결하게 절개부위를 정돈하고 원활한 수술이 진행되도록 하기 때문에, 수술진행에 엄습되는 불안감과 공포를 자극하지 않고 편안하고 차분하게 수술진행을 원활하게 할 수 있다.

③ 흡입기의 사용목적은 두꺼운 점액과 기관 및 기침에 의해 기도의 분비물을 제거하는 데 많이 쓰이는데, 외과수술 이외에 기도에 있는 이물질이나 점액제거를 하는데 용이하다.

2. 흡입기의 문제점

초기 진공흡입식 흡입기의 경우 소음문제가 가장 큰 문제점이다.

① 소음문제는 환자에게는 스트레스라는 심리적 압박이라는 위험요소로 생물학적인 문제인 코르티솔 호르몬이 내재된 지병이 있는 환자들의 경우나 흡입기로 절대적으로 치료가 시급한 사람에게 위험요소로 작용할 수 있기 때문이다.

② 계량화되며 소음문제 역시 해결되어 오늘날의 경우 사용하는데 수술 외적 위험도가 크게 낮아졌다.

③ 흡입기 사용에 의해 야기되는 통증의 경우, 잠시 동안 호흡을 멈추고 흡입기로 이물질을 제거하는 소요시간이 짧기 때문에 안심할 수 있다.

3. 흡입기 사용시 유의사항

흡입기를 사용할 때 다음과 같은 수칙을 준수해야 한다. 응급환자를 이송하기 위한 구급차에 구비되어야 할 품목과 종합병원 응급실에 응급환자 생존에 관해 위험을 최소화하려면 장비의 보급품은 흡입기계와 튜빙(튜브라고 명명함), 소독흡입 카테터, 살균이 가능한 청소장갑과 증류수, 작은 종이컵과 깨끗한 그릇은 구비해야 될 보급품이다.

4. 흡입기 사용방법

(1) 흡입기 사용 전 조치사항

우선 자신의 머리와 목을 잘 걸치고 나서 편안하게 환자를 침대나 두께가 완만한 시트를 바닥에 깔거나 몇 명의 사람들이 허벅지나 다리를 베게로 활용하여 환자의 머리를 걸친다.

① 두꺼운 외투나 가방을 베게로 활용하여 머리를 걸치게 하여 흡입기를 원활하게 사용할 수 있도록 조치를 취한다.

② 흡입기를 사용할 때 의무사항인 위생상태가 요구되는 만큼 사용하기 전 비누로 손을 씻

고 환자에게 흡입기를 대도록 한다.

③ 증류수로 절반가량을 작은 종이컵에 담고 흡입기를 사용하는 응급관리자가 오른손잡이의 경우 오른손에 장갑을 착용하기 전 깨끗하게 손을 씻고 청결한 상태에서 장갑을 착용하고 다음 단계로 들어간다.

(2) 흡입기 사용시 조치사항

환자가 누워있는 상태인 경우 튜브가 있다면 흡입할 수 있는 카테터 패키지(포장지, 일회용)를 개봉한다.

① 응급관리사가 장갑 낀 손으로 카테터의 단단한 플라스틱 끝을 입력하고 연결 튜브에 흡입기에 흡입기가 원활히 작동되는지 시범작동을 한다.

② 흡입기가 작동된 상태에서 흡입 환기구에 응급관리사가 환자의 기도를 열 수 있도록 손가락으로 부드럽게 흡입기를 삽입할 수 있는 기도공간을 확보하여 흡입기의 튜브를 기도에 삽입한다.

③ 튜브가 기도에 삽입하여 환자가 반응이 느낄 때까지 깊숙이 들어가는데, 기도 주변 외벽에 자극을 가하지 않도록 신중하게 삽입하도록 한다.

④ 흡입을 원활하게 반영하게 실전에 적용하려면 위와 같은 방법으로 활용하여 흡입기 기능을 느리게 회전하고 가급적 10초 이상 흡입을 진행하지 않도록 시간을 준수해야 한다.

⑤ 사용 후 환자가 20~30초 정도 휴식을 취해야 하고 마무리 하면, 카테터를 통해 증류수가 공급이 되도록 튜브를 연결하여 흡입기계를 해체할 수 있도록 유도한다.

⑥ 사용 후 흡입기나 튜브를 소독하고 흡입기뿐만 아니라 부수품목인 보급품도 각각 분할하여 보관을 하도록 하는데, 그러기 전에 비누와 따뜻한 물로 씻고 장갑과 종이컵은 일회용을 감안하여 바로 폐기하며, 깨끗한 수건으로 건조하여 청결하게 관리하면 마무리가 되는 것이다.

5. 지방 흡입술

수술에서만 쓰는 것이 아니라 성형수술에서도 도입되어 많이 쓰이는 데 체내의 지방을 제거하기 위한 지방 흡입술을 쓰는데, 비만환자나 체내 지방이 많이 축적되어 고민되거나 고통에 시름하는 환자들에게도 쓰인다. 우선 지방 흡인술이라 하는 것은 불만족스러운 비율이나 병적으로 비정상적인 비율로 축적된 피부 밑 지방층을 음압을 이용하거나 초음파를 이용하여 제거하여 만족스러운 또는 정상적인 몸매의 형태로 교정하는 수술방법인데, 준비사항으로는 지방흡인은 수술부위가 1~2군데 정도로, 작은 범위인 경우 국소마취로 시행할 수 있으나, 보통 수술 범위가 크고 여러 군데인 경우가 대부분이기 때문에 보통 수면마취 또는 기도 삽관을 통한 전신 마취를 시행한다.

(1) 지방 흡입술시 유의사항

수면마취시에도 전신 마취에 대한 검사에 준하여 혈액학적 검사, 심전도, 흉부 방사선 사진 등의 수술 전 검사를 시행한다.

① 출혈이 발생할 수 있기 때문에 출혈 경향에 대한 조사 및 혈액검사로 혈액응고 검사(프로트롬빈 시간, 부분 트롬보플라스틴 시간, 출혈 시간), 전혈구 계산(Complete Blood Cell Coun : CBC)을 시행하며 아스피린, 스테로이드, 항염증제, 항응고제 등 출혈 경향에 영향을 미치는 약제를 복용 시에는 수술 2주전에 복용을 중지해야 한다.

② 저혈압, 빈혈 및 출혈 질환이 있는지 조사하는 것이 필요하고, 피부탄력성 검사 및 피부두께 검사로 리프트 검사(Lift Test)나 핀치 검사(Pinch Test)를 시행하며, 환자의 체중과 수술부위 둘레를 측정하여 수술 후와 비교한다.

③ 수술부위(Body Mapping)를 표시하게 되는데 환자가 서 있는 상태에서 지방이 축적된 정도를 표시하고 어느 부위에 어느 정도 지방을 흡인할 것인지 표시하고 피부 절개부위를 결정하고 수술 전 임상 사진을 촬영하여 환자와 의사가 같이 수술에 대해 상의한다. 수술 전 비대칭의 유무를 확인한다.

(2) 지방흡입술 시술

흡입기의 경우 본격적으로 활용하여 시술에 적용한다면 수술 전 표시한 피부 절개부위를 통해 캐뉼러(Cannula)*(2~3[mm] 굵기)를 이용하여 습윤 용액을 피부 밑 지방층에 주입한다.

① 습윤 용액은 국소 마취제(리도카인 : lidocaine)와 혈관수축제(에피네프린 : epinephrine)를 희석시킨 용액으로 흡인할 지방양의 1~2배의 양으로 주입한다.

② 습윤 용액의 역할은 다음과 같이 습윤 용액이 피부 밑 지방층에 침윤되면서 피하지방층이 팽창되어 지방이 잘 떨어지고 캐뉼러가 쉽게 들어가 지방의 흡인을 용이하게 하는데, 수술 중과 수술 후 국소마취의 효과를 나타내어 반응이 생긴다.

③ 습윤 용액 내의 혈관수축제의 영향과 습윤 용액의 주입으로 혈관이 눌림으로써 출혈이 감소한다.

④ 습윤 용액이 전신으로 일부 흡수됨으로써 지방을 흡인 후 체액의 부족으로 인한 정맥수액의 요구량을 감소시켜 준다.

* **캐뉼러**(Cannula) : 몸속에 삽입하는 것으로 액체나 공기를 통하게 하기 위한 튜브이다.

⑤ 습윤 용액을 주입한 후 15~20분 후에 캐뉼러를 절개 상처를 통해 피부 밑 지방층으로 찔러 넣고 지방을 흡인한다.

⑥ 캐뉼러를 전후 방향으로 움직이면서 흡인하며 한 절개 상처에서 부채살모양으로 여러 방향으로 흡인하여 골고루 흡인되도록 한다.

⑦ 초음파 지방 흡인술을 시행하는 경우에는 탐침(probe)*에 열이 발생하기 때문에 절개 상처에 피부를 보호하기 위한 프로텍터를 부착하여 시행하며 탐침에 계속해서 움직여 화상을 예방한다.

⑧ 흡인의 종료 시점을 정할 때는 전체적인 모양을 보는 것이 가장 중요하다.

⑨ 핀치 검사를 통해 피부의 두께를 확인하고 흡인시간과 흡인량을 평가한다. 절개 상처를 봉합한 후 압박붕대나 복대를 이용하여 수술부위를 균등하게 압박한다.

⑨ 흡입시술의 대략 평균 소요시간은 시술부위의 범위와 흡인량에 따라 다르지만, 복부, 엉덩이, 대퇴부를 흡인할 경우 약 2시간, 기타 작은 부위를 흡인할 경우 약 1시간이 소요된다.

⑩ 주의사항으로는 환자는 시술에 대해 충분히 이해하고 수술을 결정하는 게 중요하고, 환자가 주의해야 할 사항은 특별히 없지만, 시술 후 합병증에 대해 이해하고 신중하게 수술을 결정하는 것이 중요하기 때문에 마음의 준비를 해야 한다.

⑪ 흡입기의 용도는 무한할 정도로 다양하다는 것을 알 수 있듯이 성형시술에서도 용이하게 사용할 수 있어서 가치가 높다.

⑫ 치과 흡입술 사용은 치아우식증(Dental Caries)**는 충치와 비슷한 증상이고 치아상태가 양호하지 않는 경우인데, 이런 경우 불소가 섭취되는 것을 줄이기 위하여 치과흡입기를 이용하여 환자의 구강 내에 위치시키고 환자에게 불소겔이나 침을 삼키지 않도록 주의를 시킨다.

㉠ 3분 후에는 남아 있는 불소겔과 침을 치과흡입기를 이용하여 제거하고 물로 양치를 하지 않으며 30분간 음식물이나 음료수를 섭취하지 않도록 하고 침을 삼키지 않고 뱉어 내도록 한다.

㉡ 보통 6개월마다 한 번씩 할 것을 권하고 있다.

* 탐침(Probe) : 특정물질, 부위, 상태 등을 특이적으로 검출하는 물질이다.

** 치아우식증(Dental Caries) : 치아 머리부분의 표면을 덮고 있는 에나멜질에 서식하는 세균으로 인한 감염성 질환이다.

04 태아감시장치

정상적으로 태아 심박수의 감소가 없으면서 정상 반응형태를 보이면 안심인 것으로 평가하고 있다. 변이성(Vriability) 소실이 지속되는 후기 심박감소(Late Deceleration)와 함께 나타나거나, 심각한 다양한 형태의 심박감소(Variable Deceleration)나 지속적인 심박감소(Prolonged Decelerations) 등은 태아에 저산소증(Hypoxia)을 유발하여 태아의 중추신경계(Central Nervous System : CNS)에 손상을 주었을 것을 암시하는 소견으로까지 보고 있다.

임신부의 복부에 부착되는 태아 심장박동 감시장치와 자궁수축력 감시장치는 고위험 임신의 경우, 임신부의 자궁수축력이 너무 세지나 않은지, 태아가 자궁수축에 얼마나 잘 견디는지 등을 알아보기 위해 사용하는 것이다. 정상 임신인 경우 사실상 이런 장비가 불필요하다(그림 4-34).

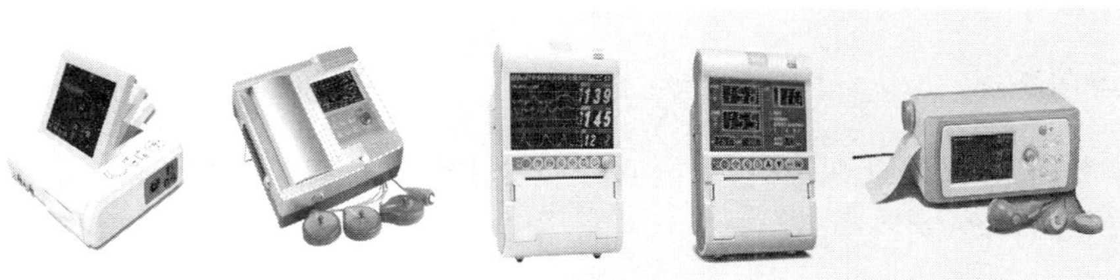

그림 4-34 • 태아감시장치

태아감시장치 사용분야에서 태아감시장치(Fetal monitor)는 태아의 심박수, 자궁의 수축도, 태아의 움직임 등을 측정하여 태아의 건강을 평가하는 의료기기로 방수전극을 사용하여 수중분만에도 이용할 수 있다.

① 산모가 진통하여 분만이 이루어지는 그 순간까지 태아를 지켜보는 장치이다.
② 태아감시장치에서 초음파 진단기기기의 발생하는 초음파의 반사를 이용하여 태아의 모습을 영상화하는 것이다.
③ 질병 감염을 막기 위해 콘돔을 씌운 경질로 된 프로브 봉을 질 속에 넣어 진단하고, 어느 정도 배가 부르게 되면 배 위에 젤리를 바르고, 그 위에 진단한다.
④ 주로 태아의 발육상태를 측정하지만 임신주수, 자궁과 난소 이상, 자궁 외 임신 등의 진단뿐만 아니라 태아의 신체적인 기형 여부도 진단할 수 있어 널리 사용되고 있다.
⑤ 지난 3세기동안 임상적으로 훌륭한 분만진통시의 태아건강 평가방법으로 사용되었다.

05 환자감시장치

환자감시장치(Patient Monitoring System)는 과거의 진료담당과 별도로 독립적인 환자진료에서 벗어나 환자의 증상이나 상태 또한 치료의 시기나 간호의 정도에 따라 의료진이나 시설을 전문화, 중앙집중화하려는 환자진료장치가 활용되었다. 현재 환자를 위한 집중치료실의 설치와 치료를 위한 환자감시장치의 개발이 이루어졌다. 이렇게 집중환자감시장치는 주로 중환자를 대상으로 하며 환자의 생명유지를 위한 ECG, SPO_2, CO_2, NIBP, IBP, 체온, 호흡, 심박수 등의 진단정보를 연속 측정함으로써 위급하게 발생하는 환자상태의 변화를 빨리 발견하여 신속하게 치료하려는 것을 목적으로 한다. 특히 심근경색증과 같은 급격한 경과를 특징으로 하는 중증 심질환 환자를 대상으로 하는 심장병 치료실(Coronary Care Unit : CCU)에서 환자감시장치에 의한 치료효과는 대단하다.

1. 집중치료실

심정지, 심근경색증 등의 심질환과 같이 예고 없이 발병하는 질환으로부터 죽음을 면하기 위해서는 응급치료가 필요하다. 이와 같은 치료는 병원 내의 특수한 장치를 비치한 그림 4-30과 같은 집중치료실(Intensive Care Unit : ICU)에서 이루어진다.

① ICU에서는 중환자의 상태변화에 신속히 대응하기 위해 지속적인 관찰과 생리상태의 연속감시가 이루어져야 하며 필요할 때에 응급치료가 빨리 행해져야 한다.

② ICU에는 생체의 여러 가지 현상을 연속 계측할 수 있는 집중환자감시장치뿐만 아니라 응급치료를 할 수 있는 숙련된 의사, 간호사 등의 의료인력 배치와 응급장치가 설치되어 있어야 한다.

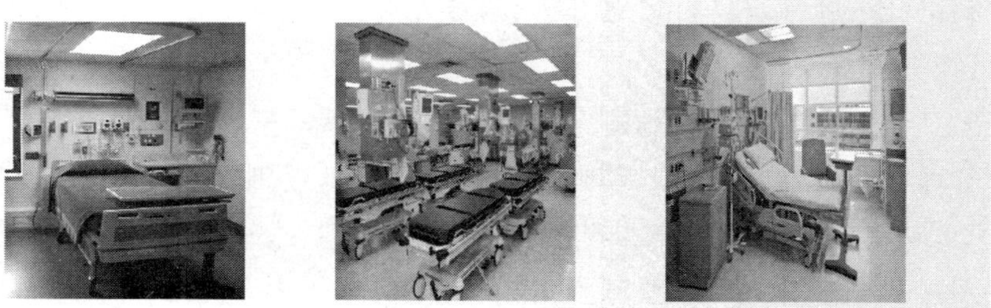

그림 4-35 ● ICU(집중치료실)

③ ICU는 병원의 차별성에 따라 일반적으로 다르며 표준화된 ICU는 그리 많지 않다.
④ 집중치료장치도 계속 발전하고 있으며, 오늘날에는 컴퓨터에 의한 자동계측장비가 개발되어 생리계측장치가 사용되고 있다(그림 4-35).

2. 환자감시장치의 용도

환자감시는 연속적으로 환자의 질병상태를 파악하여야 하므로 많은 인력과 비용이 필요하다. 그러므로 병원경영상 합리화가 필요한 분야로서 가장 의공학 기술이 필요한 업무라 할 수 있다.

① 환자감시장치가 이용되기 시작한 것은 수술실이나 회복실에서 작은 단위의 소형 감시에서부터였다.
② 치료가 진료 각 과의 독립적인 치료에서 중앙집중식으로 바뀌었고, 전문화하면서 ICU, CCU 등에서 감시장치로 발전하였으며 컴퓨터와의 결합을 통해 병원 전체의 환자감시장치로 확대되고 있다(그림 4-36).

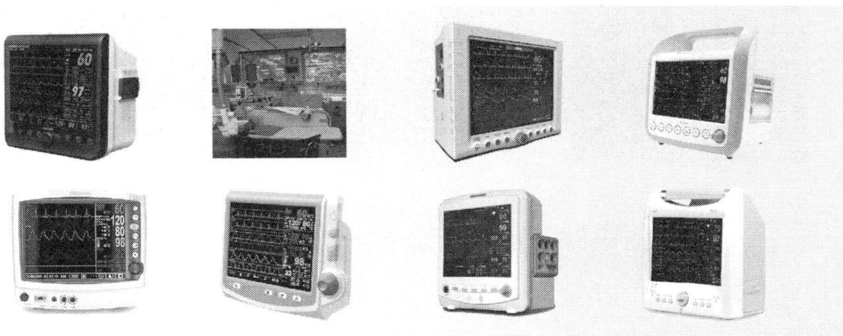

그림 4-36 ◦ 중환자실 및 환자감시장치

(1) 환자감시장치의 사용분야

일반적으로 환자감시장치는 수술실, 회복실, 집중치료실(Intensive Care Unit : ICU), 심장병치료병실(Coronary Care Unit : CCU), 호흡기질환 집중치료실(Respiratory Care Unit : RCU), 뇌졸중 집중치료실(Stroke Care Unit : SCU), 미숙아, 신생아실, 분만실, 고압산소실, 방사선치료실 등에서 사용된다.

(2) 환자감시장치의 데이터

계측에 의해서 지속적으로 수집되는 데이터에는 환자의 신장, 체중 등의 기초 데이터 및 신체검사 데이터, 생리학적 데이터, 투약 · 치료의 데이터, 기왕증, 약품 등에 대한 알레르기 유무 등이 포함된다.

환자의 데이터를 감시하거나 계측하기 위한 기술적인 과제로는 센서의 소형화, 장시간 안정한 센서, 비침습적인 계측, 복합 센서의 개발, 무선 텔레미터의 도입, 높은 신뢰성과 안전성, 오동작의 방지, 데이터 처리기술의 도입 등을 들 수 있다.

3. 생체신호 계측항목

집중 계측하는 생리신호는 병원 또는 ICU(집중치료실)에서 차이가 난다. 현재 일반적으로 계측되는 항목은 그림 4-37과 같이 맥박, 심전도, 호흡, 혈압, 체온, CO_2의 분압 등을 들 수 있다. 생리기능을 계측할 때 주의해야 할 점은 환자의 회복과정에 도움이 되고, 가능한 한 환자에게 불쾌함을 주지 않아야 한다. 생체신호의 생리기능을 측정하면서 집중치료 중의 환자감시장치의 측정 가능한 항목은 다음과 같다.

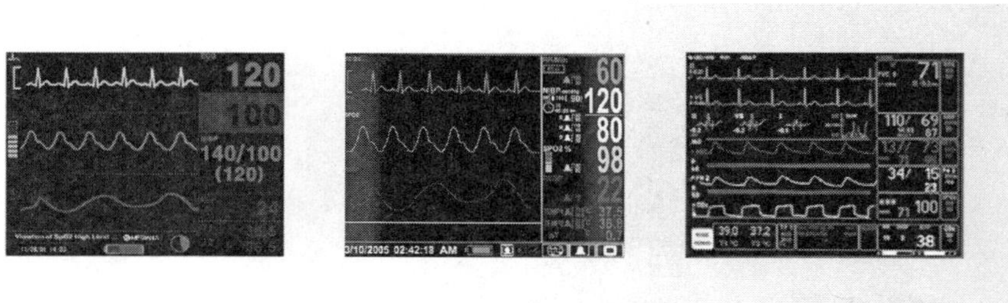

그림 4-37 ● 계측되는 신호

(1) 심전도

집중치료실(Intensive Care Uint : ICU)에서 환자 감시되는 주요 생체신호는 그림 4-38과 같이 심전도(Electrocardiogram : ECG, EKG)이다.

① 심전도는 심장의 수축, 확장에 따른 활동전위를 표면전극을 통해 연속적인 파형으로 나타냄으로써 현재의 심장상태를 정확히 판단하도록 한다.

② ECG와 평균심장박동수(HR)를 동시에 측정하게 되며, 심장박동으로 인한 전기적 파형(심전도)을 분석하여 부정맥, 협심증, 심근경색(심장마비) 등의 허혈성 심장질환과 심방 · 심실의 비대, 확장 등을 진단할 수 있다.

③ 임상용 환자감시장치는 채널수에 따라 1~12개 채널에서 동시측정이 가능하며, 5~10개 리드선을 심장근처 부위와 손목, 발목에 전극으로 연결하여 심전도검사를 하게 된다.

④ 심전도는 심전도 모니터에 의하여 영상화되어 환자감시를 할 수 있다.

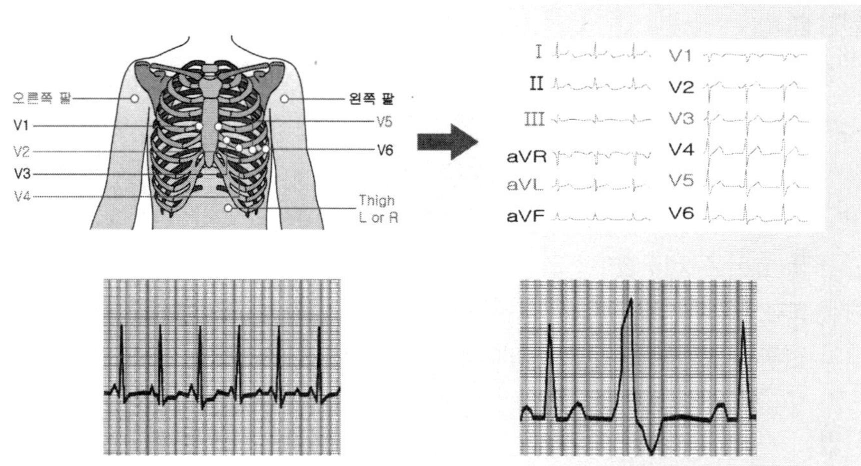

(a)정상 심전도 사진 (b)비정상 심전도 사진

그림 4-38 ● 심전도 사진

⑤ 심전도 모니터는 심장기능의 저하를 나타내는 소리의 출력, 또는 심박수의 음의 표시를 나타내기 위한 소리의 출력뿐만 아니라 낮은 임피던스 음원으로부터 ECG(심전도)를 검출할 수 있다.

⑥ 집중치료 중인 심전도 계측에 사용되는 전극은 장시간 사용에 적합한 것이 필요하다. 또한 전극 페이스터(Paster)는 피부를 자극하지 않고, 환자에게 불쾌감을 주지 않는 것을 사용해야 한다.

(2) 호 흡

중증환자나 대수술을 받은 환자에게는 환자의 호흡(Respiration) 기능도 계측하는 것이 바람직하다.

1) 호흡기능

환자의 콧구멍에 장착시킨 서미스터 뉴모그래프로 측정할 수 있다.

① 호흡수로 표시할 뿐만 아니라 설정한 한계치 이하로 호흡수가 떨어지거나 이상으로 증가하거나 또는 서미스터 뉴모그래프에 의한 신호값이 설정하여 놓은 진폭 이하로 떨어지면 경보를 울린다.

② 호흡상태를 측정하여 파형으로 브라운관에 나타내고 호흡횟수는 숫자로 표시한다.

2) 측정방법

호흡의 측정은 ECG(심전도)의 두 전극 사이에 발생되는 임피던스의 변화를 이용하여 측정하는데 환자의 흉곽에 2개의 전극을 부착하고 전극 간의 저항변화를 감지하여 호흡상태를 측정한다.

① 사람이 호흡을 할 때는 흉곽근육이 수축, 팽창을 반복하는데 이 때문에 흉곽근육의 저항이 변하는 것을 전극을 통해 감지하여 호흡측정에 이용하는 것이다.

② 호흡측정 방식은 비구형이라고 하는 예열된 서미스터의 온도를 변환시키는 방식이다.

③ 전해액 또는 카본을 가득 채운 고무튜브를 흉부에 감아서 저항변화를 측정하는 방식이다.

④ 흉곽의 전후에 코일을 놓고 고주파에서의 상호 유도를 측정하는 방식 등이 있다.

(3) 혈 압

플레시스모그래피(Plethysmography)를 통한 혈압계측은 환자에게 불쾌감이 적지만 수축기·확장기의 정확한 값을 얻는 것이 아니고 순환기계의 상대적인 지표만을 얻을 수 있다.

① 혈압은 환자의 앞이마, 귓불 또는 비중격에 장착된 플레시스모그래프에 의하여 측정된다.

② 플레시스모그래피용 측정기는 맥박수의 정보도 얻는 것이 가능하다.

③ 초기에 설정된 맥박수 한계치를 초과하거나 설정값 이하로 떨어지면 경보신호(알람)를 발생한다.

④ 혈압의 반복 측정을 위한 최적의 방법에는 현재 여러 가지 방법이 행해지고 있지만 어떤 방법이든 각각 특징이 있다.

⑤ ICU에서는 한 가지 또는 그 이상의 방법을 쓰고 있다.

1) 확장기 혈압

확장기와 수축기의 동맥압은 평상시 계측되고 있지만 필요시에는 평균혈압과 정맥압도 계측한다.

① 심실이 수축하여 혈액이 동맥으로 밀려 나갈 때의 혈압을 수축기 혈압(Systolic BP) 또는 최고 혈압이라고 하며, 심실이 확장하여 혈액이 밀려 나가지 않을 때도 동맥벽에 탄력이 있어 혈액을 압박하고 있으므로 혈압이 영(zero)으로 되지는 않는다.

② 혈압을 확장기 혈압(Diastolic BP) 또는 최저 혈압이라고 한다.

2) 혈압측정방법

혈압의 측정에는 두 가지 방법이 있다(그림 4-39).

① 청진기를 사용하는 수은혈압계와 혈관 내로 생리식염수를 채운 뒤 카테터를 삽입하여 혈압을 체외로 유도하여 압력 트랜스듀서로 측정하는 방식이다.

② 청진기로 측정하는 방법을 간접법 또는 비관혈식이라 하고, 압력 트랜스로 측정하는 방법을 직접법 또는 관혈식이라 한다.

㉠ 간접법 : 기구나 방법이 간단하지만 쇼크 상태의 이상 저혈압시에는 측정이 불가능하다.

㉡ 직접법 : 기기가 필요하고 방법이 복잡하지만 어떠한 상황에서도 측정이 가능하므로 모니터용으로 많이 사용된다.

③ ICU(집중치료실)에서 계측할 수 있는 생체신호는 혈압이다.

④ 혈압은 동맥 내에서 카테터 삽입법(Catheterization, Vessel Cutdown)에 의해 직접측정하지만, 비관혈적인 검사인 간접측정법, 자동 커프 측정 등이 사용되고 있다.

⑤ 자동혈압측정장치는 샘플링법으로 혈압을 연속 기록할 수 없고 환자에게 다소 불쾌감을 준다. 따라서 갑작스럽게 환자의 혈압(Blood Pressure : BP)이 내려갔을 때 이 장치에서는 혈압강하를 검사하는데 시간이 걸린다.

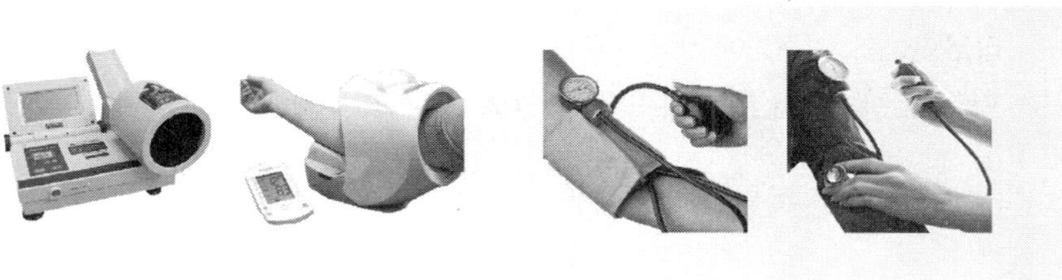

(a) 간접측정법 (b) 직접측정법

그림 4-39 ◦ 간접측정법과 직접측정법

⑥ 간접측정법(NIBP) : 압박대를 상완부에 감고 상완 동맥이 있는 곳에 청진기를 댄 다음 송기구를 통해서 압력을 충분히 높이면 혈류가 정지한다.

㉠ 압력을 낮추어 가면 혈맥이 흐르기 시작하는 순간부터 혈관음이 들리는데 이때의 혈압을 최고혈압이라고 하며, 압력을 더욱 낮추어 가면 소리가 점차로 맑고 커지다가 서서히 약해지고, 탁음이 되면서 어느 압력에 이르면 들리지 않게 되는데 이때의 혈압을 최저혈압이라고 한다.

㉡ 환자감시장치에서는 청진기 대신 압박대의 중앙부에 음파 센서 또는 압력변환기를 두어 혈관음 또는 압력의 변화를 측정한 후 압력단위인 [mmHg]로 환산하여 최고혈압, 최저혈압, 그리고 평균혈압을 모니터상에 디지털로 표시하는 방법과 압력변화를 파형으로 나타내는 방법이 있는데 통상 환자감시장치에서는 이 두 가지를 모두 표시한다.

⑦ 직접측정법(IBP) : 직접법에 의한 혈압측정에 사용하는 관혈식 모니터는 카테터와 압력 트랜스듀서 및 본체, 기록기, 모니터용 브라운관으로 구성된다.

㉠ 카테터 : 생리식염수로 채워놓고 혈압을 체외로 유도하는 역할을 한다.

ㄴ 압력 트랜스듀서 : 전달된 혈압을 전기신호로 변환하며 모니터 본체는 혈압의 전기신호를 증폭하여 펜으로 기록할 수 있고 브라운관에 표시하며 순서는 다음과 같다.

ⓐ 트랜스듀서의 멸균 : 약물이나 가스로 멸균한다.

ⓑ 트랜스듀서 내의 기포제거 : 카테터와 3방 코크(3Way-stopcock)를 트랜스듀서에 연결하여 생리식염수를 흐르게 하여 돔(Dome) 내부, 카테터 내부의 기포를 완전히 제거한다.

ⓒ 바른 설치 : 트랜스듀서는 환자의 심장높이와 같도록 한다.

ⓓ 사용 중의 세척(flushing) : 카테터나 동맥 침의 선두 부분은 응혈되지 않도록 헤파린이 들어 있는 생리식염수로 3시간에 1회는 세척하여야 한다. 선두 부분이 응혈되거나 기포가 혼입되면 혈압파형이 정밀하지 않으므로 주의한다.

ⓔ 공기제거에 의한 기준선의 확인 : 때때로 트랜스듀서의 카테터측의 3방 코크를 막고 공기빼기 코크를 열어 트랜스듀서에 가해지는 압력을 영(0)으로 하여 레코더나 브라운관상의 기준선에 맞추도록 한다.

ⓕ 혈압 트랜스듀서 : 떨어뜨리면 내부의 스트레인게이지*가 파손될 수 있으므로 취급에 주의한다.

(4) 체 온

서미스터 프로브에 의하여 측정된다.

① 체온(Temperature)을 지시하는 측정기에는 체온이 설정으로부터 벗어났을 때 경보를 발하는 장치도 같이 들어 있다.

② 체온은 거의 일정하며 정상적인 상태에서 약 37[°C]를 유지한다.

③ 환자상태를 판단하는 중요 인자로서 기본적인 기능임에도 환자감시장치에서는 심전도나 혈압보다는 사용빈도가 적다.

④ 온도 프로브를 환자의 피부, 구강 또는 항문에 넣어 체온을 감지하여 회로를 통해 증폭한 후 숫자로 나타낸다.

(5) 혈중산소포화농도(SpO_2)

환자의 동맥혈 내의 산소포화도를 비침습적인 방법으로 측정하여 환자의 호흡상태를 판단하는 기능이다.

① 체내 산소상태를 디지털화하여 판단함으로써 환자의 호흡관리 및 인공적인 산소공급을

---

* 스트레인게이지(Straingauge) : 물체가 외부에서 힘을 받을 때 등에 변형을 측정하는 측정기기이다.

위한 판단에 도움을 주게 된다.

② 동맥혈의 산소포화도 : 동맥혈의 헤모글로빈이 산소와의 결합백분율로서 SaO_2라고도 하며, 건강한 성인의 수치는 94[%]~100[%]이다.

③ 혈중산소포화도 측정방법 : SpO_2 센서는 발광부와 수광부가 있으며 발광부에서는 LED 발광을 통해 적외선과 빨간색 빛을 동시에 방출하게 된다.

㉠ 방출된 빛은 손가락 사이의 혈관을 통과하여 수광부를 통해 검출되는데, 산소와 결합한 헤로글로빈은 적외선을, 산소와 결합하지 않는 환원헤모글로빈은 빨간색 빛을 더 흡수하는 성질을 이용하여 그 빛의 차이를 측정하여 SpO_2의 수치를 산출한다.

㉡ 통상 SpO_2는 일정시간동안 측정된 값을 계산하여 출력으로 표시하게 되는데, 빠른 측정이 요구되거나 환자의 움직임이 거의 없을 때는 5초 동안 측정 후 계산하여 출력하게 되며, 대부분 환자의 경우 움직임의 영향이 적은 경우는 10초, 환자의 움직임이 심한 경우에는 20초 동안의 측정값을 가지고 계산하여 수치로 출력하게 된다(그림 4-40).

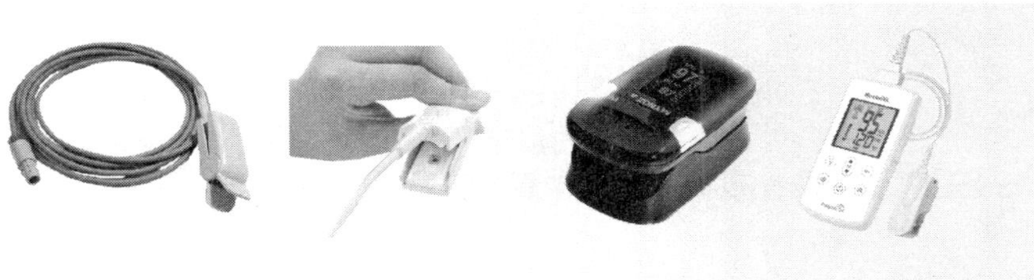

(a) SpO_2 프로브 및 센서 (b) 휴대용 산소포화도 측정기

그림 4-40 • SpO_2 센서와 휴대용 산소포화도 측정기

(6) 맥 박

심장의 수축에 의해 좌심실에서 대동맥으로 급격하게 밀려 나간 혈액이 동맥벽을 팽창시키며, 팽창된 동맥벽은 그 탄성 때문에 진동하고 그 파동이 동맥계 말초부위에 차례로 전파되어 맥박(Pulse Rate)으로서 촉진된다.

① 맥박의 전파속도는 5~9[m/s]이며 말초에 가까워질수록 빨라진다. 그 전파속도가 빨라서 맥박은 심장박동과 거의 동시에 느껴진다.

② 맥박은 동맥벽의 진동이므로 그 속도는 혈류의 속도(대동맥에서 약 50[cm/s])보다 크다.

③ 체표면 근처를 지나는 동맥에서 촉지하기 쉽다.

④ 맥박수는 1분간의 횟수로 표시하며 보통 심박수와 일치한다.

⑤ 성인의 경우 분당 60~100회, 유아는 분당 130회 전후, 노인은 분당 50회 이하로 연령이나 성별에 따라 다르다.

⑥ 수면시에는 감소하며, 기초대사나 자율신경 긴장도의 변화에 따라 크게 변동하며, 일반적으로 여자가 남자보다 맥박수가 많다.
⑦ 성인의 경우 매분 100회 이상의 맥박을 빈맥이라 하고, 매분 60회 이하의 맥박을 서맥이라 한다.
⑧ 건강한 사람이라도 운동을 하거나 정신적으로 긴장하면 빈맥을 나타낸다.
⑨ 체온이 1[℃] 상승하면 분당 8~10정도 증가하게 된다. 맥박률에 영향을 주는 요인은 다음과 같다.
㉠ 나이 : 맥박률은 나이가 들수록 점차 저하된다(영아 100~160회/[min]).
㉡ 성별 : 사춘기 이후는 일반적으로 남자가 여자보다 느리다.

(7) 운 동

신체활동은 맥박률을 증가시키나 운동선수는 오히려 느리다(심장크기, 힘, 효율성이 일반사람보다 더 크기 때문이다).

(8) 열

체온상승은 말초혈관을 이완시켜 혈압이 떨어지므로 맥박률이 증가한다.

(9) 약물과 출혈

약물에 따라 맥박률이 영향을 받는다. 출혈은 혈액이 손실되면 보상기전으로 심박동률이 빨라진다. 10[%] 정도의 혈액손실은 변화 없으나 헌혈을 500[mL] 정도하면 일시적으로 상승한다.

(10) 스트레스

교감신경 자극으로 전반적인 심장활동을 증가시킨다. 즉, 심박동률과 힘을 모두 증가시킨다. 불안, 공포 같은 정서적 반응도 심한 통증만큼 교감신경의 자극을 받는다.

(11) 체위변화

앉거나 일어서면 정맥 혈관상태에 따라 혈액이 고이게 되어 심장으로 귀환하는 혈액량이 감소하므로 이는 교감신경의 영향으로 심박동률이 증가한다(그림 4-41).

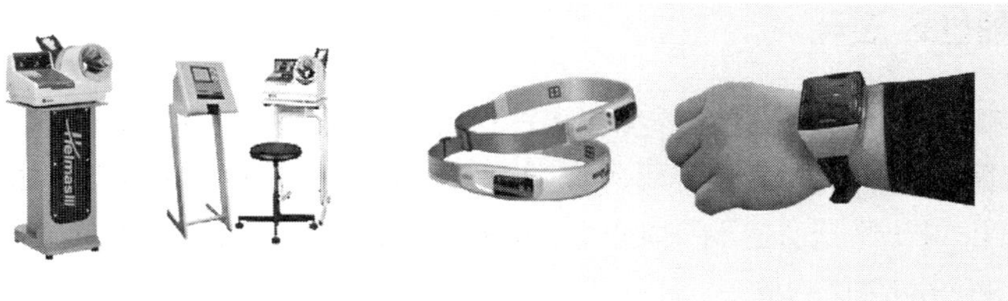

(a) 혈압 맥박측정기 (b) 무선 맥박측정기

그림 4-41 • 맥박측정기

4. 생체신호의 원격측정

생체신호를 측정할 때 피검사자인 환자를 침대에 있게 하고 유선인 전극, 트랜스듀서를 이용하여 생체신호를 측정하는 것이 일반적인 방법이지만 이는 계측장비에 대한 불안감, 활동의 제한 등으로 정확한 생체신호를 얻을 수 없다. 이러한 영향을 최소화하면서 생체신호를 원격측정(Biotelemetry)하는 기술을 생체 텔레머트리라고 한다.

① 전송매체로서 전파를 사용하는 전파 텔레머트리(Radio Telemetry)는 가장 많이 사용되고 있는 것이며 전송매체로 적외선을 사용한 적외선 텔레머트리, 초음파를 이용하는 초음파 텔레머트리가 있다.

② 이외에도 홀터 모니터링(Holter Monitoring), 휴대용 계측장치(Ambulatory Monitoring) 등의 기억 텔레머트리(Storage Telemetry), 체내에 이식하여 사용하는 임플란트(Implant) 텔레머트리, 입으로 삼켜 소화기관 내의 검사나 연구에 사용되는 라디오 필(Radio Pill) 등 여러 가지가 연구 개발되고 있다(그림 4-42).

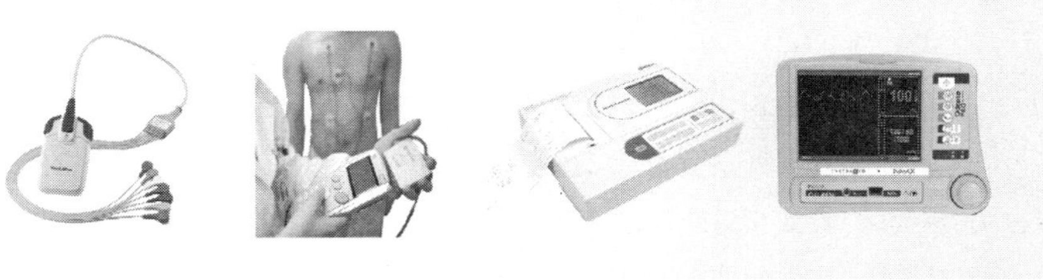

(a) 홀터모니터 (b) 홀모니터링 (c) 홀터모니터링 심전도 설비

그림 4-42 • 심전도 설비

5. 생체신호 전극

생체전기현상은 인체에 형성되어 있는 전위로 인체에 있는 뉴런에서 세포막을 투과할 때 지나가는 이온들에 의해 발생하는 전류로 서로 다른 생체기관의 이온농도 차이로부터 발생되는 생체전위현상이다. 따라서 생체전극은 이온의 이동에 따른 변화를 전류변화로 바꿔 전자의료측정기에서 처리하기 위한 장치이다.

심전도(Electrocardiogram : ECG), 근전도(Electromyography : EMG), 뇌전도(Electroencephalography : EEG) 등의 생체전기현상들은 임상적으로 널리 활용되고 연구하고 있는 생체신호이며, 생체전기신호를 검출·기록하는데 전극(Electrode), 증폭기(Amplifier), 기록기(Recoder) 등이 필요하다. 생체전기신호의 경우 신호가 미약하고 외래 잡음의 영향을 쉽게 받을 수 있어서 의료용 전극은 안전성이 중요하다(글미 4-43).

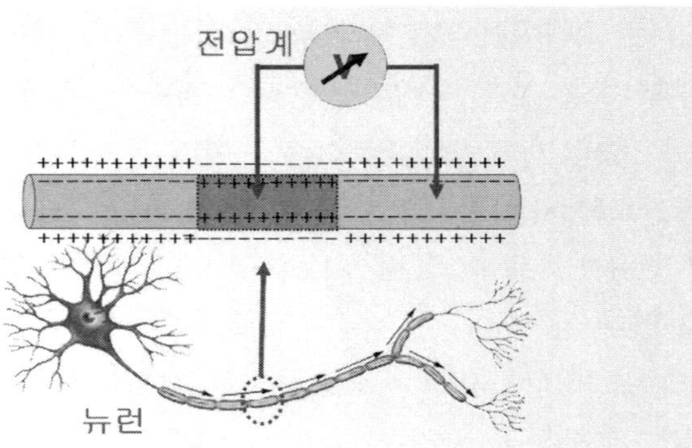

그림 4-43 • 신경의 활동전위 측정

(1) 전 극

1) 전 극

생체 내에 전류를 통하게 하거나 생체전기현상을 판단하기 위해 의료기기와 인체 간에 연결시키는 기구이다. 인체의 전위와 전류를 측정하여 기록하기 위해서는 인체와 측정기기 사이에 연결단자 역할을 하는 것이 바로 전극이며, 전위를 측정할 때는 항상 전류의 흐름을 동반하게 된다.

전극은 이온전류를 전자전류로 바꾸는 변환기 역할을 수행하는데 인체 내에서의 전류는 이온이동이며, 도전에서는 전류가 전자의 이동이기 때문에 전극의 동작 및 전극의 사용시 여러 문제가 발생한다. 전극의 종류는 다음과 같다.

① 전위(전압) 측정

㉠ 활동전위가 종합적으로 전위(전압)의 형태로 인체 특정부위에서 계측이 가능하다.

㉡ 전위측정은 전류흐름을 동반한다.

㉢ 전류흐름을 구성하는 입자(Current Carrier)이다.

ⓐ 자유전자(Free Electron) : 금속 내 다량 존재하며 생체 내에서는 존재할 수 없다.

ⓑ 금속이온(Metal Ion) : 생체 내 다량 존재하며 금속 내에서는 존재할 수 없다.

② 생체전극

㉠ 생체 전위측정을 위하여 측정부위에 부착하는 금속전극이다.

㉡ 생체와 금속 간에 전류입자가 상이하므로 입자교환을 위한 화학반응이 필요하다.

③ 전극 - 전해질 인터페이스 : 금속전극과 전해질 용액 간에는 Interface 부근에 $C^{+}-A^{-}$의 이중전하층이 형성되어 반 전지전압(Half-cell Potential)이 형성되며, 실제 생체전위가 아닌데도 전위로 계측되며 화학반응에 의해 전류입자를 교환한다.

④ 전극 - 피부 인터페이스

㉠ 피부는 우수한 부도체로 생체를 전기자극으로부터 보호한다.

㉡ 피부저항 완화를 위해 전해질 Gel 사용 : 생체이온 Cl^{-}이 다량 함유되어 있다.

㉢ 생체 전위측정시 생체의 움직임에 의해 전하분포가 교란되고 잡음이 발생한다.

2) 전극의 분류와 용도

① 반도체 회로기술을 이용한 미세전극

㉠ 직접회로 반도체 소자 기술을 사용하면 미세가공이 가능하다.

㉡ 실리콘 기판 위에 산화구조(SiO_2)의 얇은 층을 형성하고 그 위에 가늘고 긴 금막대를 부착하고 끝을 가늘게 돌출시켜 접촉부위를 형성한다.

㉢ 유리미세전극(Glass Micropipet) 보다 작게 만들 수 없으나 대량 생산이 가능하고, 여러 개의 전극을 일정간격으로 배치하여 전극군(Electrode Array) 형성이 가능하다.

② 생체 전기자극용 전극

㉠ 자극을 주면 전류가 충분히 측정 가능한 값이 된다.

㉡ 자극전류는 화학반응을 유발해 전극을 산화시키고 독성물질을 생성시킬 수 있다.

③ 화학적으로 안정한 귀금속류나 스테인레스 스틸(Stainless steel)을 사용한다.

③ 전극의 사용방법

㉠ 전해질(생체)과 접촉하는 모든 부분을 동일한 재료로 사용한다.

㉡ 용접, 꼬임 등 기계적 접합이 바람직하다.

㉢ 생체 접촉시 충분히 긴 전선을 사용하고 장력은 최소화해야 한다.

㉣ 사용하는 전선의 절연층을 충분히 두껍게 하여 상호 간섭이나 잡음을 방지한다.

㉤ 생체전위는 미소하므로 입력 임피던스가 충분히 큰 증폭기를 사용해야 한다.

3) 전극의 종류

전극은 전극과 피부 사이에 전류가 흐를 때 생체에 어떠한 현상이 발생하는가에 따라 분극형 및 비분극형으로 분류할 수 있다.

① 분극형 전극 : 전극과 피부 사이에 흐르는 전류가 모두 변위전류로만 이루어지기 때문에 실제로 전하가 전극과 피부 사이를 이동하지 않는 전극이다. 그렇기 때문에 분극형 전극은 일종의 커패시터*의 특성을 갖는다.

② 비분극형 전극 : 전극과 피부 사이에 흐르는 전류가 에너지를 필요로 하지 않는 자유로운 전하의 이동에 의한 것으로 과전위가 존재하지 않는 이상적인 전극이나 이러한 전극을 만들 수 없기 때문에 비분극형 전극에 가까운 Ag-AgCl(은-염화은) 전극이 가장 많이 사용되고 있다.

③ 은-염화은(Ag-AgCl) 전극 : 피부와 금속전극 간에는 분극에 의한 전위차가 발생하며 이는 전극의 재질이나 전해질의 종류에 따라 전위차가 다르게 나타나며, 일반적으로 수십[mV] 정도에 이른다.

㉠ 은(Ag)에 염화은(AgCl)을 도금하여 제작하고, 분극전압을 최소화하기 위해 은을 몸체로 한 표면에 염화은(AgCl)을 부착시켜 분극전압을 200~300[μV]로 낮춘 은-염화은 전극을 생체표면전극으로 많이 사용한다.

㉡ 반전지전압과 동잡음을 최소화하는 전극이며, 실용성과 경제성을 모두 보장한다.

㉢ 기준전극으로 사용이 가능한 은-염화은 전극의 구조를 그림 4-44와 같다.

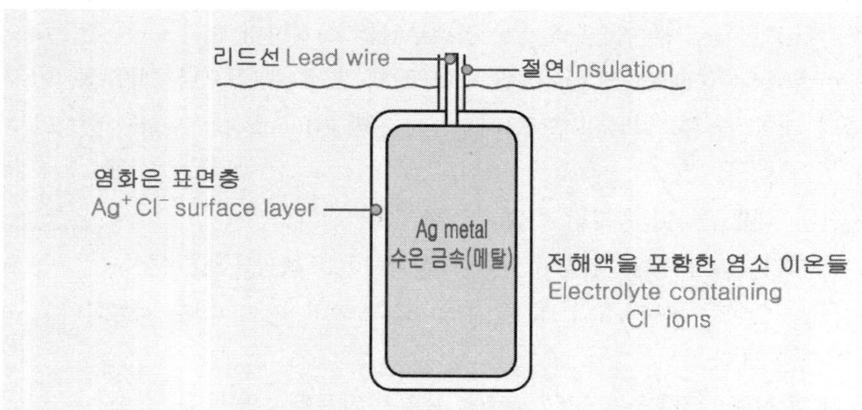

그림 4-44 ▪ 은-염화은 전극

* 커패시터(Capacitor) : 전자회로를 구성하는 소자로서 용량을 얻기 위해 사용하는 부품이며 콘덴서라고도 한다.

④ 베크만(Beckmann)의 전극 : 은-염화은(Ag-AgCl) 입자를 가압 성형한 비분극 전극이며, 케이스 내부는 페이스트(젤) 구조로 전극과 피부 간 접촉이 없다. 전극과 피부간 분극전압 12[μV]/12[hr], 임피던스 300[Ω] 이하로 타 전극의 1/10수준이다(그림 4-45).

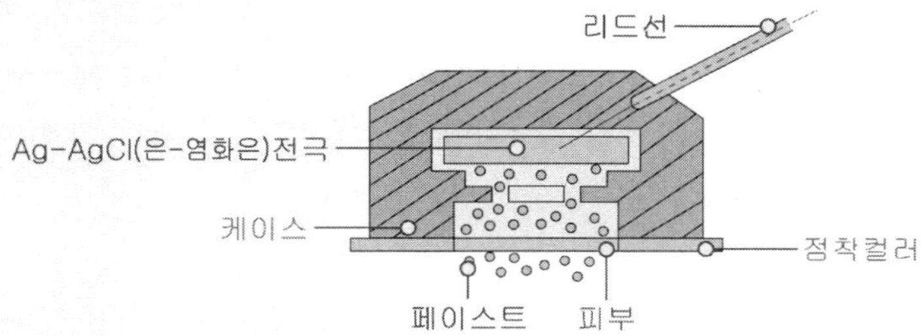

그림 4-45 • 베크만 전극의 구조

4) 피부접촉저항

피부는 각 층의 임피던스를 갖기 때문에 의료용 전극을 부착하기 전 피부의 각질층을 얇게 제거하거나, 땀의 성분제거 및 고형 미립자가 포함된 전극 페이스트(젤)를 피부표면에 도포하여 피부접촉저항을 낮추고 있으나 수[kΩ] 정도의 피부접촉 저항값을 갖는다(그림 4-46).

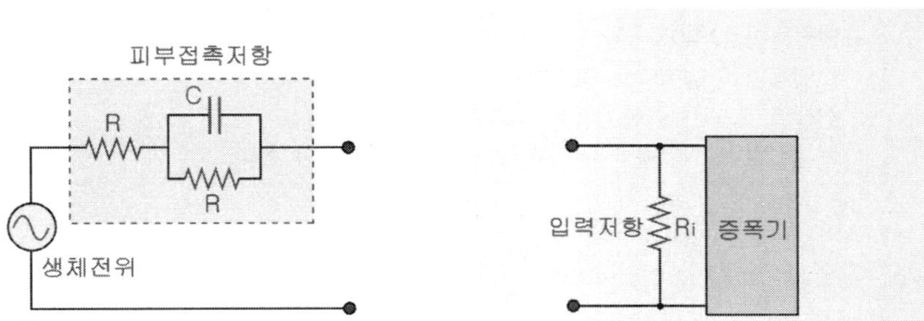

(a) 전극 임피던스 (b) 의료용 측정기기

그림 4-46 • 전극 임피던스와 의료용 측정기기

(2) 유도형 전극의 분류

유도형 전극은 표면전극, 미세전극, 내부전극으로 분류하는데 표면전극은 피부나 점막에 부착하여 사용하고, 미세전극은 단일 세포 내에 찔러 넣어 막전위를 기록하는 데 사용하는 전극이고, 내부전극은 생체 내에 삽입하거나 장착하는 전극이다.

생체신호 측정전극은 이온에 의한 전류를 자유전자에 의한 전류로 변환해주는 변환기 역할을 하는 전극이다.

1) 표면전극

표면전극(Body Surface Electrode)은 인체표면에서 발생하는 생체신호를 측정하기 위해 사용한다.

① 표면전극은 인체표피에 부착하여 생체전위변화를 검출하기 위해 전해질(페이스트나 젤)을 사용하여 피부접촉저항을 감소시킨 전극이며, 인체표면에 부착하여 생체전위를 기록한다.

② 심전도, 뇌전도 등에 사용된다(그림 4-47).

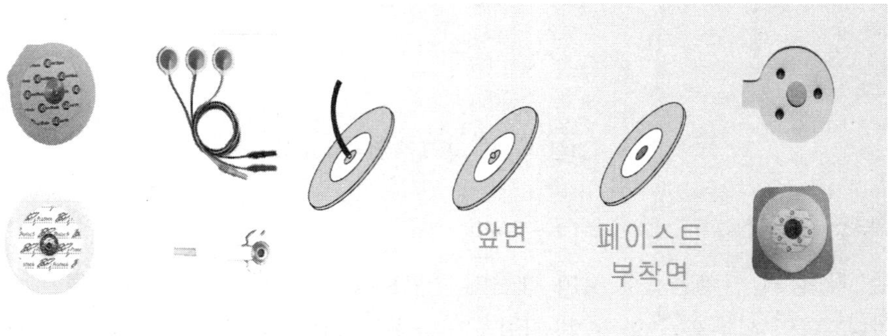

그림 4-47 • 일반적인 표면전극의 형태

[참고]

> **표면전극이 갖추어야 할 조건**
> • 오랫동안 안정적으로 접촉을 유지하여야 한다.
> • 전류가 흐르기 쉬워야 한다(접촉저항이 낮을 것).
> • 분극전압이 적어야 하며 잡음이 발생하지 않아야 한다.

① 금속판전극(Metal-Plate Electrodes) : 심전도(ECG), 근전도(EMG), 뇌전도(EEG) 등의 생체신호측정에 사용한다.

㉠ 인체의 이온변화에 의한 활동전위가 전해질을 통과하면서 유기되는 전위의 변화를 검출하는 방식이다.

㉡ 피부에 부착되는 금속 도체로 구성되며, 전해질 젤(Gel)을 사용하여 피부와의 접촉을 유지한다.

㉢ 금속판전극 재질로 은-염화은(Ag-AgCl)이 사용된다(그림 4-48).

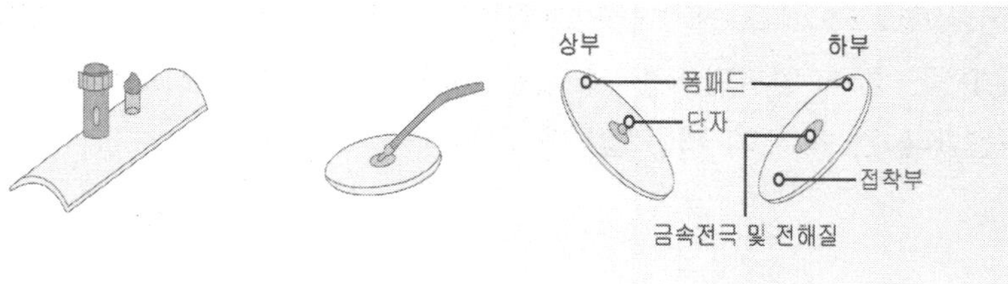

(a) 심전도용 사지전극　　(b) 금속원판 전극　　(c) 홈패드 전극

그림 4-48 ▪ 심전도용 사지전극과 금속원판 전극, 홈패드 전극

② 흡입전극 : 심전도 가슴전극(Precordial)으로 전해질 또는 접착제 없이 공기의 흡입으로 인해 빠른 시간 내에 측정이 가능하다.

㉠ 공기흡착의 원리를 이용하여 전극을 피부에 고정시킬 수 있다.

㉡ 접착제나 고무줄 사용 없이도 탈부착이 편리하다.

㉢ 심전도 측정시의 흉부전극으로 많이 사용된다(그림 4-49).

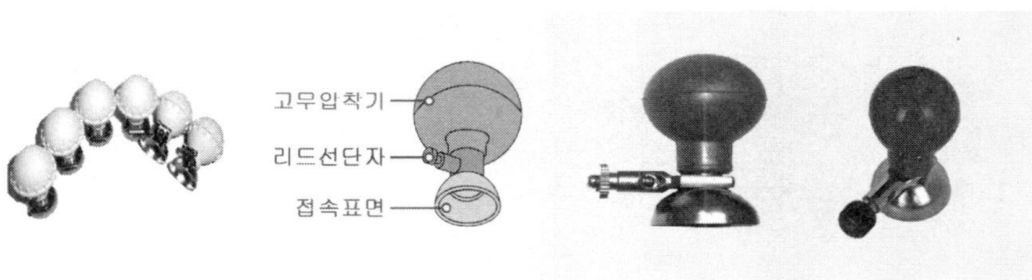

그림 4-49 ▪ 흡입전극

③ 가요성 전극(Flexible Electrode) : 도전성 패드를 사용하여 피부표면에 비교적 넓은 부위의 굴곡에 맞춰 부착하며 얇은 판막형태의 전극으로 가요성이 있다.

㉠ 인체표면 형태적 변화에 따른 동잡음을 최소화한다.

㉡ 신생아나 조산아의 심전도 측정에 사용된다(그림 4-50).

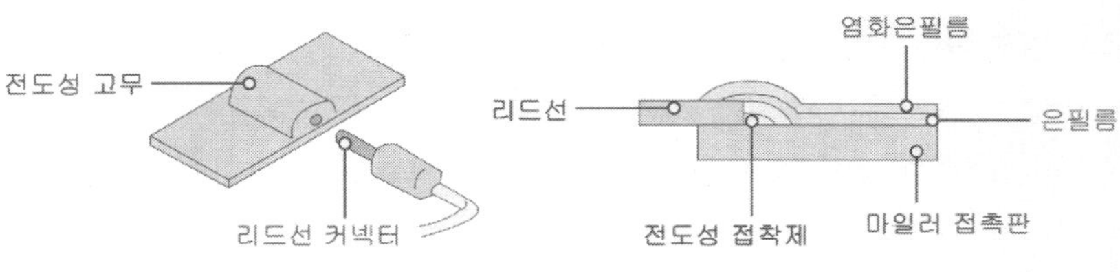

그림 4-50 ▪ 가요성 전극

④ 건성전극(Dry Electrodes) : 전해질 젤을 사용하지 않고 피부에 직접 부착되는 전극이다.

㉠ 매우 큰 입력 임피던스를 가지는 증폭기가 전극 자체에 포함된다.

㉡ 정전기나 건성피부에 의한 잡음이 발생한다(그림 4-51).

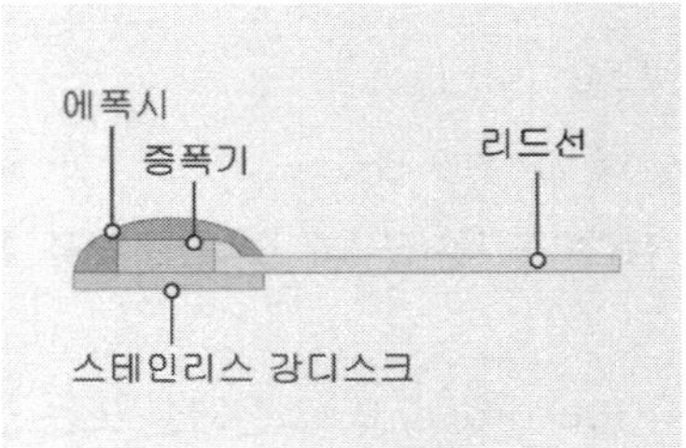

그림 4-51 ◦ 건성전극

⑤ 부유전극(Floating Electrodes) : 전하의 이중층을 형성하는 것으로 기계적인 움직임이 구조적으로 적어지도록 만든 전극이다(그림 4-52).

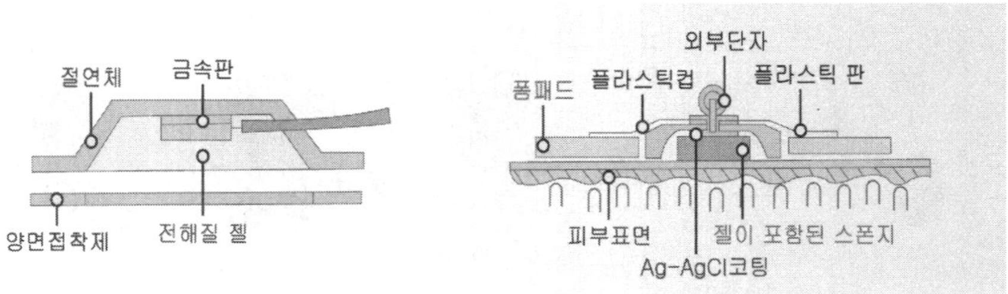

(a) 재사용가능 부유전극 (b) 일회용 부유전극

그림 4-52 ◦ 부유전극

2) 내부전극

① 내부전극(침전극)의 특성 : 침전극(Internal Electrode)은 피부 내에 삽입하는 전극의 형태와 무선 송신회로를 체내에 삽입하는 전극의 형태로 나눌 수 있다.

㉠ 피부의 방해효과가 없어 전해질 젤 사용이 불필요하다.

㉡ 체내에 찔러 넣은 침전극은 주로 근전도 및 뇌파의 측정 등에 이용되는데 침전극은 두피 내에 찔러 넣으므로 접촉저항도 떨어지고 전극의 고정도 안정되어 환자가 불안감과 아픈 것만 참을 수 있다면 표면전극보다 우수한 특성을 나타낸다.

㉢ 내부전극의 특성을 정리하면 다음과 같다(그림 4-53).

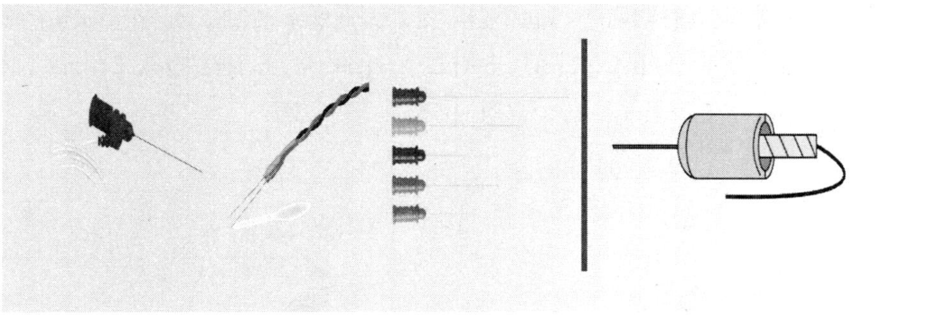

(a) 내부전극 (b) 침전극

그림 4-53 ● 내부전극과 침전극

ⓐ 인체 내부의 생체신호를 측정하기 위해 인체 내부에 전극 자체나 리드선이 삽입되거나 장시간의 측정을 위해 인체 내부에 이식되는 전극이다.

ⓑ 인체의 피하로 삽입하여 측정하고자 하는 신호원 세포에 근접하여 생체신호를 검출하므로 분극이나 피부접촉저항을 줄일 수 있다.

ⓒ 세포외 용액이 전해질의 역할을 수행하기 때문에 분극표피의 잡음효과가 없으므로 전극과 전해질의 접촉이 발생하지 않아 페이스트나 젤 사용이 필요 없다.

ⓓ 침전극에는 여러 가지 종류가 있으며 일반적으로 특정한 생체전기신호를 측정하는데 필요한 전극은 그 용도에 맞게 직접 설계 및 제작을 하여 사용하며 전극의 고정상태가 우수하여 잡음에 비교적 영향을 받지 않는다(그림 4-54).

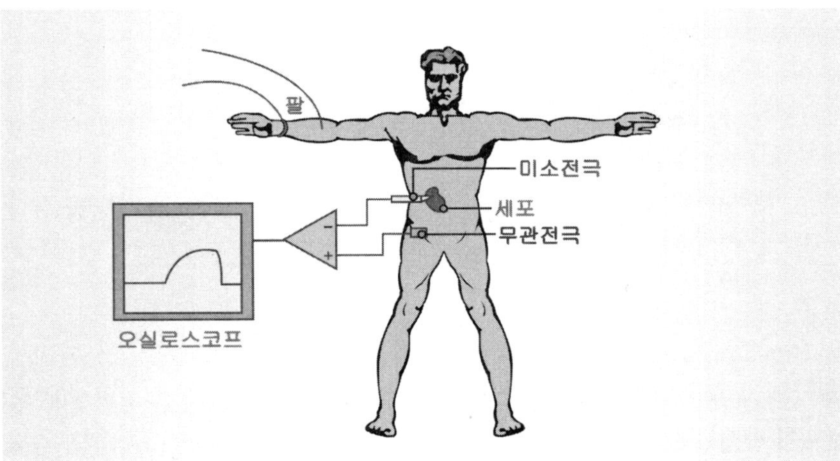

그림 4-54 ● 세포의 전위변화측정

② 내부전극의 종류 : 내부전극은 피부 또는 조직의 내부에 삽입할 수 있는 바늘전극(Needle Electrode)과 수술을 통하여 삽입하는 전극으로 카테터(Catheter) 전극, Coaxial Needle 전극, 코일(Coil)선 전극 등이 있다(그림 4-55).

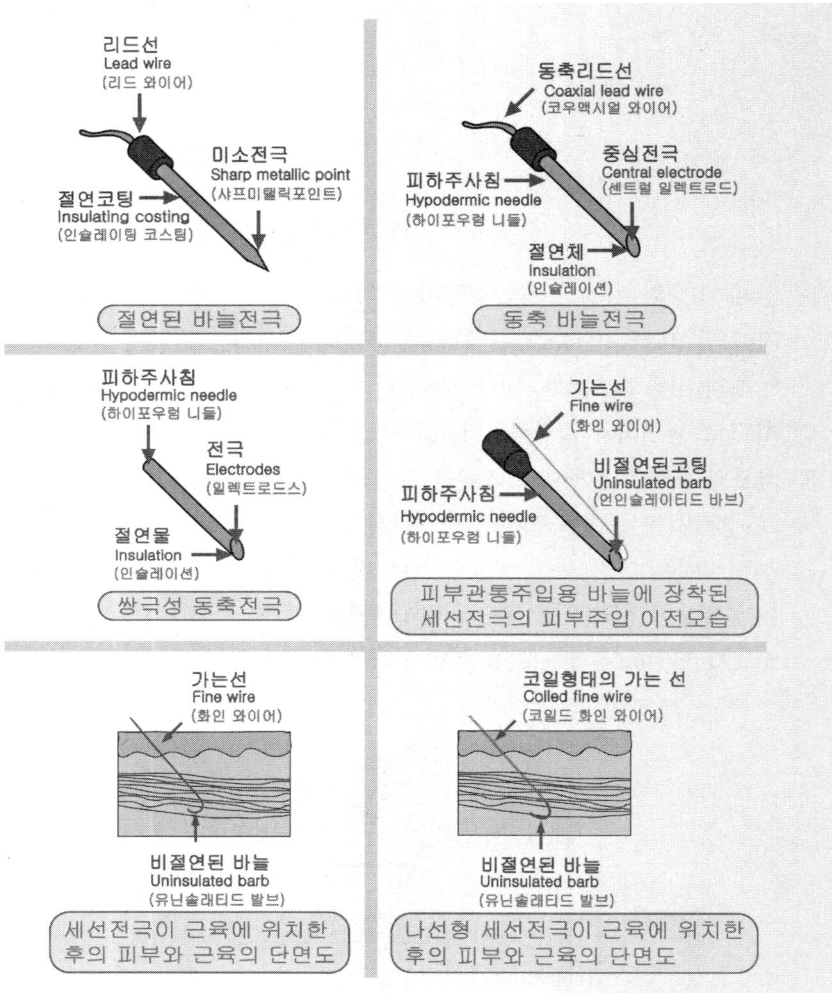

그림 4-55 ◦ 침전극의 종류

③ 내부전극의 용도 : 내부전극은 근전도(EMG)나 뇌전도(EEG) 신호의 측정에 주로 이용되며, 수술시 심전도(ECG) 측정용으로 이용된다. 측정하는 방식에 따라 외부측정, 샘플 측정으로 나뉜다(표 4-2).

㉠ 외부측정 : 신체로부터 발생되는 생체신호를 신체 외부의 센서로 측정하는 방식이다.

㉡ 샘플측정 : 신체로부터 분리된 생체조직을 센서를 이용하여 측정하는 방식이다.

표 4-2 ◦ 내부전극의 종류

내부전극의 종류	내부전극의 설명
동심형 일심 침전극	• 신경 · 근단위의 활동전위 유도시에 사용한다. • 끝이 절단되어 노출된 50~100[μm] 크기의 에나멜 구리선을 봉입, 고정된 형태이며 봉입선과 외장침 사이의 전위차를 기록하도록 되어 있다. • 근육 개개의 신경 · 근단위(Neuro Muscular Unit : NMU) 활동전위를 분리하여 유도하는데 좋고 가장 많이 사용된다.
이심 침전극 (쌍극 침전극)	• 일심 침전극보다 국한된 부위에서의 전위 유도한다. • 두 개의 에나멜 구리선을 봉입한다. • 봉입선의 두께, 거리에 따라 진폭변화의 단점이 있다.
다극 침전극	• 같은 근육 내에 발생하는 다수의 활동전위를 동시에 기록할 수 있다. • 외경 1[mm] 정도의 외장침 안에 5~6줄의 가는 도선을 봉입한다.

3) 미소전극

미소전극(Microelectrode)은 세포 외에 사용하는 것과 세포 내에 사용하는 전극이 있으며 주로 전기생리학의 연구에 사용되고 있다. 세포 내에 삽입하고 그 전위를 안정되게 하기 위해서는 전극의 첨단 직경은 최소한 1[μm]이하로 줄여야 한다.

① 미소전극의 특징

㉠ 단세포의 막을 통하여 나타나는 전기현상을 측정하기 위해 사용되는 전극이다.

㉡ 세포 내부에 전극이 위치하도록 초소형팁은 0.05~10[μm]로 동시에 단단해야 한다.

㉢ 구조적 특성이 좋아 세포막을 뚫고 들어가서 기계적으로 안정된 상태를 유지한다.

㉣ 세포막(Cell Membrane)의 전기 생리학적인 현상을 연구하기 위해 사용된다.

미소전극은 텅스텐, 스테인리스 스틸, 백금－이리듐선 등을 전해 연마하여 첨단을 가늘게 한 금속제 미소전극과 유리관을 강하게 가열하여 만든 유리관 미소전극이 있고 전위차

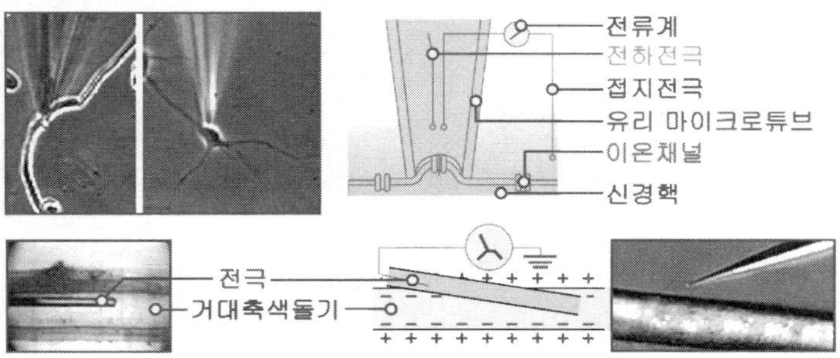

그림 4-56 ◦ 미소전극

가 적정해야 하며, 전류적정 측정에 쓰이는 지시전극, 미소전극에는 백금, 수은 적정전극 등이 있다. 특히 세포 내에 찔러 넣을 정도의 가는 전극을 사용할 때는 유리관 미소전극이 주로 이용된다.

② 미소전극의 용도 : 주로 신경세포나 근세포 등의 전기생리학적 현상 연구에 사용된다.
  ㉠ 세포 내(Intra-Cellular) 미세전극, 세포외(Extracellular) 미세전극이 있다.
  ㉡ 응용분야 : 신경근단위(Neuro Muscular Unit : NMU) 내에서 단일 섬유근의 활동전위 유도시 사용한다(그림 4-56).

③ 금속미세전극 : 금속으로 끝을 가늘게 제조한 후 주변부위를 절연시켜 환자에게 사용한다.
  ㉠ 재료 : 스테인리스강, 텅스텐, 백금, 백금-이리듐 금속 등을 사용한다.
  ㉡ 폴리염화비닐 또는 유리관 등으로 피복을 하고 금속선단을 노출시켜 직경 0.05~1[μm] 정도로 연마하여 사용한다.
  ㉢ 지지물을 갖는 금속미세전극 : 유리로 모양을 형성, 금속박막을 입히고 절연한다.

④ 유리미세전극(Glass Micropipet) : 유리를 가열한 후 신장시켜 가늘게 만들고 후 내부를 KCl(염화칼륨) 등의 용액으로 채워 사용한다.
  ㉠ 재료 : Borosilicate(붕규산염) 유리, KCl 용액을 이용한다.
  ㉡ 유리세관을 가열하여 양단에서 잡아 늘인 후 선단의 팁 부분 직경을 1[μm]이하로 연마하여 피펫으로 가공하여 사용한다.
  ㉢ Glass Micropipet 전극 : 유리의 표면에는 표면전하가 분포하며, 표면전하 감소를 위하여 피펫 내부에 3[mol] 정도의 고농도 KCl(염화칼륨) 용액을 채워(직경 1[μm]) 실험실에서 간편하게 제조하여 사용한다(그림 4-57).

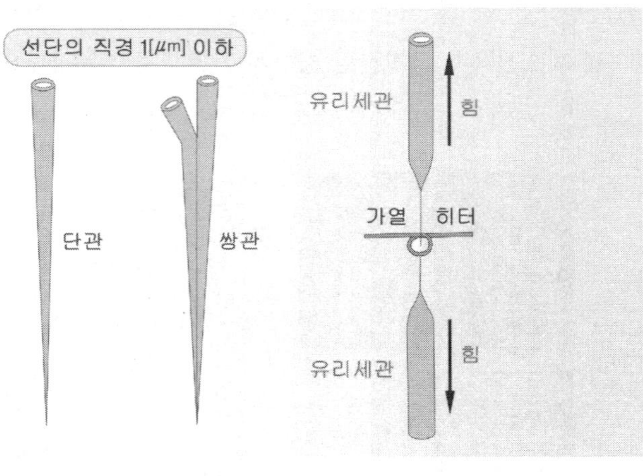

그림 4-57 ● 유리미세전극 종류 및 구조

⑤ 전기자극용 전극 : 측정용 전극은 대부분 자극용 전극으로 사용 가능하고 부적절한 전극을 쓰면 피부를 통하여 외부 이온이 생체로 침입해 자극을 주는 일이 있으므로 안전성이 보장된 은이 주로 쓰인다.

㉠ 전기자극용 전극 : 인체에 전기적인 자극을 주기 위하여 부착되는 전극이다.

㉡ 생체신호측정 전극과 달리 수 [mA]까지의 전류가 전극-전해질 인터페이스를 통해 흐른다.

㉢ 전기자극용 전극이 사용되는 장치는 심박조율기, 심실세동제거기, 전기자극기, 전기치료기 등이 있다(그림 4-58).

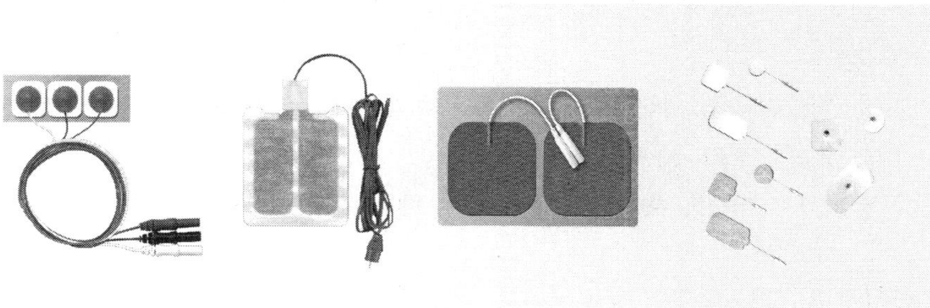

그림 4-58 ◉ 전기자극용 전극

⑥ 일회용 전극(Disposable Electrode) : 피부와의 접촉상태를 좋게 유지하는 전해질 젤과 접착용 테이프가 미리 부착되어 있으며 사용이 편리하고, 사후처리가 용이하여 병원에서 많이 사용되고 있다.

[참고] **일회용 전극의 규격**

① 2개의 전극을 맞붙여서 측정했을 때 100[mV] 이내의 오프셋 전압(Offset Voltage)을 가져야 하며 잡음은 150[μV] 이내이다.

② 10[Hz]에서 2[kΩ] 이내의 임피던스이며, 4회 동안 2[mC] 전하에 의한 세동제거로부터 과부하는 100[mV] 이내로 회복한다.

③ 8시간 동안 200[mA]의 바이어스(Bias)* 전류는 100[mV] 이내의 오프셋 전압(Offset Voltage)** 을 발생한다.

④ 그 외 : 동잡음(Motion Artifact)의 양, 접착방법, 피부에 대한 자극성이다.

* 바이어스(Bias) : 전극에 일정한 전압이나 전류를 넣어 주는 것이다.

** 오프셋 전압(Offset Voltage) : 회로의 입력이 들어가지 않았는데도 출력이 발생하는 경우이다.

4) 기타 의용 생체전극

① 절연전극(정전결합형 전극) : 장시간 생체표면에 전극을 부착할 경우 페이스트나 젤의 경화현상 및 분극을 최소화하기 위해 절연박막을 만들어 교류 정전결합에 의한 체전위변화분만을 유도하는 전극을 절연전극이라 한다.

② 절연박막재료 및 조건

㉠ 절연박막재료 : 산화알루미늄, 산화탄탈륨, 산화실리콘, 티탄산바륨 등이다.

㉡ 절연박막재료의 조건

ⓐ 유전율이 높아야 하고, 누설저항이 커야 한다.

ⓑ 염소 이온부식에 강하고, 경화변화가 작아야 한다.

㉢ 자극전극

ⓐ 자극용 전극은 생체로부터 신호를 받아들이는 전극과 달리 전극을 통해 생체에 전류를 흐르게 하여 자극을 준다.

ⓑ 전기자극 치료용 의료기기에 쓰이며, 패드형, 전극흡인형 전극 등이 사용된다.

(3) 생체전극과 작용

1) 전극전위, 반전지 전위

금속전극을 전해질 속에 담그면 금속의 이온 일부가 전해질 용액으로 방출된다.

① 전해질 용액 속의 같은 금속이온은 금속전극과 결합하게 되며 산화환원작용에 의해 발생된다.

② 금속과 전해질 용액 속의 전하농도 차에 의해 전위차가 발생하는데, 이를 전극전위(Electrode Potential), 반전지 전위(Half Cell Potential)라 한다.

2) 전극 오프셋 전위

전극 오프셋 전위는 두 개의 전극 사이에서 발생하는 반전지 전위차를 전극 오프셋(Offset) 전위라고 한다.

① 생체신호측정에서 전극간에 발생하는 전극 오프셋 전위는 매우 불안정하고 불필요한 신호이며 가능한 낮게 하여야 한다.

② 금속전극 중 은-염화은(Ag-AgCl)전극은 비분극 전극으로 은(Ag)과 전해질간에 전극 오프셋 전위를 낮추어 준다.

(4) 계측기기 종류 및 기법

1) 변위측정용 센서

① 저항 센서

㉠ 가변저항(Potentiometer) : 저항체 중간의 변위에 따라 이동하는 중간 tap을 설치하여 변위(Displacement)계측을 한다.

㉡ 스트레인게이지(Straingauge) : 모양변화에 따라 전기저항이 변화하는 소자를 사용, 휘트스톤 브리지(Wheatstone Bridge)*를 형성하여 안정성을 확보를 한다.

② 유도성 센서 : 코일 내 코어(Core)의 이동이 유발하는 인덕턴스(Inductance)의 변화를 변위계측을 한다.

③ 용량성 센서 : 전기 에너지 저장소자인 커패시턴스(Capacitance)**를 이용하여 변위계측을 한다.

④ 압전 센서

㉠ 석영, 티탄화바륨 등에 압전물질의 변위변화가 발생하고, 전하재배열(Charge Reorientation), 표면전위(Surface Potential)***에서 발생한다.

㉡ 표면전위를 전압계로 측정하여 변위계측을 한다.

㉢ 압전물질에 교류전압을 가하면 변위진동이 발생하는데 이는 교류전압의 주파수에 따라 초음파발생장치에 활용한다.

2) 온도측정용 센서

① 전자식 온도계 : 수은주 온도계는 동특성(Dynamic Characteristic)****이 많이 떨어진다. 그러나 전자식 온도계는 동특성이 우수하여 광범위하게 사용된다(그림 4-59).

② 열전쌍

㉠ 열전쌍(Thermocouple)은 두 개의 다른 종류의 금속의 접합부위에서는 접합온도에 따른 기전력(Electromotive Force)을 발생한다.

㉡ $E = aT + bT_{2/2} + \cdots$ Where a, b, $\cdots$ = 상수, T = 절대온도, E를 측정하여 T 계측한다.

㉢ 열전쌍의 장점은 소형(직경〈12[μm]), 경량, 정확(상대오차 : 0.25~1[%])하다는 것이나 감도가 떨어져 고성능 증폭기가 필요로 하는 단점을 가진다.

---

* 휘트스톤 브리지(Wheatstone Bridge) : 전기저항측정기이다.

** 커패시턴스(Capacitance) : 두 도체 간 전위차의 비이다.

*** 표면전위(Surface Potential) : 주변을 액체 또는 고체로 둘러싸여 공기 사이의 계면전위를 말한다.

**** 동특성(Dynamic Characteristic) : 어떠한 동작에서 입력이 되는 시간의 변화가 출력에 영향을 미치는 경우를 동특성이라 한다.

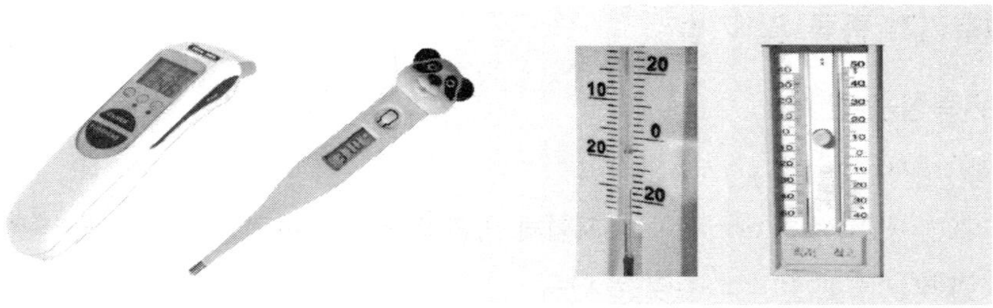

(a) 전자식 온도계　　　　　(b) 수은주 온도계

그림 4-59 ◦ 전자식 온도계 및 수은주 온도계

③ 서미스터(Thermistor) : 온도에 따라 전기저항이 크게 변하는 세라믹 재료를 사용(Negative temperature coefficient)하여 RT를 측정하여 T를 계측한다(그림 4-60).

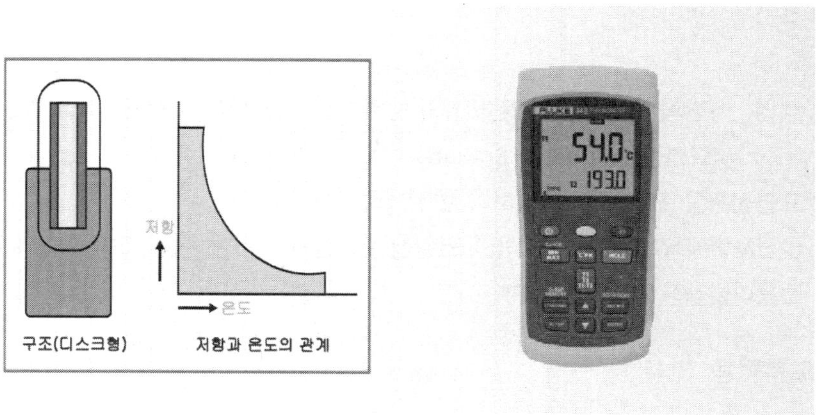

(a) 서미스터　　　　　(b) 열전쌍 이용 온도측정기

그림 4-60 ◦ 서미스터 및 열전쌍 이용 온도측정기

④ 복사온도의 측정 : 복사온도는 신체표면의 온도는 체온(Core Temperature)과 다르며 표면온도에 의해 복사열이 방출된다.

㉠ 적외선 센서로 복사량을 계측하여 표면의 온도분포를 계측한다.

㉡ 계측시 신체와 접촉이 불필요하여 유리하다.

㉢ Thermograph System으로 구성하여 관절염, 동상 및 화상, 피부손상, 말초순환장애, 유방암 등의 진찰에 활용한다.

⑤ 화학적 온도측정법 : 고체-액체 간상이 변화하는 온도를 정확하게 규정할 수 있는 기술을 사용하여 일정 간격으로 상변화온도가 다른 물질을 부착한다. 온도(체온)에 따라 상이 변하면 색깔변화가 유발되고 눈으로 확인하여 온도를 계측한다.

3) 광학적 계측 시스템

광학적 계측 시스템은 광원, 필터, 측정대상, 광검출기 등으로 이루어져 있다(표 4-3).

표 4-3 ◦ 광학적 계측 시스템의 구성

구 성	광학적 계측 시스템의 구성해설
광원	빛을 제조하여 복사시킨다.
필터	원하는 파장의 빛만을 선택하여 입사광을 형성한다.
측정대상	입사광을 받아서 반사 혹은 투과시킨다.
광검출기	반사 혹은 투과광의 에너지를 측정한다.

① 광학적 계측 시스템의 광원

㉠ 텅스텐 램프 : 코일 형태의 텅스텐 필라멘트 전구에 가스를 채워서 제조하고 파장은 1[μm]이다.

㉡ 아크 방전 : 코일을 가열하여 열전자를 방출시킨 후 고전압으로 가속시키며, 가스(저압 Ar-Hg 혼합물) 원자와 충돌하여 에너지를 전달한다. 궤도전자가 흥분 후 저에너지 준위로 전이하며 자외선 복사를 한다.

㉢ 광방출 다이오드(Light Emitting Diode) : 견고하며, 소형이므로 경제적이며, 단색광(Monochromatic)*을 가지며, 반도체에 전류를 흘려 전자－정공(hole) 재결합을 유도하고 복사방출을 한다.

㉣ 레이저(Light Amplification by Stimulated Emission of Radiation) : 단색광이며, 평행광이고, 동위상이며, 고에너지 접속이 가능하여 외과적 처치수술에 이용한다. 그리고 레이저 물질에 따라 파장 및 에너지 선택을 한다. 헬륨네온(He-Ne), 아르곤(Ar), 이산화탄소(CO_2), 루비(Ruby), 네오디뮴 : 야그(Nd : YAG)** laser 등이 의학에 사용된다.

② 광 필터 : 원하는 파장의 빛만을 선택하여 사용하며 빛이 일부 투과하는 판, 편광물질, 회절격자 등으로 구성한다.

③ 광의 전달 : 전반사 현상이 반복되며 광섬유 내에서 빛이 전달되며, Snell의 법칙***에 의해 입사각을 결정한다. 그리고 굴절률 $r = \sin\theta_2 \ / \ \sin\theta_1 \ \rangle 1$인 섬유물질을 사용한다. ($\theta_1$ = 입사각, θ_2 = 굴절각이다.) 또한 직진하는 빛을 원하는 임의의 방향으로 전달이 가능하다.

---

* 단색광(Monochromatic) : 파장이 하나인 빛으로서 일반적으로 빛을 가리키는 용어이다.

** 네오디뮴 : 야그(Nd : YAG) → 네오디뮴이라는 희토류 원소가 야그결정속에 이온상태로 들어 있는 것이다.

*** 스넬 법칙(Snell's Law) : 파동이 하나의 물리적 특성이 일정한 동방성 매질에서 다른 종류의 동방성 매질로 진행할 때 입사각과 굴절각 비율은 매질이 변하지 않는다면 항상 일정하다는 법칙이다.

④ 광검출기 : **광검출기 센서**는 광을 열로 변환하는 **열센서**, 입사된 광자가 에너지를 전달하는 **양자 센서**, 광 캐소드로 광자가 입사 · 충동하여 자유전자를 진공으로 방출시키는 **광방출 센서**, 반도체의 밴드갭을 초과하는 광자를 입사시켜 전자-전공 쌍을 형성하는 **광접합 센서**로 나뉜다(그림 4-4).

표 4-4 ● 검출기 센서의 종류

센서의 종류	센서의 해설
열 센서	광을 열로 변환, 열전쌍이나 서미스터(Thermister)로 계측한다.
양자 센서	센서 물질로 입사된 광자가 에너지를 전달하여 자유전자를 증가시키고 전류를 형성하고 계측한다.
광방출 센서	광 캐소드(Cathode)로 광자가 입사, 충동하여 자유전자를 진공으로 방출시킨 후 고압으로 가속 및 전자증배하여 전류를 형성하고 측정(광전자증배관)한다.
광접합 센서	반도체(Si)의 밴드갭(Bandgap)*을 초과하는 광자를 입사시켜 전자−정공 쌍을 형성하고, 전류를 증가시켜 계측하며 전기회로 분리에 사용한다.

4) 물리적 기법을 이용한 생체계측

① 생체전위의 근원

㉠ 흥분세포 : 전기자극에 대해 반응하여 전기적 흥분을 보이는 세포이며, 전기적 흥분에 따라 활동전위(Action Potential)를 유발, 신경섬유를 통해 전달한다.

㉡ Volume Conductor : 활동전위는 신체 내에서 전기장을 형성하며 신체는 전기장이 형성되는 물체(Volume Conductor)로 간주한다.

② 임상적 생체전위

㉠ 말초신경 부근에 전극을 설치하여 자극 후 생체전위를 측정하는 **신경전도**(ENG)

㉡ 근육 근처에 전극을 설치하여 수축작용을 측정하는 **근전도**(EMG)

㉢ 신체표면에 전극을 설치하여 심장의 전기활동을 측정하는 **심전도**(ECG)

㉣ 머리주변에 표면자극을 설치하여 뇌의 전기활동을 측정하는 **뇌전도**(EEG)

㉤ 망막의 내측면이나 각막에 전극을 설치하여 시작 반응현상을 측정하는 **망막전도**(ERG)

㉥ 눈 주변에 표면전극을 설치하여 눈동자의 운동상태를 측정하는 **안구전도**(EOG) 등으로 나뉜다(표 4-5).

---

* 밴드갭(Bandgap) : 전자가 가질 수 있는 에너지의 허용된 대역 사이의 빈 틈이다.

표 4-5 ◦ 임상적 생체전위

임상적 생체전위	임상적 생체전위 해설
신경전도(ENG)	말초신경 부근에 전극을 설치하여 자극 후 생체전위 측정하고, 신경전도 및 지연시간 등을 계측한다.
근전도(EMG)	근육(Motor unit) 근처에 전극을 설치하여 수축작용을 측정한다.
심전도(ECG)	신체표면에 전극을 설치하여 심장의 전기활동을 측정한다.
뇌전도(EEG)	머리주변에 표면자극을 설치하여 뇌의 전기활동을 측정한다.
망막전도(ERG)	망막의 내측면이나 각막에 전극을 설치하여 시각반응현상을 측정한다.
안구전도(EOG)	눈주변에 표면전극을 설치하여 눈동자의 운동상태를 측정한다.

③ 유발전위(Evoked Potential : EP) : 말초감각기관(시각, 청각)을 동일한 형태로 반복 자극을 하며, 뇌파를 측정하여 자극시점을 기준으로 평균합산(Ensemble Average)한다. 평균과정에서 잡음은 제거되고 신경반응은 증폭되며 말초감각의 자극전달경로를 평가한다(그림 4-61).

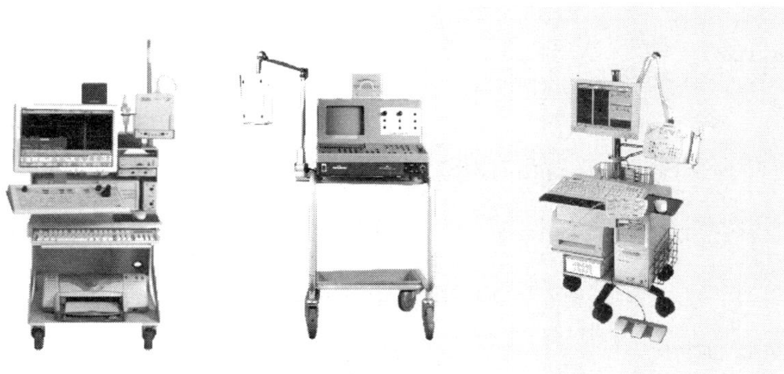

그림 4-61 ◦ 유발전위 계측장치

5) 생체계측시의 잡음대책

임상적으로 유효한 생체신호의 계측을 위해서는 생체로부터 유입되는 신호는 증폭하고, 가능한 잡음을 억제하여 신호 대 잡음(S/N)비를 높여야 하며, 생체신호의 성질과 잡음의 종류와 원인에 대해 이해하고 그에 대한 대책을 강구하여야 한다.

① 생체의 유도잡음 형태 : 생체주변의 고압전원과 생체 간의 정전결합에 의한 유도이다.

㉠ 생체주변의 대전류 회로와 생체 간의 전자결합에 의한 유도이다.

㉡ 생체 자체 또는 대지에 흐르는 잡음전류에 의한 전압강하로 발생되는 임피던스 결합에 의한 잡음이다.

② 유도잡음대책

㉠ 유도잡음대책으로 잡음성분이 특정 주파수 대역에 존재할 경우 대역 필터를 이용하여 제거하는 필터 사용법이다.

㉡ 유도잡음에 대한 보상회로를 전자회로설계시 반영하는 힘 보상법이다.

㉢ 입력 임피던스가 높은 차동증폭기를 사용한다.

㉣ 증폭기 자체의 잡음지수가 좋은 증폭기를 사용하며, 그리고 차폐법 등이 있다(표 4-6).

표 4-6 • 유도잡음대책

유도잡음대책	유도잡음 해설
차폐법	• 자기차폐 : 투자율(Magnetic Permeability)*이 큰 물질을 이용하여 자계를 약화시키는 성질을 이용한다. • 정전차폐 : 차폐대상물 주위를 금속망을 이용하여 접지시키는 방법이다. • 전자차폐 : 전자파 차단목적으로 금속판을 이용한 차폐방법이다.
필터 사용법	잡음성분이 특정 주파수 대역에 존재할 경우 대역 필터를 이용하여 제거하는 방법이다.
힘 보상법	유도잡음에 대한 보상회로를 전자회로설계시 반영한 대책법이다.
차동증폭기 사용	입력 임피던스가 높은 차동증폭기를 사용하여 두 지점 간의 측정신호차를 상쇄시킨다.
저잡음증폭기 사용	증폭기 자체의 잡음지수가 좋은 증폭기를 사용하여 증폭기 자체에서 발생하는 잡음을 차단한다.

6) 생체계측에 사용되는 의료기기의 접근방법

측정량, 변환원칙, 생리적 시스템, 임상의사 전문분야로 접근할 수 있다(표 4-7).

표 4-7 • 생체계측에 사용되는 의료기기의 접근방법

의료기기의 접근방법	생체계측에 사용되는 의료기기의 접근방법	
측정량 (Quantity that is sensed)	• 압력 : 물체와 물체의 접촉면 사이에 작용하는 서로 수직으로 미는 힘이다. • 유량 : 단위시간당 흐름량을 나타낸 것이다. • 온도 : 물질의 뜨겁고 찬 정도를 나타내는 물리량이다.	
변환원칙 (Principle of transduction)	• 저항성(Resistive) • 용량성(Capacitive) • 전기화학식(Electrochemical)	• 초음파식(Ultrasonic) • 유도성(Inductive)
생리적 시스템 (Organ system)	• 심혈관계(Cardiovascular) • 호흡계(Pulmonary)	• 신경계(Nervous) • 내분비계(Endocrine)
임상의사 전문분야 (Clinical medicine specialties)	• 소아과(Pediatrics) • 심장과(Cardiology)	• 산부인과(Obstertrics) • 방사선과(Radiology)

* **투자율**(Magnetic Permeability) : 자기적 성질을 가지며, 자기력선속밀도와 자기장의 진공 중에서의 세기의 비를 나타낸다.

7) 생체계측 제한요소

생체계측 제한요소로는 의학적 매개변수에는 물리적 변수, 화학적 변수, 전기적 변수로 나뉜다.

① 물리적 변수에는 힘, 압력, 유량, 음파, 온도등에 의한 변수이다.

② 화학적 변수는 이온, 산소, 이산화탄소 등 농도에 의한 변수이다.

③ 전기적 변수는 여러 기관에서 발생하는 생체전위이다(표 4-8).

표 4-8 ◦ 의학적 매개변수

의학적 매개변수	의학적 매개변수 해설
물리적 변수	힘, 압력, 음파, 유량, 온도 등이다.
화학적 변수	• 세포 내외의 이온농도(K^+, Na^+ 등)가 있다. • 혈액에서의 산소 및 이산화탄소 농도가 있다.
전기적 변수	여러 기관에서 발생하는 생체전위(생체조직의 흥분성 세포들의 전기 화학적 반응에 의해 발생되는 전위)이다.

8) 생체 시스템의 특성

① 생체 시스템은 고유의 가변적 특성을 갖는다.

② 생체와 접속되어 사용되기 때문에 고도의 안전성이 요구된다.

③ 측정대상이 대부분 신체 내부의 현상들이다.

④ 측정되는 신호의 진폭이 낮고 낮은 주파수 특성을 갖는다.

⑤ 생체 시스템은 이물질에 대한 외부반응이 있다.

⑥ 생체 시스템의 변화에 대한 요인을 정확하게 파악하기 어렵다.

⑦ 측정 데이터의 수치화 및 정보화가 어렵다.

⑧ 의료용 측정기에서 기본 측정변수의 범위와 주파수 대역이 기기의 요소설계에 영향을 준다(표 4-9).

표 4-9 ◦ 측정기술의 측정변수범위 및 주파수대역

변수, 측정기술	주요 측정변수범위	신호주파수 대역	기본 센서, 방법
혈류	1~300[ml/s]	dc−20[Hz]	혈류미터(전자기식, 초음파)
혈압(직접측정−동맥압)	10~400[mmHg]	dc−50[Hz]	스트레인게이지 압력계
심전도(ECG)	0.5~4[mV]	0.01~250[Hz]	피부전극
뇌파(EEG)	5~300[μV]	dc−150[Hz]	두피전극
근전도(EMG)	0.1~5[mV]	dc~10,000[Hz]	침전극
호흡률	2~50[bpm]	0.1~10[Hz]	임피던스, 호흡온도측정

9) 생체계측 시스템 입력과 보상방법

측정 시스템에서의 원하는 입력과 간섭입력이 있다. 원하는 입력은 출력성분에서 필요로 하는 정보이지만 간섭입력은 출력성분에서 필요로 하는 정보를 간섭함으로써 간섭하지 않는 정보와 많은 차이가 나타낸다.

① 원하는 입력(Desired Input) : 기기가 분리하여 측정하려고 하는 바로 그 측정현상이다.

② 간섭입력(Interfering Input) : 원하는 입력을 얻어서 처리하는 과정에서 부주의로 기기에 영향을 미치는 현상이다.

③ 변형입력(Modifying Input) : 장비 자체의 성능을 바꾸어 출력에 간접적으로 영향을 주는 원하지 않는 입력이다.

④ 심전도 측정 예 : 심전도 측정에서 원하는 입력은 신체에 부착한 두 개의 전극 사이에 나타나는 심전도 전압이다.

㉠ 간섭입력 : 주위환경의 교류자장에 의한 영향을 받은 잡음전압이다.

㉡ 변형입력 : 측정선 방향과 이루는 평면이 자장의 방향과 수직인 경우이다(표 4-10).

표 4-10 ● 심전도 측정에서의 예

측정의 예	심전도 측정에서의 예 해설
원하는 입력	신체에 부착한 두 개의 전극 사이에 나타나는 심전도 전압이다.
간섭입력	주위환경의 교류자장에 의한 영향으로 발생하는 60[Hz]의 잡음전압이다.
변형 입력	측정선 방향과 이루는 평면이 자장의 방향과 수직인 경우에 유기되는 간섭이다.

⑤ 보상방법 : 대부분의 간섭입력과 변형입력의 영향은 기본적인 장비의 설계를 변형시키거나, 원하지 않는 입력의 영향을 상쇄시킬 수 있는 입력을 가함으로써 제거되거나 줄일 수 있으나 실질적 원인을 거의 제거시킬 수는 없다.

㉠ 입력에 민감한 반응 : 근본적 감도(Inherent Insensitivity)는 모든 기기의 요소들이 원하는 입력에 대해 민감하게 반응하면 간섭입력이나 변형입력에 영향을 주지 않게 된다. 원하는 입력을 더욱 쉽게 얻기 위해서 전극선을 꼬거나 동 잡음을 감소시키기 위한 전극을 선택한다.

㉡ 부궤환(Negative Feedback) : 어떤 순간의 출력의 일부를 취해서 기기의 입력쪽으로 역으로 되먹임시키는 것으로 이 출력에 종속하는 신호는 입력에서부터 빠지게 되고 그 차이가 실질적인 입력신호가 된다.

ⓐ 부궤환의 장점 : 부궤환은 전력이 소모량이 적고 선형적이며 정확하고 부하가 적게 걸린다.

ⓑ 부궤환의 단점 : 시간지연을 포함하고 있을 때 발진이 일어날 수 있는 동작 불안정성이다.

㉢ 신호 필터링 : 특정한 기준에 의하여 데이터, 신호 또는 물질들을 구분하는 기기 또는

프로그램이다.

ⓐ 필터는 신호들을 신호 필터링 주파수에 의하여 분리한다.

ⓑ 입력에 기계적, 유체학적, 열역학적 또는 전자기학적 원리에 근거한 필터를 주위 환경으로부터의 원하지 않는 이력을 제거시키기 위하여 사용한다.

ⓒ 기기의 중간부분에는 주파수 차이에 의한 필터링 방법을 효과적으로 이용할 수 있는 전자 필터 회로를 사용하여, 신호들을 필터링(Signal Filtering)이 효과적인 다른 주파수 대역으로 옮기도록 혼합기 또는 변조기를 사용한다.

ⓓ 출력단계에서의 필터링은 신호가 중첩되어 있어서 한층 어렵지만, 출력신호에서는 그 값이 비교적 크기 때문에 요구되는 선택성이 쉽게 얻어질 수 있다.

㉣ 반대입력 : 간섭입력과 변형입력이 필터회로에 의해 제거되지 않는 경우에는 추가적인 간섭입력이 원하지 않는 출력을 제거하기 위하여 이용될 수 있다.

[참고]

반대입력(Opposing Inputs)을 사용하는 경우	반대입력을 이용한 원하지 않는 변형입력 수정에 관한 경우
심전도 측정에서 60[Hz]의 자장의 영향을 출력에서 상쇄하도록 하기 위하여 같은 신호를 부호만 역전시켜서 고의적으로 가한다.	넓은 폭의 온도범위 내에서 동작하여야 하는 전자회로의 경우 서미스터가 트랜지스터나 IC 회로와 같이 어쩔 수 없이 온도에 종속하는 능동소자의 특성을 보상하는데 이용한다.

10) 생체계측기기의 개발

생체계측기기를 개발하는 순서는 아이디어 형성, 기능적 분석, 생산지침서 작성, 설계 및 개발, 실용성과 안정성, 생산 및 판매, 사후관리 순으로 이루어져 있다(표 4-11).

표 4-11 ∙ 생체계측기기의 개발

생체계측기기의 개발	생체계측기기의 개발해설
아이디어 형성	사용자측의 필요성과 기본 계측원리의 확립 : 사용자와 개발자 간의 생체에 대한 이해와 기술의 한계에 대한 공감대가 중요하다.
기능적 분석	• 수요와 시장성 • 기술적 가능성 • 생산전략 및 판매가능성
생산지침서 작성	• 기능의 수학적 표현 • 시험조건 : 부서 및 환경 • 기기의 외향
설계 및 개발	시제품(Proto-type system)을 제작한다.
실용성과 안정성	• 동물 및 임상실험 • 평가결과에 따라 공학적 변경을 수행한다.
생산 및 판매	소량 생산, 기술진보에 따른 변경이 용이하게 반영되고, 완전 생산자동화는 비경제적이다.
사후관리	사용자나 생산자가 상호 분담하며 사후관리를 철저히 해야 한다.

6. 심전도

(1) 심전도기의 개요

심장은 신경의 전기적인 신호자극에 의하여 박동한다. 1903년에 체표면의 심전도가 기록되었으며, 네덜란드의 아인트호벤(W. Einthoven)에 의해 처음으로 만들어진 심전도기(EKG, ECG)는 지금도 라이덴시 국립박물관에 보관 중이다.

① 심전도 측정방법 : 양손과 왼쪽 다리를 전선이 연결된 물통에 넣고 검류계(Galvanometer)로 측정하였으며, 기록은 두 전극의 전압차를 측정하여 기록하는 것으로 한 전극은 (−)극으로 하고 다른 전극은 (+)극으로 심전도기록용 전극으로 사용되었다.

② 오른쪽 팔과 왼쪽 팔, 왼쪽 팔과 왼쪽 다리, 오른쪽 팔과 왼쪽 다리 사이의 전위차를 기록하였는데, 앞쪽은 (−)극, 뒤쪽은 (+)극을 사용하여 이것을 표준사지유도(Standard Limb Leads)* Ⅰ, Ⅱ, Ⅲ으로 지정하였다(그림 4-62).

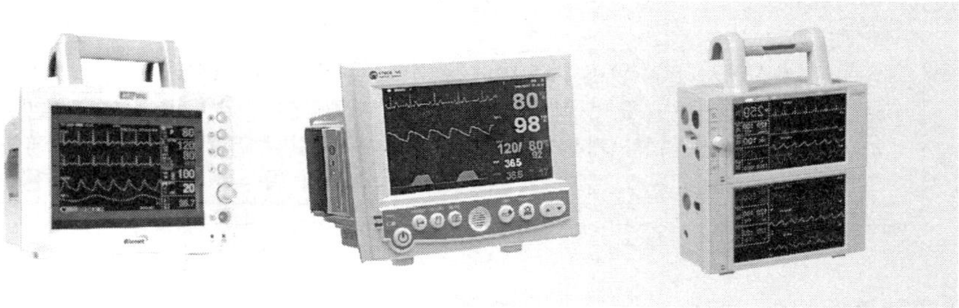

그림 4-62 ◦ 환자감시장치의 심전도

(2) 심전도기의 필요성

심장에 이상이 있어 협심증이나 심근경색의 진단이 필요한 경우에 진단도구로 사용되며, 위급한 심장질환으로 알려져 있는 부정맥의 경우 장시간 기록한 심전도 데이터를 분석해야 하기 때문에 기록기능이 추가된 심전도 감시장치가 필요하다. 또한 환자를 마취시킨 상태에서 행하는 수술에서도 수술 중의 환자상태를 감시하기 위해 심전도 측정을 한다.

(3) 심전도

심장은 수축할 때마다 미량의 활동전류를 내보낸다. 이러한 활동전류를 감지하기 위해서 인체에 전극을 두고 전류를 유도하여 그 변화를 파형도로 나타낸 것을 심전도(Electrocardiogram)

* 표준사지유도(Standard Limb Leads) : 심전도를 잴 때 (+)와 (−) 전극을 연결하는 방법을 특정한 기준을 정해 놓은 것이다.

라고 한다.

심전도 활동전류는 심장의 수축이완동작은 여러 단계로 나누어지며 각 단계별로 특유의 활동전류를 발생하게 되는데 각 단계별로 발생되는 활동전류는 P-Q-R- S-T-U로 특성을 확인할 수 있다.

① 심장상태를 진단할 때는 진단목적에 따라 심전도를 분석한다.
② 사람마다 화면에 표시되는 심전도의 모양은 다르지만 기본적으로 그림 4-63과 같은 구조의 파형을 보여준다.
③ 파형의 구조를 분석하여 심장의 상태나 질병을 확인할 수 있으며 주로 환자 심전도 감시장치로 사용된다.

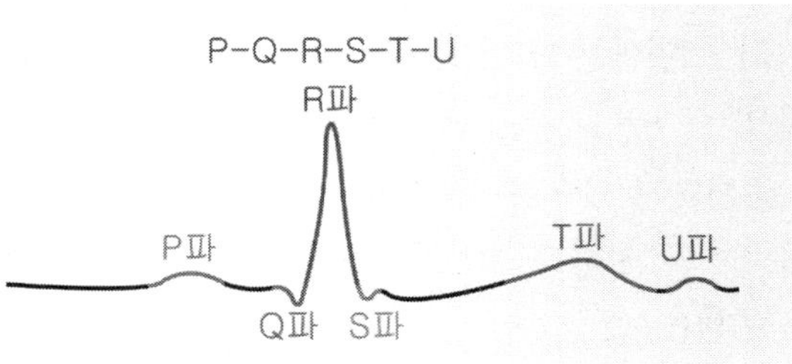

그림 4-63 ◦ 심전도 파형

(4) 휴대용 환자감시장치 각 부분 설명

1) 전면부분 설명

휴대용 환자감시장치의 전면에는 사용자에게 장비상태를 알리는 전원/알람 표시 램프, LCD 스크린이 있으며, 윗면 중간에는 전극 케이블 연결구가 있다. 아래 중간부분에는 휴대용 환자감시장치의 환경설정 및 데이터 확인에 사용한다. 상단 왼쪽에는 전원 스위치가 배치되어 있다(그림 4-64).

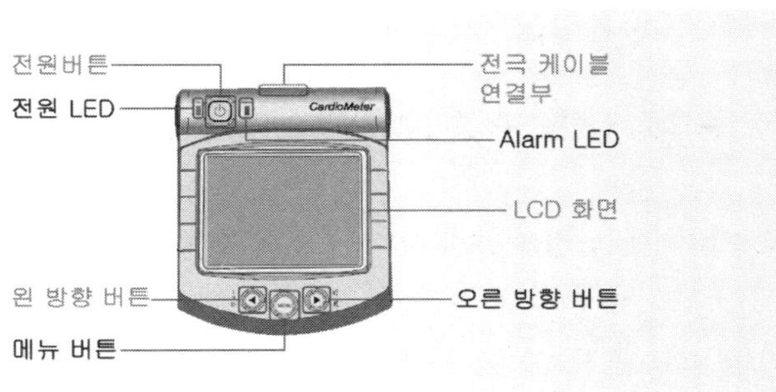

그림 4-64 ◦ 휴대용 환자감시장치의 전면 각 부분 명칭

① 전원 LED : 전원이 켜지면 녹색으로 점등된다.
② 전원 버튼 : 전원을 켜거나 끌 때 사용한다.
③ 메뉴 버튼 : 메뉴 모드로 변경하거나 메뉴 내에서의 선택기능을 수행한다.
④ 왼방향 버튼 : 채널 변경 혹은 메뉴 모드에서의 이동을 수행한다.
⑤ 오른방향 버튼 : R-wave 비프음의 on/off 혹은 메뉴 모드에서의 이동을 수행한다.
⑥ LCD 화면 : 휴대용 환자감시장치의 설정상태 및 심전도 내용이 표시된다.
⑦ 전극 케이블 연결부 : 심전도 케이블을 연결한다.
⑧ 알람(Alarm) LED : 환자 심박 이상 시 점멸되며 기기 이상 시 점등된다.

2) 좌우측면 및 후면부분 설명

휴대용 환자감시장치의 측면에는 심전도 데이터를 손쉽게 측정하기 위하여 손으로 전극을 접촉하여 심전도를 측정할 수 있다. 컴퓨터와 데이터 통신을 하기 위해 적외선 통신 포트가 있다. 좌측면에는 좌측 손전극이 있으며, 우측면에는 우측 손전극 및 적외선 통신 포트(IrDA)가 있다. 휴대용 환자감시장치의 전원공급으로는 AA건전지를 2개 사용한다. 후면에는 배터리 덮개 및 후면 손전극이 있다(그림 4-65).

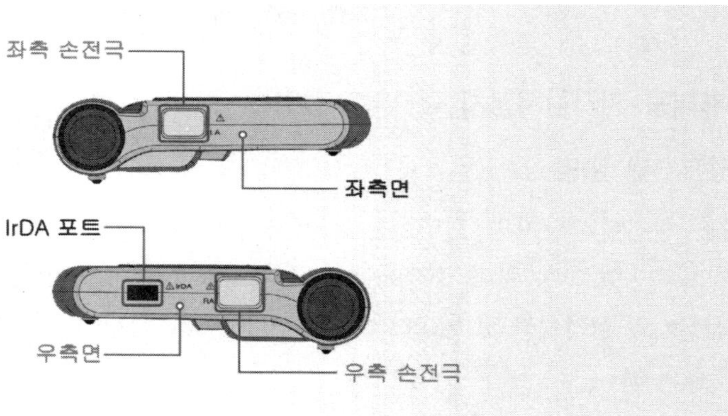

그림 4-65 ◦ 휴대용 심전도기 좌우측면 각 부분 명칭

① 좌측 손전극 : 손으로 심전도 측정시 사용되며 측정시에는 왼손의 검지손가락을 접촉하면 된다.
② 우측 손전극 : 손으로 심전도 측정시 사용되며 측정시에는 오른손의 검지손가락을 접촉하면 된다.
③ IrDA 포트 : 적외선 포트로 컴퓨터와 데이터 통신시 사용된다.
④ 배터리 덮개 : 배터리(1.5[V]×2개)를 교환하기 위한 덮개 부분이다.

⑤ 후면 손전극 : 손으로 심전도 측정시 사용되며 측정시에는 오른손의 중지나 약지손가락을 접촉하면 된다.

3) LCD 화면 표출 화면구성 설명

심전도 측정시 화면구성은 그림 4-66과 같이 오른쪽 상단을 보면 사용날짜가 표시되며, 중앙 아래에는 사용시간이 표시된다. 왼쪽 하단에는 전원상태가 표시되고, 화면표시 중앙에는 심전도 사용시 처음에 해야 할 사항인 패드를 붙이라는 문구와 동시에 패드 부착위치 그림이 표시되어 있다.

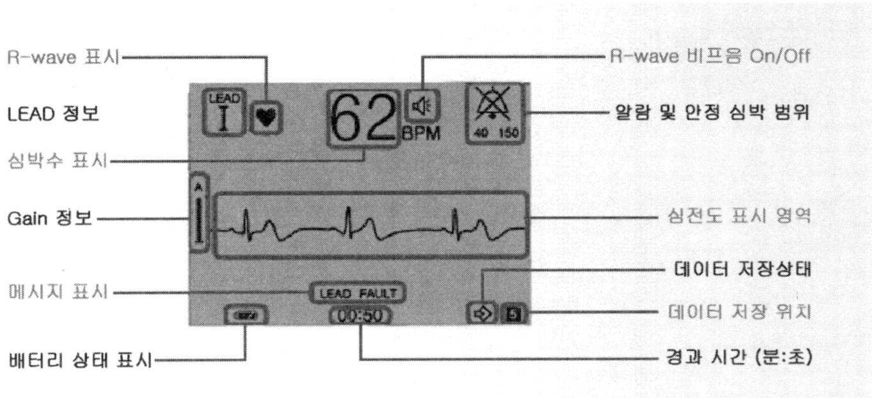

그림 4-66 • 심전도 측정시 화면구성

① 심박수 표시 : 환자에게서 측정된 심박수를 표시한다.

② LEAD 표시 : 휴대용 심전도기의 표준유도 측정방식 중 어떤 방식을 사용하였는지를 표시한다. LEAD I, LEAD II, LEAD III이 있으며 심전도기의 이상을 판단하기 위한 파형을 출력하여 보여주는 것이다. ◀(왼방향) 버튼으로 사용 중에 전환할 수 있다.

③ R-wave 표시 : 심전도 파형에서 R-wave에 따라서 하트 모양의 그림이 커졌다 작아졌다 한다.

④ Gain 정보 : 심전도 파형의 Gain을 표시하는 것으로 A는 자동으로 표시되는 것이고 5, 10, 20[mm/mv]로 환경설정에서 설정할 수 있다.

⑤ 메시지 표시 : 손전극 혹은 심전도 전극이 연결되지 않았을 때 화면에 "LEAD FAULT"를 표시한다.

⑥ 배터리 상태표시 : 배터리 잔량을 그림으로 표시한다.

⑦ R-wave 비프음 on/off : '🔊' 표시는 on 표시로 환자의 심박 시 비프음을 소리를 내며 '🔇' 표시 시에는 비프음이 off된다. ▶(오른방향) 버튼으로 사용 중에 설정할 수 있다.

⑧ 알람 및 안정 심박범위 : '🔔' 표시는 환자의 심박수가 기호 하단에 표시된 안정 심박범위를 벗어날 경우 알람(alarm)이 울립니다. '🔕' 표시는 알람음이 울리지 않는다.
⑨ 심전도 표시영역 : 환자의 심전도를 표시한다.
⑩ 데이터 저장상태 : 데이터가 저장되고 있음을 표시한다.
⑪ 데이터 저장위치 : 데이터의 저장위치를 표시하는 것으로 **5**는 5번에 저장되는 것을 의미한다.
⑫ 경과시간(분 : 초) : 경과시간을 표시합니다. 99 : 59 이후 00 : 00으로 리셋된다.

제 5 장

응급 · 중환자실 관련 해외의료기기

01 산소포화도측정기
02 신생아용 인공호흡기
03 심장제세동기
04 심폐소생술 시행장치
05 심폐소생술용 벨트
06 응급 산소공급장치
07 타미아신 주입장치
08 활동감지 시스템
09 휴대용 인공호흡기

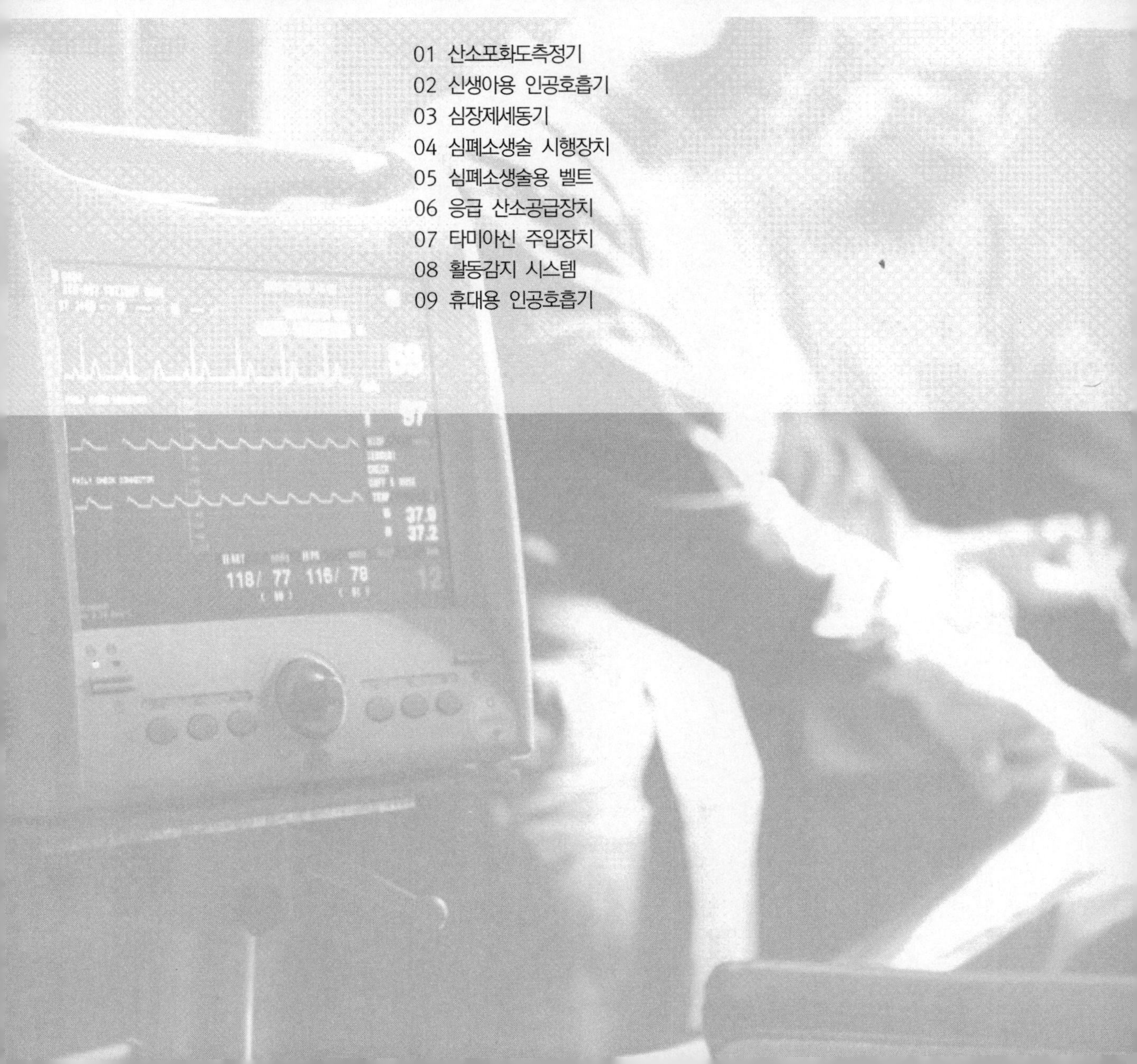

01 산소포화도측정기

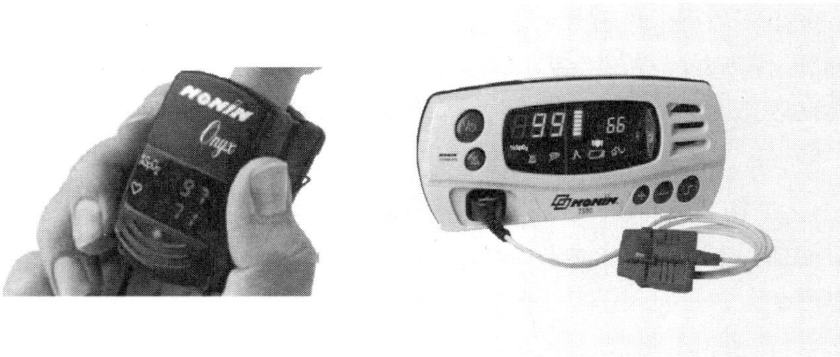

그림 5-1 ◦ 산소포화도측정기

신규 또는 기존 의료 모니터링 맥박 산소 측정기를 더하는 수단으로써 제공되는 장치인 Xpod® Model 3012LP OEM 산소 측정기 는 정확한 판독을 위해 전원 공급 장치에서 잡음을 최소화한 전압 레귤레이터를 갖추고 있는 특징이 있다.

외부 유선 장치는 1~5.5[V] 이상의 범위에서 그리고 PureLight®일회용과 재사용이 가능한 센서로 인터페이스가 운용되어진다.

선택 가능한 데이터 포맷을 제공하는 장치는 PPG 신호 분석 애플리케이션을위한 고해상도 PPG 펄스 파형을 가지며 IP33 침수 기준을 충족한다.

디바이스 의 낮은 전력 소모는 더 넓은 전압 범위로 OEM 고객에게 작고, 가볍고, 더 휴대용 의료 모니터링 장치 개발에 도움이 된다.

1. MINNEAPOLIS

Nonin Medical, Inc.는 세계 최초의 저전력 펄스OEM을 위한 산소 농도계 및 비 침습적 생리학적 모니터링의 선두 주자는, 낮은 전력 Xpod®, 모델 3012LP , 의료 모니터링 제조업체의 OEM 맥박 산소 측정기를 전 세계 출시를 발표했다.

"Nonin Medical은 우리의 새로운 저전력, 외부 유선 맥박 산소 측정기는 우리의 OEM 고객에게 작고, 가볍고, 더 많은 휴대용 의료 모니터링 시스템을 개발할 수 있도록 다양한 기능의 새로운 수준을 제공 할 것을 기쁘게 생각한다."라고 영업 부사장 Kevin McGowan이 말했다.

Xpod®는 모델 3012LP는 우리의 첫 번째 세대 전력의 절반을 소비한다.

Xpod는, OEM 고객이 Nonin에서 기대하는 정확성, 신뢰성과 편리성의 통합을 제공한다.

새로운 Xpod 모델 3012LP에도 어려운 조건에서, 전원으로부터 들어오는 잡음을 감소시키고 높은 성능과 정확한 판독을 위해 설계된 저잡음 전압 레귤레이터 기능이 특징이다.

Nonin Medical의 Xpod 제품군은 의료 모니터링 장치 제조업체의 신규 또는 기존 의료기기에 대한 선택적 매개 변수로 맥박 산소 측정기를 추가하는 쉬운 방법을 제공한다.

Xpod 외부산소 측정기를 부착하여 모니터 내부 공간을 줄여서 의료기기 제조업체가 환자의 적용 센서의 선택을 가능하게 한다.

Xpod, Nonin의 PureLight® 일회용과 재사용이 가능한 센서 모델 3012LP의 인터페이스는 고객의 OEM 산소 측정기 애플리케이션의 다양한 요구를 충족하기 위해 여러 데이터 형식을 제공한다.

주요 제품의 향상된 기능 은 다음과 같다.

① 낮은 전력 사용: 병원 원격 측정 에서 , 휴대용 수면 기록 장치 , 휴대용 환기 , 새로운 Xpod 모델 3012LP 는 Nonin 의 원래 Xpod 보다 약 50 [%] 적은 전력을 사용한다.

② 입력 전압 범위 증대: 새로운 Xpod 3012LP 는 오늘날 이상적 휴대용 배터리 구동 장치를 위해 제작한 5.5[V] 까지의 넓은 전압 범위에서 동작 한다.

③ 새로운 무연납 표준 준수 : ROHS 표준과 완전히 호환한다.

④ 안전 설계 강화 : IP33 침수 표준을 준수한다.

02 신생아용 인공호흡기

신생아는 성인과는 다른 신체적, 생리적 특성을 가지고 있기 때문에 더욱 정확하고, 신속한 처치가 필요하다. 한 해 동안 태어나는 전 세계 신생아 가운데 1천만 명이 심폐소생 보조를 필요로 하며, 매년 1만 명 이상의 신생아가 질식과 관련된 합병증으로 숨진다.

신생아 출생 시에는 소생술을 필요로 하는 상황이 갑자기 발생할 수 있으므로 소생기구와 전문인으로 구성된 소생팀이 꼭 필요하다. 이러한 호흡장애는 호흡보조기를 필요로 하는 신생아의 20[%]가 겪게 되는 만성폐질환(CLD)으로 악화될 가능성이 크다(그림 5-2).

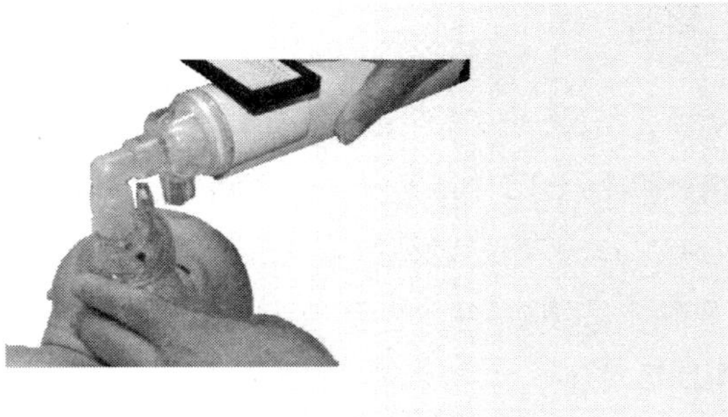

그림 5-2 • 신생아용 인공호흡기

03 심장제세동기

세계적인 심장수술 의료기술업체인 소린 그룹(Sorin Group)이 차세대 심장재동기화 치료 세동제거기, 파라딤(Paradym) CRT 모델 8750을 출시했다. 미국 식약청의 승인을 획득한 파라딤(Paradym) CRT 모델 8750은 새로운 최첨단 배터리 기술을 특징으로 현재 출시된 이식 가능한 제세동기 가운데 가장 높은 에너지 출력인 37[J]을 자랑한다(그림 5-3).

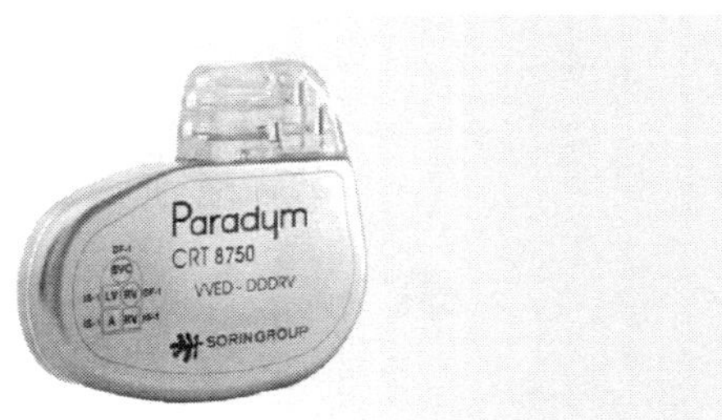

그림 5-3 • 심장제세동기(파라딤)

1. 파라딤 장점

파라딤은 제품의 수명기간 내내 일정한 충전시간과 향상된 장기간의 수명으로 기존 이식형 제세동기(ICD)보다 수명기간이 두 배로 긴 점이 장점이다. 또한 파라딤 CRT는 심장마비 환자에 있어 심장재동기화 및 반-빈박성 부정맥(Antitachyarrhythmia) 치료를 위한 관리상 더 많은 융통성을 제공한다.

2. 파라딤의 특징

느린 심실성 빈맥을 위한 페이싱(Facing) 및 감지설정과 동시에 환자가 운동하는 동안 조율과 재동기화를 전달해주는 BTO(Brady-Tachy Overlap) 기능이 탑재되어 있으며 BTO 기능은 내과의사 재량의 프로그래밍폭을 넓혀준다.

① 이 제품은 34[cc] 용량에 11[mm] 두께로 심실성 빈맥의 식별에 뛰어난 PARAD+감지 알고리즘을 특징으로 한다.

② 연구에 따르면 부적절한 쇼크 증상을 경험한 절대적 위험률은 단 5[%]에 불과하다고 관찰되어 있으며 이는 기록상 최저 수치에 해당한다.

04 심폐소생술 시행장치

디자이너 라이언 헬프스(Ryan Helps)가 고안한 CPR-PAD(심폐소생술 시행장치)는 정확한 CPR(심폐기능소생)을 수행할 수 있도록 도와준다. 이 제품은 직관적인 디자인과 기능을 바탕으로 심폐소생술시 사람들에게 적절한 리듬과 손의 위치를 알려준다(그림 5-4).

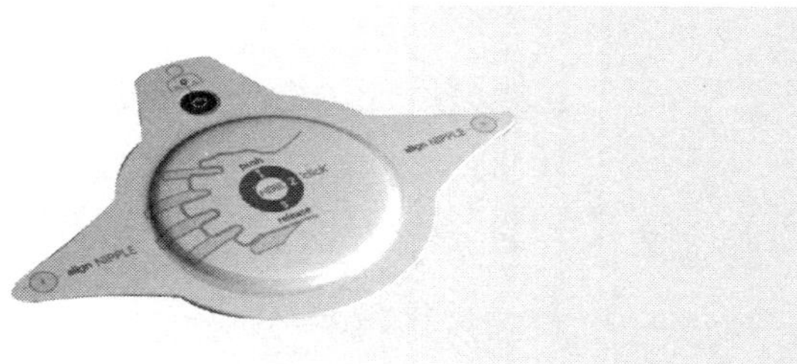

그림 5-4 ▪ 심폐소생술 시행장치

1. CPR-PAD의 기능

CPR-PAD는 주요 신체기관이 표시된 신체모형도를 사용하여 손의 위치를 알려주고 반짝이는 불빛을 이용해 구조원이 언제 환자의 가슴을 누르고 어디를 눌러야 하는지 표시한다. 심폐소생술이 적절히 이루어지면 불빛을 반짝거려 구조원에게 더 이상 누를 필요가 없다고 알려준다.

2. CPR-PAD의 장점

CPR-PAD의 중요한 점은 살면서 한번도 심폐소생술을 해보지 않은 사람이라도 쉽게 CPR-PAD를 사용할 수 있다는 것이다. 이 장치는 공공장소에서 사람들이 심각한 외상을 겪을 경우 수많은 목숨을 구해줄 것이다.

05 심폐소생술용 벨트

데카 메딕스(Deca-Medics)사의 라이프벨트(Life Belt) CPR은 '미래 디자인 창안 콘테스트(Create the Future Design Contest)'에서 최우수상을 수상한 제품으로 누구나 손쉽게 사용할 수 있는 심폐소생술용 라이프벨트이다(그림 5-5).

1. 라이프벨트 CPR의 필요성

통계에 의하면 미국에서는 연간 45만명 이상이 심장마비로 사망하며 이는 1차 심폐소생술의 중요성을 보여준다. 약 70[%]는 가정에서 발생하며, 25[%]는 사무실이나 공공장소, 5[%]는 병원에서 발생하는 것으로 나타났다.

2. 라이프벨트 CPR의 기능

이 제품은 '손만 사용하는' 심폐소생술의 한계를 극복한 제품이다.

① 8분~10분 정도의 응급처치가 필요하지만 일반적인 구조자는 심폐소생술 시술시 약 2분 정도만 효율적인 소생술을 제공할 수 있는 것으로 나타났다.

② 라이프벨트를 이용할 때 일반적인 심폐소생술보다 절반 정도의 힘만 들기 때문에 오랫동안 소생술을 시행할 수 있다.

3. 라이프벨트 CPR의 장점

대부분의 구조자는 피로, 부적당한 강도, 압박깊이에 대한 피드백 부족으로 올바르게 가슴을 압박하는데 어려움을 겪는다.

① 장비는 가볍고, 쉽게 탈착 가능해 15초 미만 안에 작업을 시작할 수 있다.
② 판독장치는 압박의 정도가 적합한지 여부에 대한 정보를 제공한다.
③ 라이프벨트 CPR을 이용하면 누구나 보통 상황보다 오랫동안 알맞은 심폐소생술을 수행할 수 있다.
④ 라이프벨트에는 스트레스와 피로를 줄여주는 편리한 손잡이가 장착되어 있다.

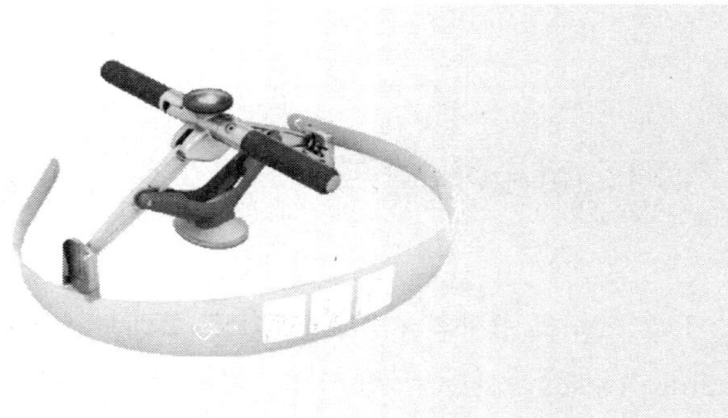

그림 5-5 ◦ 심폐소생술용 벨트

06 응급 산소공급장치

웨스턴(Western)은 응급 산소공급장치 옥시퀵(Oxy Quik)을 미국과 캐나다 시장에 출시했다. 원터치 방식으로 응급상황에 신속히 산소를 공급할 수 있는 장치이다(그림 5-6).

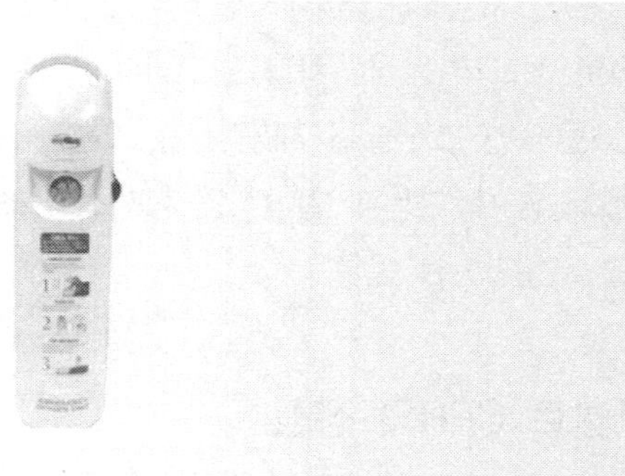

그림 5-6 ◦ 응급 산소공급장치

1. 옥시퀵의 장점

옥시퀵은 복잡하게 조립해서 사용할 필요가 없는 완제품이다. 원터치 방식이라 누구나 사용할 수 있으며, 현재 시장에 출시된 응급 산소공급장치 중 가장 사용하기 편리한 장치이다.

2. 옥시퀵의 쓰임

옥시퀵은 119에 전화를 하고 응급 구조요원을 기다리는 동안 요긴하게 사용할 수 있는 장치이다.

① 보통 119 출동시간은 10분 정도 걸린다.

② 보통 뇌에 산소공급이 3분 동안만 중단되어도 돌이킬 수 없는 뇌손상을 입게 된다.

③ 옥시퀵은 25분 동안이나 산소를 공급할 수 있다.

07 타미아신 주입장치

미국 제약업체 바이탈메딕스(VitalMedix)는 사고 후 응급실에 이송되는 순간까지 일명 생사를 좌우하는 시간을 연장할 수 있는 타미아신(Tamiasyn) 약품과 이 약품을 골수에 직접 주입하는 장치 유니탐(Uni Tam)을 개발했다(그림 5-7).

타미아신의 기능은 출혈성 쇼크 상황에서 세포를 보호하고 기능을 유지함으로써, 연간 수천명의 생명을 구할 수 있는 약품으로 알려진 타미아신(Tamiasyn)이라는 제품은 미네소타 대학

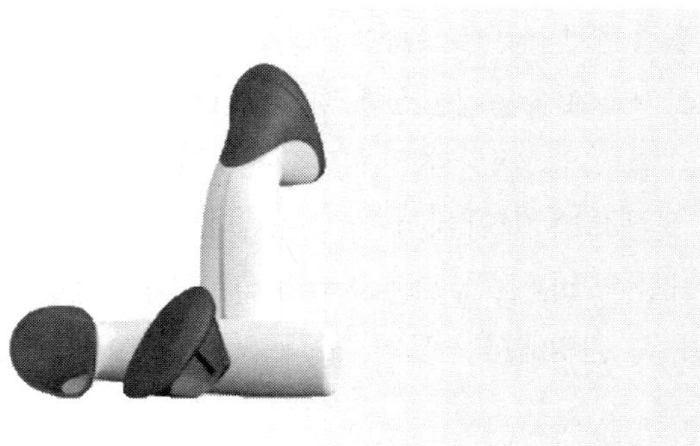

그림 5-7 • 타미아신 주입장치 '유니탐'

연구원들이 개발한 것으로 동물들이 동면이나 심해 잠수 같은 생존 스트레스를 이겨내기 위해 사용하는 생화학 경로(Biochemical Pathways)의 연구를 거쳤다.

타미아신 기술 상당 부분이 미공개상태이지만 약품이 베타케톤 같은 생물학적으로 활동적인 케톤(Ketone)*을 기반으로 하고, 혈중산소 감소 또는 저혈성 스트레스 시기에 에너지를 높이는 방식임을 예상할 수 있다.

08 활동감지 시스템

미 실리콘에 위치한 웰코어(Wellcore)사는 소비자의 건강, 안전, 보안 기능 솔루션을 개발하는데 주력하고 있으며, 최근 CES에서 사용이 간편하고 최신 기술이 장착된 개인응급응답 시스템(Mobile Personal Emergency Response System : M-PERS)을 선보였다(그림 5-8).

1. 웰코어 시스템의 기능

노인들이 안전하고 더욱 활동적이며 독립적인 생활을 영위할 수 있도록 돕는 제품이다. 움직임 감지와 최신 패턴 인식 기능의 웰코어 시스템(Wellcore System)은 자동 낙상감지, 온라인 모니터링, 텍스트 말하기 기능(Text-to-Speech)이 탑재되어 있다.

2. 웰코어 시스템의 장점

웰코어 시스템은 사용자의 움직임을 낙상과 구별하는 기능이 탁월하다.

① 노인이 활동 중 낙상으로 도움이 필요한 경우, 자동으로 응급 서비스를 요청하고 지정된 간병인이나 가족에게 응급신호를 발송한다.

② 기존의 개인 응급응답 시스템은 사용자가 버튼을 눌러야 했고 기기가 파손되었는지 표시하지 못했으며 집안에서만 작동했다.

③ 웰코어 제품은 버튼을 누르는 여부와 무관하게 도움을 요청할 수 있고 웰코어 호환 핸드폰에 연계되어 집 안팎에서 작동한다.

* 케톤(Ketone) : 간에서 지방을 에너지로 이용해서 생성되는 산의 형태이다.

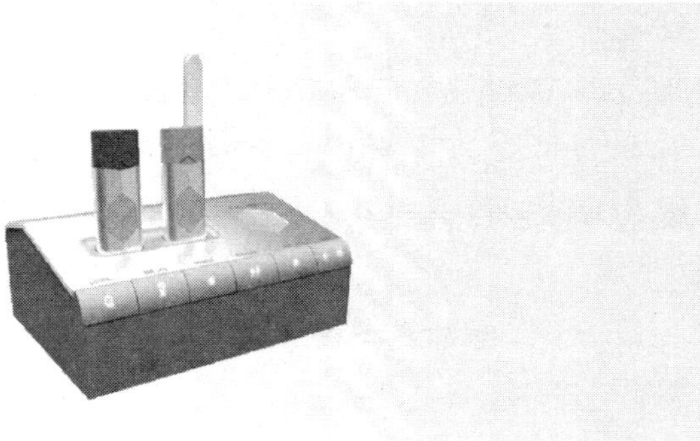

그림 5-8 • 활동감지 시스템

09 휴대용 인공호흡기

코비디엔(Covidien)은 스스로 호흡을 못하거나 호흡량이 부족한 사람에게 인공적으로 공기를 공급하는 휴대용 인공호흡기, 퓨리탄 베네트(Puritan Bennett) 520을 유럽 시장에 출시했다.

1. 퓨리탄 베네트 520의 특징

호흡기질환을 앓는 환자들이 이동 중에 사용하도록 만든 520의 무게는 4.5[kg]으로 가볍다. 최근에 출시된 560모델을 보완한 520 모델은 환자와 가족들의 자유와 유연성을 극대화하기 위해 고안된 것이다.

2. 퓨리탄 베네트 520의 장점

520 모델은 리튬이온 배터리를 사용하며 배터리 수명은 5시간이다. 이제는 호흡기질환을 앓고 있는 환자들도 5시간 정도는 걱정 없이 외출할 수 있다.

① 520 모델은 환자의 상태에 따라 적절히 공기의 양을 조절할 수 있는 기능이 있다.
② 의료진이나 가족의 부적절한 세팅 위험을 줄여주는 자동 밸브 감지 기능도 있다.
③ 520에는 환자를 외부 오염 위험으로부터 보호하는 항균 필터 기능도 탑재되어 환자의 감염위험을 낮춰준다.
④ 전염성 질환을 앓는 환자가 숨을 내쉴 때, 바이러스와 박테리아의 확산을 막아주는 필터

기능도 있다.

⑤ 퓨리탄 베네트 520에는 환자의 기록을 관리하는 자료관리 기능도 있다.

⑥ 의료진과 가족들은 퓨리탄 베네트 520에 탑재된 소프트웨어(Puritan Bennett Respiratory Insight)를 통해 12개월 동안의 자세한 환자의 추적 자료와 파형을 보고, 분석하고, 보관할 수 있다.

⑦ 이 자료는 USB를 이용해 퓨리탄 베네트 520에서 의사의 컴퓨터로 쉽게 전송할 수 있어 환자를 추적 관리하는 데 많은 도움이 될 것이다.

부 록

Ⅰ. 임상과별 분류와 특징
Ⅱ. 의학용어

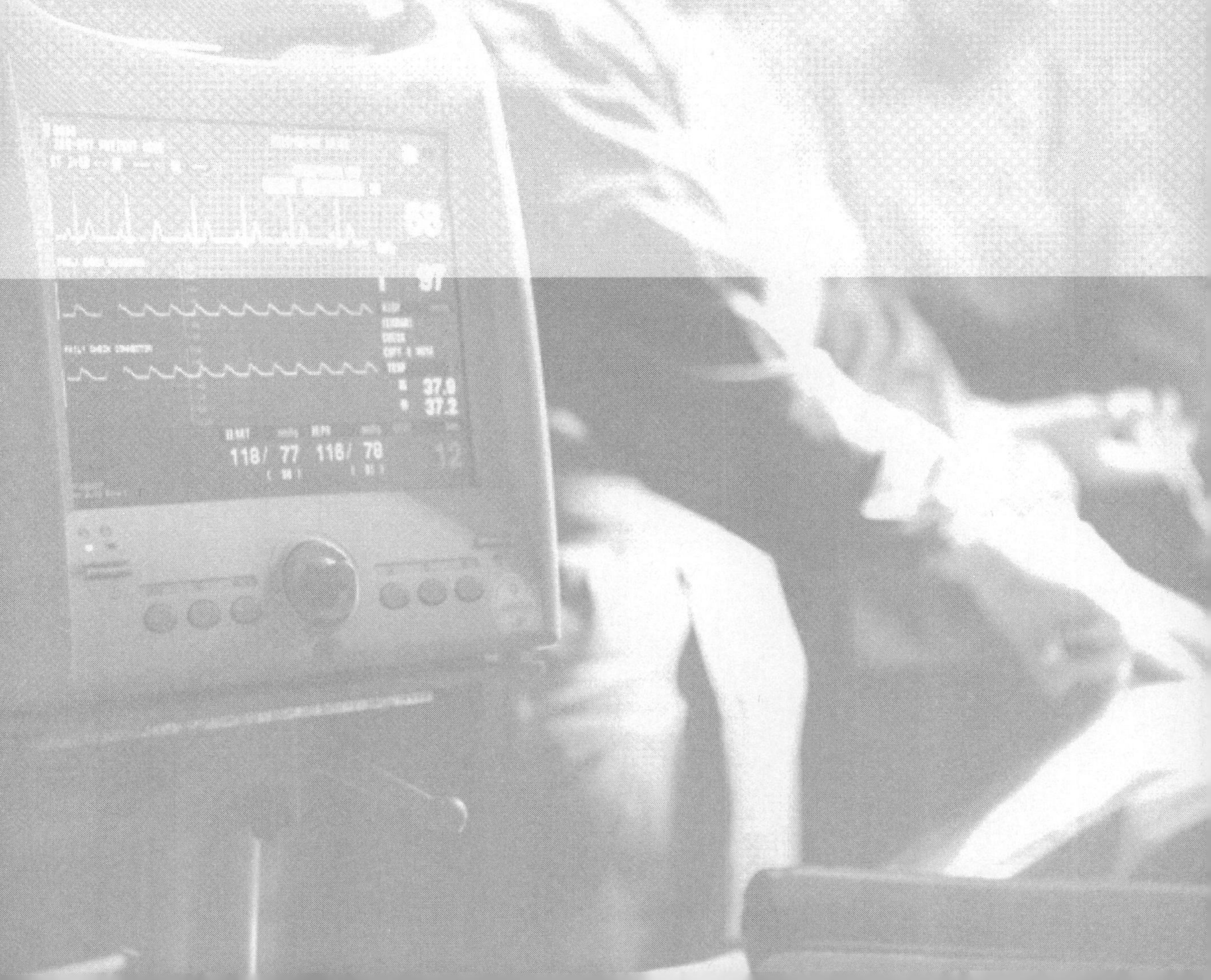

Ⅰ. 임상과별 분류와 특징

1. 가정의학과

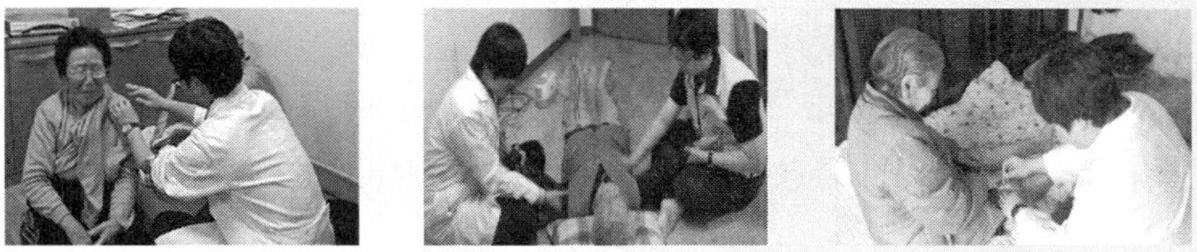

그림 1 ● 가정의학과 방문진료

가정의학과 의사는 현재 질병이나 불편한 증상의 유무와 관계없이 전 연령에 걸쳐 환자와 가족에게 개별적이고 지속적이며 포괄적인 의료를 제공하며, 환자와 친밀하고 신뢰있는 관계를 형성하면서 종합적인 건강상의 요구를 다루는 데 책임이 있다(그림 1).

가정의학은 의학적인 지식과 기술의 요체로서 환자와 가족에게 적용되는 의학적 훈련을 통해 가정의료의 전문성을 획득하고, 종합적인 의료에 대한 책임을 강조하여, 환자와 처음 접촉 시 첫 평가에서부터 만성적인 문제들의 관리 전반까지 다루고 있다. 특히 예방과 질병의 조기 발견이 가정의학과의 필수 요건이다. 모든 의학적 자원을 조율하고 통합함으로써 가정의학과 의사들은 대부분의 의학적인 문제들에 대해 비용 효과적인 의료를 제공하고 있다.

가정의학과(family medicine)의 주요 진료는 건강증진 클리닉, 건강검진 클리닉, 노인의학 클리닉, 스포츠 의학, 갱년기의학 클리닉 등이 있다.

2. 개인용 치료보조기

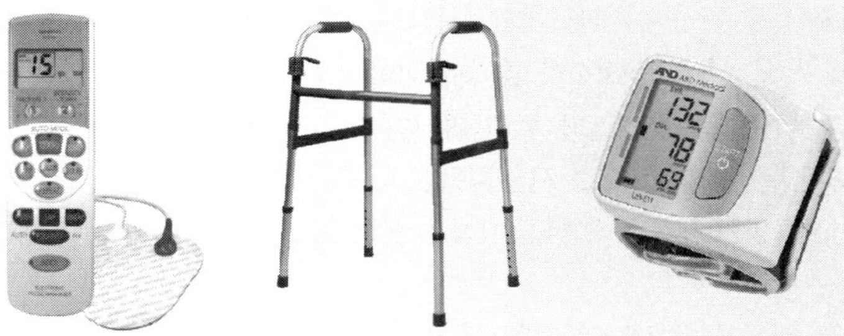

(a) 개인용 저주파 자극기　　(b) 보조기구　　(c) 손목형 혈압계

그림 2 ● 개인용 저주파 자극기와 보조기구

의학기술이 발전함에 따라 많은 병의 치료가 가능하게 된 지금은 개인의 건강에 대한 관심이 상대적으로 더 높아지게 되었다(그림 2).

개인용 치료기, 보조기는 그러한 추세를 반영하여 조금 더 효과적인 치료와 재활, 병의 예방 등을 위해 개인용으로 사용할 수 있는 의학품을 의미한다.

단순한 연고, 반창고 등도 넓은 의미에서 보면 개인용 치료기와 보조기에 해당되며, 조금 더 세부적으로 살펴보면 휴대가 가능한 휴대용 치료보조기, 집에서 사용할 수 있는 자택형 치료보조기 등이 있다.

병원에서보다 정밀하고, 정확한 측정 및 치료가 불가능하다는 단점이 있기 때문에 어디까지나 치료보조나 예방에 그 목적이 있다고 할 수 있다.

3. 결핵과

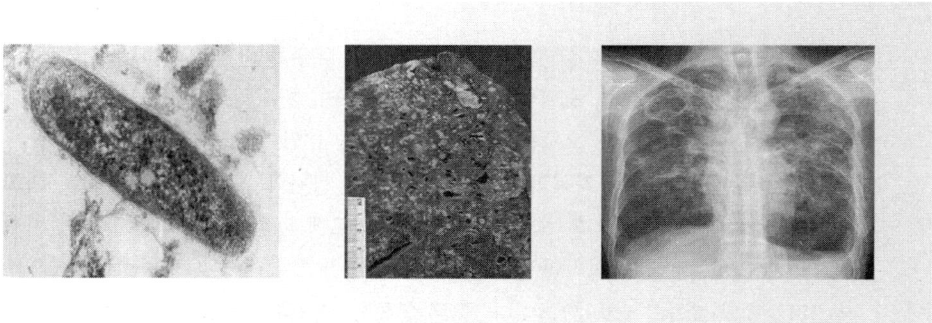

(a) 결핵균 (b) 결핵균에 의해 파괴된 폐 (c) 폐결핵 환자의 흉부 X-ray 사진

그림 3 • 결핵균

결핵과 관련된 질병을 치료하는 임상과이다(그림 3). 결핵(tuberculosis)은 결핵균 감염에 의한 전염병으로 대부분 폐를 통해서 걸리는 폐결핵이지만 우리 몸의 다른 여러 장기(림프절, 관절, 뼈, 신장 등)에도 발생할 수 있다.

결핵균이 몸 안에 들어와 감염될 위험은 결핵환자와 같은 방에서 거주하는 경우 가장 높은 편이다. 환자와 접촉하는 횟수가 많거나 집이나 방 크기에 비하여 많은 사람이 거주하는 밀집된 주거환경, 위생불량, 영양결핍 등 감염위험이 증가한다.

미열과 식은땀, 발열, 피로, 전신무력감, 체중감소 등의 전신 증상이 초기에 나타나며 증상이 오래 지속될 때는 병원 진찰을 요한다. 증상은 진찰, X-ray 결과와 가래, 결핵균 검사로 대부분 진단을 한다.

치료는 정해진 약물을 규칙적으로 일정한 기간 동안 복용하며, 간혹 증상이 없거나, 치료하고 증상이 없어졌어도 몇 개월 더 투약을 하는데 투약을 소홀히 하고 복용약을 미리 끊으면 재발할 확률이 증가하므로 조심해야 한다.

4. 가정용 의료기기

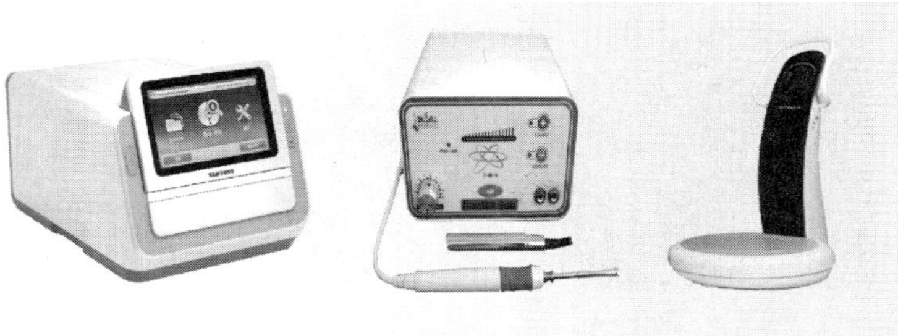

그림 4 ◦ 가정용 의료기기

의학 분야는 단순히 병의 진단뿐만 아니라 사람이라는 복잡한 유기조직의 원리를 규명하고, 여러 가지 병의 원인을 밝히고 이를 예방하는데 최대의 목적이 있다(그림 4).

의학의 각 분야는 편의상 여러 분야로 나뉘어져 있으나 이는 각각 공통점을 지니고 있고, 또한 동일한 목적을 지니고 있다. 이러한 상호 유기적인 관계를 맺고 있는 여러 의학 분야들에 있어서 공통적으로 사용되는 장비들의 종류를 알고, 이해하는 것은 상당히 중요하다. 각 분야에 공통적, 보편적으로 사용하는 장비의 경우 인체의 특성에 대해 잘 나타내고 있는 경우가 많다.

5. 구강내과

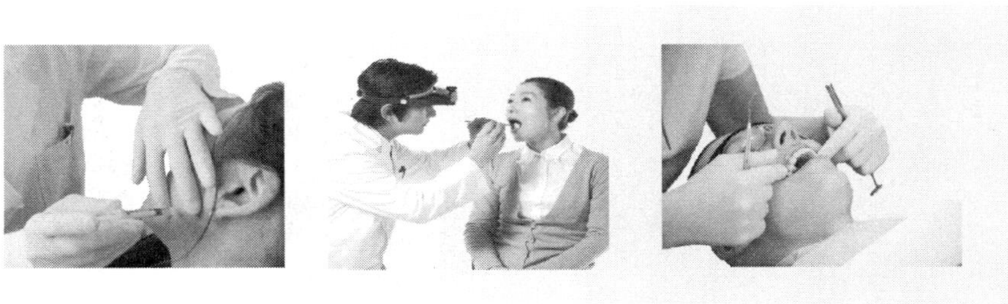

그림 5 ◦ 구강내과 진찰장면

전신 및 국소적 원인에 의해 발생한 구강 및 악안면*의 질환을 종합적으로 진찰하여 정확한 진단을 함으로써 합리적이고 적절한 치료계획을 수립하고 환자와의 상담을 통해 환자가 양질의 치과 치료를 받을 수 있도록 하는 임상과이다(그림 5).

구강내과(oral medicine)의 진료과목은 구강안면 통증, 턱관절질환, 구강안면통증, 코골이와 수면무호흡증(snoring & sleep apnea), 구취(halitosis)**, 이갈이(bruxism), 보톡스 치료 등이다.

---

* 악안면 : 턱과 얼굴을 이루는 부분이다.

** 구취(halitosis) : 박테리아가 단백질을 분해하면서 생기는 부산물로 인해 입안에서 냄새가 나는 증상이다.

6. 구강병리과

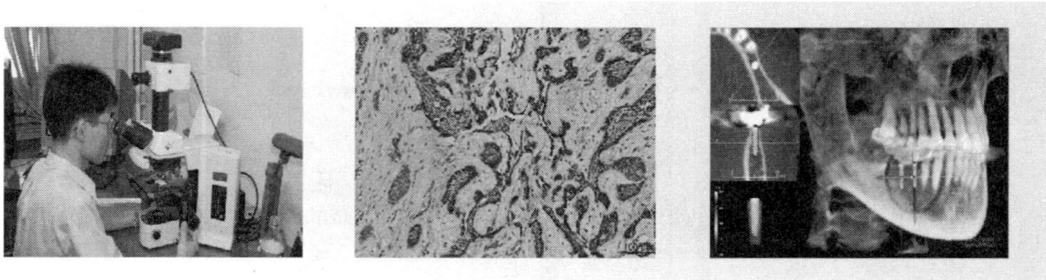

(a) 면역조직검사 (b) 생검절제로 얻어진 조직을 현미경으로 확대 (c) 구강 CT, 3D 영상으로 분석

그림 6 • 염색을 이용한 면역조직 검사

현미경 관찰 및 다양한 검사를 통하여 치과병원 각 과로부터 의뢰받은 생검(biopsy)조직에 대해 정확한 진단을 내림으로써 신속하고 적절한 치료가 이루어질 수 있도록 한다(그림 6).

구강병리과(oral and maxillofacial pathology)는 진단활동을 통해 얻어진 새로운 학문적 지식은 과내 회의 및 타 과와의 정기적인 세미나를 통해 더욱 확장되고 정립되어 다른 과의 진료계획수립에 대한 자문, 전공의 및 학생교육, 기초 및 임상 치의학 연구 등에 적용되고 있다.

7. 구강악 안면방사선과

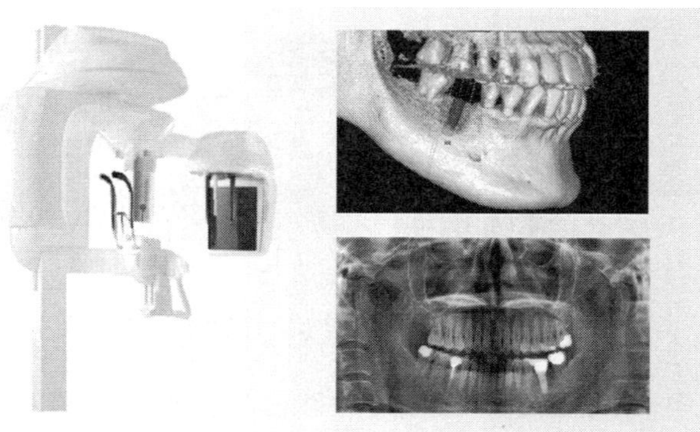

그림 7 • 임플란트 CT

다양한 의료영상을 통하여 치아, 구강, 턱, 얼굴 및 목 영역에서 발생하는 각종 질환을 진단하는 진료부서이다(그림 7).

구강악안면 방사선과(oral and maxillofacial radiology)는 의료영상을 이용하여 치아우식증(충치), 잇몸질환(치주질환), 부정교합, 뼈질환, 낭종(물혹), 종양(양성 및 악성), 골절, 침샘질환, 턱관절질환, 연조직질환 및 각종 선천성/후천성 질환 등을 검사하여 병의 진단 및 치료를 하고 있다.

치아가 손실된 부위에 인공치아를 식립*할 때 턱뼈의 정확한 상태를 평가할 수 있는 임플란트 전산화단층검사(implant CT)를 시행하고 있다. 그리고 PACS(Picture Archiving and Communication System)를 도입하여 모든 진단영상을 디지털화함으로써 필름이 없는 병원(film-less hospital)으로 거듭나고 있다.

치과병원은 방사선 촬영 대기시간을 줄이고, 방사선 필름의 운반 및 보관의 번거로움을 줄여 편의를 향상시킬 수 있게 되었다.

8. 구강악 안면외과

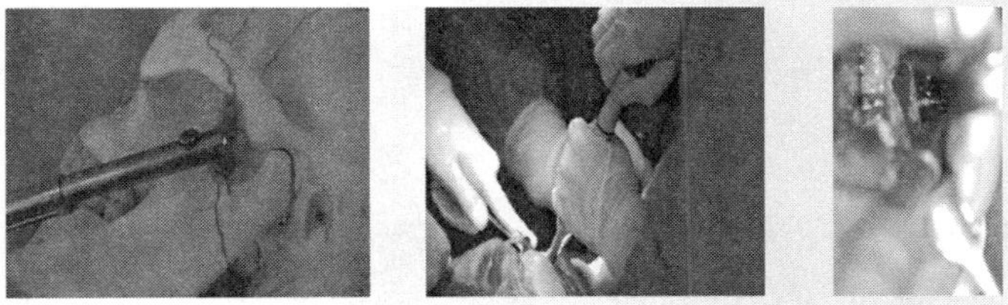

그림 8 ● 구강내 소수술

악구강계 질환, 즉 턱과 얼굴 부위에 관련된 전문적인 진료를 하는 과이다. 각종 기초 및 임상 연구를 통하여 구강악 안면외과학(oral and maxillofacial surgeons)(턱, 얼굴외과)**의 발전에 기여하고 있다(그림 8).

진료분야로는 구강암의 예방 및 치료, 악골(위턱, 아래턱, 얼굴뼈) 재건술, 얼굴기형증(두개악안면기형, 주걱턱 기형) 성형술, 안면골(위턱, 아래턱, 얼굴뼈 등) 골절치료, 구순구개열(언청이) 수술, 악관절증(턱관절질환)의 치료, 인공치아(임플랜트)식립, 골은행(연골은행 포함), 구강내 제반 질환, 안면 미용 성형수술, 침샘질환, 구강 및 안면신경질환, 보철 전 성형수술, 사랑니 발치 등이 있다.

9. 내 과

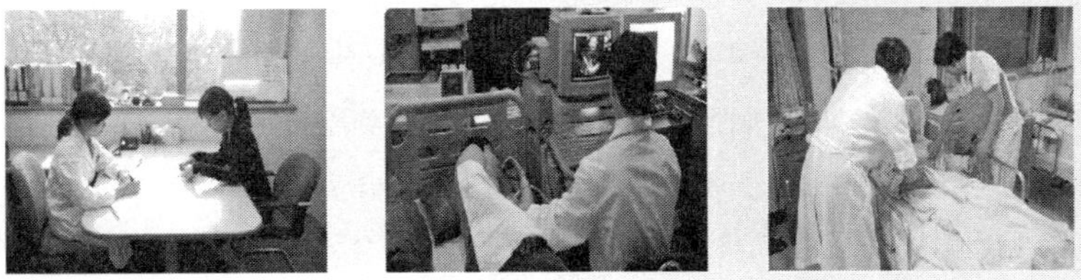

그림 9 ● 진찰 및 회진

---

* 식립 : 인공물을 잇몸과 잇몸 뼈에 심는 것이다.

** 구강악 안면외과학(oral and maxillofacial surgeons) : 턱과 얼굴외과이다.

의료 영역에서 가장 근간이 되고 범위가 넓으며 과거부터 이어져왔던 분야이다(그림 9).

외과와 비교되어 수술적인 치료 없이 약물 등을 통해 질병을 진단, 치료하는 것으로 널리 인식되어 있지만 오늘날 그 경계는 많이 허물어져서 내과(internal medicine)에서도 수술적인 치료를 직접 수행함으로써 그 정의가 다소 퇴색되었다.

내과가 담당하는 신체 부위는 머리에서 발끝까지 그 영역을 제한하기 힘들고, 신체의 어느 곳이나 내과의 영역이 되므로 다른 전문 분야와 많은 부분에서 중복될 수 있다.

현재 대한내과학회에서는 9개의 분과로 영역을 나누고 있다. 소화기내과, 순환기내과, 호흡기내과, 내분비내과(내분비내사내과), 신장내과, 혈액종양내과, 감염내과, 알레르기내과 그리고 류마티스내과가 있다. 대형병원(대학병원, 종합병원 등)에서는 더욱 세분화되어 진료가 이루어지고 있다.

10. 내분비학과

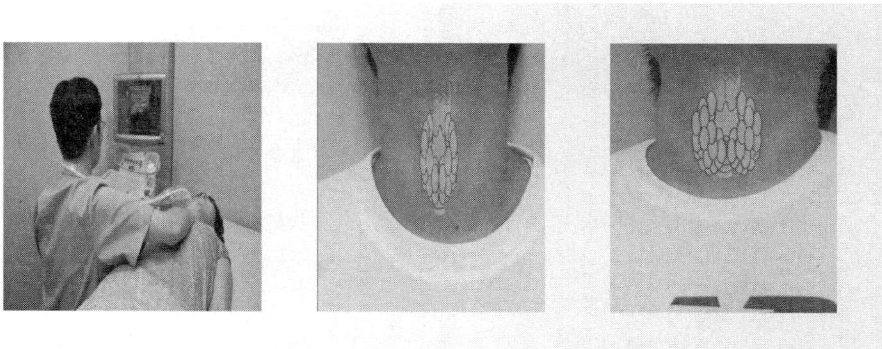

(a) 갑상선 초음파 진찰　　(b) 갑상선 질환(전)　　(c) 갑상선 질환(후)

그림 10 ● 갑상선 질환

인체의 몸 속에서 호르몬이 분비되는 현상. 즉, 내분비샘과 분비 및 호르몬의 영향 등을 연구하는 학문이다(그림 10). 호르몬의 구조와 작용, 그 상호 관련, 그리고 분비선의 구조나 기능을 연구하는 생리학의 한 분야로, 20세기에 들어와서 학문으로서 체계가 세워졌다.

BC 4세기에 아리스토텔레스가 정소와 2차성징에 대하여 관찰한 이래 내분비에 관한 관찰은 적지 않았지만 과학적인 연구는 19세기에 들어와서부터 본격화되었다. 1849년 독일의 A.A.베르톨트는 닭의 정소에서 어떤 물질이 분비된다는 것을 처음으로 알아냈다.

1895년 올리버와 셰퍼는 부신의 배출물에 혈압상승 작용이 있다는 것을 알아냈고, 1901년에는 일본의 다카미네 조키치[高峰讓吉]와 T.B.올드리치가 동시에 부신에서 아드레날린을 발견하였다.

1902~1905년 사이에 W.M.베일리스와 E.H.스탈링은 십이지장 점막세포에서 만들어지는 세크레틴을 발견하였다. 어떤 특수한 선(腺)에서 만들어지는 화학물질이 혈액 속에 방출되어 떨어져 있는 다른 기관이나 조직에 작용한다는 내분비의 개념을 확립하였고, 오늘날까지 이 개념이 내분비학(endocrinology)의 기초가 되고 있다. 내분비학 연구는 내분비기관으로 간주되는 것을 제거

하여 결핍증세를 관찰하는 방법, 분리 · 추출한 호르몬의 생리학적 작용의 연구, 임상관찰과 비교 · 검토 등의 방법 등이 있다.

11. 노인병학과

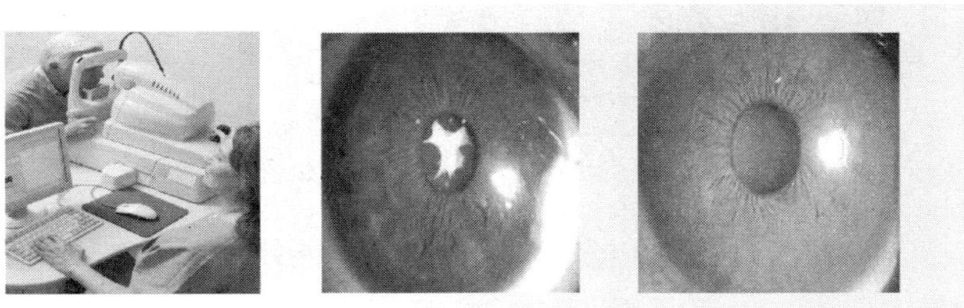

(a) 노인 안과질환검사 (b) 성인백내장 (c) 노인백내장

그림 11 ● 노인성 백내장검사

노인병학은 노년층의 건강과 질병에 관한 의학의 한 분야이며, 노인의학(gerontology)이라고도 한다(그림 11). 시간의 경과와 함께 생체 내에서 일어나는 성장, 성숙, 퇴축, 죽음이라는 일련의 변화과정, 생리적 가령(physiological ageing)*의 여러 가지 외적 환경인자에 의해 일어나는 병적 가령(pathololgical ageing) 등에 관하여 그 메커니즘, 상호관계, 제어법 등을 생물학, 기초 및 임상의학, 사회의학 그리고 사회과학적 수단을 이용하여 연구 해명해 가는 학문이다.

좁은 의미로는 가령 현상의 메커니즘을 해명하는데 주안점을 둔 기초노화학(biomedical gerontology), 폭넓은 의학적 견지에서 연구하는 노인의학(geriatric medicine), 노년자 질병의 원인, 증상의 특징, 치료법 등을 연구하는 노인병학(geriatrics), 사회과학적 견지에서 연구하는 노인사회학(social gerontology) 등으로 세분된다.

12. 류마티스학과

관절을 비롯한 근육 및 골격계 질환을 다루는 내과학의 한 분야이다(그림 12).

류마티스는 그리스어인 rheuma는 흐름이라는 의미로 뇌에서 나쁜 액이 신체 각 부로 흘러 들어가서 통증을 일으킨다는 의미인데 그 주된 부위는 관절이며 일반적으로는 만성류마티스성 관절염이다. 그 외에 류마티스열**, 초년성 강직성 척추염*** 등이 있으며, 유사한 관절통을 초래하는 경우가 많은 질환으로서 전신성 홍반성 낭창****, 다발성 근염 등 많은 질환이 있다.

---

* 생리적 가령(physiological ageing) : 생체 내에서 일어나는 성장, 성숙, 퇴축, 죽음이라는 일련의 변화 과정이다.

** 류마티스열(rheumatic fever) : 피하조직과 중추신경계의 염증으로 자가면역질환이다.

*** 강직성 척추염(ankylosing spondylitis) : 전신을 침범할 수 있는 만성 염증성 질환이다.

**** 전신성 홍반성 낭창(systemic lupus erythematosus) : 피부 및 관절 등 여러 장기에서 다양한 증상을 나타내는 원인불명의 자가면역질환이다.

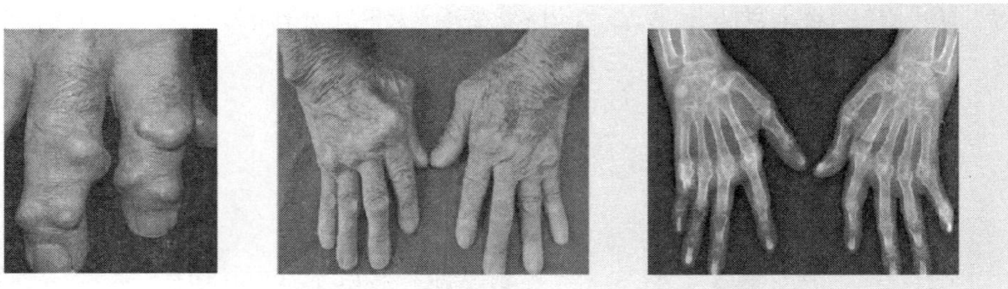

(a) 류마티스 결절 (b) 류마티스 관절염 (c) 류마티스 X-ray

그림 12 ● 류마티스 관절염

관절주위조직이나 근육의 염증, 변성, 대사장애가 원인이 된다. 혈침촉진*, RA반응 양성 등이 있어서 교원병**. 알러지성 질환의 하나로 고려되고 있다.

대부분의 류마티스 질환은 면역학적 이상을 동반하는 자가면역질환으로 류마티스학(rheumatology)은 면역학(immunology)과 밀접한 연관이 있으며, 면역학적 병인을 과학적으로 분석하여 원인에 대한 치료를 제공한다. 최근 연구결과를 토대로 여러 염증매개체를 억제하는 새로운 약제들이 개발되어 관절염이 불치병이란 개념이 사라지고 있다.

13. 마취통증학과

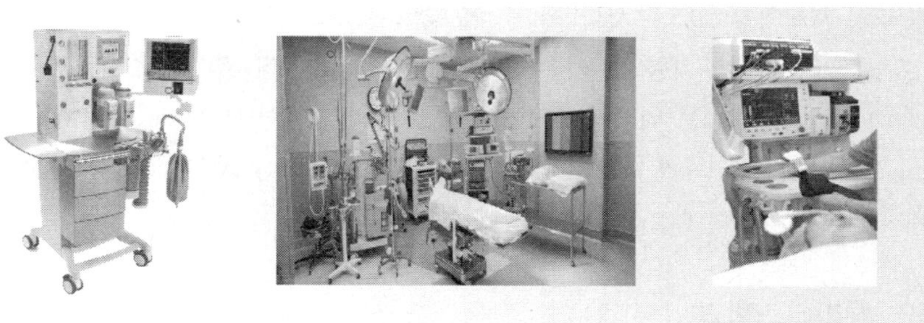

(a) 마취기 (b) 수술실 (c) 마취장면

그림 13 ● 마취과

마취는 영어로는 애너스시저(anesthesia)로 표기되며 희랍어의 an(non)과 aesthesia (perception, feeling)의 복합어가 어원으로 문자 그대로의 뜻은 '감각의 상실'이다(그림 13).

마취의 영역은 발전하고 확장되어 현재는 마취를 받는 환자의 평가와 자문, 수술이나 검사 중, 혹은 이후의 통증의 경감이나 예방, 수술 중 생체징후의 감시와 안정화, 중환자에 대한 관리, 급성이나 만성 및 암 관련 통증의 진단과 치료, 심폐소생술의 관리와 교육, 호흡기능의 평가와 호흡기 치료

---

* 혈침반응(erythrocyte sedimentation) : 적혈구와 혈장이 무게 차이에 의해 분리되는 현상이다.

** 교원병(collagen disease) : 신체의 결합조직질환에서 발견되는 모든 질환이다.

의 적용, 임상 및 기초 연구의 수행, 수술 전후의 치료에 관계된 인원들의 감독, 교육, 평가, 병원이나 의과대학의 행정직 참여 등 광범위한 분야들을 아우르게 되었다.

마취과라는 명칭이 수술실 밖까지 확대된 업무범위를 잘 나타내지 못한다는 의견에 따라 우리나라에서는 2002년 의료법 개정 이후 마취통증의학과라는 명칭을 사용하게 되었다.

14. 물리치료학과

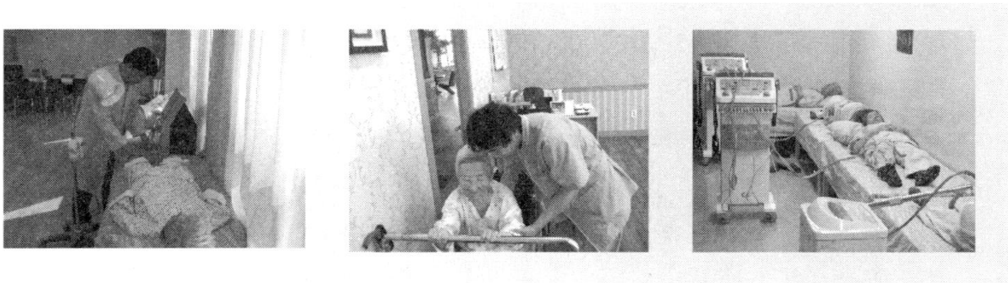

(a) 온열 적외선 치료기 (b) 보행기 치료기 (c) TENS 치료기

그림 14 • 물리치료

물리치료(physical therapy)는 물리적 에너지를 사용할 수 있는 열, 전기, 광선, 물의 성질을 이용하거나, 도수적 방법(manipulation)으로 통증을 조절하고, 근육의 수축 및 이완, 혈액의 순환, 비정상적인 자세 및 운동형태를 개선시킬 목적으로 체계적이고 과학적인 치료 분야이다(그림 14).

질병, 사고 또는 선천적인 질환으로 일시적이거나 영구적인 장애를 가진 사람들의 신체적 능력의 상실 정도를 평가하고 기능을 회복시키고 장애를 관리하여 최소화 하며 나아가 기능을 회복시켜 정상적인 활동을 할 수 있도록 의료적 서비스를 제공하기 위한 학문 분야이다.

15. 병리학과

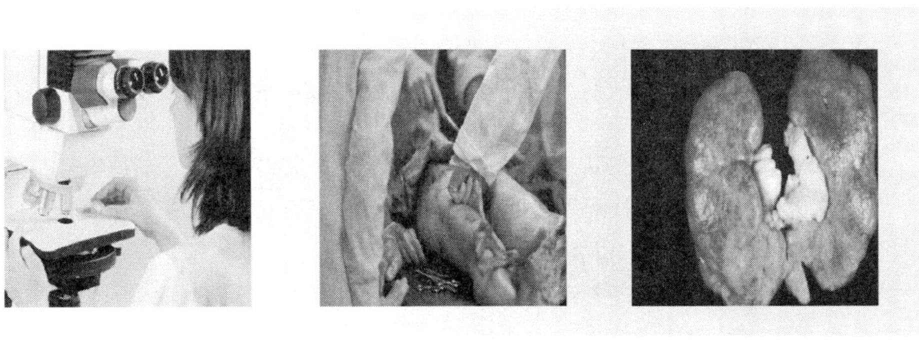

(a) 세포 현미경검사 (b) 인체를 해부하는 모습 (c) 해부하여 적출된 장기

그림 15 • 병리를 파악하기 해부하는 모습과 해부하여 적출된 장기

병의 원리를 밝히기 위하여 병의 상태나 병체(病體)의 조직구조, 기관의 형태 및 기능의 변화 등을 연구하는 기초의학이다(그림 15).

병의 원인 · 발생 · 경과 및 그 변화 등에 관한 연구를 하는 학문으로, 넓은 의미로는 생물체에서 볼 수 있는 모든 이상(질환) 및 기형을 대상으로 한다.

일반적으로 세포, 조직, 장기의 표본을 육안이나 현미경 등을 이용하여 검사해 그것들이 질병에 침범되었을 때에 어떤 변화가 나타나는지를 연구하는 학문으로, 하나로써는 일반에게 알려진 것보다 더 포괄적인 내용을 다루게 된다.

학자에 따라서 병리학(pathology)은 사람을 다루는 인체병리학과 사람이외의 검체를 다루는 실험병리학으로 나누기도 하고, 연구대상에 따라 외과병리학(조직병리학과, 해부병리학), 세포병리학, 임상병리학, 실험병리학으로 나눌 수도 있다. (인체)병리학은 인간을 대상으로 하기 때문에 정상구조에 대한 지식이 있어야 하므로 해부학 및 조직학과 밀접한 관련이 있다.

병원에서 병리의사는 병리학적인 지식을 바탕으로 임상의사에게 병을 알려주는 역할을 하게 된다. 즉 병리학적 진단을 내려주며 종종 의학분야에서 병리학은 기초의학과 임상의학의 중간자라고도 한다.

16. 비뇨기과

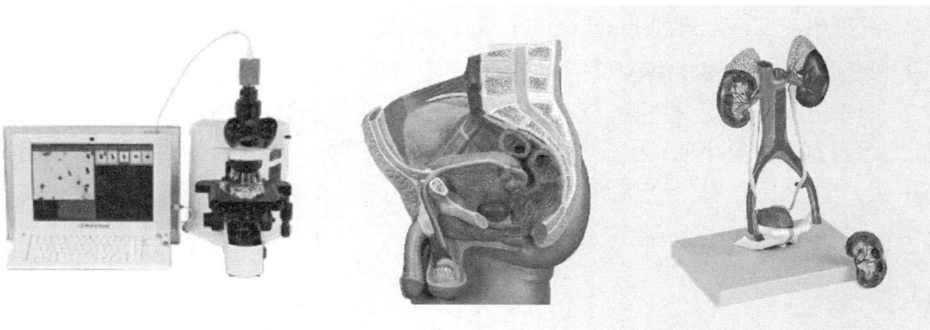

(a) 정자수 측정기기 (b) 남성성기모형 (c) 비뇨모형

그림 16 • 전립선 구조

소변을 만들고 운반하고 배설하는 기능을 담당하는 요로계(신장, 요관, 방광, 요도), 남성생식기관(고환, 부고환, 사정관, 음낭, 음경) 및 부속성선(전립선, 정낭, 구요도선)과 부신에 생기는 질환을 다루는 분야이다(그림 16).

비뇨기과(urology)의 진료 분야 및 질환, 주요 치료법 등은 남성 불임, 남성 성기능장애, 여성 하부 요로질환, 신경인성 방광, 소아 비뇨기계 질환, 전립선 비대증, 부신질환, 비뇨기 종양, 비뇨기 손상, 요로계 감염, 성교 전파성 질환, 외성기 피부질환 등이 있다.

신체검사, 임상병리검사, 영상검사, 요도방광경 검사, 요소 및 잔뇨측정, 요역동학 검사 등을 통하여 병을 진단하고, 도뇨, 경요도수술, 개복수술, 경질수술, 내시경수술, 복강경 및 로봇 수술, 체외충격파 쇄석술 등을 시술하여 증상을 치료하는 비뇨기과는 생리현상과도 관계가 깊은 중요한 학과이다.

17. 산부인과

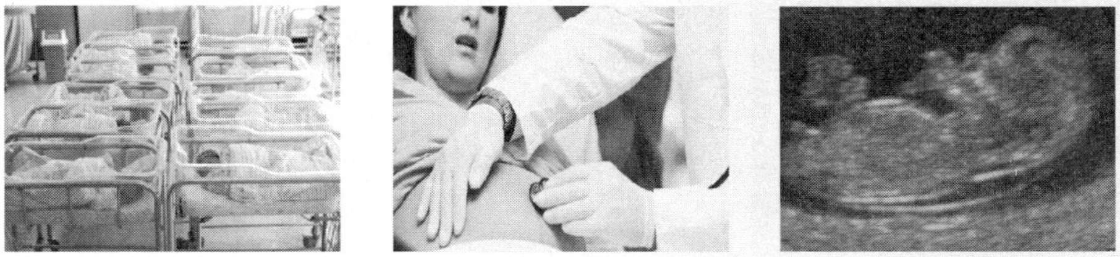

(a) 신생아실 (b) 임산부 진찰모습 (c) 신생아 초음파 사진

그림 17 ● 임산부 진찰모습과 신생아 초음파 사진

여성의 생식기능과 연관된 정상 생리 및 질병을 다루는 의학 분야이다. 산부인과(obstetrics and ynecology)는 포괄적으로 분류하게 되면 임신, 출산, 산욕기를 다루는 산과와 부인병을 다루는 부인과로 나눌 수 있다(그림 17).

부인과는 다시 성병을 포함한 양성 생식기 질환을 다루는 일반 부인과학, 악성 생식기 종양을 다루는 부인종양학, 불임, 폐경, 호르몬 이상을 다루는 생식내분비학, 배뇨이상, 골반 장기 탈출증을 다루는 비뇨부인과학으로 나뉜다.

일반적으로 특별한 증상이 없는 여성이 산부인과에 처음 방문하는 시기는 자궁경부암 검진을 위해 21세부터 혹은 첫 성경험 후 3년 이내로 권고되어 왔으나, 성장기의 추세나 백신기술 발전 등을 고려하였을 때 산부인과는 만 9세 이상이면 진단받을 수 있는 포괄적인 분야로 발전하였다.

18. 성형외과

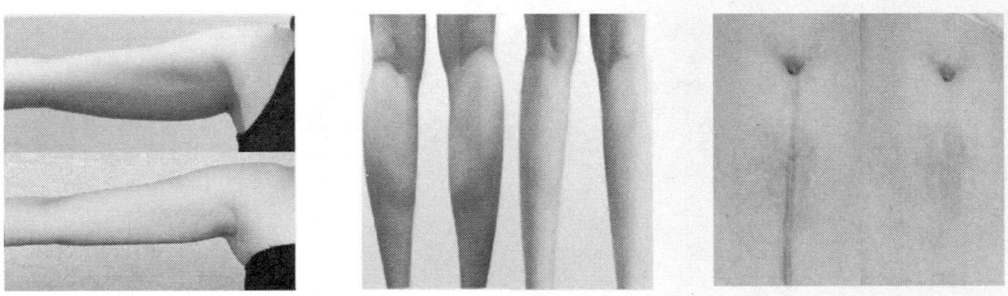

(a) 팔성형 전 · 후 (b) 다리성형 전 · 후 (c) 배성형 전 · 후

그림 18 ● 성형 전 · 후 비교사진

현대사회는 채집이나 수렵시대에 비해 삶에 여유가 생기면서 미를 가꾸는데 관심이 높아지는 의학분야가 성형분야인데, 성형의 영어 표기인 '플라스틱(plastic)'은 고대 그리스어인 '플라스티코스(plastikos)'에서 유래하였다(그림 18).

이 단어의 뜻은 '주물이나 조형을 맞춘다'라는 뜻이다. 흔히 성형을 단순히 미용의 수준에서 이해하는 경우가 많지만, 이보다는 신체적으로 가진 구조적인 변형이나 기형을 수정하여 제 기능을 할 수 있도록 결함을 교정한다는 폭넓은 의미로 인식하는 것이 옳다. 성형외과는 이러한 성형을 담당하는 특수 외과 분야이다.

성형외과(plastic surgery)는 신체 외부에 나타나는 선천성 기형, 또는 후천성 변형이나 결손을 그 기능과 모양에 있어서 정상상태에 가깝도록 교정해 주는 외과 분과이다. 성형외과에서 다루는 신체 부위는 머리에서 발끝까지, 우리 몸의 외적인 전체 부분이다.

19. 소아과

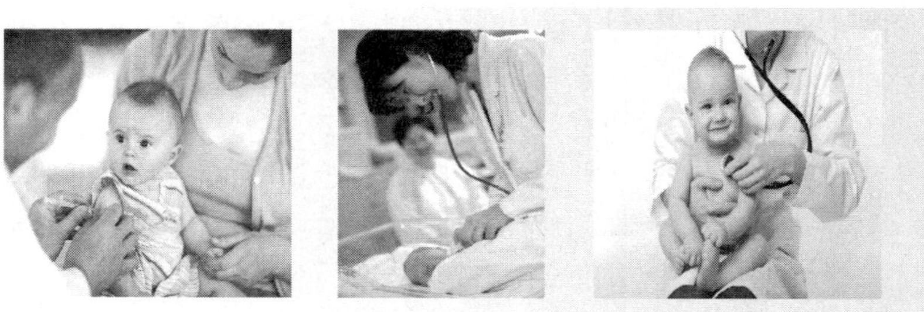

그림 19 ● 소아 진단 · 진료

신생아기에서 청소년기(대체로 남자 12~20세, 여자 10~18세)의 환자를 대상으로 진료 및 연구를 행하는 임상의학의 한 분야이다. 대상 연령에 명확한 기준은 없으나 보통 소아라고 하면 유아기를 벗어나고, 청소년기에 접어들기 전을 의미한다(그림 19).

소아심장과, 소아신장과, 소아내분비과, 소아호흡기/알레르기과, 소아감염과, 소아소화기/영양과, 소아혈액/종양과, 소아신경과, 신생아과로 하위분류가 가능하다.

진료하는 곳이 소아과(pediatric)이기 때문에 장비도 다른 분야에서 쓰는 장비와 많이 겹치게 된다. 다만 소아의 경우에는 장비의 안전성을 많이 강조하게 된다.

20. 소아치과

소아치과(pediatric dentistry)는 출생부터 청소년에 이르는 연령층을 대상으로 하며 치과질환 전반의 예방치료, 치아우식증(충치)치료, 구강 및 치아 발육장애 등과 같은 전문진료를 하는 임상치의학의 한 분야이다(그림 20).

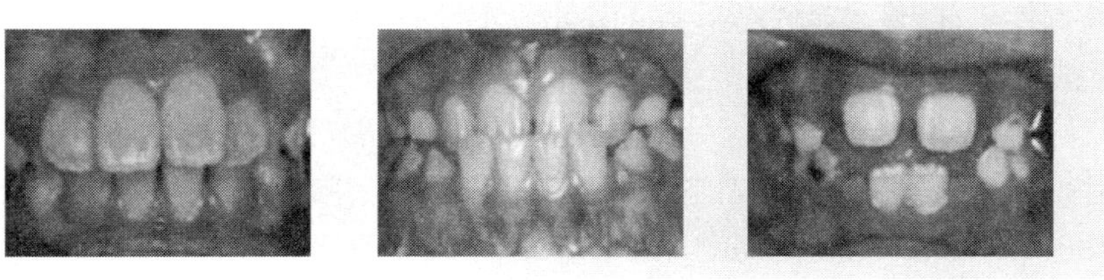

(a) 뻐드렁니 (b) 반대 교합 (c) 전치부개교

그림 20 ● 비대칭 치아

성인의 치과질환의 대부분은 소아, 청소년 시기의 구강상태와 밀접한 관련이 있으므로 이 시기의 집중적인 관리는 일생을 통해 좋은 구강건강을 유지하는데 있어 매우 중요한 역할을 한다.

소아 청소년기에 육체는 물론 정신적으로도 많은 성장이 이루어지고 이에 따른 신체, 정신적 변화가 빠르게 일어나므로 역동적인 치료의 필요성이 대두된다. 또한 이 시기에는 정신적인 성숙이 완전히 이루어지지 않아 치료 시 환자의 협조를 구하기 어려운 시기이므로 성공적인 치료를 위해서는 적절한 행동조절이 필요하다.

21. 신경과

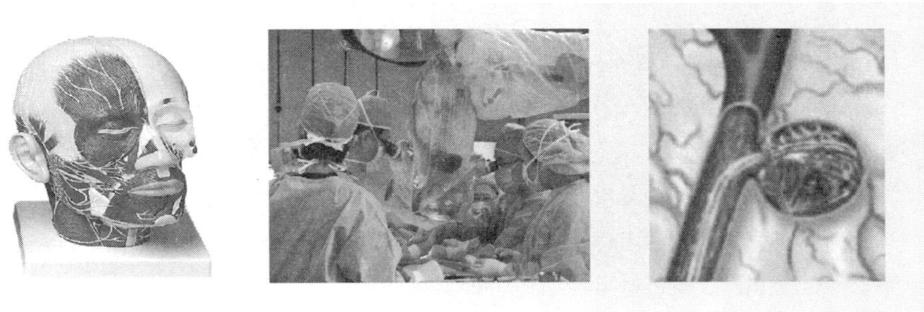

(a) 뇌신경모형 (b) 신경수술모습 (c) 뇌동맥 색전술 모식도

그림 21 ● 자율신경계

인체의 전체 신경계와 관련된 모든 기질적인 질병을 다루는 과이다(그림 21).

뇌, 척수 및 신경근(root), 신경, 신경접합부, 근육까지의 모든 신경계에 발생하는 기질적인 질병을 다루는 신경과이다.

신경과(department of neurology)의 범위는 광범위하고 다양하여 크게 각각 어느 부위에, 어떤 원인에 의해 질병이 발생하는지에 따라 신경과 안에서도 여러 분야로 나누어지게 된다. 보통 신경정신과와 신경외과를 신경과와 혼동하는데, 신경외과와 신경과는 소위 내과와 외과의 차이이다.

신경과에서는 전체 신경계에서 일어나는 질병을 진단하고 약물적 치료나 대증적인 요법을 이용하여 최상의 결과를 얻을 수 있도록 치료하는 방법을 주로 사용하며, 신경외과에서는 수술적인 치료 방법으로 치료를 한다.

다루는 질환도 많은 부분이 중복이 되나, 주로 수술적인 방법으로 치료가 진행되는 질환인 뇌종양 등의 경우 신경외과에서 좀 더 많이 다루게 되고, 주로 약물치료를 주된 치료법으로 이용하게 되는 뇌경색 등의 경우는 신경과에서 주로 다루게 되는 것이다.

22. 신경외과

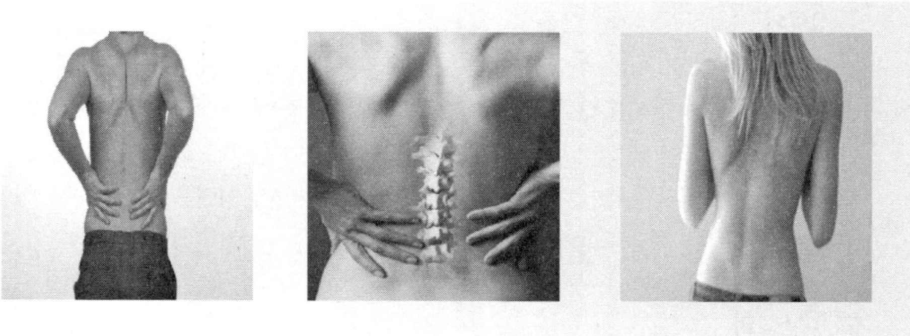

그림 22 • 척추 디스크

뇌, 척수, 뇌신경과 척수신경, 말초신경 등 신경계에 생기는 다양한 질환들에 대하여 수술적 치료를 하는 분야이다(그림 22).

신경은 중추신경과 말초신경으로 구성되어 있다. 중추신경은 뇌와 척수로 이루어져 있으며 말초신경은 중추신경으로부터 나와 신체 구석구석까지 뻗어 있는 신경가지이다.

신경외과는 이러한 조직에서 발생한 질환을 진단하고 수술적 방법으로 치료해 주는 곳이다. 경우에 따라 현미경을 이용한 미세수술(microsurgery)을 하며, 최근에는 내시경을 이용한 수술, 방사선 수술, 혈관 내 수술, 통증치료와 같은 새로운 기술을 이용한 분야들로 확장되고 있다. 신경외과(neurosurgery) 세부 진단분야로는 뇌종양, 뇌혈관 질환, 척수종양, 척추외과(디스크, 퇴행성 척추질환), 신경외상(뇌, 척추 외상성 손상), 말초신경질환, 뇌 정위기능 신경외과, 소아 신경외과, 통증외과 등이 있다.

23. 신장병학과

신장에 생기는 모든 병을 일컫는다(그림 23).

신장병(nephropathy)은 다종다양하여 이것을 정연하게 분류하는 것은 매우 어렵다. 우선 선천성 기형으로는 신장결손 및 과잉, 발육부전 · 변위신(變位腎) · 유주신(遊走腎) · 융합신과 이것에 준하는 것으로 낭포신(囊胞腎)이 있다.

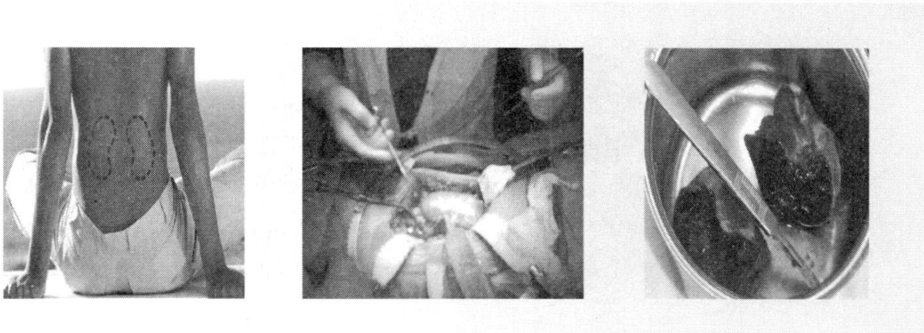

(a) 신장의 위치 (b) 신장이식수술 (c) 적출한 신장

그림 23 ● 신장의 위치와 적출한 신장

주로 신우(腎盂)에 일어나는 신우염(최근에는 신우신염이 중시)·신장결석·수신증(水腎症) 및 신장결핵·신장종양·기생충병은 보통 한쪽에만 일어나므로 수술요법의 대상이 되어 비뇨기과의 영역에 속한다. 그러나 신우신염과 같이 반드시 수술을 필요로 하지 않는 것도 있다.

양쪽에 걸리는 신장염·네프로시스 증후군* 및 신장경화증 등은 내과적 신장질환이라 할 수 있으나, 신장염에서 그 기능이 저하되어 요독증(尿毒症)을 일으킨 경우에는 인공신장이나 신장이식의 필요가 생기면 비뇨기과와 협력해야 한다.

최근에는 교통사고나 공장에서의 외상으로 인하여 신장손상이 증가되고 있다. 따라서 내과와 외과가 신장질환의 경우에 협력해야 할 필요성에서 신장학이라는 명칭도 생겼고, 신장학회도 결성되어 있다. 진료부분으로는 일반신장질환, 전해질이상, 급성신부전, 만성신부전, 신장이식 등의 질환에 대한 진료가 있다.

24. 심장병학과

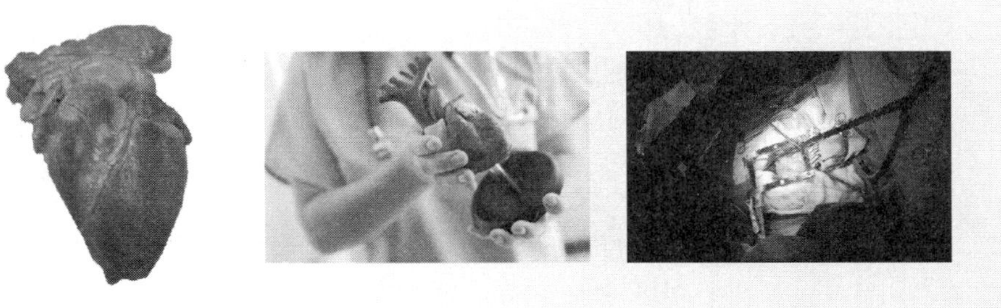

(a) 심장의 실제모습 (b) 심장모형 (c) 심장 수술장면

그림 24 ● 심장의 구조

---

* 네프로시스 증후군(nephrotic syndrome) : 사구체 질환의 일종이다.

심장의 장애와 질환의 진단 · 치료를 전문으로 하는 의학 분야이다(그림 24).

순환기 질환 중 심장의 질환을 치료하며 일반적으로 관혈관이나 심장(병)학(cardiology)도 포함된다. 병변 부위로는 심내막, 심근, 심막, 그 밖의 것을 들 수 있으며, 각각 심내막염, 심장판막증, 심근염, 심근경색, 심막염, 선천성 심장질환 등이 포함된다.

고주파 등을 이용하는 절제술로 위험요소를 제거하며 이후 심장질환 관리의 필수적인 과정으로 심장재활치료를 포함하여 진행한다. 이외에 심장박동기 시술, 제세동기 시술 등이 있으며 우리 몸의 가장 중요한 부분인 만큼 자가 응급치료법을 발달시켰다.

25. 심혈관 외과학과

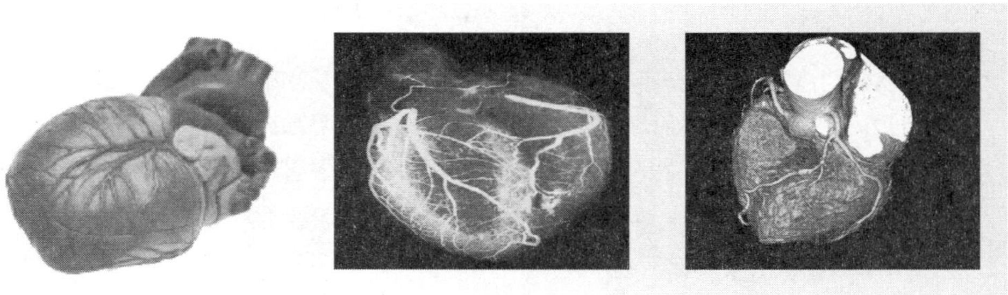

(a) 심장 혈관모형 (b) 심장 혈관조형술 (c) 심장 혈관 CT촬영모습

그림 25 ● 혈관조형검사

향후 1차 진료를 담당하는 의료인으로서 심장혈관질환에 대한 진단 및 치료, 예방과 관련된 업무를 수행할 수 있는 능력을 갖추기 위해 심장혈관계의 구조와 기능을 파악하고 주요 심장질환과 혈관질환의 병태생리를 이해하여 심장혈관 환자진료에 활용할 수 있도록 해주는 학문이 심혈관 외과학과(cardiovascular surgery)이다(그림 25).

심장혈관계 질환을 진단하기 위한 검사방법 및 해석에 대해 경험을 쌓아야 한다. 혈액 및 조혈기관의 정상, 비정상 상태에 관한 기본지식과 병인, 병변, 병태 생리를 이해하여 혈액질환의 진단, 예방, 치료에 활용할 수 있도록 한다.

26. 안 과

눈에 관계된 질환을 연구하고 치료하는 의학의 한 분과이다(그림 26).

눈꺼풀과 눈물기관, 안와, 결막, 각막, 공막, 수정체, 포도막, 유리체, 망막의 질병들과 녹내장, 사시, 굴절이상, 시신경 및 시각경로의 질병들, 그리고 전신질환과 관련하여 눈에 발생하는 이상들과 눈 외상에 이르기까지 눈에 생길 수 있는 광범위한 질환들을 연구하고 치료한다.

안과(ophthalmology)에는 결막, 각막 및 수정체 등 눈의 앞부분에 발생하는 질병들을 연구하고 치료하는 전안부 분과와 망막, 포도막, 유리체 등 눈의 뒷부분에 발생하는 질병들을 연구하고, 치료

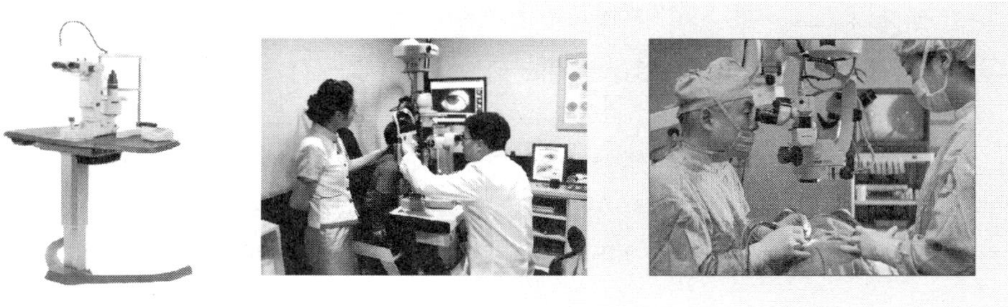

(a) 안과용 레이저 수술기 (b) 안과 진찰장면 (c) 백내장 수술장면

그림 26 ● 안과장비 및 진료

하는 망막/포도막 분과, 눈꺼풀과 눈물기관 및 안와의 질병들을 연구하고 치료하는 안성형 분과, 안압과 관련하여 발생하는 신경손상을 연구하고 치료하는 녹내장 분과, 눈의 위치와 움직임의 장애나 시신경과 시각경로의 이상을 연구하고 치료하는 사시/신경안과 분과가 있다.

27. 알레르기 및 면역학과

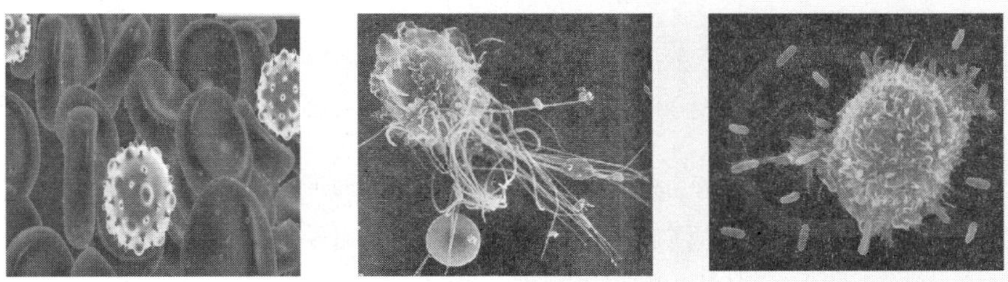

(a) IL-12 면역활성물질 (b) BRM 면역활성물질 (c) 클로렐라 면역활성물질

그림 27 ● 면역활성물질 AHCC

면역과 알레르기는 동전의 양면과 같다. 외부로부터 이물질이 들어오거나 미생물이 침범하게 되면 인체는 어떤 형태로든 반응을 하게 되어 있다. 이렇게 반응을 할 때 좋은 반응이 있을 수 있고 나쁜 반응이 있을 수 있다(그림 27).

인체에 유익하게 작용하는 좋은 반응을 면역(immunity)이라 하고, 세포나 조직에 손상을 일으키는 나쁜 반응을 과민반응이라 한다. 과민반응이 곧 알레르기(allergy)이다.

면역학(immunology)은 여러 가지 면역현상의 성립원리나 메커니즘, 면역반응 그리고 그 조절에 관계하는 세포군 및 생체성분, 이들 유전자 등을 대상으로 하는 분야의 학문으로서, 그 대상은 림프구나 마크로파지(macrophage)* 등의 면역계 세포에는 항원, 항체, 보체성분, 림포킨

* 마크로파지(macrophage) : 방어 메커니즘에 관계하여 면역을 담당하는 식균세포이다.

(lymphokine)*, 모노킨(monokine), 매개체(mediator) 등 여러 가지가 있다.

면역현상이 생체의 항상성을 지키는 생물 고유의 기구라는 인식이 확립된 오늘날에는 면역현상의 여러 측면을 해명하는 기초과학으로서, 그리고 면역반응으로 일어나는 여러 가지 병적 현상을 해명하여 치료에 응용하기 위한 임상면역학까지 포함한 종합적인 학문 분야로서 발전하고 있다.

면역학 진료 분야는 혈청학, 면역화학, 면역약리학, 세포면역학, 면역유전학 등이 있으며 면역학에 있어서 이상과 같은 각 분야에 관한 연구를 종합함으로써 면역현상의 본질이 해명될 것으로 기대되고 있다.

28. 영상의학과

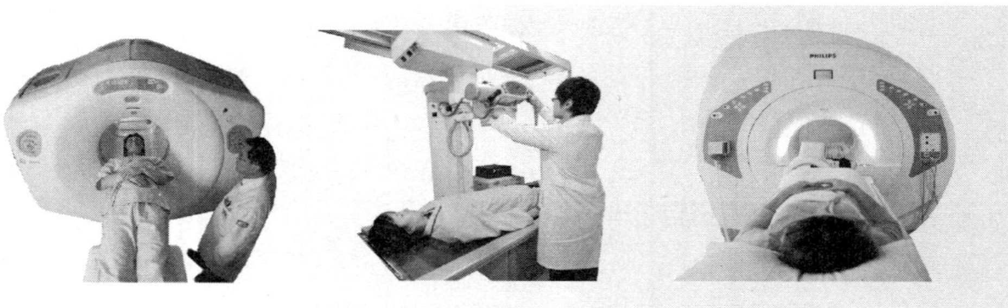

(a) PET-CT (b) X-ray (c) MRI

그림 28 • X-ray와 MRI

방사선과라 하며 2000년대 이후부터 영상의학과(radiology)라 하고 의료용 방사선 촬영을 맡는 의학이다(그림 28).

1982년 10월 대한치료방사선의학회가 창립되었고, 이로써 방사선과는 방사선을 치료적 목적으로 이용하는 치료방사선과와 진단적 목적의 영상획득을 주된 것으로 하는 진단방사선과로 나뉘게 되었고, 현재의 영상의학과는 진단방사선과로 공식 명칭이 개명되었다.

그러나 '진단방사선과'라는 명칭은 영상의학을 인체의 영상을 얻어 진단하는 의학의 분야라고만 생각하게 한다는 자각이 일면서, 의학적 영상을 통한 진단뿐 아니라 영상을 직접 보면서, 종괴의 조직을 얻는다든가 또는 영상을 보며 중재적 시술을 가하면서 미세침습적으로 환자를 치료하는 역할을 강조하여 '영상의학'으로 공식 명칭을 개정하였다.

주요 검사로는 단순 방사선(X-선) 촬영, 컴퓨터단층촬영(CT), 자기공명영상(MRI), 초음파 검사(US), 재적 방사선학 검사 등이 있다.

---

* 림포킨(lymphokine) : T-세포가 항원물질과 반응하여 유약화를 일으켜서 방출하는 화학전달물질이다.

29. 예방의학과

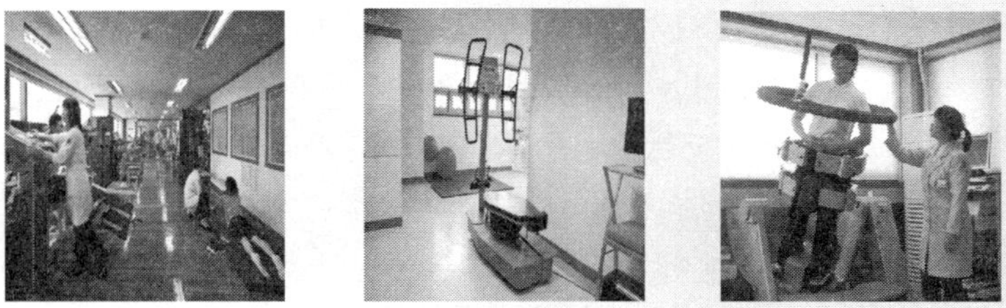

그림 29 ● 척추강화 프로그램을 통한 예방운동

질병예방을 위하여 건강증진과 생활환경개선 등이 목적이며 주로 신체적 · 정신적 · 사회적 질환 및 상해에 관심을 두고 있는 의학이다(그림 29).

보통 치료의학에 대비하여 사용한다. 일반의학이 아픈자와 상해자를 치료하는데 주목적이 있는 반면에 예방의학(preventive medicine)은 목적이 예방에 있으며, 그것도 개인지향적이라는 점에서 집단지향적인 공중보건학과 성격을 달리한다.

요즘은 예방활동이 매우 다양해지고 있다. 박테리아나 바이러스 등 병원미생물에 의한 급성 전염병은 환경과 영양의 개선, 예방접종 등으로 상당히 감소 또는 박멸되었다. 오히려 비감염성 질환, 즉 고혈압 · 당뇨병, 각종 암 등이 문제되고 있다.

한국에서도 성인병과 직업병의 문제가 대두되고 있다. 자동차 · 공장의 배기가스 등 유독한 화학물질이나 유해한 방사선에 대한 폭로, 청소년과 여자 등 흡연인구의 증가와 폐암, 영양 과다로 인한 비만으로 인한 각종 질환 등은 인류가 극복해야 할 과제들이다.

일부는 원인을 알 수 없으므로 계속 규명해야 할 것도 있고, 흡연과 폐암처럼 상호 밀접한 관계에 있다는 것을 알고는 있으나 좀처럼 해결하기 어려운 것도 있다.

30. 외 과

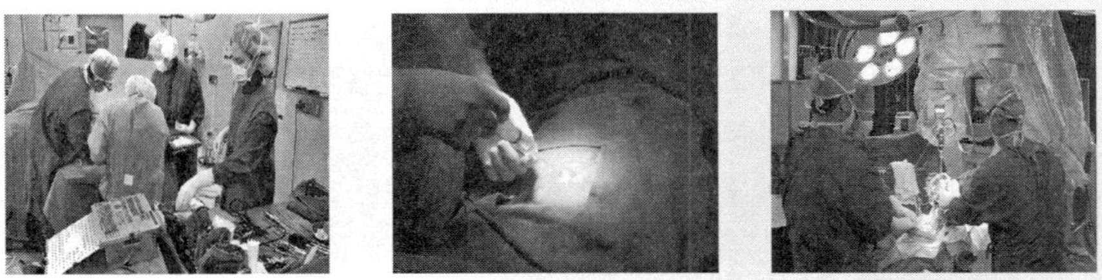

그림 30 ● 외과 수술장면

내과에 대비되는 학문 분야로서 약물치료를 주로 하는 내과와 대비되어 외과에서는 수술로 환자의 질병이나 상태를 치료한다(그림 30).

영어로 외과를 'surgery'라고 하는데 이는 그리스어인 'cheirourgike'에서 기원하였다고 한다. 이를 풀이하면 'hand(손)'+'work(작업)', 즉 손으로 하는 작업이라는 뜻이다.

외과(general surgery)는 현재 일반외과라는 명칭과 혼용되어 사용되고 있다. 1950년대를 지나면서 비약적으로 발전한 의학계에서 외과의 역할은 두드러진다. 특히 외과는 질적, 양적으로 엄청나게 팽창하여 각 부문이 전문성을 가진 별도의 학문영역을 구축하게 되었다.

31. 위장병학과

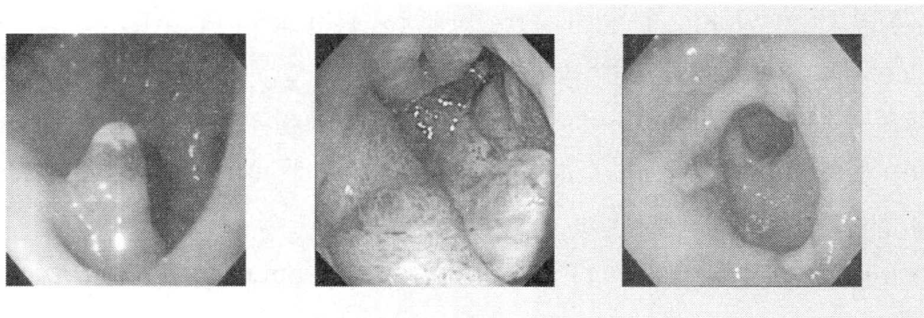

그림 31 • 위궤양

입안, 목 안, 식도, 위, 작은창자, 큰창자와 같은 위창자관과 이자 또는 침샘 따위를 비롯한 여러 가지 소화샘들의 구조나 원리 또는 거기에 생기는 여러 가지 병의 치료와 예방을 전문적으로 연구하는 학문으로 의학의 한 분야이다(그림 31).

위장병(gastroenterology)의 종류는 위궤양, 위염 등이 있다. 발병원인은 주로 불규칙한 식사습관, 지나치게 자극적인 음식 및 잦은 알코올 섭취인데 이러한 병이 계속 될 경우 암유발의 원인이 될 수도 있다.

치료는 가벼운 경우 제산제, 소화제로 해결하지만 심각한 경우 수술을 하기도 한다.

위질환은 크게 세 가지로 나눌 수 있는데 기능적 위질환(공기연하증(空氣嚥下症)* · 유문경련** · 위아토니*** 등)과 기질적 위질환(위암 · 위궤양 · 위염(급성 및 만성) · 위확장 · 위의 양성종양 등), 그리고 위의 형상이나 위치의 이상(선천적 유문협착증**** · 위게실(胃憩室 : 噴門部)***** · 위하수증 등)이 있다. 위질환의 증세는 매우 다양하며, 특히 각종 위질환에는 공통되는 점이 많고 자각증세가 분명하지 않을 때도 있으며, 증세에 의한 진단은 신중을 요하는 일이 많다.

---

* 공기연하증(aerophagia) : 위속에 들어 마신 공기의 양이 많아서 장내에 가스가 차는 질환이다.
** 유문경련 : 위의 한 부분인 유문부에 질병이 없는데도 경련성 수축을 일으켜 구토가 나는 현상이다.
*** 위아토니(gastric atony) : 위의 긴장력이 떨어져 위가 가늘고 길게 늘어져 있는 상태이다.
**** 유문협착증(pyloric stenosis) : 유문부의 통로가 좁아져서 위액이나 음식물이 잘 통과하지 못하는 병이다.
***** 위게실(gastric diverticulum) : 위의 일부가 확장되어 위가 돌출된 상태이다.

위질환의 진단은 증세에 확인뿐만 아니라 시진(視診) · 촉진(觸診) · 타진(打診) · 청진(聽診) · 압진(壓診) 등의 이학적 검사에 이어 위 X-ray검사 · 위내시경 · 위카메라 · 위액검사, 위점막 생검(生檢) 및 세포진단, 혈액검사 · 검변 등을 필요에 따라 행하여 병력이나 이학적 소견과 함께 종합진단을 내린다.

32. 응급의학과

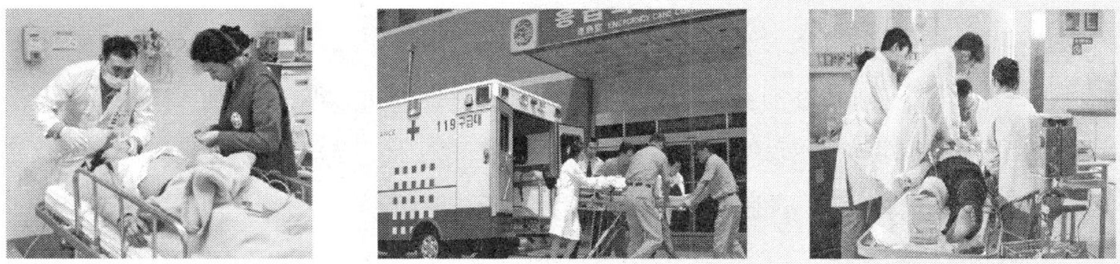

그림 32 ● 응급구조, 심폐소생술

일차적인 의료행위로 응급환자에게 보다 포괄적이고 효과적인 치료를 제공하기 위한 학문이다. 응급환자의 치료효과를 높이기 위한 가장 중요한 관건은 신속한 의료 접근성 제공과 적절한 응급처치라 할 수 있고 조직적이고 체계적인 응급 의료체계가 필요하며, 이는 의학과 사회조직의 유기적인 결합으로서 완성된 분야가 바로 응급의학(emergency medicine)이다(그림 32).

응급의학과는 비교적 최근에 인정받은 임상과로 아직은 공식적인 세부 분과는 없다. 그러나 응급의학과 나름의 다양한 관심 영역과 분야가 있으며, 각 분야에서 활발한 연구와 진료가 이루어지고 있다.

응급의학과 의사는 응급실을 방문하는 모든 환자의 진료에 직접 또는 간접적으로 참여한다. 따라서 여러 임상 분야의 다양한 질환을 많이 접하고 그 진단과 치료과정을 잘 이해하고 있어야 하며, 이를 위해 응급의학과 수련과정 중 주요 임상과에 의무적으로 파견되어 근무한다.

응급실에서는 다양한 경증 환자의 진단 및 치료에 참여할 뿐만 아니라, 중증의 환자를 조기에 진단하고, 급성 처치를 수행하여 환자를 안정화시키며, 필요 시 그 해당 분야의 전문가에게 협진을 요청하는 일을 하게 된다. 응급의학과 의사만이 수행하는 특별한 시술은 없으며 타 임상과와 많은 시술을 함께 수행하고 있다.

33. 이비인후과

이비인후과(otorhinolaryngology)는 귀, 코, 목(인두, 후두)에 관련된 질환에 대한 내과적 및 외과적 치료를 하는 전문 진료과이다(그림 33).

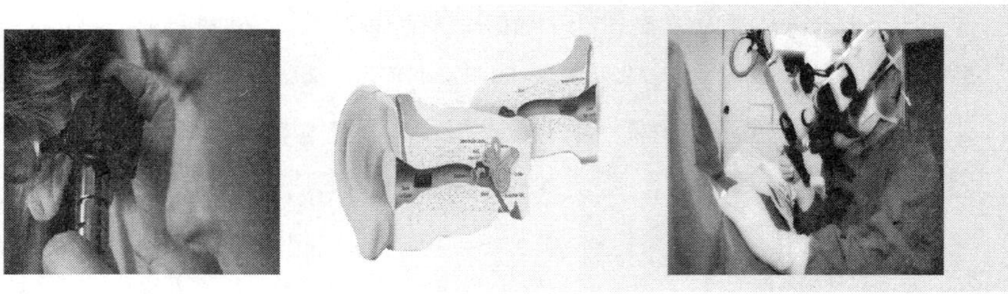

(a) 난청검사 (b) 귀구조 모형 (c) 귀수술장면

그림 33 ◦ 귀의 내부, 귀수술장면

귀(이과), 코(비과), 목(두경부외과)의 3개의 분과 형태로 크게 나누어져 있는데, 최근에는 이과학, 신경이과학, 비과학, 안면성형의학, 수면의학, 두경부외과학, 후두과학, 기관식도과학, 음성언어의학 등으로 점차 세분화되고 있다.

병원마다 분과와 그 역할은 차이가 있으나 크게 이과, 비과, 두경부외과 분과의 세 가지로 나눈다. 순음 청력검사, 자발안진*, 주시안진**, 두위안진***, 전기 성문도 검사, 비강도 검사, 후각 검사, 미각 검사 등을 통하여 귀, 코, 목에 관한 세부적인 진단을 하고, 원인을 규명하여 치료하는 데 그 목적이 있다.

34. 재활의학과

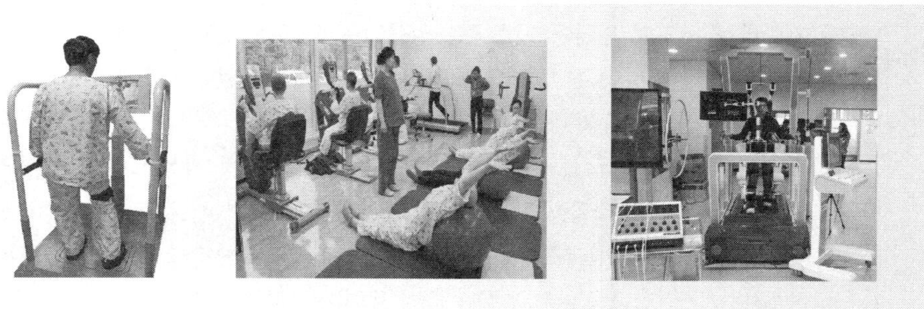

그림 34 ◦ 재활치료

현대의학은 빠르고 정확한 치료를 목적으로 하며, 재활의학(rehabilitation medicine)은 1, 2차 세계대전을 전후로 현대에 들어 출발한 의학의 한 분야로서 다른 의학 분야에 비해 역사가

---

* 자발안진 : 안구의 앞·뒤 축을 중심으로 안쪽이나 바깥쪽으로 안구가 도는 현상이며, 회선안진(torsional nystagmus)이라고도 한다.

** 주시안진(gaze-evoked nystagmus) : 어떤 목표물을 집중해서 볼 때(주시)는 보는 것이 가능하지만 그렇지 않을 때는 보는 것이 구별이 잘 되지 않는 현상이다.

*** 두위안진(positional nystagmus) : 두위의 변화에 따라서 발병되는 안진검사이다.

비교적 짧지만 인간의 생명존중과 삶의 질을 중시하는 현대의학의 특성을 가지고 발전하고 있다(그림 34).

재활은 세계보건기구에서 규정한 장애인을 위한 재활은 "최적의 신체적, 감각적, 지능적, 심리적, 사회적 수준으로 향상시키고 유지하는 과정" 으로 정의하고 있다. 질환, 외상 또는 노인성 변화로 신체적 기능 및 심리사회적 기능이 떨어져 스스로 독립적인 일상생활을 유지할 수 있는 능력이 감소할 때 환자에게 남아 있는 신체적 능력을 최대로 회복시키고자 하는 것이다.

35. 정신병학과

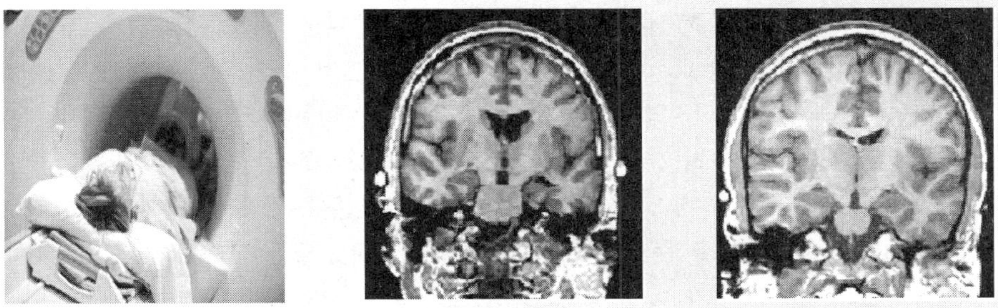

(a) MRI 검사를 받는 환자　(b) 정상인 MRI 사진　(c) 정신분열병환자 MRI 사진

그림 35 ◦ 정신분열병 MRI 사진

정신병학(psychiatry)은 정신(또는 행동의) 질환과 나아가 건강상태와 병적 상태에서의 개인의 행동을 연구하고 치료하는 의학의 한 분야이다(그림 35).

정신질환이 하나의 의학적 병으로 인식된 것은 지난 200여 년 전의 일이다. 초기에는 정신의학이 단순히 정신병을 치료하는 의학으로 인식되어 왔으나, 근대의학이 발전함에 따라 개인의 주관적 생활, 대인관계 및 사회적응 등에 영향을 주는 정상과 이상 사이의 다양한 스펙트럼의 인격장애들이 대상이 되고 있다.

정신현상은 유전 및 분자생물학 등 개인의 신체적 조건, 가족 및 사회적 요인들과 상호 관련이 있으며, 이제는 정신적 원인에 의한 신체적 장애, 신체적 요인에 의한 정신적 장애, 사회문화적 요인과 관련된 지역사회의 정신의학 및 정신보건 문제에 이르기까지 그 대상이 확대되고 있다.

정신의학의 분야에는 임상정신의학, 생물정신의학, 정신병리학, 사회정신의학, 정신신체의학, 행동과학 등이 있으며 현재 정신의학은 생화학적, 면역학적인 연구가 활발해짐에 따라 정신질환의 원인규명에 많은 희망을 던져 주고 있다.

36. 정형외과

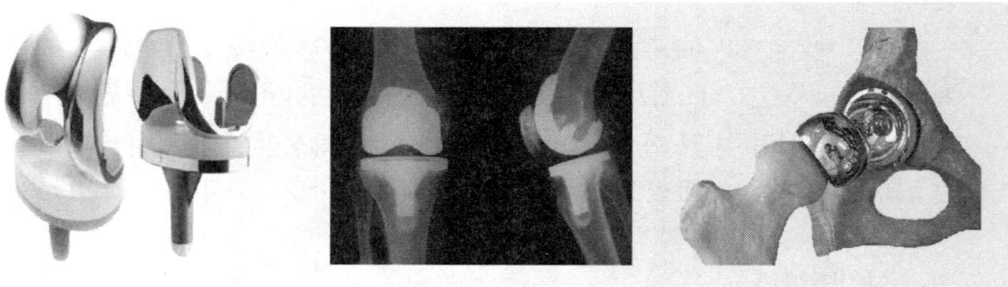

(a) 인공관절 (b) 인공관절 X-ray 사진 (c) 인공관절모형

그림 36 ● 인공관절

희랍어의 orthos와 paidos를 합친 복합어로 orthos는 바로잡는다라는 것이며, paidos는 소아를 의미하며 처음에는 소아기의 변형을 교정하고 예방하는 학문을 의미하였다. 하지만 현대적인 의미에서는 사지와 척추 그리고 그 부속기의 형태와 기능을 내과적, 외과적 그리고 물리학적 방법으로 연구하고 보존하며 회복 및 발전시키는 의학의 한 분야로 정의할 수 있다(그림 36).

정형외과(orthopedics)는 팔, 다리 및 척추를 구성하는 모든 해부학적인 구조에 대해 진료를 한다. 하지만 해당 분야가 너무 광범위하기 때문에 질환이 발생한 부위별로 세분하여 진료를 하게 되고, 주요 진료 분야는 수부, 견주관절, 족관절, 무릎, 고관절, 척추, 소아, 종양으로 나누어진다. 정형외과의 주요 치료법은 단순히 생각하는 수술적 치료뿐만이 아니라 크게 보면 약물요법, 물리치료, 보장구요법, 의지 등의 보존적 치료와 적극적인 수술적 치료로 나눌 수 있다.

37. 종양학과

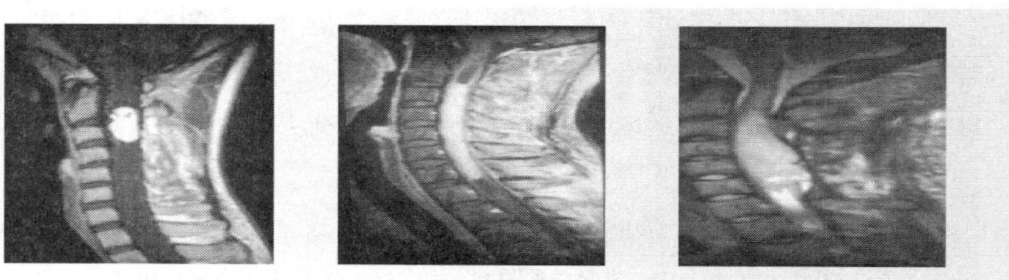

(a) 혈관 모세종 (b) 상의 세포종 (c) 성상 세포종

그림 37 ● 척수종양의 분류

종양 및 암의 병태 및 병인론에 대해 연구하는 학문분야이다(그림 37).

종양의 발생원인 및 진전 등의 기작을 연구하여 최종적으로 암의 예방, 진단 및 치료에 유효한 지견을 모은 것을 목적으로 하는 학문이다.

종양학(oncology)에 포함되는 연구영역은 병리학, 생화학, 분자생물학, 면역학, 유전학, 바이러스학, 역학, 내과학, 외과학 등의 의학분야와 각종 생물학 분야를 포함하여 광범위하다.

최근에 암 유전자 및 암 억제 유전자의 존재 증명 등의 분자생물학기법을 구사한 분자종양학 영역이 눈부시게 발전하고 있다.

38. 진단방사선과

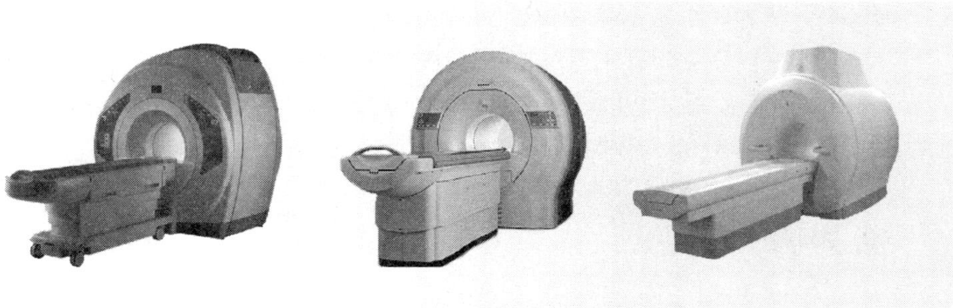

그림 38 • 자기공명영상장치(MRI)

영상의학과의 종류라 할 수 있으며(그림 38) 치료방사선과는 방사선을 이용한 치료가 주목적이며 진단방사선과(diagnostic radiology)는 방사선을 이용한 신체의 진단에 그 목적이 있다. 신체를 진단하여 신체의 이상유무와 이상원인까지 밝혀내는 고급 진단기술이라 할 수 있다. 진단용 방사선의 종류에는 디지털 X-선 촬영장치(DR), 컴퓨터단층촬영(CT), 자기공명영상진단(MRI) 등의 여러 가지 기법이 사용된다. 이들 기법은 단순히 진단방식에만 차이가 있는 것이 아니라, 측정되는 결과값과 얻어지는 결과값에도 차이가 나게 된다.

39. 진단검사의학과

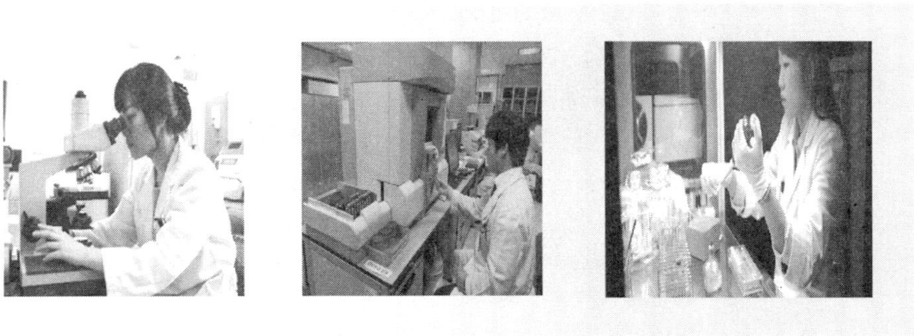

그림 39 • 혈액검사, 효소면역측정법

인체에서 유래하는 각종 검체에 대하여 적절한 검사를 시행함으로써 질병진단이나 치료효과 판정 등에 도움을 주는 일을 한다(그림 39).

진단검사의학과에서 시행하는 검사는 그 종류가 매우 다양한데 혈액에 들어있는 각종 성분을 분석하는 것뿐 아니라 소변, 뇌척수액, 체액 등도 검사를 시행한다.

인체의 감염병을 진단하기 위하여 세균, 바이러스, 진균 등 각종 미생물을 분리하여 동정하기도 하고, 암세포를 분리하여 그 암세포의 성상을 밝히는 검사도 한다. 혈액은행에서는 병원 내 수혈이 필요한 모든 곳에 혈액을 공급하는 일을 맡고 있으며, 이와 관련된 각종 검사나 헌혈, 성분헌혈, 혈장교환 및 치료적 혈구성분채집술 등도 시행한다.

최근에는 각종 유전검사를 시행하여 질병과 관련된 최신 유전정보를 제공하며, 유전상담을 통하여 환자들을 돕고 있다. 진단검사의학과의 각종 검사기법은 최신 의학지식 및 기술을 환자 진료에 접목하여 의료진에게 최선의 진료가 가능할 수 있도록 한다.

40. 치 과

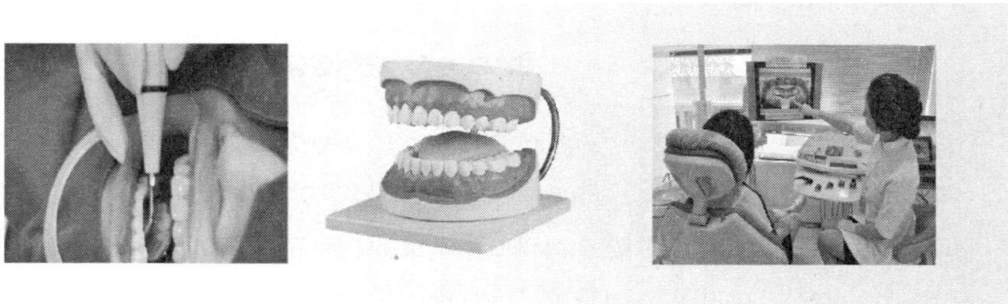

(a) 스케일링 (b) 구강모형 (c) 구강 CT 검사결과 설명

그림 40 ● 치아치료, 구강 CT

치아와 그 주위조직 및 구강을 포함한 악안면 영역의 질병이나 비정상적 상태 등을 예방하고 진단하며 치료를 도모하는 의학의 한 분야이다(그림 40).

일반적인 진료를 담당하는 대개의 치과의사는 구강 위생상태를 개선하고 건강한 치아를 유지하는 데 필요한 진료를 제공한다. 일반 치과의사가 직접 치료하기 어려운 경우에는 일정 기간의 수련 과정을 거치면서 각 세부 과목(구강악 안면외과, 치과교정과, 치주과, 치과보철과, 소아치과 등)을 전공한 치과의사에게 의뢰를 하거나 협력 진료를 하기도 한다. 치과(dentistry) 진료는 크게 외과적 처치와 비외과적 처치, 예방적 처치로 나눌 수 있다.

41. 치과교정과

성장기 환자의 치열, 악안면골격 이상발육의 교정치료, 악안면 정형 교정치료와 성인환자의 치열 및 악안면골 이상에 대한 교정치료와 교정-수술 복합치료를 시행한다(그림 41).

컴퓨터를 이용한 3차원 골격진단으로 구순구개열(언청이) 환자를 포함한 다양한 안면부 발육 이상이나 안면기형 환자들의 교정적, 정형적 치료에 대한 종합적인 관리를 시행한다.

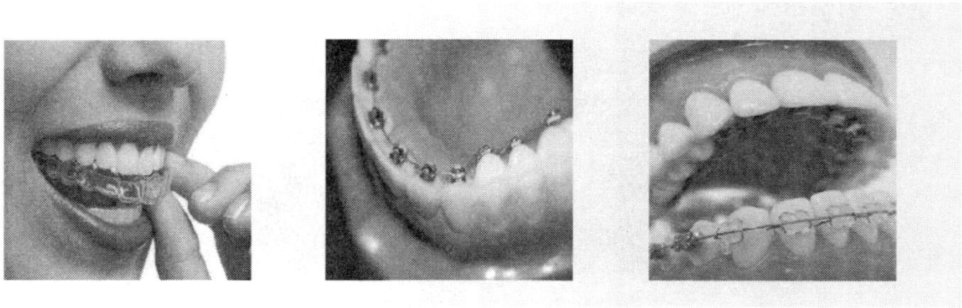

(a) 투명교정 (b) 설측교정 (c) 콤비교정

그림 41 • 치성 부정교합

치과교정(orthodontics)치료를 원하는 경우 치료계획을 세우고 필요한 분석을 위한 검사를 실시하는데, 교정진단을 위한 분석은 임상적인 검사와 함께 X-ray 검사, 안모 및 구내 사진촬영, 모형채득 등을 실시하며 환자의 상태에 따라 추가 검사가 필요할 수 있다.

42. 치료방사선과

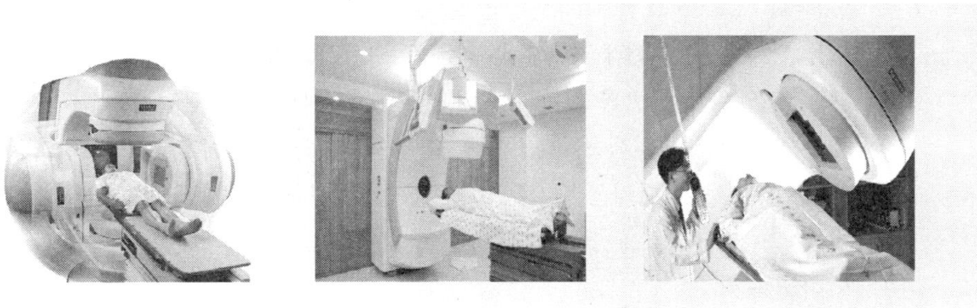

그림 42 • 방사선 치료기

방사선과는 영상의학과(radiology)에서 X-선, 즉 방사선을 이용한 과의 한 종류이다. 뢴트겐(Wilhelm Conrad Roentgen)이 1895년 11월 8일 X-선을 발견하고 이를 'X-선 방사(X-radiation)'라고 명명하였는데 현재도 영상의학 분야에서 이 용어가 쓰이고 있다(그림 42).

우리나라에 영상의학의 씨가 뿌려진 것은 X-선이 발견된 지 16년이 지난 1911년으로서 이후 여러 번의 개편을 거듭함으로서 영상의학과로 개명되었다.

현재 여러 가지 촬영기법이 나왔음에도 불구하고 방사선은 여전히 영상의학과에 있어서 주축을 이루는 핵심 기술이라 할 수 있다.

43. 치과보존과

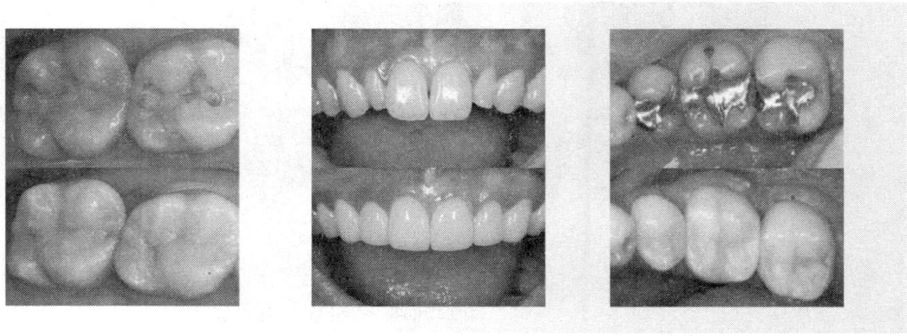

(a) 변색된 치아성형비교 (b) 토끼 치아성형비교 (c) 깨진 치아성형비교

그림 43 • 치아보존 치료

치아의 경조직 손상, 치아의 심미적 부조화, 치수질환 및 치근단질환에 대한 시술을 시행하여 치아와 관련된 동통을 제거하고, 치아의 저작, 발음, 심미기능을 회복시켜 환자를 치료하는 과이다(그림 43).

치과보존과(operative dentistry) 진료분야는 생활치수 보존을 위한 치수진정치료 및 치수복조*, 아말감,** 주조금, 복합레진***, 글라스아이오노머****를 이용한 수복, CAD/CAM을 이용한 도재수복, 치아색조수복 및 변색 치관의 표백, 응급 치수절단술 및 근관치료, 치근단 병소조직의 외과적 적출술과 치근단 절제술, 치근분리 및 치근절단술, 자연치아 및 인공치아의 재식 및 이식, 수술현미경을 이용한 미세근관치료 및 수술 등의 진료를 수행한다.

44. 치과보철과

치아를 뽑게 되는 중요한 원인은 첫째 충치, 둘째 풍치라고 하는 잇몸질환, 셋째 사고로 인한 충격, 즉 외상이다(그림 44). 이러한 후천적인 원인 또는 선천적인 원인에 의한 치아결손으로 한두 개 또는 광범위하게 치아가 상실되면 환자의 음식섭취가 어렵고 소화도 불량하게 되어 전신적인 영양부족, 건강악화를 초래하고 얼굴모습도 흉해지며 대화에 필요한 말도 정확히 할 수 없으며, 정신적인 열등감을 가져 오기도 하여 사회생활을 어렵게 만들기도 한다.

치아를 상실하고 그대로 방치하면 마치 도미노 현상처럼 주변의 치아가 그 공간으로 기울어지게 된다.

---

* 치수복조 : 우식상아질을 제거한 후 치수를 덮고 있는 상아질층이 없고 치수가 노출되었거나 상아질 피복량이 적을 때 약제로 치수를 보호하는 수술식이다.

** 아말감 : 충치치료에 사용되는 치료 재료이다.

*** 복합레진 : 충치치료에 사용되는 재료로써 자연치아의 색과 조화롭다.

**** 글라스아이오노머 : 충치치료에 사용되는 재료이다.

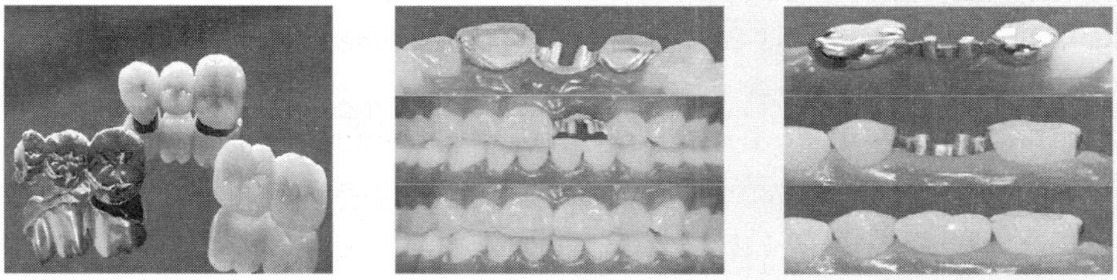

(a) 치아 보철물 (b) 구치 보철물 (c) 전치 보철물

그림 44 ● 치아 보철물

대합하고 있는 반대측 치아가 내려오거나 올라옴으로써 치아배열의 균형이 파괴되며, 발생된 빈 공간들 사이로 음식물이 끼이게 됨으로써 부가적인 충치나 잇몸질환이 생겨나고 멀쩡했던 주변 치아와 잇몸조직, 안면부 근육과 턱관절 등에도 영향을 주어 심각한 장애를 일으킬 수 있다.

보철은 치아가 결손된 환자들에게 인공적으로 치아를 대체함으로써 구강과 안면부의 기능회복과 심미적 개선을 가져오기 위한 치의학의 한 가지 치료방법이며, 이것을 담당하는 분야를 보철과(prosthodontics)라고 한다. 보철학의 치료분야로는 일반 보철치료, 심미보철치료, 악안보철치료, 임플란트 보철치료로 나눌 수 있다.

45. 치주과

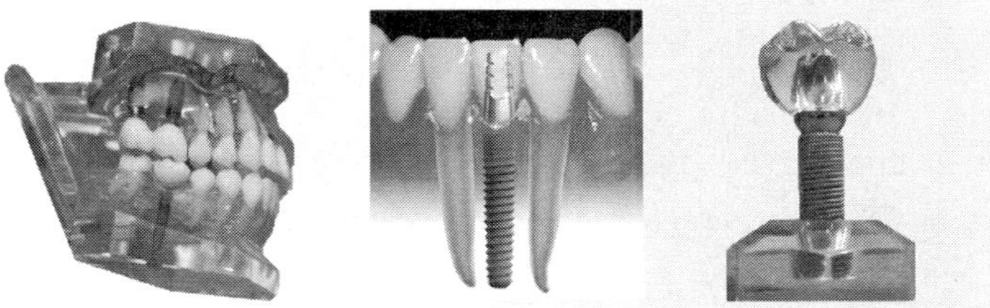

그림 45 ● 임플란트

'치주'는 '치아의 주위'란 뜻이다. 치주질환(잇몸병)은 치아주위에 부착하고 있는 조직과 치조골이 세균의 감염으로 파괴되어 발생한다. 따라서 치료하지 않은 채로 방치하면 치아를 잃게 될 수도 있다(그림 45).

치주과(periodontology)는 치석제거, 칫솔질, 잇몸 염증, 잇몸수술, 연조직 수술 등을 하며 치아 및 뿌리 주변을 관리하는 과이다. 임플란트도 원칙적으로는 치주과에 소속된 진료의 한 내용이며 수술하는 부분이 한정되고, 임플란트 위에 이를 올리는 것은 보철과에서 한다.

치주염은 치은염이 진행된 결과로서 치아주위의 치조골 파괴를 동반하는 보다 광범위한 잇몸질환이다. 치주염이 심해지면 이가 흔들리게 되고 결국 이를 잃게 될 수 있다. 치주염의 치료로는 크게 비수술적인 방법과 치주수술로 나눌 수 있다.

치주질환이 많이 진행되지 않은 상태라면 비수술적인 방법으로도 잇몸건강의 회복이 가능하지만, 많이 진행된 상태라면 치주수술을 해야 한다. 치주염 환자의 경우 지속적이고도 정기적인 유지관리 치료가 필요하다. 치주질환의 주된 원인은 치면에 무색으로 덮여 있는 세균덩어리인 세균막(프라그)이다. 그러나 흡연, 약물, 당뇨와 같은 것들도 잇몸의 건강을 해칠 수 있다.

진료분야로는 치은염(잇몸염)이나 치주염(풍치)의 염증성 질환, 염증성 치은비대나 약물에 의한 치은비대증, 외상성 교합이나 부정교합에 의한 치주질환, 치은착색, 구취, 지각과민, 치은퇴축 등의 치료와 인공치아(임플란트) 매식술 등이 있다.

46. 피부과

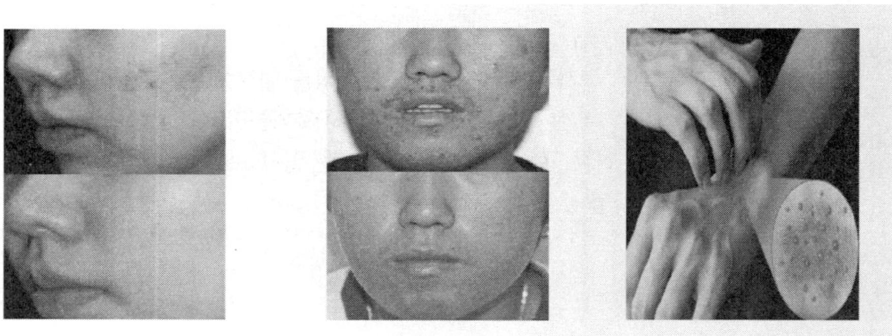

(a) 모공개선 수술비교 (b) 여드름 치료비교 (c) 아토피 피부염

그림 46 • 늘어난 모공개선시술, 아토피 피부염

피부 및 피부부속기에 증상이 나타나는 모든 질환을 진료하고 치료하는 분야이다. 기존의 경구약, 도포제, 냉동치료, 광선치료, 면역치료 등 많은 치료법을 이용해 여러 피부과 질환들을 치료하며, 최근에는 레이저 치료술이 발달하여 많은 피부과 영역에서 레이저 치료가 사용되고 있다(그림 46).

피부과(dermatology)는 단순히 피부의 치료뿐만 아니라 이를 예방하며 관리하는 여러 복합적인 시술들을 시행하는 복합적인 진단과라 할 수 있다. 진료과로는 피부외과, 미용피부외과, 피부병리학, 광의학, 소아피부과로 나뉘게 되며, 이들은 각각 다른 분야의 진단과로 나뉘나 실제 사용되는 장비와 기본 치료원리는 유사하기 때문에 사용되는 치료장비에 대해 이해할 수 있다면 기본적인 피부과의 업무에 대해 이해하는 것과 동일하다 할 수 있다.

47. 한방과

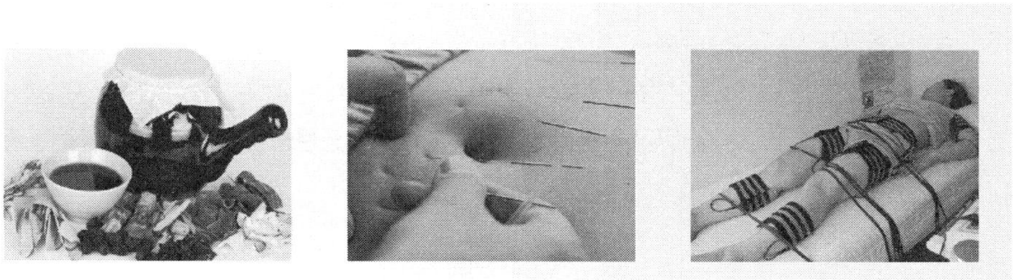

그림 47 • 한방치료

서양의학에 대응하여 동양의학이라고도 하기도 한다. 중국 · 일본 등 한자문화권 지역의 의학과 교류되면서 연구 · 전승 · 발전되어 왔으며 동양철학적인 방법에 근거를 두고 있다(그림 47).

종합적인 생명현상을 동적으로 관찰함으로써 내적 생명력을 근본적으로 배양하고 건강을 증진하는 것이 큰 특징이다. 인체를 소우주로 보기 때문에 한의학의 기초이론은 우주운행원리인 음양을 중심으로 한 음양오행설이다. 한의학의 자연관과 인체의 생리 · 병리에 대한 원리, 진단 · 치료 · 약물 등에 대한 이론은 모두가 이 음양오행으로 설명된다.

현대의 한방(chinese medicine)은 예전의 침술에 의존하는 방식이 주를 이루고 있으나, 발전된 의학기술과 접목하여 초음파, 전자기기, 레이저 기기 등으로 다방면적으로 발전이 이루어져서 침술 이외에도 여러 가지 방식이 사용되고 있다. 현대기술과 접목된 한방에 대해 이해하기 위해서는 현재 사용되고 있는 장비들의 종류를 알고 이의 특징을 이해하는 것이 중요하다.

48. 항문과

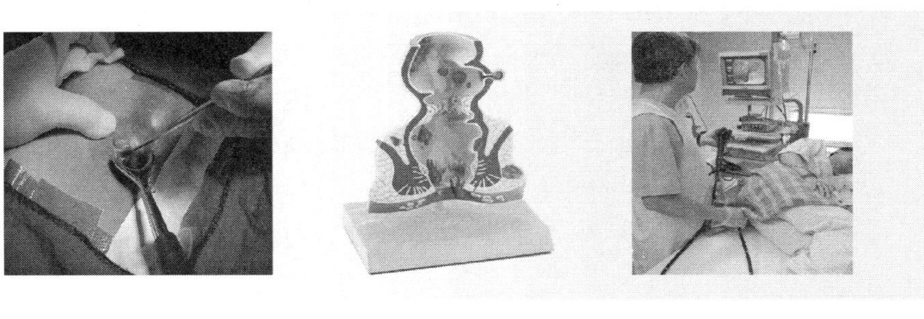

(a) 항문수술 (b) 항문 모형 (c) 항문 내시경

그림 48 • 항문질환의 주요 증상

항문(proctology)에 생기는 병을 치료하는 의학 또는 병원의 그 부서이다. 통증 없이 변에 피가 묻어 나오는 항문출혈의 경우 치질(치핵)인 경우가 많으나, 생명을 위협하는 대장암의 징후일 수도 있으므로 대장항문 전문의의 진찰을 받아보는 것이 좋다(그림 48).

충수염의 경우 증상이나 검사결과가 특징적이지 못한 경우가 많고 감별해야 할 질환 또한 매우 많기 때문에 숙련된 의사의 신속하고 정확한 진단 및 처치가 요구된다. 환자의 대부분이 응급수술을 받음으로서 많은 불편과 함께 신속한 수술을 받지 못하는 경우가 많이 생기기도 한다.

진료 분야로는 치핵, 치열[*], 치루[**] 등 3대 항문질환 외 과민성 장증후군, 대장용종(대장폴립)[***], 직장탈출증[****], 항문콘딜로마(첨규콘딜로마), 변실금, 항문소양증[*****] 등의 항문질환이 있다.

49. 핵의학과

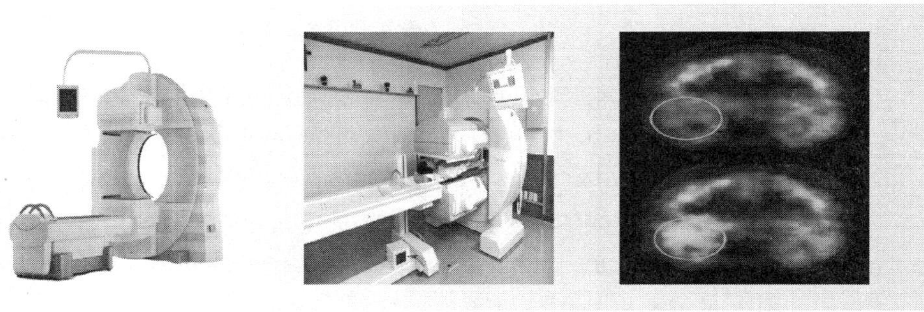

(a) SPECT(단일광자단층촬영장치)

(b) 간질환자의 측두엽 단층촬영 발작 전(위) 발작 후(아래)

그림 49 ● 핵의학 촬영

방사성동위원소를 중심으로 하여 가속입자 및 중성자를 포함한 방사선 효과의 임상이용을 하는 의학의 한 부문이다. 핵의학(nuclear medicine)은 방사성동위원소를 이용해 질병을 진단하고 치료하는 분야이다. 방사성동위원소를 체내에 투여한 뒤 방출되는 방사선의 투과력을 검출하는 의료장비를 이용하여 환자의 검사부위 영상을 얻어 질병을 진단할 수 있다. 파괴력이 센 방사선을 방출하는 경우 체내에서 인접한 암세포를 파괴하여 질병을 치료할 수도 있다(그림 49).

최근 의료용 방사성동위원소의 개발 및 그것을 검출하는 장치의 개발이 두드러지게 발달하고, 핵의학 진단학은 의학의 진료부문으로서 확립되어 핵의학은 일반적으로 진단학을 의미하게 되었다. 방사성동위원소가 의학에 사용되기 시작한 것은 1961년경이며, 보급되기 시작한 것은 1965년 이후부터이다. 현재는 내과 · 외과 · 소아과 등 모든 임상과에 이용되고 있으며, 독립된 부문으로 성장하고 있다.

진료방법으로는 혈액 속의 호르몬 · 항원과 같은 미량성분을 방사성 시약(아이오딘 125 125I, 아이오딘 131 131I과 같은 방사성동위원소를 극미량 포함)에 의하여 정량(定量)하는 방법, 환자

---

* 치열(anal fissure) : 항문 입구에서 항문 안쪽 부위가 찢어지는 현상이다.
** 치루(anal fistula) : 항문 주변에서 농양이나 염증, 고름 등이 배출되어 나오는 현상이다.
*** 대장용종(colon polyp) : 대장 점막이 자라 혹이 되어 장 안쪽으로 돌출되는 현상이다.
**** 직장탈출증(rectal prolapse) : 항문조임근을 통해 직장 일부가 탈출된 상태이다.
***** 항문소양증(pruritus ani) : 항문 주변이 가렵거나 화끈거리는 질환이다.

에 미량의 방사성 약물을 투여하고 방사성 약물로부터 방출되는 팽선을 예민한 측정장치(신티카메라 등)로 밖에서 측정하여 장기의 기능검사와 형태묘사를 행하는 방법이 실용화되고 있다.

핵의학에 의한 검사 · 진단은 일반적으로 환자에게 고통을 주지 않고 위험성도 없으며, 비교적 단시간에 실시할 수 있는 것이 특징이다.

50. 혈액학과

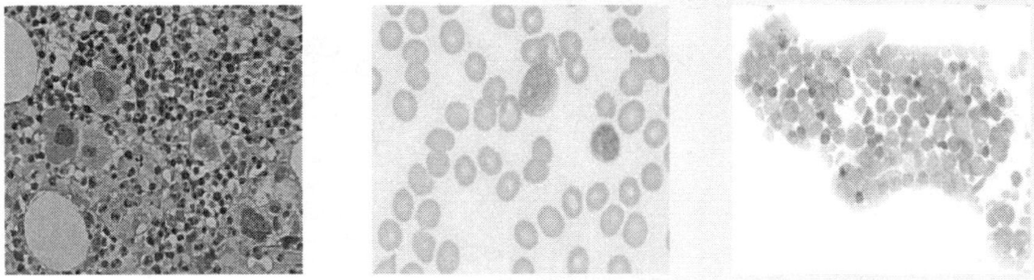

(a) 골수생검 (b) 말초혈액도말 (c) 골수천자도말

그림 50 ◦ 말초혈액도말 · 골수천자도말

혈액(hematology) 및 조혈기관과 그에 관련된 여러 가지 생리 · 병리현상에 관한 학문이며 혈액 · 혈구발생 · 형태 · 생리 · 생화학 · 병리에서부터 정상 및 병적 상태에 있어서의 조혈기관(태아의 간, 골수, 비장, 림프절 등)의 상태에 관한 연구를 비롯해 혈구의 발생 · 분화 · 형태 · 기능 및 액체 성분 중 특히 항원-항체반응을 중심으로 한 면역학 · 혈청학 · 지혈 · 혈전에 관한 혈액응고학, 백혈구 내의 염색체 핵형분석 등의 세포유전학으로 다양하게 파생되고 있는 학문이다(그림 50).

혈액질환을 할 수 있는 검사로는 전체 적혈구계수 및 백혈구 감별검사(CBC(Complete Blood Cellcount) & diff count), 망상적혈구(reticulocyte)질환, 응결(coagulation)질환, 골수(bone marrow)증식성질환 검사 등이 있다.

51. 흉부외과학과

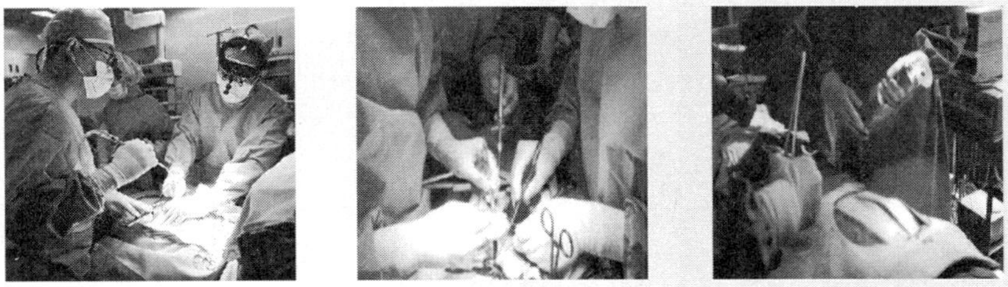

그림 51 ◦ 흉부 수술

인체 중 흉부, 즉 가슴에 위치하는 심장, 폐, 기관, 식도, 대동맥 등 생명유지에 기본이 되는 중요 장기의 질환과 흉벽, 종격동, 횡격막, 늑막 등에서 발생된 질환을 진단하고, 주로 수술적 방법으로 치료하는 전문진료 분과이다(그림 51).

다한증을 비롯한 다양한 혈관질환에 대한 진료도 담당하고 있다. 중요 장기들에 발생되는 질환별로 더욱 전문화된 하위 분과로는 성인심장외과, 일반흉부외과, 소아심장외과로 나뉜다.

성인심장외과는 후천성 판막질환, 관상동맥질환, 대동맥질환, 및 혈관질환 등을 치료하며, 일반흉부외과는 폐암, 식도암, 및 다한증 등 심혈관 이외의 모든 흉부질환을 치료하는 분과이다. 또한 소아심장외과는 선천성 심장질환의 치료를 담당하고 있다.

흉부외과(thoracic surgery) 주요 질환으로는 관상동맥질환, 심장판막질환, 심장종양, 부정맥, 폐질환, 식도질환, 흉벽 기형, 늑골골절, 다한증, 액취증 등이 있다.

Ⅱ. 의학용어

1. 전문의사 업무분야

전문가	Specialist	전문분야	Speciality	업무범위
가정의학 전문의	family practitioner	가정의학	family practice	경증의 내외과적 치료
내과의사 (내과 전문의)	internist	내과의학	internal medicine	약물로 성인 내장질환 진단 및 치료
내분비 전문의	endocrinologist	내분비학	endocrinology	내분비선 질환치료
노인병 전문의	gerontologist	노인병학	gerontology	노인성질환진단 및 치료
류마티스학자 (류마티스 전문의)	rheumatologist	류마티스학	rheumatology	결합조직 장애를 물려 전할 수 있는 관련된 임상문제를 중심으로 처리, 관절과 관련된 질병치료
마취전문의사	anesthesiologist	마취과학	anesthesiology	수술 중 마취관리 및 투약
물리치료사 (재활전문의)	physiatrist	물리치료 및 재활	physical medicine and rehabilitation	신경근골격 부상, 장애로 고통받는 환자의 치료 및 원인파악
방사선학자 (방사선 전문의)	radiologist	방사선과학	radiology	X-ray를 이용한 진단 및 치료
병리학자 (병리전문의)	pathologist	병리학	pathology	진단을 위한 조직검사와 질병연구에 역점을 둔다.
부인과의사 (부인과 전문의)	gynecologist	부인과학	gynecology	여성생식기 및 비뇨기계 치료
비뇨기과 전문의	urologist	비뇨기과학	urology	남녀 비뇨기 및 남성생식기 계통의 치료
산과의사 (산과전문의)	obstetrician	산과학	obstetrics	산욕기 간호 및 임신부와 태아간호, 출생관리
성형외과의사	plastic surgeon	성형외과	plastic surgery	외과적으로 신체구조의 개조 및 복구
소아과의사	pediatrician	소아과학	pediatric	건강하거나 건강하지 않은 어린이 치료
신경학 전문의	neurologist	신경학	neurology	신경계치료
신경외과 전문의 (신경외과의사)	neurosurgeon	신경외과학	neurological surgery (neurosurgery)	신경계 질환의 외과적 치료
신장병 전문의	nephrologist	신장병학	nephrology	신장질환 치료
	cardiologist	심장병학	cardiology	심장 및 혈관질환 치료
심혈관 외과의사	cardiovascular surgeon	심혈관 외과학	cardiovascular surgery	심장 및 혈관질환 외과적 치료
안과의사	ophthalmologist	안과학	ophthalmology	눈의 내외과적 치료
알레르기 전문의사 면역학자	allegist immunologist	알레르기 및 면역학	allergy and immunology	알레르기 및 전염병 치료

전문가	Specialist	전문분야	Speciality	업무범위
예방의학자	preventivo medico	예방의학	preventive medicine	건강유지 및 질병예방에 초점
외과 전문의	sergeon(surgeon)	외과학	surgery	수술적 방법으로 외상이나 질병치료
위장병 전문의	gastroenterologist	위장병학	gastroenterology	소화기계 치료
응급구조 의사	emergency physician	응급의학	emergency medicine	급성질환 및 부상 치료
이비인후과의사	otorhinolaryngologist	이비인후과	otolaryngology	귀, 코, 인두, 후두 치료 및 머리나 목의 구조와 질병발생 시 내외과적 치료
정신병학자	psychiatrist	정신병학	psychiatry	행동장애, 정서적, 정신적 문제예방 및 치료
정형외과 전문의	orthopedist	정형외과학	orthopedics	자세나 운동기관 계통의 변형과 기능장애 치료
종양학자 (종양전문의)	oncologist	종양학	oncology	종양과 암치료
피부과 전문의	dermatologist	피부과학	dermatology	피부질환 진단 및 치료
항문과 의사	proctologist	대장, 항문 외과학	colon and rectal surgery	대장 및 항문질환 외과적 치료
핵의학 전문의	nuclear medicine physician	핵의학	nuclear medicine	방사능물질을 이용한 질병의 진단 및 치료
혈액학자 (혈액전문의)	hematologist	혈액학	hematology	혈액질환의 병인, 진단, 치료, 예후 및 예방에 관한 연구
흉부외과 전문의	thoracic surgeon	흉부외과학	thoracic surgery	수술적 방법으로 흉부 내부(심장과 폐) 질환을 치료
재활의학 전문의	rehabilitation medicine physician	재활의학	rehabilitation medicine	장애를 가진 환자의 심신기능을 다시 활성화시켜주는 치료
영상의학 전문의	radiology medicine physician	영상의학	radiology medicine	의료용 방사선 촬영으로 X-선 판독 또는 기타 장비로 환자의 환부를 촬영
결핵학자 (결핵전문의)	phthisiologist	결핵학	phthisiology	폐의 결핵에 대한 치료와 연구
치과전문의	dentist	구강악안면 외과학	oral and maxillofacial surgeons	치과에서 특히 턱과 하악골 부분의 치료와 시술
	dentist	치과보철과 (치과보철학)	prosthodontics	치아주변 결손조직을 보강하는 치과보철물의 시술
	dentist	치과교정과 (치과교정학)	orthodontics	치아, 치주조직, 악골 및 안면의 구조와 기능, 성장, 발육 등을 연구하여 이들의 이상에 의해 발생하는 부정교합과 턱의 비정상적인 관계의 개선 및 예방을 연구
	dentist	소아치과 (소아치과학)	pediatric dentistry	유아에서 십대 청소년에 이르기까지의 연령을 대상으로 구강건강을 제공
	dentist	치주과 (치주학)	periodontology	치주질환과 치주 건강관리와 치료, 임플란트 주위조직의 관리

전문가	Specialist	전문분야	Speciality	업무범위
치과전문의	dentist	치과보존과 (수술치과학)	operative dentistry	치아 경조직 손상치료, 심미수복재 충전과 근관치료
	dentist	구강내과 (구강의학)	oral medicine	내과적 시술을 통해 입, 턱 등에서 발생하는 질병과 통증 치료
	dentist	구강악악면방사선과	oral and maxillofacial radiology	진단영상을 촬영, 판독하여 치아와 구강악안면 부위에 발생하는 각종 질환을 진단
	dentist	구강병리과	oral and maxillofacial pathology	치과적 질환의 병의 원리를 밝히기 위하여 상태나 질환의 조직구조, 기관의 형태 및 기능의 변화 등을 연구

2. 전문 의료기사 업무분야

전문가	Specialist	업무범위
침술사	acupuncturist	침으로 신체의 특정 부위를 찔러 자극함으로써 신경계에 자극을 주어 치료
마취전문의사 보조	anesthesiologist assistant	마취 건강진단기록, 비침습 및 침입 모니터 구축, 마취 의약품 관리
청각학자, 청력학자	audiologist	청능평가, 보청기와 인공와우의 평가를 통하여 재활 및 훈련
심혈관기사	cardiovascular technologist	심장과 말초혈관질환을 진단 및 치료
세포검사기사	cytotechnologist	폐, 위장관이나 신체로부터 수집된 샘플 검사
치과보조사	dental assistant	치기구 전달 및 살균, 치과의사 보조역활
치위생사	dental hygienist	스케일링, 불소도포 등 구강질병을 예방하고 교육, 진료보조기구의 세척 및 소독
치과검사기사	dental lab technologist	치아의 대체물이나 장치물을 제작, 수리, 가공
초음파진단기사	diagnostic medical sonographer (ultrasound Technician)	인체내부 조직의 영상촬영
투석기사	dialysis technician	투석기계를 이용한 신체내부 폐기물 처분
영양사	dietcian / dietetic technologist (dieticia)	급식관리 및 영양 서비스 제공
심전도기사	electrocardiographic technologist	심전도로 심근세포의 활동전위 측정
뇌전도기사	electroencephalographic technologist	수면연구, 깊은 마취상태 감시, 간질진단 및 정상적인 뇌기능 연구
응급의료기사	emergency medical technician	응급 수송환자를 이송
건강증진치료사 (적성치료사)	fitness therapist	과학적으로 건강상태와 몸에 맞는 운동을 처방
건강정보관리사	health information manager	건강관리를 위해 건강정보 수집
조직학기사	histologic technologist	미세한 구조를 시각화
가정간호 보조원	home health aide	환자의 집에서 지속적인 치료제공

전문가	Specialist	업무범위
안마사	massage therapist	환자의 근육을 두드리거나 주물러서 혈액순환을 원활히 하고 육체피로를 경감
진료보조사	medical assistant	의사와 다른 보건전문가의 작업을 지원하기 위해 행정 및 임상 작업을 수행
의료정보기사	medical coding specialist	질병, 부상, 수술작업 및 기타 절차에 관한 자세한 정보를 얻기 위해 의사와 기타 의료제공자가 제공하는 의료문서를 읽고 검토
진료설명가	medical illustrator	의료 생물학적 및 관련 지식을 보급하기 위한 시각 자료를 해석하고 만듬
검사실기사	medical laboratory technician	의료실험실 또는 임상실험실에서 질병진단, 치료 및 예방
의무기록기사	medical record technician / medical record administrator	진료기록의 점검, 진료기록번호부터 색인카드작성, 정리보관, 대출, 질병분류 번호부여
진료기사 (임상병리사)	medical technologist	의사의 지도하에 세균 및 혈청학적 검사, 혈액학적 검사, 병리학적 검사, 원충 및 기생충학적 검사
진료녹화기사	medical transcriptionist	각종 검사내용을 녹음 및 관리
의무단위 조정자	medical unit coordinator	의료시설의 효율과 성능을 조직하고 유지
음악치료사	music therapist	음악을 통해 심신의 병을 앓고 있는 환자들을 치료, 회복
핵의학기사	nuclear medicine technologist	방사성의약품 준비, 스캔받은 환자에게 투여
직업훈련 간호사	nurse, licensed vocational or practical	투약, 검사기록, 환자급식 및 청결유지
자격간호사, 면허간호사	nurse, registered	환자를 지속적으로 간호
마취간호사	nurse anesthetist	마취의사 감독하에 마취
간호조무사	nurse assistant	간호 및 진료업무를 보조
조산사	nurse midwife	임산부의 정상분만을 돕고 임신부, 산욕부, 신생아의 보건지도
개업간호사	nurse practitioner	환자에게 의약품 처방 및 적절한 치료제공
영양기사	nutrition care technologist	질병예방과 건강증진을 위해 급식관리 및 영양 서비스 수행
직업치료사	occupational therapist	장애인의 사회적응능력의 회복을 갖게 함
직업치료보조사	occupational therapy assistant	직업치료사 보조로서 환자회복에 대해 지원
안과치료기사	ophthalmic medical technician/technologist	안과 진단 및 처방, 시각교정 및 치료
광학기 제작자	optician	안경이나 콘택트렌즈 제작
준의료 종사자, 위생병	paramedic	응급상황과 외상에 대한 선진 치료
관류사	perfusionist	심장수술과 환자의 생리상태를 관리
약제사	pharmacist	약의 생산, 조제, 공급, 관리
약리학자	pharmacologist	약리학 관련 연구
약국보조사	pharmacy technician / assistant	환자들에게 처방 의약품 및 기타 의료기기 분배 및 사용지시

전문가	Specialist	업무범위
방혈사	phlebotomist	살아있는 사람이나 동물의 혈액 샘플을 수집
물리치료사	physical therapist	의사의 진단과 처방에 따라 만성통증 및 신체기능장애 환자에게 물리적인 방법을 적용하여 증상을 완화 회복
물리치료 보조기사	physical therapist assistant	물리적 장애인의 장애치료 및 이동성증진, 물리적 개입과 관련된 건강관리
의사 조수	physician assistant	질병 및 부상예방, 유지, 관리
치과보철사	prosthetist	위턱, 아래턱 보철처리
정신병 치료기사	psychiatric technician	정신과의사의 지시에 따라 환자기록 및 의약품관리
방사선 치료기사	radiation therapy technologist	방사선을 이용하여 암세포 제거
방사선 촬영기사	radiologic technologist / radiographer	진단 및 의료문제 치료를 위한 인체의 이미징 수행
오락요법사, 오락치료사	recreational therapist	레크레이션으로 정신적 질병 치료
재활기사	rehabilitation technologist	장애인들의 재활을 위한 솔루션 개발 및 사회생활용 컴퓨터 보조기술 제공
호흡요법사, 호흡치료사	respiratory therapist	심장, 폐질환 환자진단 및 관리
혈액은행 전문기사	specialist in blood bank technology	수혈 서비스 테스트를 수행 및 감독
언어병리학자	speech pathologist	의사소통 관련 질환평가, 진단, 치료 및 예방
언어치료사	speech therapist	언어장애의 치료, 훈련
외과의사 보조	surgeon assistant	수술 중 해부학 구조의 시각화 보조제공
외과학 기술자	surgical technologist/operation room technician	수술실 멸균 및 장비기능 안전확인
수의사	veterinarian	동물의 수술, 진단, 치료
수의사보조	veterinary assistant	수의사 지시에 따라 동물의 수술, 진단, 치료

3. 의학용어 약어

약 호	라 전 어	뜻	약 호	라 전 어	뜻
āā	equal parts	각각, 똑같이	d.	divorce	분리
abd	abdominal	복부의	D.&.C	dilation curettage	넓히고 긁어내기 자궁소파술
ac.	acid	산	dist.	distillation	증류
a. c. p. c.	ante cibum	식전 식후	diff.	differential diagnosis	각종 검사
ad lib	ad libitum	마음대로	dil.	dilution	희석
alb	albumin	단백	disc.	discontinue	중지, 중단

약 호	라 전 어	뜻	약 호	라 전 어	뜻
alk	alkaline	알칼리성	d.o.	dominant eye	우세안
A m.	ante meridian	오전	D.O.A.	death on arrival	도착 시 사망
amp.	ampoule	앰풀	dr.	dram	드람(dram) 27. 34 그레인[grain] 1grain=0.065[g] ※grain : 가장 오래되고 가장 작은 무게단위 밀 한톨의 무게를 [grain]이라고 함
amt.	amount	분량	DR.	doctor	의사
A.& p	ausculation & percussion	청진과 타진	D.W.	distilled water	증류수
			ECG	electrocardiogram	전기심전도 (심전기묘도)
aq.	aqua	물	EEG	electroencephalogram	전기뇌파전도 (뇌전기묘도)
ax.	axilla	액와, =겨드랑이			
B.	bacillus	간균	AMI	acute myocardial infarction	급성심근경색
BCG. 결핵	Bacillus Calmette-Guerin	칼메트-구에린 간균	E. E. N.T.	eye, ear, nose, throat	눈, 귀, 코, 인후
			EKG.	electrocardiogram	전기심전도
			elix	elixir	방향성홍분제(elixir)
b.id.	bis in die	하루 두 번	1-2-3-EN.	enema 관장	1온스 염(epsom), 2온스 글리세린, 3온스 더운물의 관장
b.i.n. B.L.B.	booth by lovelace bulbulian	하룻밤에 두 번	eos.	eosinoph-ils	에오신호성 (eosinoph-ils)
BM	bowel movement	변통	epith.	epithelium	상피세포
B.m.R.	basal metabolic rate	기초 신진대사율	et.	보통 나열에 쓰인다. 둘 이상일 때는 앞에 콤마를 찍으며 약품나열에 쓰인다.	과(무엇무엇과)
B.P.	blood pressure	혈압	etc.	end so forth	그리고
B.R.P.	bathroom privileges	변소출입 허락	ess.	essential	중요하게, 필수 본태, 특발
B.T.	bleeding time	출혈시간	ext.	extraction	적출, 뽑아냄, 적출법 발치
BUN.	blood urea nitrogen	혈액요소 질소 신장기능을 보는 검사	ext.	extrinsic	외부로부터의 해부(근육신경 등의 외인성의)

약 호	라 전 어	뜻	약 호	라 전 어	뜻
C.	calorie clonus의 약기	캘로리	F.	fahrenheit	화씨
u.	urination	배뇨함 소변보기	F.	female	여성
c.		캘론	fac	fac	만들다
c.	centigrade	섭씨	fl., fld.	fluid	액체
c.		일백	Ft.	ferritin	결정성 단백질
c.	light(라이트)	빛	ft.	foot/feet	한발
c. c	cumulative cum	와, 같이, 밀접하게 관련된, 직격된	F.U.O.	fever of unknown	원인을 모르는 열
ca.	cancer	암	gal.	gallon=4.546	갤런(gallon)
cap.	capsule	교갑(=캡슐)	g.b.	gall bladder	담낭
c.b.c.	complete blood count	완전 혈액검사 전혈구 계산치	GC.	gonorrhea	임균(임질)
c.c.	chief complaint	주로 불편해 하는 것	G.I.	gastroenteric	위장의
c.c., cc.	cubic centimeter	입방 센티미터	gm.	gram	그램(gram)
Ck.	check	조사	gr.	grain	조직 결정상태 1[grain]=0.065[g]
cm.	centimeter	센티미터	Gtt.	gutta	방울(drop)
C.N.S.	central nervous system	중추신경계	g.u.	genito urinary	비뇨기계
C.S.	control system	중앙	G.&W.	glycerin & water	글리세린과 물
C.S.R.	control supply room	중앙보급소	gyn	gynecology	부인과학
C.T.	coated tablet	옷 입힌 정제	h.	hora	시간
D&C	dilatation and curettage	자궁 긁어냄 술	H.	hypodermic injection	피하주사, 피부 밑주사, 피하에 시행하는 주사
C.V.A.	cerebro vascular accident	뇌혈관 외상 (=뇌졸증)	O.U.	oculus uterque	두 눈 다 (both eyes)
Hb., hgb	hemoglobin	헤모글로빈	oz.	ounce	온스(ounce)
HR.	heart rate	심박수	palp.	palpation	촉지
h.s.	hora somni	취침시간	p.c.	post cibum	식후
H.T.	hypodermic injection tablet	피하주사 정(錠)	Ped.	pediatrics	소아과(학)
Htc.	hematocrit	적혈구 용적률	per.	persia(n)	으로(by)

약 호	라 전 어	뜻	약 호	라 전 어	뜻
h.w.b.	hot water bag	더운물 주머니	pH	potential of hydrogen	수소이온 농도
I.M.	intra muscular	근육주사	P.H.	past history	과거 역사
INF.	infusion	주입	P.I.	present illness	현병(질병), 현재 앓고 있는 질병
int.	internally	내부로 내면적으로	P.I.D.	pelvic inflammatory disease	골반염증성 질환
I.V.	intravenous intravenousty	혈관주사 (=정맥주사)	P' l.	pilula	환(pill)
ISS	Injury Severity Score(손상계수)	하나 반	p.m.	post meridiem	오후
kg.	kilogram	킬로그램 (kilogram)	P.M	postmortem	부검
kl.	kiloliter	킬로리터 (kiloliter)	p.o.	phone order	전화 지시(전화로 지시한 것)
K.U.B.	kidney, ureter & bladder	신장, 수뇨관, 방광 단순촬영	L	Liter	리터(Liter)의 약기
Lab.	laboratory	검사실	P.O.	per os	입으로, 경구투약
LAP	laparotomy	개복수술 복벽절제술 (외과)	p/o	postoperative	수술 후
Lft.,L.	left	왼편	preop.	preoperative	준비, 수술 전
liq.	liquor	액체	p.r.n.	por re nata	필요 시마다
L.L.Q.	left lower quadrant	좌측 하부 4분의 1	pt.	pint	파인트(pint) 액량의 단위 단위 : 리터 영 : 약 0.57[*l*] 미 : 약 0.47[*l*]
L.M.P.	last menstrual period	최종 월경기	pulv.	pulvis (L=power)	가루
L.U.Q.	left upper quadrant	좌측 상부 4분의 1	q.	quaque	매
I.&.W.	I'm doimg & well	잘 살아 있음	q.d.	quaque die	매일
M.	Male 정자를 생성하여 아이를 만들 수 있는 성적 능력을 가진 생물	남성	q.h.	quaque hora	매 시간
m.	midday	정오(正午)	q.2h.	quaque 2hora	매 2시간
m	meter	미터(meter)	q.3h	quaque 3hora	매 3시간
m.	muscle	근육	q.4h	quaque 4hora	매 4시간

약 호	라 전 어	뜻	약 호	라 전 어	뜻
m.	misce	섞는다(처방전에 서 합하다)	q.i.d.	quaque in die	하루 4번
Adm	admission	입원	M.	million	1천
m.	married	결혼한(기혼)	q.o.d.	every other day	하루 격일
m.,M., min	minim	최소액량 단위 1[dram]의 1/60	q.s.	quantum satis (=as much as shall suffice)	적당한 분량 =적당량
m.et n.	mane et nocye	아침과 저녁		sufficient	충분
mg.	milligram	밀리그램 (milligram)	qt.	quarter	쿼터(quarter), 할당
min.	minute	분(分)	r.	rate	율(rate)
ml.	milliliter	밀리리터 (milliliter)	r.	anus	항문
mm.	millimeter	밀리미터 (millimeter)	R.	rhythm	박자(rhythm)
N.B.M.	no bowel movement	변동없음	rt.	right	오른편(우측)
ER	emergency room	응급실	R.	Roentgen	뢴트겐
neg.	negative	음성(−)	Rx.	recipe	취한다(가진다) 처방, 대응책, 조치
no.	numero	번호	R.B.C.	red blood cell	적혈구
N.P.N.	nonprotein nitrogen (논프로테인 니트르겐)의 약어	비단백 질소	Rh.	rhesus blood factor Rh factor−Rh 인자	레세스 원숭이 (rhesus monkey)
N.P.O.	nothing per os	금식	OR	operating room	수술실
CCU	coronary care unit	관질환 집중치료실	R.L.Q.	right lower quadrant	우측 하부 4분의 1
q.n.	quague nocte 라틴어 : every night	매일 밤	n.r.	ne repetature	다시 거듭하지 말 것
o	os = born	뼈	R.U.Q.	right upper quadrant	우측 상부 4분의 1
OB.	obstetrics	산파	s, s	sine(사인)=without	제외하고
			occ.	occasionally	때때로
o.d.	omne die (옴느디에)	매일	sat.	saturation	포화, 포화도
o.d.	oculus dexter	우측 눈	S.B.E.	subacute bacterial endocarditis	아급성 세균성 심내막
o.h	omil hora =every hour	매 시간	Inflamm	inflammation	염증(의학)
OL.	oil	기름	sed.	sedimentation	침전

약 호	라 전 어	뜻	약 호	라 전 어	뜻
o.m.	omni nane	매일 아침	separ.	separation	분리
o.n.	omni nocte	매일 밤	s.i.d.	semel in die	하루 한 번만
OPD.	out patient department	외래	Sig.	sign	사인하다
O/R	open reduction	개방성 정복	S.O.B.	shortness of breath	숨이 참, 호흡 곤란(=dyspnea)
OS	oral surgery	구강외과	Sol.	solution	용액
O.S	orthopedic surgery	정형외과	solv.	solve	용해
OS	oculus sinister	좌측 눈	S.O.S	si opus sit (시 오푸스 싯)	언제나 필요하면 한 번만
sp.	spirit	정(情)	T.P.R.	temperature pulse respiration	체온 맥박 호흡
spec.	specimen	검사물	T.T	Tablet triturate	알약을 분말로 만들어
sp.fl.	spinal fluid	척수액	T.T	Tuberculin Tested	반응시간
spgr.	specific gravity	비중	tr.tinct.	tinctura	정기
ss.	semis, semissis (=one half)	반(半)	U.	unit	단위
SS	soapsuds	비누용액	ung.	unguentum	고약, 연고
SS.	septic shock	패혈성 쇼크	V.	volt, volume	분량
Stat.	statim	즉시	vag.	vagina	질
Syr	syrup	시럽(syrup)의 약기	V.O.	verbal order	구두 지시 (말로 한 명령)
T.&A.	tonsillectomy &adenoidectomy	편도선제거 "아데노이드" 절제	supp	suppository	좌약
qid	quater in die	하루 4번	w.	white	흰
T.A.T	tetanus anti toxin	파상풍 항독소	w.	widow	미망인(과부 또는 홀아비)
tab.	tabella	정	ICU	intensive care unit	집중치료실, 중환자실
T.b.	tubercle bacillus	결핵균	WBC	white blood cell	백혈구
Tb.	tuberculosis	결핵	w.d.	well developed	발달이 잘됨
t.i.d.	ter in die	하루 3회	w.n.	well nourished	영양이 좋음
T.L.C.	tender loving care	부드러운 사랑으로 보호	wt.W.	weight	중량(체중)
T.T	throbin time	트롬빈 반응시간			

4. 보통 약품 약호

약 호	뜻	약 호	뜻
ACTH	adrenocorticotrophic hormone 부신피질자극 호르몬	N.S.	nerphrotic syndrome 신증후군(콩팥 증후군)
A.S.	atropine sulfate 아트로핀염	N.S.S.	normal salt solution 정상 식염 용액
A.S.A.	acetysalicylic acid(aspirin)	PABA.	para-aminobenzoic acid
A.P.C.	aspirin, phenacetin. caffeine.	PASA	paraminosalicylic acid
D.D.T.	dichloro-dipenyl-trichloroethane	P.S.P.	phenosulfonphthalein
E.T.H.C.	elixir terpin hydrate와 codeine	Scop.	scopolamine
KI	potassium iodide	ZnO.	zinc oxide 산화아연 아연화
M.S.	morphine sulfate 모르핀염		

5. 기타 약호

약 호	뜻	약 호	뜻
a-	제외하고	-conti	100분의 11
ab-	부터	cephalo-	머리
-ad.	향하여	cerebro-	뇌
adeno	선	chole-	담당
adreno-	아드레날 선	chondro-	연골
-agogue	액체분비 중량	-cide	죽이
-gro	동통과 졸도	circum-	주위
ambi-	동통	-cline	침상(상)
ambly-	둘 다 같이	colo-	결장
ambulo-	둔한	colpo-	질
an-	~이 없다	con-	와같이
angio-	제외하고	contra-	대항하여
angio-	혈관	-cutaneous	피부
ante-	전에	cysto-	방광
anti-	대항하여	-cyte	세포
arthro-	관절	de-	에서 제거하다
-bacter	세균	deca-	열(10)
bi-	두 번	deci-	1/10
bili-	다즙	deka-(deca)	10
brady-	서서히	dent-(dents-)	치아
cardio-	심장	demi-	1/2
cata-	파멸	di-	2회

약 호	뜻	약 호	뜻
-cele-	돌출성 종양	dia-	통하여
dip-	거듭	lacri-	눈물
dolor-	동통	laryngo-	후두
dorso-	뒤(잔등)	lateral	한편
dys-	동통	leuko-	흰
e-	에서	linguo-	혀
ecto-	외부	lipo-	지방
ectomy-	제거하다	litho-	돌
-emia	혈액	logy	과학의
encephalo-	뇌	lympho-	임파
endo-	전면	lyso-	용해
enter-	장(腸)	macro-	큰
entero-	소장	mal-	질병, 나쁜
epi-	에 관하여	mania	강력한 발광
erythro-	적색(붉은)	manu-(mani-)	손
eu-	정상	medio-	중간
ex-	밖에	medullo-	좁은
exo-	외부	mel-	어두운
extra	첨부하여, 일방적	meningo-	수막
febri-	고열	meta-	변경
fibro-	종양	-meter	측량
gastro	위	metro-	자궁
Genesis	근본(기원)	micro-	현미경
Genu-	무릎	milli-	1/1000
glosso-	혀(혀)	mono-	단(單)
-gran	사진, 자국	muti-	많이
-graph	기록	my-	닫히다
gravi-	임신	myco-	균에 의하여
gust-	맛	myo-	근육
helio-	태양	myx-	점액
hem-	혈액	naso-	코
hema	혈액	necro-	죽은
hemi-	반	neo-	새로운
hemo-	혈액	nephro-	신장
hepalo-	간장	neur-	신경

약 호	뜻	약 호	뜻
hepar-	간장	nevo-	모반(birth mark)
hetero	다른	noct-	밤
histo-	조직(tissue : 티슈)	non-	아니
homeo-	비슷한	nos.	밤
hydra-	물	oculo-	눈
hydro-	물	-odynia.	고통
hyper-	위에	-oid	같이
hypo-	아래(밑에)	-ol	기름
hystero-	자궁	oleo-	기름
-ic	관하여	oligo-	소수의, 부족한
idio	자신	-ology.	의 지식, 아는 것
ileo	장골	-oma	종양
imfra-	밑에	oophoro-	난소
imtra-	어느 것(which)	ophthalmo-	눈
inter-	사이	-opia	눈
ischo-	결핍	oro-	구강, 말
iso-	같다	-orrhage	출혈
-itis	염증의	-orrhaphy	보선, 수리
juxta-	가까이	orrhea	배출물
kilo-	일천	ortho(오르토)	똑바른
klepto-	정숙	-ose	설탕
lab-	씻어낸다	-osis	병든 상태
labio-	입술	osmo-	냄새
osteo-	골	quin-	다섯(5)
-ostomy	개(切開)	re-	다시
oto-	귀	recto-	직장
-otomy	절개	reni-	신장
pan-	다	retro-	후진성(뒤로)
para-	지나서	rhino-	코
para-	그밖에, 주위	-rrhea	흐붉다
-pathy	같다	rubi-	붉다
-penia	질병	salpingo-	수난관
peri	약간	sclerosis	경화(굳게 되는)
-pexy	주위	-scope	모양(형태)
-phagia	고정	-scopy	검사(조사)

약 호	뜻	약 호	뜻
-phasia	먹다	-section	자른다(쪼갠다)
-phil	말하다	semi-	절반
phlebo-	사랑	septi-	독성(유독한)
-phobia	정맥	sphygmo-	맥박
-phone	공포	spleno-	취장
phono-	소리를 전달하는 기계	-stasis	정치(定置)
photo-	소리	stoma-	입
phreno-	광선	sub-	열등(下位)
phitisio	단면	super-	우월(과다)
physi	소모증	supra-	위에(웃)
-plasty	생태	tachy-	속히(빨리)
-plegia	수선(보선)	tacti	만지다
pleuro-	마비	tensio-	보유(확보)
-pnea	늑막	tetra	넷(4)
pneumo-	호흡	-therapeuitc	치료적
-poiesis	공기	-therapy	치료
poly-	형성	thermo-	열
post-	많은	thrombo-	응결
pre-	뒤에, 후에	torsi-	꼬다(합치다)
presby-	전에	toxi-	독(毒)
old	늙은, 오랜	trans-	건너(옮겨)
primo-	첫째	tri-	셋(3)
primi-	첫째	ultra-	과로(넘어서)
pro-	앞으로	un-	아니(否定)
procto-	항문, 직장	-uni	하나(1)
pseudo-	거짓(가성)	-unia	소변(요)
-prtosis	떨어진(늘어진)	vagi-	이상한
pyelo-	골반	verti-	차례
pyloro-	유문	viru-	독(poison)
pyo-	농(고름)	vita	생명
pyro-	열(불)	vox	음성
quad-	넷(4)	xers-	건조한 것

6. 약물 투여 일반시간

약호	뜻	약호	뜻
a.c.	식사 한 시간 전	q.3.h.	9, 12, 3, 6, 9, 12 등
p.c.	식사 한 시간 후	q.4.h.	8, 12, 4, 8, 12, 4 또는 6, 10, 2, 6, 10
b.i.d.	9AM과 5PM 또는 10AM과 6PM	h.s.	9PM 또는 환자의 보통 취침시간
t.i.d.	9AM, 1PM, 5PM 또는 10AM, 2PM, 6PM	o.d.	오른쪽 눈에 투여 9AM 또는 10AM
		o.s.	왼쪽 눈에 투여
q.i.d.	8AM, 12AM, 4PM, 8PM	o.n.	9PM
q.2.h.	8, 10, 12, 2, 4, 6, 8 등	o.m.	입안으로 투여, 9AM 또는 10AM

7. 화학분자식

화학분자명	화학분자식	화학분자명	화학분자식
이산화탄소	CO_2	과산화수소	H_2O_2
일산화탄소	CO	칼륨(가리)	K
염화수소	HCI	요오드화칼륨	KI
황산마그네슘	$MgSO_4$	과망간산칼륨	$KMnO_4$
수은	Hg	소금(염화나트륨)	NaCl
일산화질소	NO	물	H_2O
산소	O		

명 칭	기호	명 칭	기호
At	ⓐ	남성(male)	♂
Dram	du	온스(ounce)	℥
여성(female)	♀	Recipe, Take	Px
다량(large amount)	++++	회수(times)	x
적당(modcrate amount)	+++	Micron	μ
소량(small amount)	+	Microgram	μg
수(number)	#		

8. 액량 계산

가정기구	약국계량	미터법	가정기구	약국계량	미터법
1방울	1minimum	0.60[ml]	1글라스(유리컵)	εf. Oz	240[ml]
1차시(차스푼)	1f. dram	4[ml]	2글라스(유리컵)	1pint	500[ml]
1간식스푼	2f. drams	8[ml]	4글라스(유리컵)	1quart	1[l]
1테이블스푼	4f. Ts	15[ml]	16글라스(유리컵)	1gallon	4[l]
1차 잔	6f. Oz	108[ml]			

9. 중량 계산

약국계량	미터법	약국계량	미터법
1[grain]	0.60[gm]	1 온스	30[gm]
1[dram]	4[gm]	1 파운드	360[gm]

10. 차트에 기록할 사실(factors to be charted)

용 어	뜻	용 어	뜻
amouncs	분량	large amount	다량
moderate amount	다소	small amount	약간

11. 사용할 용어(suggested terms)

용 어	뜻	용 어	뜻
profuse	다량	excessive	과다량
moderate	다소	scanty	약간
small	조금	slight	약간
position changed	자세 변경해 줌	tolerated well	잘 받아들임
sips of water given	물을 약간 주었음		

12. 외모(appearance)

용 어	뜻	용 어	뜻
seems very sick	심히 고통스러워 보임	acutly ill	매우 아파함
not very sick	별로 아프지 않음	not acutly ill	매우 아프지 않음

13. 몸 또는 사지(body or extemities)

용 어	뜻	용 어	뜻
puffy or swollen	비만 또는 부종	edematous	부종

14. 심박(heart beat)

용 어	뜻	용 어	뜻
arrhythmia	무조률 맥, 부정맥	bradycardia	심박완서, 서맥, 지맥 (보통 매분 60회 이하의 맥박)
tachycardia	심박급속(심계증)		

15. 식욕(appetite)

용 어	뜻	용 어	뜻
eats all food served	준 음식은 다 먹음	appetite good(excellent, etc.)	식욕 좋음
eats very little	아주 소량 먹음	appetite poor	식욕 좋지 못함
eats only small amount	소량만 먹음	appetite fair	식욕 약간 있음
refused lequid diet because nausea	액체식은 구토증으로 인해 거절함	unable to retain liquid diet	액체식은 취한 후 보유하지 못함
dissatisfied with law-salt diet	저염식이를 좋아하지 않음	taking soft diet well	연한 음식을 잘 먹음
anorexia but no nausea	식욕감퇴. 그러나 구토증 없음		

16. 출혈(bleeding)

용 어	뜻	용 어	뜻
spurting of blood	출혈이 솟구침	in spurts	분출됨
very little(베리 리틀)	약간 됨	cozing	스며 나옴
nose bleeding	코피(비점막 출혈)	epistaxis	코피(비점막 출혈)
when bleeding is stopped	출혈 멎음	hemorrhage controlled	출혈 제지됨

17. 상처(wound)

용 어	뜻	용 어	뜻
deep	깊음	superficial	얕음
clean	정함	suppurative	화농성
infected	감염됨	lacerated	찰과됨

18. 호흡(breathing)

용 어	뜻	용 어	뜻
act of breading	숨쉬는 것	respiration	호흡
act of inhaling	들이쉬는 것	inspiration	흡기
act of exhaling	내쉬는 것	expiration	호기
difficult breathing	호흡곤란	dypnea	호흡곤란
short pariods when breathing ceases	호흡이 일시 중단되는 것	apnea	무호흡
inability to breath lying down	누워서는 호흡이 곤란한 것	orthopnea	좌위 호흡
large volumes of air inspired	다량의 공기를 들이쉼	deep breathing	심호흡
small amount of air inspired	소량의 공기를 내보냄	shallow breathing	얕은 호흡
abnormal variarions in rhythm	박자가 불규칙적임	irregular respiration	불규칙 호흡

19. 피부(skin)

용 어	뜻	용 어	뜻
flushed	상기됨	mottled	반점
cyanotic	청색증	discolored	탈색됨
pale	창백	moist	습함
jaundice	황달	dry, hot	건조함, 더움
clammy	끈끈함	warm, cold	따뜻함, 냉함

20. 소독치료(dressings)

용 어	뜻	용 어	뜻
dressing changed	드레싱 교환함	dressing reinforced	드레싱 보강함

21. 구토(emesis)

용 어	뜻	용 어	뜻
blood tinged	혈액 약간 혼합	projectile	돌출적 분무

22. 배설물(drainage)

용 어	뜻	용 어	뜻
purulent	농성	sanguineous	혈액혼합
serous	장액성	mucopurulent	점액과 농성
sero-sanguineous	장액과 혈액성		

23. 얼굴(face)

용 어	뜻	용 어	뜻
pale	창백	flushed	상기
rash	발진	bruised	타박성 상처
edematous	부종 있음	cyanotic	차색등

24. 동통(pain)

용 어	뜻	용 어	뜻
severe	심한	slight	약간
radiating	퍼지는	sudden unset	돌발적 증세
increased by movement	움직이면 더 심함	darting	급격한 동통
gnawing	계속적인 동통	burning	타는 듯한

용 어	뜻	용 어	뜻
shooting	쏘는 듯한	stabbing	찌르는 듯한
collicky	선통	cramping	경련성
persistent	집요한	transient	일과성
constant	계속된	shifting	이동하는
local	국부적	deep	깊은

25. 영양(nourishment)

용 어	뜻	용 어	뜻
sips of cold hotwater	약간의 물(냉, 온)	chipped ice	얼음 깨뜨린 것
gavage	영양, 급식	water, juice	물, 즙

26. 대변(stool)

용 어	뜻	용 어	뜻
soft-formed	묽은	hard-formed	굳은
liquid	액체	tarry	더러워진
clay colored	진흙색	blood tinged	혈액 섞인

27. 소변(urine)

용 어	뜻	용 어	뜻
clear	투명	amber	옥빛
cloudy	혼탁	blood tinged	혈액 섞인

28. 맥박(pulse)

용 어	뜻	용 어	뜻
regular	규칙적	irregular	불규칙적
intermittent	간헐적	rapid	신속한
slow	완서	thready	빈약한
weak strong	약한, 강한	imperceptible, eperceptible	촉지할 수 없는 촉지되는
bounding	뛰는	normal	정상

29. 센세이션(sensation)

용 어	뜻	용 어	뜻
tingling	얼얼한	burning	타는 듯한
stinging	찌르는 듯한	prickling	쑤시는 듯한
itching	가려운		

30. 상태(condition)

용 어	뜻	용 어	뜻
seems some what improved	약간의 차도가 있어 보임	in good spirits. no complaints	기분 좋아 보임. 불편 없음
responding well to veval stimuli	말로 자극하여 반응 잘함	comatose	혼수상태
a good day	하루 잘 지냄	a comfortable	편안한 저녁이었음
a good night	편안한 밤이었음		

31. 오한(chill)

용 어	뜻
complaining of severe(moderate, slight chill)	심한 오한으로 불편해 함
external heatapplied(blanket, H.W.B. etc.)	외부적으로 따뜻하게 지원해야 함
sudden unset of shaking chill	급작스런, 떠는

32. 자세(position)

용 어	뜻	용 어	뜻
position changed	자세 변경함	cotton ring applied to each heel	솜방석을 각 발뒤꿈치에 괴여줌
put in Sim's position	심씨 위로해 줌		

33. 태도(attitude)

용 어	뜻	용 어	뜻
indifferent to surroundings	주위에 대하여 무관심함	apathetic	감각없음. 냉담함
listless, weak	약하고 불안해함	anxious and fearful about	~에 대해 공포감을 가지고 있음
disagreeable and uncooperative	비협조적이고 좋아하지 않음	interested in	~에 관하여 관심을 가지고 있음
cheerful	명랑함	forgetful	건망증 있음
depressed and moody	저기압이고 무뚝뚝함	suspicious toward(nursing staff, doctors, family, other patients)	의심함(간호사, 의사, 가족 및 기타 환자)
alert	기인함		

34. 내용물(content)

용 어	뜻	용 어	뜻
formed, solid	형상을 이루었음, 굳음	semiformed, semi solid	반 형상상태, 반 고체상태
loose(srools), liquid	묽음(대변), 액체	waterly	물과 같음
frothy	거품이 있음		

35. 기침(cough)

용 어	뜻	용 어	뜻
contineous caugh	계속적인 기침	frequent caugh	자주 기침함
paroxysmal	발작적	tight	힘든
loose	연한	deep	깊은
dry	마른	hacking	잦은 마른 기침
harsh	거친	painful	고통스런
exhaustive	기진맥진한		

■ 참고문헌 ■

1. 《보장구 의지학》, 권혜정 외 11인 공역, 고문사, 1993
2. 《사람해부학》, 정인혁, 아카데미서적
3. 《수술 · 임상 · 검사 의료기기》, 나승권, 도서출판 상학당, 2014
4. 《생리해부학 및 생체물성학》, 나승권, 도서출판 상학당, 2013
5. 《센서공학(Sensor&Transducer)》, 이덕출 · 공용혁 · 김성남 · 나승권 · 장창현 공저, 엔트미디어, 2003
6. 《의공기사 자격시험 학습서》, 김동욱 외 25인 공저, 대한의용생체공학회, 2008
7. 《의공학(Medical Engineering)》, 이경성 · 최민주 공저, 청구문화사
8. 《의공학개론》, 김남균 외 12인 공저, 여문각
9. 《의공학입문》, 나승권, 도서출판 상학당, 2011
10. 《의공학의 이해》, 김태전 외 4인 편저, 고려의학
11. 《의료기기실무》, 나승권, 도서출판 상학당, 2012
12. 《의료공학이론》, 나승권, 도서출판 상학당, 2011
13. 《의료기초공학》, 나승권, 도서출판 상학당, 2012
14. 《의료기기운용》, 나승권, 도서출판 상학당, 2012
15. 《의료기기 응용회로》, 나승권, 도서출판 상학당, 2007
16. 《의료전기설비 및 PLC》, 나승권, 도서출판 상학당, 2015
17. 《의료전기회로》, 나승권, 도서출판 상학당, 2008
18. 《임상 생리학》, 김대식 외 15인, 고려의학
19. 《의용공학입문》, 김남현 외 11인 공저, 신광출판사
20. 《의용계측공학》, 의공학 교육연구회 역편, 여문각
21. 《의용전자회로》, 나승권, 도서출판 상학당, 2011
22. 《인체 해부학》, 김창국 외 2인, 대경북스
23. 《알기 쉬운 자동제어》, 김원배 · 나승권 · 문명룡 · 이재규 · 조명현 · 차익수 공저, 동일출판사, 2004
24. 《전기전자공학개론》, 황락훈 · 나승권, 진샘미디어, 2012
25. 《전자회로의 이해》, 김평호 · 나승권 · 이동원 · 최성재 공저, 남두도서, 2005
26. 《재활 · 피부미용 · 비만 의료기기》, 나승권, 도서출판 상학당, 2015
27. 《진찰 · 진단 의료기기》, 나승권, 도서출판 상학당, 2014

28. 《치료의료기기》, 나승권, 도서출판 상학당, 2014
29. 《초음파 영상학》, 강선일 외 16인 공저, 정문각
30. 《초급자를 위한 PSPICE 활용》, 황락훈 · 조문택 · 이충식 · 나승권 공저, 동일출판사, 2005
31. 《전자기초실험》, 임승하 · 황호웅 · 나승권 · 이종성 공저, 도서출판 상학당, 2014
32. 《현대 기초의학 및 의공학》, 나승권, 도서출판 상학당, 2007, 2009
33. 《현대 의용기계공학》, 나승권, 도서출판 상학당, 2007, 2009
34. 《현대 의용전자공학》, 나승권, 도서출판 상학당, 2007, 2009
35. 《현대 의료기기》, 나승권, 도서출판 상학당, 2007, 2009
36. 《현대 의료안전 · 법규 및 정보》, 나승권, 도서출판 상학당, 2007, 2009
37. 현대 의공실무, 나승권, 도서출판 상학당, 2014
38. 《DK 인체생리 · 해부도》, 민유정, 대경북스
39. 《PSPICE와 PSIM 시뮬레이션 중심의 전력전자공학》, 서영수 · 황락훈 · 문택 · 심광영 · 곽동걸 · 채수형 · 나승권 공저, 동일출판사, 2002
40. 《u-Health 및 전자의료기기》, 나승권, 최병철 메디저널, 2011

찾아보기

(ㄱ)
가속부 84
간접방식 163
간접측정법(NIBP) 271
간질 51
간헐적 강제환기 247
거치식 X-선 발생장치 181
경사자계 에코법 108
경사효과 183
계수 130
고압발생기 149
공칭 13
광전자증배관 28
광학 생체영상 32
균일도 152
그레이 스케일 157
기능적 영상 110
기초율동 45
꿈수면 56

(ㄷ)
디즈 80
디지털 CCD 카메라 177
디지털 방사선 촬영기술 34

(ㄹ)
렘수면 55

(ㅁ)
매트릭스 141

(ㅂ)
반감기 129
방사선 치료 184
방사성 핵종 129
베타트론 72
부궤환 296
부유전극 282
부정맥 228
부피주기형 호흡보조기 246
붕소 중성자 포착 요법 205
비렘수면기 57
빈맥 274

(ㅅ)
사이클로트론 80
산소농도 259
산소호흡기 245
상자성 103
상전도 자석 방식 115
생체 텔레머트리 275
생체전극 276
생체전기현상 276
서맥 274
서파 39
선형 감마나이프 25
섬광계수기 86
세동 229
세차 주파수 103
세차운동 103
소스헤드 97
수축기 혈압 270
슈퍼해상도 21
스트레스파 40
스핀 에코법 107
시야각 151
시준기 149
신호 104
심부 X-선 치료장치 180
심부치료장치 180

심실빈맥 228
심실성기외수축 228
심전도 227, 298
싱크로사이클로트론 88

(ㅇ)
압력주기형 호흡보조기 246
앵거 카메라 25
양극 중 초점 139
양성파 45
양압술 249
역쇼크법 225
연속 정격 X-선 발생장치 182
원격의료장치 92
원뿔각도 147
위상 인코딩 경사자계 111
위상차 44
위치감지회로 28
유발전위 293
율동 45
음성파 45
의료영상저장 전송 시스템 127
의료용 석션기 260
이완 105
인공산물 60
인공호흡기 242
인버터식 18
임계자기장 116

(ㅈ)
자기공명영상 99
자동현상기 122
자속밀도 90
자유유도감쇠 104
자화 103
재초점화 107
저온 유지장치 116
전극 276
전극 오프셋 288
전극전위 288
전위 288
절연전극 288
정격주파수 13
정격출력 13
정위적 방사선 수술 96
제세동기 230
제세동역치 232
종격동 154
주파수 인코딩 경사자계 111
지속성 기도양압 248
직선가속장치 81
직접측정법(IBP) 271
진단 모니터 177

(ㅊ)
체렌코프 발광영상진단술 215
초음파 영상진단기 125
초전도 115
최저혈압 271
축차근사법 142
치아우식증 264

(ㅋ)
컴퓨터단층촬영 133
콘빔 147
퀜칭 116
클라이스트론 83

(ㅌ)
탄력성 242
태아감시장치 265
테레코발트요법 95

(ㅍ)
판별비 58
펄스 변조기 84
평형자화 105
표면전극 280
픽셀 141
필름 디지타이저 161

(ㅎ)

핵의학 128
핵자기공명 103
허상 152
혈중산소포화농도 272
확장기 혈압 270
횡완화시간 106
힘 보상법 294

(영어)

Bit Depth 157
CT Number 140
EPI 109
FSE 109
Hounsfield Number 140
Hyper-SAGE 220
MDCT 146
SENSE 기법 110
Syncro 기능 171
T1 이완 105
TR 108
Tube Stand 170
Window Level 150
Window Width 150

저자약력

■ 나 승 권

- 한국폴리텍대학 강릉캠퍼스 전자통신과 교수(현)
- 한국폴리텍대학 인천캠퍼스 전기과기능장과정 졸업
- 충북세명대학교 대학원 전기전자학과 졸업(의공학 및 전력전자응용전공, 공학박사)
- 의공기사, 병원코디네이터(Hospital Coordinator)사, 의료정보관리사, 의료기기상품기획사
- 전기 · 전자기술지도사, 전기기기기능장, 전기공사기능장, 산업안전기사
- 전기공사특급기술자, 한국전력기술인특급기술자, 한국전력기술인특급감리사
- 한국산업인력공단 의공(산업)기사, 의료전자기능사 이론, 실기(출제, 검토, 채점)위원(현)
- 강원도교육청 인정도서심의회 심의위원(현)
- 한국보훈복지의료공단 감사자문위원 및 평가위원(현)
- 식품의약품안전처 의료기기자문위원 및 평가위원(현)
- (재)원주의료기기테크노밸리 의료기기자문위원 및 평가위원(현)
- 한국산업단지공단 원주단지혁신클러스터추진단 기술과제 평가위원(현)
- 국가직무능력표준(NCS) 기반의 훈련과정 편성 주강사(현)
- 직업능력개발훈련 사업심사평가의원(현)
- 강원도산업경제진흥원 강원지식재산전문위원 및 평가위원(현)
- 강원테크노파크 기술개발사업선정(의료기기) 평가위원(현)
- 한국방송통신전파진흥원 강원본부 ICT산학동반성장협의회 자문위원(현)
- 강원일보, 메디칼디바이스저널, 월간의약정보 매월 의료기기기술 및 포럼 기고(현)
- ㈜메디아나, ㈜씨유메디칼시스템, ㈜리스템, ㈜태연메디칼, ㈜대화기기, ㈜메디코넷, ㈜청파이엔지, ㈜메디칼써프라이, ㈜바이오프로테크, ㈜조양디엠, 의료기술자문위원(현)
- ISO9001:2008 국제심사원, 대한의용생체공학회교육이사, 한국모바일학회총무부회장, 한국컴퓨터정보학회 이사, 한국통신학회 학술이사, 한국항행학회 회원

영상 · 응급 의료기기

2017년 4월 20일 1판 1쇄 발행

저 자 나 승 권
발행인 남 승 우

발행처 도서출판 상尙 학學 당堂

서울시 동작구 사당로9가길 6(사당동)
TEL : 02) 595-1692~4
FAX : 02) 595-1394
E-mail : namdoo6@unitel.co.kr
신고 : 2-155호 (1968. 11. 29)

정가 29,000원

ISBN 978-89-6587-158-3 93510

〈디자인〉 편집 엄해숙 / 표지 나아기획